JN242142

128症例で
身につける

臨床薬学ハンドブック

越前宏俊
鈴木 孝 編

薬物治療の考え方と
服薬指導のポイント

改訂第3版

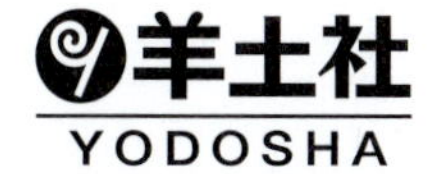

第3版の序

2013年に第2版を送り出したのは，丁度新たな6年制薬学教育課程を修了した薬学卒業生が社会に船出して間もない頃であった．それから早くも6年が過ぎ去ったが，幸い第2版も初版と同様に読者諸氏に好評をもって迎えられ，増刷を重ねている．しかし，医学の進歩は速いため医学関連書籍の寿命は短いのが宿命である．極論すれば出版されたその時点から，記載内容は最先端の情報との解離が始まるのである．実際，第2版を上梓して以来の薬物治療の進歩は目を見張るものがあり，例を挙げれば悪性腫瘍の化学療法，糖尿病やC型ウイルス性肝炎の治療は画期的な新薬の登場により標準治療が一変したと言っても過言ではない．幸いなことに，この度，出版元である羊土社のご好意もあり，著者らは6年間の遅れを取り戻した第3版を送り出すこととなった．

本書は，多くの薬物治療の教科書が系統的な病因・病態解析に基づいて標準的な薬物治療を記載するアプローチであるのとは異なり，初版以来，個別の症例解析から患者の薬物治療を考えるアプローチをとってきた．第3版においてもこの方針は堅持され，さらに症例数を増加し，対象疾患項目を見直し，記載についても最新のガイドラインに準拠して大幅に書き直した．今もし第3版を手にとって通覧されれば，疾患によっては全くの新規書き下ろしに近い部分もあることがわかるであろう．今回も多大な努力を傾注された執筆者の方々に感謝する次第である．今回は内容の一新に合わせて表紙も変更されたが，読者諸氏に好意をもって迎えられれば幸いである．

2009年の初版の序を読み返すと，6年制薬剤師教育の開始にあたり，薬剤師が薬物治療に対してより深く関与して行くための助けとして本書を執筆した著者らの意気込みが感じられる．今後は，薬剤師は医師の考えた薬物治療の意図を患者に対して正しく説明するだけでなく，医師と共に患者の薬物治療を考え，責任をもてる立場に進化しなければならない．すでに欧米諸国では薬剤師の薬物治療への参画は日常的になっている．在学中の病院・薬局実習だけでなく卒業後に自信をもって薬物治療に参加できるように個別患者の薬物治療を考えるアプローチをとる本書の意義はますます高まっていると信じている．

2019年9月

執筆者を代表して
明治薬科大学 特任客員教授
越前宏俊

初版の序

従来の薬科大学での臨床教育に最も欠けていたのは学生の症例解析能力の鍛錬であった．４年制薬剤師教育のカリキュラムの下での薬物治療学の教育は，主として授業時間数の足りなさから疾患の病態生理と薬物治療との繋がりが理解できるレベルに学生を導くのが現実的な教育目標であり，その知識を自在に使いこなして症例解析を行うレベルの教育は学部卒業後の臨床薬学大学院での教育に委ねられていたのであった．

しかし，６年制薬剤師教育では５年次に長期の臨床実習が学生全員の必修科目として設定されており，周到な事前教育も実施される．この機を活かして実践力のある薬物治療教育を行わなくてはならない．そのためには，患者の病態を診療録の問診記録や臨床検査値から読み取り，知識として修得した薬物の薬理学や体内動態学を目の前の患者の薬物治療に活かす訓練が必要である．これは薬剤師教育に関わる者達に等しい思いであった．そのような折り，羊土社から新しい薬剤師教育に活かせる副読本製作のお誘いを受けた．そこで，同じ思いを持つ医師または薬剤師の経歴を持つ薬科大学教員を中心に執筆陣を組織し，従来にない視点で「症例で身につける　臨床薬学ハンドブック」を編纂したのである．

この本は既に多数上市されている薬物治療学の系統的な教科書ではない．薬学生の臨床教育の観点から創作した多くの症例の中に薬物治療のtipsをちりばめたハンドブックである．一通り系統的に薬物治療を学んだ薬学生は，本書で薬物治療学の実践的演習を行うことをお勧めする．少人数グループでの演習教材として使用するのもよいだろう．この本をマスターすれば長期の病院・薬局実習に自信を持って臨むことができる薬物治療の能力を養うことができるはずである．

６年制薬剤師教育を受ける学生は，医師不足，医療の公開制への社会の関心，薬物治療の納得と同意への患者意識の高まりなど，薬剤師が医師と看護師と共に医療に貢献することを社会が期待しているという千載一遇の追い風の時代に臨床実習を行うことになる．薬物治療における医師の力強いパートナーであり，公平な立場での患者の擁護者であり，薬物治療の信頼できるリスク管理者として育って行く学生達の薬物治療教育に，本書がいささかでも役立つなら執筆者一同これに勝る喜びはない．

2009年３月

執筆者を代表して
明治薬科大学薬物治療学
越前 宏俊

128症例で身につける

臨床薬学ハンドブック

改訂第3版

CONTENTS

CONTENTS

第9章　神経・筋疾患 [8症例]

第10章　精神疾患 [6症例]

第11章　感染症 [18症例]

第12章　泌尿器疾患 [4症例]

CONTENTS

第18章　小児科疾患 [4症例]

第19章　腫瘍性疾患 [10症例]

第20章　ショック [3症例]

付録

執筆者一覧

編　集

越前　宏俊　明治薬科大学

鈴木　　孝　日本大学薬学部

執筆者（掲載順）

小川　竜一　明治薬科大学薬物治療学

越前　宏俊　明治薬科大学

鈴木　　孝　日本大学薬学部

大野　恵子　明治薬科大学薬剤情報解析学

生井　明浩　はくらく耳鼻咽喉科・アレルギー科クリニック

葉山　達也　日本大学医学部附属板橋病院薬剤部

高橋　雅弘　明治薬科大学薬物治療学

検査値略語一覧

AFP	α-fetoprotein（α-フェトプロテイン）
Alb	albumin（アルブミン）
ALP	alkaline phosphatase（アルカリホスファターゼ）
ALT	alanine aminotransferase（アラニンアミノトランスフェラーゼ）
APTT	activated partial thromboplastin time（活性化部分トロンボプラスチン時間）
AST	aspartate aminotransferase（アスパラギン酸アミノトランスフェラーゼ）
AT Ⅲ	anti-thrombin Ⅲ（アンチトロンビンⅢ）
BNP	brain natriuretic peptide（脳性ナトリウム利尿ペプチド）
BUN	blood urea nitrogen（尿素窒素）
Ccr	creatinine clearance（クレアチニンクリアランス）
ChE	cholinesterase（コリンエステラーゼ）
CK	creatine kinase（クレアチンキナーゼ）
CK-MB	creatine kinase MB（クレアチンキナーゼMB分画タンパク量）
CPK＝CK	creatine phosphokinase（クレアチンホスホキナーゼ）
Cr	creatinine（クレアチニン）
CRP	C-reactive protein（C-反応性タンパク）
ESR	erythrocyte sedimentation rate（赤血球沈降速度）
FDP	fibrin degradation product（フィブリン分解産物）
FPG	fasting plasma glucose（空腹時血漿グルコース）
GOT＝AST	glutamate oxaloacetate transaminase（グルタミン酸オキサロ酢酸トランスアミナーゼ）
GPT＝ALT	glutamic pyruvic transaminase（グルタミン酸ピルビン酸トランスアミナーゼ）
Hb	hemoglobin（ヘモグロビン，血色素）
HbA1c	hemoglobin A1c（ヘモグロビンA1c）
HCO_3^-	重炭酸イオン
HDL-C	high density lipoprotein cholesterol（HDLコレステロール）
hsCRP	high-sensitivity C-reactive protein（高感度C-反応性タンパク）
Ht	hematocrit（ヘマトクリット）
LDH	lactate dehydrogenase（乳酸脱水素酵素）
LDL-C	low density lipoprotein cholesterol（LDLコレステロール）
MCV	mean corpuscular volume（平均赤血球容積）
$PaCO_2$	partial pressure of arterial carbon dioxide（動脈血二酸化炭素分圧）
PaO_2	partial pressure of arterial oxygen（動脈血酸素分圧）
Plt	platelet（血小板）
PT	prothrombin time（プロトロンビン時間）
PT-INR	prothrombin time-international normalized ratio（プロトロンビン時間国際標準比）
RBC	red blood cell（赤血球）
SaO_2	arterial oxygen saturation（動脈血酸素飽和度）
Scr	serum creatinine（血清クレアチニン値）
T-Bil	total bilirubin（総ビリルビン）
TC	total cholesterol（総コレステロール）
TG	triglyceride（トリグリセリド）
TP	total protein（総蛋白）
UA	uric acid（尿酸）
WBC	white blood cell（白血球）
γ-GTP, γ-GT	γ-glutamyl transpeptidase（γ-グルタミルトランスペプチダーゼ）

128症例で
身につける

臨床薬学ハンドブック

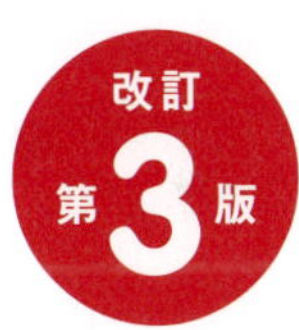

1. 不整脈

症例　77歳，女性

【主　訴】 夜間の動悸
【現病歴】 40代の頃からしばしば動悸を感じていたが，数分で自然に軽快するため放置していた．5年前から週に2回（1回20分）程度の動悸を認めるようになり，精査の結果，発作性心房細動と診断される．以後，ピルシカイニド塩酸塩水和物（サンリズム®カプセル25 mg）1回1カプセル　1日3回　毎食後にて発作予防が行われていたが，2週間前から頻繁に夜間の動悸を認めるようになってきた．これまで動悸に伴う眩暈や呼吸困難感は経験したことがない．
【既往歴】 4年前から高血圧にてビソプロロールフマル酸塩（メインテート®錠5 mg）1回1錠　1日1回　朝食後
【身体所見】 血圧113/80 mmHg，心拍数109拍/分（洞調律）
【検査所見】 AST 35 IU/L，ALT 26 IU/L，PT-INR 1.01，左房径42 mm（軽度拡大），心房内血栓（－）

point

❶ 発作性心房細動は，発作をくり返すほどに発作の頻度や持続時間が増加し，次第に心房細動の洞調律化が困難となる．
❷ 発作に伴う強い症状や心不全状態の誘発等を認めない場合には，抗不整脈薬による洞調律の維持（**リズムコントロール**）だけでなく，心房細動時の心拍数を110回/分以下に抑える治療法（**レートコントロール**）もよい選択である．
❸ 発作性・永続性にかかわらず，心房細動患者では心房内に血栓が形成されやすく，心房内の血栓が脳血管へ運ばれて心原性脳塞栓症を発症する危険性が高い．

1 2つの選択肢：リズムコントロールとレートコントロール

心房細動の管理には，**抗不整脈薬の投与によって心房細動発作の出現を予防**する方法（リズムコントロール）と，心房細動の洞調律化を行わずに心房細動発作中の**ベラパミルやジルチアゼムなどのCa拮抗薬や各種β遮断薬等の投与によって心拍数をコントロール**する方法（レートコントロール）が存在する．この患者は発作性の心房細動であり，心房細動発作時に血液循環の悪化による症状（眩暈や呼吸困難など）も認めていない．しかしながら，頻繁に認められる夜間の動悸が生活の質を低下させているため，抗コリン作用をあわせもったNaチャネル遮断薬であるジソピラミドリン酸塩（リスモダン®）によるリズムコントロールを試みるべきであろう（**夜間発作型では迷走神経系の亢進が関与**しているとされている）．ただし，患者が緑内障や排尿障害を有していないことは事前に確認しなくてはならない．

2 心原性脳塞栓症を予防しよう

心房細動患者で最も注意しなければならないことは心原性脳塞栓症の発症である．この患者は現時点では心房内に血栓は存在していないが，心房細動発作の頻度が徐々に増していることや，左房径の拡大，高血圧症の合併，および77歳と高齢であることを考慮すると，発作性心房細動ではあるが血栓形成による心原性脳塞栓症発症のリスクは高い．**心原性脳梗塞の予防には，ワルファリンカリウムまたは非ビタミンK依存性の直接経口抗凝固薬**（direct oral anticoagulant：DOAC）が用いられ，この患者でもいずれかの経口抗凝固薬による抗凝固療法を開始するべきである．

3 ワルファリンの導入方法と維持量の個別化

ワルファリンの消失半減期は約40時間，抗凝固効果の最終規定因子であるプロトロンビンの消失半減期も3～4日と長いことから，**維持量を決定するまで（ある投与量における抗凝固効果が安定するまで）には最低1週間程度の時間がかかる**．また，効果発現までの過程に非常に**大きな個人差が存在する**ため，過量投与による出血性合併症を生じないよう**血液凝固能（PT-INR等）を確認しながら慎重に維持量を決定**していく（目標PT-INRは1.6～2.6程度とする場合が多い）．この患者は緊急を要さないため，**daily-dose法**（入院管理下にて初回から平均的な維持量である1日3～4 mg前後を数日間投与し，その後凝固能を毎日確認しながら1週間以上かけて維持量を決定），または**外来導入法**（外来にて1日1 mgの投与から開始し，週に1回外来にて凝固能を確認して0.5～1 mgずつ増減しながら1カ月以上かけて維持量を決定）による維持量決定が好ましい．合併症は高血圧のみであるため，外来通院にて導入することが最良であろう．

処方例

- ジソピラミドリン酸塩（リスモダン®R錠150 mg）　1回1錠　1日2回　朝夕食後
- ワルファリンカリウム（ワーファリン錠1 mg）　1回1錠　1日1回　朝食後

処方の解説と服薬指導

❶ 夜間の心房細動発作を予防するため，抗コリン作用を有するジソピラミドへ変更．

❷ ジソピラミドへ変更することで，抗コリン作用による副作用である口渇や排尿困難などの症状を生じる可能性があるので注意深くモニターする．

❸ ワルファリンは週に1回INR値を確認しながら，0.5～1.0 mgずつ増減して維持投与量を決定していく（**外来導入法**）．

❹ ワルファリンの効果に影響を与える可能性がある食品等について情報提供する（表1）．

知っておくべきこと

薬剤師として以下のことができるようになろう．

❶ 抗不整脈薬は一般に治療域が狭いため，薬物の主消失経路を把握し，患者の臓器機能に応じた用量調節を提案できる（表2）．

❷ 抗不整脈薬が作用するイオンチャネル・受容体を理解し，それに応じた副作用・投与禁忌を述べることができる（Sicilian Gambit分類[1]を参照するとよい）．

❸ 心原性脳塞栓症発症の危険因子〔脳卒中の既往，僧帽弁狭窄，人工弁（機械弁），うっ血性心不全，左室収縮力低下，高血圧，年齢（75歳以上），糖尿病〕[2]を挙げることができる．

❹ ワルファリンの抗凝固効果を増強・減弱させるおそれのある代表的な薬物を挙げ，その相互作用の機序について述べることができる（表1）

❺ ワルファリン服用患者に対して，ワルファリンの作用を増強・減弱させるおそれのある（健康）

表1　ワルファリンの抗凝固作用を増強または減弱させる可能性がある代表的な薬物や飲食物など

作用の変化	相互作用の機序	薬　物	飲食物等
作用増強	肝臓におけるワルファリン代謝の阻害	アミオダロン，エリスロマイシン，シメチジン，ダナゾール，ブコローム，フルコナゾール，メトロニダゾール	アルコール（大量摂取）
		フェニルブタゾン，スルフィンピラゾン（共に日本では販売中止）	
	抗血小板作用による出血傾向の増強	サリチル酸誘導体（アスピリンなど）	
	その他	アセトアミノフェン，グルカゴン，クロフィブラート，ジスルフィラム，タモキシフェン	
作用減弱	ワルファリンの肝代謝酵素の誘導	カルバマゼピン，バルビツール酸誘導体（フェノバルビタールなど），リファンピシン	アルコール（慢性中毒），セイヨウオトギリソウ（セントジョーンズワート）
	ビタミンK摂取量増加によるワルファリン作用の拮抗	フィトナジオン（ビタミンK_1），メナテトレノン（ビタミンK_2）	青汁，クロレラ，納豆
	ワルファリンの吸収・腸管循環の阻害	コレスチラミン	

表2　主消失経路から分類したリズムコントロール薬とレートコントロール薬

分　類	主消失経路	薬物名
リズムコントロール	肝代謝（胆汁排泄）	キニジン$^{N, K, M}$，ピルメノール$^{N, K, M}$，アプリンジン$^{N, C, K}$，プロパフェノン$^{N, B}$，アミオダロン$^{N, C, K, B}$，ベプリジル$^{N, C, K}$，ニフェカラント^{K}
	肝代謝と腎排泄	シベンゾリン$^{N, C, K, M}$，ジソピラミド$^{N, K, M}$，プロカインアミド$^{N, K}$，フレカイニド$^{N, K}$
	腎排泄	ピルシカイニド^{N}，ソタロール$^{K, B}$
レートコントロール	肝代謝（胆汁排泄）	ベラパミル$^{N, C}$，ジルチアゼム^{C}，カルベジロール^{B}，メトプロロール^{B}，プロプラノロール^{B}
	肝代謝と腎排泄	ビソプロロール^{B}
	腎排泄	ジゴキシン^{MS}，アテノロール^{B}，ナドロール^{B}

N：Naチャネル遮断作用，C：Caチャネル遮断作用，K：Kチャネル遮断作用，B：β受容体遮断作用，M：コリン作動性ムスカリンM_2受容体遮断作用，MS：コリン作動性ムスカリンM_2受容体刺激作用

食品（納豆・青汁・セントジョーンズワートなど）について情報提供できる（表1）．

❻ 近年，非ビタミンK依存性の直接経口抗凝固薬（DOAC）が非弁膜性心房細動患者における中枢および全身の血栓塞栓症の予防を適応として利用可能となっている．これらの薬物は直接的トロンビン阻害薬であるダビガトランエテキシラートメタンスルホン酸（プラザキサ®カプセル75 mg/110 mg），活性型X因子阻害薬であるリバーロキサバン（イグザレルト®10 mg/15 mg），アピキサバン（エリキュース®錠2.5 mg/5 mg），エドキサバントシル酸塩水和物（リクシアナ®錠15 mg/30 mg/60 mg）である．これらはワルファリンと同等あるいはやや勝る血栓症予防効果があり，出血副作用は同等か少ない．また，ワルファリンと比較してINRモニターが不要で，食事のビタミンK調節が不要である利点がある．ただし，これらの薬物は共通して，**腎機能障害患者では減量が必要で，重症腎機能障害患者では禁忌**となっていることに注意が必要である．

＜参考文献＞

1）児玉逸雄，ほか：不整脈薬物治療に関するガイドライン（2009年改訂版），日本循環器学会ほか，2009
　▶日本循環器学会ホームページより閲覧できる　http://www.j-circ.or.jp/guideline/pdf/JCS2009_kodama_h.pdf
2）井上 博，ほか：心房細動治療（薬物）ガイドライン（2013年改訂版），日本循環器学会ほか，2013
　▶日本循環器学会ホームページより閲覧できる　http://www.j-circ.or.jp/guideline/pdf/JCS2013_inoue_h.pdf

＜小川竜一＞

2. 心不全

症例　60歳，男性

【現病歴】 5年前に左室前壁の心筋梗塞を発症し入院した．その後，特に日常生活に制限がなかったが，1年前から仕事中や階段昇降時などに息切れを感じるようになり，近医を受診し，利尿薬フロセミド（ラシックス®）20 mg/日とジゴキシン（ジゴシン®）0.125 mg/日の投与を受けていた．ここ1カ月ほど疲労感を感じていたが，昨夜就寝後に息苦しくなり，救急外来を受診し入院となった．入院後，安静，酸素吸入，静注ニトログリセリン，フロセミド投与で自覚症状は翌朝に消失したため，酸素吸入とニトログリセリンは中止された．

【既往歴】 50歳　脂質異常症にてシンバスタチン（リポバス®）1回5 mg　1日1回（就寝前）
55歳　心筋梗塞

【社会歴】 運送会社勤務

【身体所見】 血圧 140/85 mmHg，脈拍 95 拍/分（↑）（整），呼吸数 25 回/分，身長 170 cm，体重 75 kg（平常時より5 kg増加），頸静脈怒張（−），下肢浮腫（2+），胸部ラ音（+）

【検査所見】 WBC 6,000/μL，Hb 14 g/dL，BUN 30 mg/dL，Cr 1.2 mg/dL，TC 220 mg/dL，CK 30 IU/L，ALT 25 IU/L，AST 30 IU/L，Na 145 mEq/L，K 2.8 mEq/L（↓），血漿BNP 200 pg/mL（↑），胸部X線 心胸比 65％（↑），心エコー EF 35％（↓），心電図 洞性頻脈 V_{5-6} にQ波とST低下のみ，血液ガス（酸素吸入下）pH 7.45，PaO_2 95 Torr，$PaCO_2$ 35 Torr

※ポイントとなる異常値には↑（増加）または↓（低下）を付けた

point

❶ 心筋梗塞の既往と1年前からの労作時の息切れから，虚血性心筋障害による心不全症状が過去1年程度存在し，1カ月前からの疲労感増強から徐々に心不全が悪化していた．昨夜の就寝後の息苦しさは心不全の悪化による肺水腫の症状であり，慢性的な心不全の急性増悪と考えられる．

❷ 慢性心不全の急性増悪では除去可能な誘因を探すことが重要．

❸ 心不全の薬物治療はAHA（American Heart Association）のステージ分類に従う．この患者では器質的心疾患があり，心不全症状もあるためステージCである．

❹ 心不全の心機能病態は左室駆出（LVEF）が低下した（<40％）収縮機能障害（HFrEF）とLVEFが正常（>50％）な左室拡張機能障害（HFpEF）がほぼ同数存在する．心不全の標準的薬物治療はこの症例（LVEF35％）のようなHFrEF患者を対象としたもので，HFpEFの標準治療は確立されていない．

❺ 強心薬は急性心不全治療には意義があるが，慢性心不全の薬物治療は，**アンジオテンシン変換酵素（ACE）阻害薬〔またはアンジオテンシンⅡ受容体拮抗薬（ARB）〕とβ遮断薬による心筋負荷の軽減とミネラルコルチコイド受容体拮抗薬（MRA）が主体**である．

1 慢性心不全の急性増悪には誘因がある

急性心不全の発症前には，広範囲な心筋梗塞などに関係する自覚症状が存在することが多い．一方，慢性的な心筋障害の基礎疾患が先行して存在する患者に，慢性心不全の急性増悪が発症することがある．患者から丁寧に情報を収集すると増悪の引き金となった誘因を見つけ出すことができる．慢性的な心不全患者の心機能は辛うじて代償されている状態にあるので，**感染症，塩分過剰による体液過剰，運動負荷増加，腎機能障害進行，血圧管理不良，心房細動，肺塞栓，貧血，服薬ノンコンプライアンス**などを契機として心不全症状の出現（急性増悪）を生じることがある．この患者では自覚症状に胸痛がなく，心電図でST上昇などの新規梗塞の所見がなく，CKなど正常で心房細動もない．貧血なく，WBCは正常で，腎機能に大きな悪化所見もない．血圧はほぼ管理良好である．したがって，面談では最近の勤務中の労作負荷状況や食事の塩分摂取状態などを丁寧に聴取する必要がある．

2 慢性心不全の薬物治療

心不全の急性増悪症状が，床上安静による心仕事量の軽減，酸素吸入による酸素供給量の増加，さらには静注ニトログリセリンによる末梢静脈拡張作用，フロセミドによる体液過剰の是正による心臓負荷の軽減により改善しない場合には，短期間カテコールアミン系薬物（ドパミン，ドブタミンなど）やホスホジエステラーゼⅢ阻害薬（ミルリノンなど）の静注により心収縮力を増加させる手段が使用される．この患者では，入院後の心負荷の軽減処置で症状が消失したため強心薬の投与は不要であった．**心不全患者に対して経口強心薬であるカテコールアミン系薬物（デノパミンなど）やホスホジエステラーゼⅢ阻害薬（ピモベンダンなど）を用いると短期的には患者の自覚症状を改善させるが，長期的な効果（再入院減少，生命予後改善など）は得られない**．一方，HFrEF病態の患者に対して**ACE阻害薬（エナラプリルなど），ARB（カンデサルタンシレキセチル），β遮断薬（カルベジロール）はいずれも長期生存率を40％前後改善する**ので，この患者では第1選択となる．ただし，ACE阻害薬またはARBは負の変力作用はないので多くの患者で投与を開始できるが，β遮断薬の投与については，この患者が心不全の急性増悪から回復した直後であるため，**β遮断薬の負の変力作用による心機能の悪化を避けるため，導入時期と方法について循環器専門医に相談する必要がある**．強心配糖体（ジゴキシン）は，洞調律の慢性心不全患者の入院リスクを20％前後減らすが生命予後を改善しないので，現時点では投与は控える．ループ利尿薬（フロセミドなど）は胸水や下肢浮腫が強い場合に追加投与する．

HFpEFの病態をもつ患者の生命予後や臨床イベントの発生を低下させることが証明された薬物は知られていない．現時点では食事，運動療法による生活習慣の改善，利尿薬によるうっ血症状の除去，心不全を悪化させる合併症（心房細動などの不整脈，糖尿病，腎障害等）の管理を行う．

3 慢性心不全治療薬の選択には薬物の消失経路と副作用の特徴を考慮する

日本で心不全治療に保険適用があるACE阻害薬はエナラプリルマレイン酸塩（レニベース®），リシノプリル水和物（ロンゲス®）のみである．同様にARBではカンデサルタンシレキセチル（ブロプレス®）のみ，β遮断薬ではカルベジロール（アーチスト®）とビソプロロールフマル酸塩（メインテート®）のみに適用がある．体内薬物動態の観点からは，エナラプリル，リシノプリルの主要消失経路は腎排泄であるので，患者の腎機能を評価する（Advice参照）．**高度の腎障害（クレアチニン・クリアランス＜30 mL/分，血清クレアチニン値＞3.0 mg/dL）では減量するか，消失経路が肝代謝であるARBを選択すべき**である．この患者の血清クレアチニン（Cr）値は1.2 mg/dLで，平常時体重は70 kgなので，クレアチニンクリアランス（Ccr）はCockcroft-Gault式を用いると，下記のように計算できる．

$$\mathrm{Ccr}\,(\mathrm{mL/分}) = \frac{(140-\text{年齢})\times\text{体重}\ (\mathrm{kg})}{72\times\text{血清Cr値}\ (\mathrm{mg/dL})}\ (\text{女性は}\times 0.85) = \frac{(140-60)\times 70}{72\times 1.2}$$

Ccr値は64 mL/分と予測される．また，日本腎臓病学会のGFR推算式（eGFR = 194 × 血清 $\mathrm{Cr}^{-1.094}$ × 年齢$^{-0.287}$）では49 mL/分/1.73 m^2となる（女性の場合はさらに補正係数0.739をかける）が，この患者の体表面積が1.81 m^2（デュボア式：BSA = 身長$^{0.725}$ × 体重$^{0.425}$ × 0.007184）と標準体格より大きいので標準体格に補正しない実際のCcrは，51 mL/分と予測される（Ccr = (49 × 1.81)/1.73）．このため薬物動態の観点からはACE阻害薬の減量は不要である．ただし**ACE阻害薬で空咳の副作用が生じる（10％前後）患者ではARBを選択**する．β遮断薬であるカルベジロールの主要消失経路は肝代謝である．また，心不全患者におけるβ遮断薬の導入時投与量は，通常高血圧治療に用いる用量の1/8前後から慎重に開始し，**きわめてゆっくりと増量しないと心不全症状が悪化することがある**．

処方例

- エナラプリルマレイン酸塩（レニベース® 錠2.5 mg）　1回1錠 1日1回（朝食後）
- フロセミド（ラシックス® 錠40 mg）　1回1錠 1日1回（朝食後）
- 塩化カリウム（スローケー® 錠600 mg）　1回2錠 1日1回（朝食後）
- 栄養指導：塩分制限　1日6 g

処方の解説と服薬指導

❶ 慢性心不全の薬物治療はACE阻害薬，ARB，β遮断薬が標準でEF＜35％ではMRA（スピロノラクトン）を追加する．

❷ 心不全治療薬の選択と用量設定は，①各薬物の禁忌事項（β遮断薬では気管支喘息の既往，ACE阻害薬，ARBでは妊娠など），②ACE阻害薬の空咳などの忍容性因子，③消失経路（腎消失か肝代謝か）と患者の肝・腎機能の評価をもとに考慮する．

❸ **ACE阻害薬またはARBを投与する患者でMRAを併用する場合は血清K値が上昇しやすい**ので注意する（この患者では入院時は低カリウム血症であったが，カリウムの補充投与は通常よりも低用量を用いている）．利尿薬投与患者ではACE阻害薬投与開始直後の低血圧や腎機能悪化の恐れがあるので初回投与量は低用量（エナラプリルでは2.5 mg/日）から開始し，その後に忍容性が許せば増量する（エナラプリルでは10 mg/日まで）．

❹ **塩分制限は心不全治療の基本**，患者との面談で日常的な食事の食塩含量を知ろう．

知っておくべきこと

❶ 心不全の基本的な自覚症状（**労作時の息切れ，疲労感**），他覚症状（**下肢のむくみにより靴がきつくなる，体重増加，夜間の起坐呼吸など**），検査所見（X線写真での心陰影の拡大，胸水貯留，心電図での頻脈，左心肥大，不整脈，異常Q波による心筋梗塞既往など）を列挙し患者の評価に利用できるようになろう．また，急性心不全や，慢性心不全の急性増悪では，内頸静脈などから肺動脈に挿入したSwan-Ganz（スワン-ガンツ）カテーテルなどの観血的手技により心係数や肺動脈楔入圧を測定することもある．

❷ 心不全患者の運動耐容性を，自覚症状に基づいて**NYHA（New York Heart Association）分類**で評価でき，薬物治療を**AHAの病期分類**に関連づけて述べることができるようになろう．

❸ 心不全治療に用いるACE阻害薬とARBの重要な禁忌事項（妊婦，血管浮腫の既往など），β遮断薬であるカルベジロールの禁忌事項（気管支喘息の既往，高度の徐脈，房室ブロック，高度の心機能低下）を列挙できるようになろう．

❹ 処方された薬物の投与量が適切であるかを薬物動態の面から評価できるように，ACE阻害薬，ARBおよびβ遮断薬，MRAの消失経路を理解する（Advice参照）．

❺ ACE阻害薬，ARB，β遮断薬治療患者のモニタリング項目を列挙できる．心不全症状改善の評価には，**運動耐容性の変化**（NYHA分類），**体重減少，浮腫の軽減，頻脈や不整脈の消失**を毎日モニターする．検査では**EF（ejection fraction，左室駆出率）の回復（正常値50％），胸水の消失を確認し，BNP（脳性ナトリウム利尿ペプチド）の変動**に注意する．ジゴキシンを服用している場合には薬物血中濃度モニタリングも行う．副作用のモニタリングでは**ACE阻害薬の空咳，ACE阻害薬とARBによる高カリウム血症，β遮断薬の導入時には一時的な心不全症状の悪化に注意する**．

❻ ループ利尿薬で効果が不十分な体液過剰病態にバソプレシンV_2受容体拮抗薬であるトルバプタンも使用できるが生命予後には影響しない．

Advice

薬物の消失経路を知る

薬物の主要な消失経路を知ることは，患者に適切な投与量を設定するために重要である．例えば，ACE阻害薬であるエナラプリルの活性代謝体は腎消失であるため，重症腎機能障害患者では薬理作用が過剰にならないよう減量や投与間隔の延長などが必要である．一方，ARBの消失は主として肝代謝なので腎機能障害者で心不全治療効果の観点で投与量を減量する必要はない．ただし，腎機能障害患者では高カリウム血症となりやすいので投与量は少量から開始すべきである．

薬効群	薬品名	消失経路	
		肝代謝（胆汁排泄）	腎排泄
ACE 阻害薬	エナラプリル*，リシノプリル*，カプトプリルなど		○
	テモカプリル，トランドラプリル	○	
ARB	カンデサルタン*，ロサルタン，バルサルタンなど	○	
β遮断薬	カルベジロール*，プロプラノロールなど	○	
	アテノロール，ナドロール，ビソプロロール*		○
MRA	スピロノラクトン*	○	

＊心不全治療に保険適用のある薬物

＜トピックス＞　新しい治療薬

海外ではARB（バルサルタン）とネプリライシン阻害薬（内因性ナトリウム利尿ペプチド分解酵素阻害薬）の配合薬が市販されている（ただし，バルサルタンよりもはるかに高価である）．また，β遮断薬，ACE阻害薬/ARB，MRAを投与されても安静時心拍数が高い洞調律患者に対して，洞結節のIfチャネルを阻害することで心拍数を下げ，死亡率を下げる可能性のあるivabradineも英国などで承認された．両薬は2019年現在日本でも治験中である．

＜参考文献＞

1）筒井裕之 ほか：急性・慢性心不全治療ガイドライン（2017年改訂版）．日本循環器学会/日本心不全学会，2018
▶日本循環器学会ホームページより閲覧できる　http://www.j-circ.or.jp/guideline/pdf/JCS2017_tsutsui_h.pdf

＜越前宏俊＞

3. 高血圧

症例　38歳，女性

【主　訴】高血圧と言われ，生活習慣に気をつけたが，血圧があまり下がらない．

【現病歴】半年前に健康診断で高血圧を指摘され，職場の医務室を受診した．外来血圧は160/100 mmHgであったが，検査では心電図正常，糖尿病・脂質異常症なく，眼底検査も正常であった．そのため7 g/日以下の塩分制限と意識的な歩行による運動療法を数カ月続けてみるようアドバイスされ，薬物療法は見送られていた．その後自分なりに生活習慣改善を試みたが，家庭血圧は145～155/90～100 mmHgと依然高値を示すため，本日，当院の外来に紹介されて降圧薬治療を開始する予定である．

【既往歴】特になし，喘息（－）

【家族歴】父：脳梗塞（68歳で発症；長年高血圧であった），兄：45歳，高血圧

【生活歴】喫煙習慣：なし，飲酒：機会飲酒程度，食事：塩分の取りすぎに注意している，運動：2 km程度の早足歩行を週2回程度，職業：インテリアコーディネーター，家族：夫と二人暮らし（結婚5年目で避妊していたが，年齢もあり妊娠を考えている）

【薬　歴】処方薬，OTC薬，健康食品の常用なし

【身体所見】身長158 cm，体重55 kg，BMI 22，坐位血圧［9:00外来受診時］（1回目）153/99，（2回目）148/94，（3回目）146/90 mmHg，血圧左右差なし，脈拍80拍/分，胸部聴診正常，腹部異常所見なし

【検査所見】AST 22 IU/L，ALT 11 IU/L，γ-GTP 25 IU/L，LDH 173 IU/L，T-Bil 0.7 mg/dL，BUN 12.3 mg/dL，Scr 0.71 mg/dL，FPG 92 mg/dL，HbA1c 5.5％，T-Cho 186 mg/dL，HDL-C 55 mg/dL，TG 130 mg/dL，UA 4.7 mg/dL，Na 145 mEq/L，K 3.8 mEq/L，血漿レニン濃度2 ng/mL（早朝安静時），胸部X線写真：心胸郭比50％，肺野正常，心電図検査：異常所見なし

point

❶ この患者は受診時血圧・家庭血圧ともに高いため，**白衣高血圧症**（家庭血圧は正常であるが，ストレスのかかる医療施設で測定した血圧は高血圧域となる現象）ではない．問診・身体所見・検査所見からは腎機能正常，血清K正常，血漿レニン濃度正常，服用薬なしで，当面二次性高血圧（腎性高血圧，内分泌性高血圧，薬剤誘発性）を疑う所見がないため，**本態性高血圧**として対処する．

❷ この患者の血圧は140～159/90～99 mmHg程度であることからⅠ度高血圧に分類され（表1），高血圧以外の明確な心血管病危険因子（**喫煙，糖尿病，脂質代謝異常，肥満，尿中微量アルブミン，高齢，若年発症の心血管病家族歴**）が存在しないことから，現時点では脳・血管疾患発症の危険度は低リスクと評価できる．

❸ 半年間の食事運動療法を行っても診察室での血圧管理目標値（< 130/80 mmHg）が達成されないため，薬物治療が考慮される段階である．

❹ 患者は妊娠を希望しているので，薬物選択には胎盤移行性や胎児毒性の考慮が重要である．

表1　成人における血圧値の分類（日本の高血圧治療ガイドライン2019）

分類	診察室血圧（mmHg）			家庭血圧（mmHg）		
	収縮期血圧		拡張期血圧	収縮期血圧		拡張期血圧
正常血圧	＜120	かつ	＜80	＜115	かつ	＜75
正常高値血圧	120～129	かつ	＜80	115～124	かつ	＜75
高値血圧	130～139	かつ／または	80～89	125～134	かつ／または	75～84
Ⅰ度高血圧	140～159	かつ／または	90～99	135～144	かつ／または	85～89
Ⅱ度高血圧	160～179	かつ／または	100～109	145～159	かつ／または	90～99
Ⅲ度高血圧	≧180	かつ／または	≧110	≧160	かつ／または	≧100
（孤立性）収縮期高血圧	≧140	かつ	＜90	≧135	かつ	＜85

（文献1より転載）

1 高血圧は気づかぬうちに血管や臓器を障害する

高血圧は自覚症状がないため放置されやすい疾患である．しかし，高血圧は脳卒中，心筋梗塞，腎不全など動脈硬化を基盤とする疾患の危険因子であり，silent killerとも呼ばれる．国内外の研究によれば，男女を問わず収縮期血圧が10 mmHg高まるごとに脳卒中の発症危険度が平均的に1.2倍高まるが，血圧治療によりリスクは半減できる．本症例では父親に高血圧による脳梗塞の家族歴があるので，高血圧の長期合併症について上記のような具体的な数字を挙げて説明しよう．

2 高血圧のタイプを把握しよう

血圧は生理的に日内変動がある．一般に血圧は日中に高く，夜間では低い（dipper）．夜間の降圧が消失した患者（non-dipper）や，夜間にむしろ昇圧を認める患者（inverted-dipper）も存在し，後者2つのタイプは予後が悪い．この患者でも家庭血圧を朝・夜など複数回測定するようアドバイスすると，今後の血圧管理に有用な情報が得られる可能性がある．高血圧患者全例に行う必要はないが，降圧薬の効果が十分に認められない場合や，ある特定の時間帯に眩暈やふらつきなどの症状を訴える場合には，**24時間自由行動下血圧測定**（ambulatory blood pressure monitoring：ABPM）と呼ばれる自動血圧計により詳細な血圧変動パターンを評価して，薬物選択や最適な服薬時刻を設定〔最も血圧が高い時間帯に降圧薬の最高血中濃度（最大効果）が得られ，血圧が低い時間帯には過度の降圧を避けるために降圧薬の効果が小さくなるように，各種薬物の半減期などを指標とした薬物選択や投与時刻，投与回数の設定を行うなど〕するよう提案するのも薬剤師の役割である．

3 妊娠希望のある女性では降圧薬の胎盤移行性・催奇形性に注意

この患者は治療期間中に妊娠する可能性が高い．妊娠前の高血圧は，妊娠高血圧症候群（高血圧，浮腫，蛋白尿）の高リスク者であるので，薬物治療の意義と薬物選択について患者と話し合おう．最新の高血圧治療ガイドライン（2019年版）[1]によれば，非妊娠患者で特に合併症や禁忌がない患者に対しては，Ca拮抗薬，アンジオテンシン変換酵素（ACE）阻害薬，アンジオテンシンⅡ受容体拮抗薬（ARB），および利尿薬が第1選択となりうる（α_1遮断薬は生命予後延長効果で他薬に劣り，β遮断薬は糖尿病の新規発症を増加させる可能性があるため第1選択薬になっていない）．本患者は今後妊娠する可能性が高いことが重要なポイントである．薬物の胎児毒性・催奇形性を考えよう．

処方例

- プロプラノロール塩酸塩徐放カプセル60 mg「サワイ」 1回1カプセル 1日1回 朝食後
- 生活指導：塩分7 g/日以下の食事と意識的な歩行・階段昇降の継続

処方の解説と服薬指導

❶ 高血圧治療の標準薬のうち，日本の添付文書で妊婦投与に関して禁忌記載のない薬物は，β遮断薬の一部（プロプラノロールなど），チアジド系利尿薬である．第2選択薬ではα遮断薬，αメチルドパ，ヒドララジンなどにも禁忌記載がない．**ACE阻害薬とARBは動物実験および臨床上の胎児奇形データがあるため，日本でも海外でも妊婦禁忌である．Ca拮抗薬は明確な臨床データはないが日本では妊婦禁忌である**．以上の考察から本患者ではβ遮断薬が選択されている．ただし，プロプラノロールについても使用上の注意に「妊婦又は妊娠している可能性のある婦人には，緊急やむを得ない場合以外は投与しないことが望ましい」との記載があるため，妊娠した場合には患者の同意を確認する必要がある．また，日中はインテリアコーディネーターとして働いていることを考慮して，朝食後に1日1回服用が可能な徐放性製剤が選択された．

❷ プロプラノロールには心拍数低下作用もあるため，血圧値とあわせて脈拍数もモニターする．また，プロプラノロールはときに脂質代謝異常（特に中性脂肪増加）や悪夢・睡眠障害などの中枢障害が現れることがあるので，面談で定期的に確認が必要である．β遮断薬を選択する場合には，喘息の既往がないこと，血清脂質が正常であることを確認しよう．

❸ 高血圧診療ガイドラインにおける塩分制限の目標値は6 g/日未満であるが，患者がこれまで行ってきた7 g/日以下の制限に留めておく．食事・運動療法は継続的に行えることが重要である．

❹ 家庭血圧のモニターを継続して患者自身が薬の効果を確認するように指導し，過度の血圧低下や脈拍の遅れ，またそれに伴う眩暈・ふらつき等を感じたらすみやかに連絡するよう伝えておこう．

知っておくべきこと

薬剤師として以下のことができるようになろう．

❶ 診察室血圧にもとづく高血圧診断の基準値（＞140/90 mmHg）だけでなく，収縮期血圧と拡張期血圧の値による重症度（Ⅰ～Ⅲ度）を理解する．また，**＜120/80 mmHgが正常血圧，収縮期血圧130～139 mmHgまたは拡張期血圧80～89 mmHgは高値血圧（高血圧とは診断されないが，高値であるため注意が必要）であることを理解する**（表1）．最新のガイドライン（2019年版）[1]では家庭血圧の診断基準も提示されているので注意しよう．

❷ 高血圧治療の効果について（心・血管系合併症の予防）と死亡率の低下について具体的に述べることができる．

❸ **本態性高血圧の治療の基本である生活習慣の是正**（食塩制限6 g/日未満，野菜・果物の積極的な摂取，コレステロール・飽和脂肪酸の摂取を控える，適正体重の維持，毎日30分以上の有酸素運動，アルコール制限，禁煙）について説明ができる[1]．

❹ 高血圧治療薬について，絶対的・相対的禁忌について理解したうえで，**降圧薬の積極的な適応と禁忌に関する情報をもとに個々の患者に対して最適な薬物選択を提案**できる（表2，3）．絶対的禁忌は投与不可，相対的禁忌は治療上の有益性が薬物投与に伴う有害性を上回る場合にのみ投与されるべきということであるが，欧米に比べて日本では禁忌の考え方・設定が厳格であ

表2　主要降圧薬の積極的適応（日本の高血圧治療ガイドライン2019）

	Ca拮抗薬	ARB/ACE阻害薬	サイアザイド系利尿薬	β遮断薬
左室肥大	●	●		
LVEFの低下した心不全		●*1	●	●*1
頻脈	●（非ジヒドロピリジン系）			●
狭心症	●			●*2
心筋梗塞後		●		●
蛋白尿／微量アルブミン尿を有するCKD		●		

*1 少量から開始し，注意深く漸増する
*2 冠攣縮には注意
（文献1より転載）

表3　欧州高血圧学会/欧州心臓病学会のガイドライン（2018年版）における降圧薬の絶対的・相対的禁忌

薬効群	禁忌	
	絶対的	相対的
チアジド系利尿薬	痛風	メタボリックシンドローム，耐糖能異常，妊婦，高カルシウム血症，低カリウム血症
β遮断薬	喘息，高度房室ブロック，徐脈（心拍数＜60回/分）	メタボリックシンドローム，耐糖能異常，アスリートや身体活動の高い患者
Ca拮抗薬（ジヒドロピリジン系）		頻脈，心不全（HFrEF クラスⅢ/Ⅳ），重度下肢浮腫
Ca拮抗薬（ベラパミル/ジルチアゼム）	高度房室ブロック，重度左室収縮機能低下（LVEF＜40％），徐脈（心拍数＜60回/分）	便秘
ACE阻害薬	妊婦，血管神経性浮腫，高カリウム血症（＞5.5 mEq/L），両側腎動脈狭窄	適切な避妊を行っていない妊娠可能女性
ARB	妊婦，高カリウム血症（＞5.5 mEq/L），両側腎動脈狭窄	適切な避妊を行っていない妊娠可能女性

※欧州のガイドラインでは日本のガイドラインに比べてより詳細にまとめられているため，ここでは欧州の記載を紹介した．日本高血圧学会のガイドラインにおける記載内容[1]も確認しておこう．
（文献2より引用）

るため，薬物の有益性が上回る患者に対しても日本では投与を差し控えられている状況が多い．

❺ 降圧薬治療は多くの場合，生涯にわたって行われるため，長期的な有効性・安全性を考えた薬物選択に加え，できる限り**薬価の低い薬剤（ジェネリック医薬品など）を推奨することも医療経済学的に重要**である．

<参考文献>

1）「高血圧治療ガイドライン2019」（日本高血圧学会高血圧治療ガイドライン作成委員会/編），日本高血圧学会，2019
2）The Task Force for the Management of Arterial Hypertension of the European Society of Hypertension（ESH）and of the European Society of Cardiology（ESC）：2018 Guidelines for the management of arterial hypertension．European Heart Journal，39：3021-3104，2018
▶欧州心臓病学会ホームページより閲覧できる　http://www.escardio.org

<小川竜一>

4. 肺高血圧症

症例　36歳，女性

【主　訴】 労作時の息切れ，易疲労感，咳

【現病歴】 生来健康であったが，約1年前から咳が出現し階段昇降時に動悸や息切れを感じるようになった．症状は徐々に悪化し，現在では平地を5分程度歩いても息切れや呼吸困難を感じるようになったため来院した．

【身体所見】 意識状態：清明，身長165 cm，体重55 kg，体温36.8℃．心拍数102拍/分，血圧120/80 mmHg，呼吸数30回/分，SpO_2 88％（room air），頸部：頸静脈怒張（－），甲状腺異常なし，胸部：Ⅱ音分裂（＋），三尖弁領域で汎収縮期雑音，呼吸音正常，腹部：肝腫大（＋），四肢：両下肢浮腫（＋）

【既往歴】 特になし

【家族歴】 特になし，未婚，妊娠歴（－）

【生活歴】 喫煙（－），飲酒（－）

【薬　歴】 常用薬（－），サプリメント（－），過去にやせ薬の使用歴なし

【検査所見】 WBC 7,000/μL，Hb 14.5 g/dL，Ht 55％，Plt 20.4×10^4/μL，Na 136 mEq/L，K 4.5 mEq/L，Cl 106 mEq/L，TP 6.5 g/dL，Alb 4.2 g/dL，BUN 20 mg/dL，Cr 0.9 mg/dL，AST 45 IU/L，ALT 50 IU/L，T-Bil 1.1 mg/dL，BNP 45 pg/mL，リウマチ・SLE関連の自己抗体（－），血液ガス（安静時room air）：pH 7.35，PaO_2 60 Torr，$PaCO_2$ 30 Torr，HCO_3^- 20 mEq/L
胸部X線：肺門部肺動脈影拡大，心拡大（CTR 55％），肺実質性病変所見（－），心電図：右室負荷所見（右軸偏位，肺性P波，右室ストレイン：V_1-V_2でST低下），心超音波検査：右心室・右心房径拡大，ドプラー検査で三尖弁逆流（＋）

【経　過】 患者は特発性肺高血圧症の疑いにより近隣の大学病院に紹介された．鼻カニューラによる持続酸素投与によりPaO_2は90 Torrに改善．CT検査で肺実質に慢性閉塞性肺疾患および間質性病変なし．右心カテーテル検査で平均肺動脈圧25 mmHg，肺動脈楔入圧10 mmHg，NO吸入による急性肺血管反応試験陰性，膠原病を疑う所見なし，HIV感染所見なし，左心機能障害（－），慢性血栓塞栓性肺高血圧を疑う所見がないため，第1群特発性肺高血圧症，重症度はWHO肺高血圧症機能分類Ⅱ度と診断され治療が開始された．

point

❶ 肺高血圧症（pulmonary arterial hypertension：PAH）の臨床症状は労作時の息切れや咳など非特異的である．右心不全症状は（左心不全と異なり）肺うっ血症状を伴わない大静脈血還流うっ滞による肝機能異常，浮腫，頸静脈怒張である．

❷ 肺高血圧症は稀な難病である（10万人に1～2名）．自然経過による予後は不良（平均生存期間2.8年）である．最近，種々の肺血管拡張薬の導入で5年生存率は85％前途に改善した．あらゆる薬物治療が無効な場合は肺移植手術の適応である．本患者の重症度は安静時には自覚症状はないが普通の身体活動で呼吸困難などの症状が生じているのでWHO肺高血圧症機能分

表1　薬物誘発性の肺高血圧症と関連がある医薬品

関連性	薬　物
確実	食欲抑制薬〔痩せ薬：aminorex, fenfluramine, dexfenfluramine, benfluorex, メタンフェタミン（ヒロポン®）〕, 選択的セロトニン取り込み阻害薬（妊婦の使用により新生児にPAHが生じる）, 菜種油の過量摂取, ダサチニブ
関連性が高い	コカイン, フェニルプロパノールアミン, 西洋オトギリソウ（St. Jones wart）, インターフェロン, L-トリプトファン, 抗がん剤（ブレオマイシン, マイトマイシン, カルムスチン, シスプラチン, ビンクリスチン, シクロホスファミドなど）

日本で市販されていない薬物は一般名を英語で記載した.

類Ⅱ度である（分類の詳細については文献1参照）.

❸ 肺高血圧症は, 本症例のように肺動脈病変が主要病態である第1群（特発性, 遺伝性, 薬物性など）, 左心不全が原因で2次的に肺高血圧が生じる第2群 , 慢性閉塞性肺疾患に合併する第3群, 慢性血栓塞栓性肺高血圧病態による第4群, それ以外の原因不明の第5群に分類されている. 第1群の特発性肺高血圧症の診断は他群の可能性を除外してはじめて診断できる.

❹ 薬剤師としては薬物性の肺高血圧症（表1）を見逃さないよう, 慎重な薬歴聴取をとろう.

1 第1群 特発性肺高血症の病態

原因不明の肺動脈・細小動脈壁の増殖性変化による血管収縮, 線維化閉塞, 微少血栓形成による肺循環の血管抵抗増加である. 肺動脈の血管抵抗が持続的に増加するため, 右心負荷から右心不全症状（うっ血肝, 下肢浮腫）を生じる. また, 肺灌流血流の減少による換気/血流比の異常により特に労作時に低酸素血症を生じる.

2 治療の方針

肺高血圧症の診断と治療は高度に専門的であるので, 疑う場合は経験のある専門医がいる病院に紹介する. 薬物治療は, 肺血管拡張薬の使用が主体であるが, 第1群でも肺血管病変が膠原病やHIV感染症, 薬物（表1）による血管炎や肺線維症が関連している可能性がある場合は原病の特異的な治療（膠原病に対して免疫抑制薬, HIV感染症では抗レトロウイルス薬の投与など）もあわせて行う.

処方例

▶アンブリセンタン（ヴォリブリス®錠2.5 mg）　1回2錠（5 mg）　1日1回　朝食後
▶タダラフィル（アドシルカ®錠20 mg）　1回2錠（40 mg）　1日1回　朝食後
▶フロセミド（ラシックス®錠20 mg）　1回1錠　1日1回　朝食後
▶在宅酸素療法：持続酸素投与, 鼻カニューラで1 L/分（PaO_2＞60 Torr, SpO_2＞90％に保つよう調節）

処方の解説と服薬指導

❶ 肺動脈拡張作用のある薬物は作用機序から4種類に分かれる（表2）. 予後不良な疾患なので当初から異なる薬理機序の2剤併用を行うことが多い. 通常 , エンドセリン受容体拮抗薬から1剤, ホスホジエステラーゼ（PDE）-5阻害薬かグアニル酸シクラーゼ刺激薬から1剤を選択して開始する. この患者ではアンブリセンタンとタダラフィルが選択された.

表2　肺高血圧症の治療薬

作用機序	薬物名	備考
① プロスタサイクリン受容体作動薬	静注：エポプロステノールナトリウム（フローラン®），トレプロスチニル（トレプロスト®） 経口：ベラプロストナトリウム（ドルナー®，プロサイリン®など），セレキシパグ（ウプトラビ®） 吸入：イロプロスト（ベンテイビス®）	重症例では持続静注を行う．吸入薬では1日6～9回投与が必要．運動耐容性は改善するが生存期間は延長しない．過量投与で低血圧，徐脈，意識障害が生じる．治療量でも頭痛，紅潮，顎痛，下痢，関節痛が生じる．
② エンドセリン受容体拮抗薬	ボセンタン水和物（トラクリア®） アンブリセンタン（ヴォリブリス®） マシテンタン（オプスミット®）	すべて経口薬．運動耐容性は改善する．副作用は肝障害と末梢浮腫．催奇形性があるため女性患者では確実な避妊が必要．
③ PDE-5 阻害薬	シルデナフィルクエン酸塩（レバチオ®） タダラフィル（アドシルカ®）	すべて経口薬．NO-cGMP作用増強．運動耐容性は改善する．副作用は頭痛，紅潮，筋肉痛，消化器症状
③ グアニル酸シクラーゼ刺激薬	リオシグアト（アデムパス®）	
④ カルシウム拮抗薬	ニフェジピン徐放剤（アダラート®），ジルチアゼム塩酸塩（ヘルベッサー®），アムロジピンベシル酸塩（ノルバスク®，アムロジン®）等	急性肺血管反応試験陽性患者は徐放性のニフェジピン30 mg/日等で開始

❷ フロセミドは右心不全症状の治療を目的として処方されている．

❸ 在宅酸素療法は動脈血酸素濃度を維持し運動耐容性を維持して患者のQOLを改善する．

知っておくべきこと

❶ 診断目的の心臓カテーテル検査でNO吸入による急性肺血管反応試験が陽性の場合は，肺動脈の薬物応答性が高いと考えられるため，安価で安全な血管拡張薬であるカルシウム拮抗薬で薬物治療を開始することがある．

❷ 肺高血圧症の治療薬は危険な薬物相互作用が多いので注意する．PDE-5阻害薬とグアニル酸シクラーゼ刺激薬はNO供与薬（ニトログリセリン等）との併用で過剰なNO蓄積による低血圧を生じるので併用は禁忌である．エンドセリン受容体拮抗薬は肝薬物代謝酵素CYP3A4による代謝・不活化されるのでCYP3A4活性を誘導または阻害する薬物との併用には注意が必要である．

<参考文献>

1）福田恵一 ほか：肺高血圧症治療ガイドライン（2017年改訂版）．日本循環器学会ほか，2018
▶日本循環器学会ホームページより閲覧できる　http://www.j-circ.or.jp/guideline/pdf/JCS2017_fukuda_h.pdf

<越前宏俊>

5. 虚血性心疾患

本項では，安定狭心症の症例をもとに，主に狭心症について述べる

症例　65歳，男性

【主　訴】　労作時の胸痛

【現病歴】　2カ月前より，重たい物を運んだり軽く走ったりする際に胸部の違和感を感じるようになったため受診した．外来での12誘導心電図に安静時のT波平低化を認め，負荷心電図で運動時のST低下を認めたため，入院精査となった．冠動脈造影検査にて左冠動脈前下行枝の90％狭窄が認められたため，安定狭心症の診断のもと責任冠動脈に対して経皮的冠動脈形成術を施行（ステント留置）した．

【既往歴】
- 高血圧：カンデサルタンシレキセチル（ブロプレス®錠4 mg）1回1錠　1日1回　朝食後
- 2型糖尿病：グリベンクラミド（オイグルコン®錠2.5 mg）1回1錠　1日2回　朝夕食後
  ボグリボース（ベイスン®錠0.3 mg）1回1錠　1日3回　毎食直前
- 脂質異常症：アトルバスタチンカルシウム水和物（リピトール®錠10 mg）1回1錠　1日1回　夕食後

【生活歴】　喫煙習慣（20本/日を45年間），機会飲酒（＋），運動習慣（－）

【家族歴】　父：心筋梗塞（58歳にて発症）

【身体所見】　身長160 cm，体重68 kg，BMI 26.6，腹囲80 cm，血圧125/79 mmHg，心拍数70拍/分

【検査所見】　LDL-C 135 mg/dL，HDL-C 52 mg/dL，TG 108 mg/dL，FPG 165 mg/dL，HbA1c（NGSP値）10.2％，AST 21 IU/L，ALT 22 IU/L，LDH 185 IU/L，Scr 0.91 mg/dL，BUN 22 mg/dL

point

❶ 狭心症では，胸痛や胸部違和感と心電図上でT波の平低化がよく認められるが，**ST低下は狭心症発作時**でなければ確認できない．それゆえ，心電図モニター下で運動負荷試験を行って狭心症発作の確認が行われる．また，冠動脈造影検査では狭窄した冠動脈を画像から確認でき，狭心症発作を引き起こす病変部が発見できる．

❷ 狭心症には，運動時に発作を起こす**労作性狭心症**と，夜間安静時などに発作を起こす**安静時（異型）狭心症がある**．この患者は，発症誘因分類からは労作性狭心症である．発症機序からは，動脈硬化による冠動脈狭窄が原因である**器質性狭心症**であり，最近2カ月間症状が安定しているため**安定狭心症**（臨床経過分類）と分類できる（表1）．

❸ 器質的に狭窄した冠動脈は，バルーン付きの心臓カテーテルにより物理的に内腔を拡張する**経皮的冠動脈形成術**（percutaneous transluminal coronary angioplasty：PTCA）を行う．必要に応じてステントと呼ばれる網目・筒状の金属で冠動脈を広げた状態に保持する．

❹ 狭心症患者の管理においては，①**狭心症自体に対する治療**と②**患者教育やリスク因子の是正**の両者が重要．本患者は喫煙習慣のある肥満男性で，心筋梗塞の家族歴があり，高血圧，糖尿病，脂質異常症を合併していることにも注目しておこう．

表1 種々の視点からの狭心症分類とその特徴

分類	特徴
発症誘因による分類	
労作性狭心症	運動時などに発作を起こす
安静時狭心症	夜間安静時などに発作を起こす
発症機序による分類	
器質性狭心症	動脈硬化による冠動脈の狭窄が原因
冠攣縮性狭心症	冠動脈の攣縮が原因
異型狭心症	冠攣縮性狭心症のうち，心電図上でST上昇を認める
臨床経過による分類	
安定狭心症	最近3週間の間に症状や発作の出現を認めない
不安定狭心症	3週間以内に発症または症状が増悪

1 狭心症は心筋梗塞の前ぶれ

狭心症の胸痛は，動脈硬化プラークなどで冠動脈狭窄を有する患者で，運動により心筋酸素需要が高まった際に，十分量の血流を供給できないために生じる心筋虚血が原因となり生じる．その性状は鋭い痛みではなく，締め付けられるような感じ（絞扼感（こうやく））や圧迫感である．発作時の胸痛の強さ・持続時間はさまざまであるが，安静により数十秒～数分間で胸痛は軽快する．また，**ニトログリセリンの舌下投与によって胸痛が改善**するのも特徴である．冠動脈が狭窄する原因の多くは，高血圧や糖尿病，脂質異常症などの生活習慣病によって引き起こされた動脈硬化によるものであり（日本人では冠動脈のけいれんによる一時的な狭窄も諸外国に比べると多い），さらに動脈硬化が**進行すると冠動脈が完全に閉塞して心筋梗塞を発症**するおそれがある．

2 経皮的冠動脈形成術と抗血小板薬療法

狭窄した冠動脈を広げるために，**PTCA**がよく行われる．これは，大腿動脈などの末梢血管から大動脈を経由して冠動脈の狭窄した部位までカテーテルと呼ばれる細い管をガイドワイヤーとともに挿入し，カテーテル先端のバルーンを膨らませることで病変部を拡げる低侵襲性の手術である．多くの場合，バルーンで拡張すると同時にステントと呼ばれる細い金属の網目状の筒を病変部に留置する．ステントの留置は，冠動脈疾患患者の治療においてとても有益であるが，ステント留置直後はステント内に急速に血栓が形成されて心筋梗塞症を起こす（**ステント血栓症**）ことがある．これを予防するために，禁忌のない限り**全例で抗血小板薬のアスピリン75～325 mg**〔とクロピドグレル硫酸塩（プラビックス®など）またはプラスグレル塩酸塩（エフィエント®）の併用〕投与を行う．チクロピジン塩酸塩（パナルジン®など）やシロスタゾール（プレタール®など）が併用されることもある．

ステントには金属ステント（bare metal stent：BMS）と留置後の内皮増殖による再狭窄を低減した薬物溶出ステント（drug eluting stent：DES）がある．DESにはパクリタキセル溶出ステント（TAXUS®ステント），ゾタロリムス溶出ステント（Endeavor®ステント），エベロリムス溶出ステント（Xience®ステント）などがある．DES留置後には，遅延性ステント血栓症を予防するために，アスピリンとクロピドグレル硫酸塩などのチエノピリジン抗血小板薬の併用療法を最低6カ月程度継続する必要がある．

3 安定狭心症治療の長期管理："ABCDE"

安定狭心症では冠動脈疾患発症の危険因子を適切に管理することが重要であり，そのための治療要素は"ABCDE"と覚えるとよい〔A：Aspirin and Antianginals（アスピリンと抗狭心症薬の投与），B：Beta blocker and Blood pressure（β遮断薬の投与と血圧管理），C：Cholesterol and Cigarettes（コレステロール管理と禁煙），D：Diet and Diabetes（食事と糖尿病の管理），E：Education and Exercise（患者教育と運動）〕．各危険因子の管理目標値は，患者の合併症（腎不全など）によっても多少異なるが，一般的に血圧130/80 mmHg未満，LDLコレステロール100 mg/dL未満，HDLコレステロール40 mg/dL以上，中性脂肪150 mg/dL未満，BMI 18.5～24.9，HbA1c（NGSP値）7％未満を目標とした食事運動療法・薬物療法を行うことが望ましい．

処方例

- アスピリン（バイアスピリン® 錠100 mg）　1回1錠　1日1回　朝食後
- アテノロール（テノーミン® 錠25 mg）　1回1錠　1日1回　朝食後
- アトルバスタチンカルシウム（リピトール® 錠10 mg）　1回2錠　1日1回　朝食後
- 生活習慣の是正：1日最低30分，週3～4回以上の有酸素運動（歩行など）と1日の摂取カロリーの見直し．目標体重は63 kg未満．

※血糖コントロールに関しては専門医に紹介．

処方の解説と服薬指導

❶ アスピリンはステント血栓症の予防と狭心症長期管理にとって必要不可欠であり，生涯にわたって服用する．

❷ 血圧はアンジオテンシンⅡ受容体拮抗薬であるカンデサルタンシレキセチルの服用にてコントロール良好であったが，狭心症の発作予防と予後改善効果を期待してβ遮断薬のアテノロールへと変更．過度の血圧低下や徐脈を避けるため25 mg/日から開始．その後は，心拍数が55～60回/分程度となるように用量を調節していく．

❸ アトルバスタチンカルシウム10 mg/日の服用にてLDLコレステロールが135 mg/dLと効果不十分であったため，20 mg/日へ増量して経過を観察した．なお，コレステロール合成は夜間に高くなるので，理論的には夕食後の服用が望ましいが，本患者のように他の薬剤との服用時刻を合わせることで服薬コンプライアンスの向上が期待できる場合にはあえてこだわる必要はない．

❹ 血糖コントロールに関しては，ボグリボース最大量とグリベンクラミド5 mg/日（最大量は10 mg/日）の服用にてFPG 165 mg/dL，HbA1c（NGSP値）10.2％とコントロール不良であるため，糖尿病専門医と相談のもとで1日血糖推移やインスリン分泌能・インスリン抵抗性などの評価を行ったうえで血糖降下療法を再考する必要があるだろう．

❺ 冠動脈に明らかな残存狭窄が存在する場合には，硝酸薬（ニトロダーム® TTS® など）が処方されることもある〔狭心症発作が出現した際の速やかな発作寛解を目的として処方される（頓用の）硝酸薬には種々の剤型が存在する．剤型によって使用法が異なるので表2を確認しておこう〕．

表2　狭心症発作治療薬のいろいろ

成分名	剤　型	商品名	使用法
ニトログリセリン	舌下錠	ニトロペン®	舌下投与．数分で効果なければ追加投与
	エアゾル	ミオコール® スプレー	舌下に噴霧．効果不十分なら1噴霧を追加投与
硝酸イソソルビド	普通錠	ニトロール®	舌下投与．徐放錠は発作治療に不適
	スプレー	ニトロール® スプレー	口腔内に噴霧．効果不十分なら1回のみ追加噴霧

知っておくべきこと

薬剤師として以下のことができるようになろう．

❶ 狭心症の自覚症状（**胸痛や胸部違和感**），検査所見（**発作時や運動負荷時の心電図でのST変化，**冠動脈造影での冠動脈狭窄）を列挙し，患者の評価に利用できる．

❷ 狭心症発作の特徴（頻度，運動時・安静時・夜間等の発作出現時期など）をもとに狭心症の分類について述べることができる（表1）．

❸ PTCAにてステント留置した際に注意すべき合併症（**ステント血栓症**）を挙げ，その予防目的での薬物治療（**アスピリン，チクロピジン塩酸塩，クロピドグレル硫酸塩，シロスタゾール**）を提案できる[1]．

❹ 狭心症をはじめとする冠動脈疾患発症の危険因子〔**年齢，性別，家族歴，喫煙，肥満（運動不足），高血圧症，脂質異常症，糖尿病**〕を列挙し，患者の長期管理計画の評価に利用できる[2]．

❺ 狭心症発作治療薬として硝酸薬が処方された患者に対して，その硝酸薬の使用法を説明できる（表2）．ニトログリセリン錠は薬物の揮発性や光分解性のため保管が厄介であったが，最近は，保管性にすぐれたスプレー剤型が好んで用いられる．

<参考文献>

1）堀 正二，ほか：循環器疾患における抗凝固・抗血小板療法に関するガイドライン（2009年改訂版）．日本循環器学会ほか，2015［2015/10/7更新版］
▶日本循環器学会ホームページより閲覧できる　http://www.j-circ.or.jp/guideline/pdf/JCS2009_hori_h.pdf
2）島本和明，ほか：虚血性心疾患の一次予防ガイドライン（2012年改訂版）．日本循環器学会ほか，2012［2015/2/5更新版］
▶日本循環器学会ホームページより閲覧できる　http://www.j-circ.or.jp/guideline/pdf/JCS2012_shimamoto_h.pdf

<小川竜一>

6. 閉塞性動脈硬化症（ASO）

症例　75歳，男性

【現病歴】 5年ほど前から足の冷感を感じ，長い距離を歩くと足がひどくだるくなるのを自覚していた．半年前頃からは階段を上ったり，早足で100 mほど歩くと下肢が痛くなり，一時立ち止まらないと歩き続けられなくなった．右足の症状が強く，歩き続けると跛行（はこう）してしまう．寒い朝などには足先が痺れるようにも感じる．

【既往歴】 60歳頃から高血圧のためプロプラノロール（インデラル®）で治療中
55歳頃に糖尿病を指摘されたが放置

【家族歴】 妻（がんで死亡），2男1女 健在

【嗜　好】 喫煙 20本/日，飲酒 日本酒2合/日

【社会歴・生活歴】妻に先立たれアパート5階に独居（エレベーターあり）

【アレルギー歴】なし

【身体所見】身長 165 cm，体重 70 kg，意識清明，血圧 165/95 mmHg，脈拍70拍/分（整），眼底所見で細動脈狭小（＋），小出血斑（＋），両下肢の冷感（＋），皮膚菲薄化（＋），膝窩動脈・足背動脈の拍動減弱（＋）

【検査所見】WBC 7,500/μL，Hb 15 g/dL，Na 145 mEq/L，K 4.0 mEq/L，BUN 40 mg/dL，Cr 1.3 mg/dL，血糖 160 mg/dL，HbA1c（NGSP値）7.5%，LDL-C 150 mg/dL，HDL-C 35 mg/dL，中性脂肪 150 mg/dL，尿糖（＋），便潜血（−），心電図正常（ST低下なし），足関節/上腕血圧比（ABI）0.60，超音波ドップラー検査で腸骨・大腿動脈血流減少，血管造影で腹部大動脈から下肢末梢まで動脈硬化像（内腔不整，狭窄）著明，血管壁石灰化（＋）

point

❶ 閉塞性動脈硬化症（arteriosclerosis obliterans：ASO）とは50歳以上の男性喫煙者に多い疾患である．動脈硬化病変により内腔狭窄や閉塞が生じるため，歩行などの運動で末梢組織の酸素需要が亢進すると酸素不足のため虚血を生じ，痛みや痺れを生じる．ASOは全身の動脈硬化病変の一症状としてとらえるべきである．55歳以上のASO患者の5年間死亡率は30％で，原因の多くが心筋梗塞などの心血管イベントである．

❷ ASOの重症度評価にはフォンテイン分類（Ⅰ度：下肢冷感・痺れ感，Ⅱ度：間歇性跛行，Ⅲ度：安静時疼痛，Ⅳ度：潰瘍・壊死）が用いられる．この症例ではⅡ度である．

❸ 末梢動脈収縮を招く因子で改善可能なものを調査する．この患者では，喫煙，末梢血管収縮作用のある高血圧治療薬（β遮断薬），動脈硬化促進因子である肥満，脂質異常症，糖尿病が検出される．

処方例

▶アスピリン（バイアスピリン®錠100 mg）　1回1錠　1日1回
　または シロスタゾール（プレタール®OD錠100 mg）　1回1錠　1日2回
▶アムロジピンベシル酸塩（アムロジン®錠5 mg）　1回1錠　1日1回
　※プロプラノロール（インデラル®）は中止
<非薬物治療>
▶禁煙，食事指導による減量，脂質異常症，耐糖能異常の改善
▶運動プログラムの開始

処方の解説と服薬指導

❶ ASOによる末梢血管閉塞症状の予防に対しては，抗血小板薬の有効性が確立している．通常，禁忌がなければ低～中等量（＜325 mg/日）のアスピリンやクロピトグレル硫酸塩（プラビックス®）を用いる．

❷ シロスタゾールはトロンボキサンA_2による血小板凝集を抑制し，また，cAMPホスホジエステラーゼ活性を阻害することで，抗血小板作用および血管拡張作用を発揮する．ただし，この薬物の**血管拡張作用は動脈硬化血管よりも正常血管に強く生じるので，血圧低下が生じ，脈拍数が増加するために狭心症を誘発することがある**（添付文書［警告］参照）．そのため投与後は慎重に経過を観察する必要がある．

❸ この患者で高血圧治療に使用されていたβ遮断薬であるプロプラノロールは，アドレナリンβ受容体サブタイプの選択性がなく末梢動脈を拡張させるβ_2受容体を遮断するためASO症状を悪化させる可能性があるので中止し，血管拡張作用のあるカルシウム拮抗薬のアムロジピンへ変更された．

❹ 患者には，ASO悪化の因子となる喫煙，肥満，脂質異常症，耐糖能異常の改善が生活習慣改善で必要であることの理解が得られるよう説明する．

知っておくべきこと

❶ **ASOは全身の動脈硬化病変が下肢血管に現れたものをみているに過ぎない**．全身の動脈硬化性病態（虚血性心疾患，脳血管障害など）の予防にも配慮し，薬物治療をフォローする必要がある．

❷ 適切な運動療法は無痛歩行距離を延長させるが，心機能の評価などを事前に行う必要がある．

❸ **フットケア**（深爪や外傷への注意，皮膚の清潔，サイズの合った靴の使用）を勧め，受診時には足の状態を観察する．

❹ 内科的治療の効果が不十分な場合，症状が進行する場合，安静時疼痛や足に難治性の潰瘍が出現する場合には血行再建術が考慮される．バルーン・カテーテルによる血管拡張術やステント留置による血管内治療（EVT）は，腸骨～大腿膝窩動脈領域の比較的太い動脈の限局性狭窄病変に適用となる．病変がびまん性である場合には，自家静脈や人工血管を用いたバイパス術が選択される．

Advice

①ABIとは

足関節/上腕血圧比(ankle-brachial pressure index:ABI)は，末梢動脈硬化による血管狭窄により動脈血圧が末梢（足首）でどの程度低下しているかをベッドサイドで簡便に評価する方法である．正常値は1.0であるが，ASOでは0.9以下になる．値が低いほど重症．ABIが0.8～0.9なら危険因子の是正，運動療法，抗血小板薬の投与などで経過観察する．間歇性跛行が強い場合やABIが0.8以下の場合は，血管造影など画像検査を行い，外科的な血行再建術の適応も考慮する．

②ベラプロストナトリウムについて

ベラプロストナトリウム（ドルナー®）は，日本で開発された経口可能なプロスタサイクリン誘導体である．血小板凝集抑制と血管拡張作用を有するため，日本で慢性動脈閉塞症と原発性肺高血圧症に保険適用があり，ASO患者にしばしば処方される．ただし，米国で行われた臨床試験では[1)]，長期的に有意な無痛歩行時間改善効果が認められなかったため，米国・欧州では認可に至っていない．

<参考文献>

1）Barst RJ, et al：Beraprost therapy for pulmonary arterial hypertension. J Am Coll Cardiol, 41：2119-2125, 2003
2）宮田哲郎　ほか：末梢閉塞性動脈疾患の治療ガイドライン（2015年改訂版）．日本循環器学会ほか，2015
▶日本循環器学会ホームページで閲覧できる　http://www.j-circ.or.jp/guideline/pdf/JCS2015_miyata_h.pdf

<越前宏俊>

7. 静脈血栓塞栓症

症例　40歳，女性

【主　訴】 左下肢の腫れと痛み・熱感

【現病歴】 約2カ月前から仕事の原稿締め切りが立て込み，座り続けて執筆をした．また，ストレスで過食となり体重が5 kg増加した．2日ほど前から左下肢に疼くような感じがあつた．昨日の朝からは下肢全体が腫れて鈍痛と熱感を覚えるようになり，触ると痛くなった．本日，腫れが引かないので心配になり受診．咳や胸痛，息苦しさはない．

【身体所見】 身長160 cm，体重65 kg，BMI 25.4，体温 37.2℃，意識状態清明，呼吸数20回/分，心拍数 90拍/分，血圧 160/90 mmHg，SpO_2 95％（room air）
頭頸部：正常，胸部：呼吸音正常，ラ音（－），心雑音（－），心電図：正常，腹部：正常
下肢：左腓腹部から大腿部の浮腫と紅斑，表在静脈（静脈瘤ではない）の怒張を認めた．腓腹部周囲径（左＞右，差5 cm），下肢に熱感あり広く圧痛を認める．

【既往歴】 特になし

【家族歴】 夫42歳，長男10歳，長女6歳の3人家族

【生活歴】 フリーライター，喫煙15本/日（禁煙していたが，2カ月前から再開）

【服薬歴】 経口避妊薬（トリキュラー®28）服用中

【検査所見】 WBC 10,000/μL，Hb 14.2 g/dL，Plt 30.0×10^4/μL，Na 135 mEq/L，K 4.3 mEq/L，Cl 103 mEq/L，TP 7.0 g/dL，Alb 5.4 g/dL，BUN 22 mg/dL，Cr 0.90 mg/dL，AST 35 IU/L，ALT 33 IU/L，T-Bil 0.9 mg/dL，BUN 22 mg/dL, Cr 0.9 mg/dL，PT-INR1.2，APTT 35秒，妊娠検査 陰性，D-dimer 1 μg/mL（↑）
血液ガス：pH 7.40，PaO_2 98 Torr，$PaCO_2$ 39 Torr，SaO_2 97％（room air）.
超音波検査：左下肢膝窩静脈から大腿静脈にプローブ圧迫で静脈内腔が圧排されない血栓所見（＋）.

【診　断】 左下肢深部静脈（大腿静脈，膝窩静脈）血栓症

【経　過】 緊急入院し，禁煙・食事指導と抗凝固療法が開始された．

point

❶ 本患者では深部静脈血栓症（deep vein thrombosis：DVT）のリスク因子として，経口避妊薬服用，喫煙，不動，軽度肥満がある．DVT診断にはWellsスコアを用いる．
❷ 本患者の自他覚所見（片側性の下肢腫脹，疼痛，熱感，紅斑，表在静脈怒張）は左下肢深部静脈血栓症に特徴的な所見である．
❸ 血液検査でD-dimer増加は深部静脈血栓症に感度が高い検査所見である．
❹ 超音波検査での深部静脈圧迫法 陽性で下腿深部静脈血栓症の診断は確定する．ただし，超音波検査ではより中枢の腸骨静脈所見は得られない．
❺ 自覚症状で息苦しさなく，血液ガス正常であるため現時点で肺血栓塞栓症は否定的

DVTの発症頻度は高い

① 近年，非侵襲性検査法である超音波検査と血液検査のD-dimer測定が広く行われるようになり，無症候性も含めると日本人でも深部静脈血栓症の発症頻度は（特に下肢の整形外科術後に）高いことが認知されるようになった．

② 深部静脈血栓症の誘因として古典的なVirchow（ウイルヒョウ）の3要素（血液うっ滞，凝固能亢進，血管壁障害）は現在でもリスク因子推測に有効である．本患者では，血液うっ滞因子として長期座業，血液凝固能亢進の因子として経口避妊薬の服用，血管内皮障害の因子として喫煙があげられる．

処方例

▶リバーロキサバン（イグザレルト®錠15 mg）　1回1錠　1日2回食後服用
▶非薬物治療：禁煙，症状が軽減した時点で早期歩行

処方の解説と服薬指導

❶ 深部静脈血栓症の治療は，特に中～重症の場合には肺血栓塞栓症のリスクを考慮した診断後，遅滞なく効果発現が期待できる薬物で開始する．ワルファリンは抗凝固効果発現までに数日を要するので初期治療の適応にはならない．

❷ 欧米では抗凝固効果に個人差の少ない低分子ヘパリンが標準的な選択薬であるが，日本では低分子ヘパリンの深部静脈血栓への適応はないため，未分画ヘパリンを用いざるを得ない．未分画ヘパリンの投与量は部分活性化トロンボプラスチン時間（aPTT）を正常の2倍程度延長するよう調節する．ヘパリンの抗Xa活性部位を合成したペンタサッカライドのフォンダパリヌクスナトリウム（アリクストラ®）は保険適用があるが高価である．

❸ 直接経口抗凝固薬では，リバーロキサバン，エドキサバントシル酸塩水和物（リクシアナ®），アピキサバン（エリキュース®）に保険適用がある．注射製剤では未分画ヘパリン，フォンダパリヌクスに保険適用がある．

❹ リバーロキサバンの投与量は非弁膜性心房細動患者における脳卒中や全身血栓予防の目的では1回15 mg，1日1回投与である．深部静脈血栓症治療では治療初期3週間はその2倍量を投与するため出血合併症には注意が必要である．腎機能障害患者や高齢者，低体重患者では特に注意する．

❺ 経口避妊薬服用者の深部静脈血栓症のリスクは喫煙で増加する．また虚血性心疾患リスクの増加のため35歳以上の喫煙女性では本来経口避妊薬は禁忌である．

知っておくべきこと

❶ 深部静脈血栓症のリスクを高める因子（表）は常に頭に入れておこう．

❷ リバーロキサバンの体内動態は，肝代謝と腎消失（投与量の42％が未変化で尿中に消失）の両経路が関係する．重度の腎障害（クレアチニン・クリアランスとして30 mL/分未満）ではAUCが約1.5倍増加し，Child-Pugh分類Bの肝障害患者ではAUCは2倍増加する．クレアチニン・クリアランス15 mL/分未満やChild-Pugh分類B以上の重症肝障害患者では投与が禁忌である．本症例の患者では肝腎機能は正常であるが，常に患者の薬物消失臓器の障害と薬物動態の関係には注意しよう．

表　深部静脈血栓症の危険因子

Virchowの3要素	後天的	遺伝的
血流うっ滞	術後長期臥床（特に整形外科手術でギプス固定），肥満，妊娠，長期飛行機旅行など	なし
血液凝固能亢進	悪性腫瘍，妊娠，ネフローゼ症候群，経口避妊薬服用，感染症，抗リン脂質抗体症候群，脱水など	各種血液凝固関連分子の遺伝子変異（アンチトロンビン欠乏症，プロテインSまたはC欠乏症）など
血管内皮障害	外科手術後，外傷，血管周囲炎症，血管内カテーテル，血管炎，喫煙，高ホモシステイン血症，DVTの既往など	なし

<参考文献>

1）伊藤正明 ほか：肺血栓塞栓症および深部静脈血栓症の診断，治療，予防に関するガイドライン（2017年改訂版），循環器学会 ほか，2018
▶日本循環器学会ホームページより閲覧できる http://www.j-circ.or.jp/guideline/pdf/JCS2017_ito_h.pdf

<越前宏俊>

1. 気管支喘息

症例　46歳，女性

45歳頃から夜中に咳込みが激しくなり，近医を受診した．血液検査では白血球分画で好酸球増多が認められ，IgE radioimmunosorbent test〔RIST，非特異的抗体（IgE）定量〕検査では360 IU/mL（基準値：200 IU/mL以下）であった．原因検索のため行ったIgE radioallergosorbent test〔RAST，特異的抗体（IgE）定量〕検査では，アレルゲンを特定することはできなかった．咳込みが激しいときは起坐呼吸となり，聴診をすると喘鳴（ゼイゼイ，ヒューヒューする音）や呼気の延長が認められた．また，胸部X線検査では，滴状心，肺気腫像が認められた．これらの結果から，原因は不明ではあるが，何らかのアレルギーによる気管支喘息と診断された．以後，近医にて内服薬（処方例参照）を継続処方され，軽度の発作はあるものの高度の発作には至らず，発作はよくコントロールされている．

point

❶ 気管支喘息は，発作がない時はほとんど正常の状態と変わりないので，発作（呼吸困難）が起きている時が診断の決め手となる．呼吸困難の特徴を以下に示す．

① 喘息という言葉は，元々，“あえぐ”という意味で，呼吸が“**ゼイゼイ**”，“**ヒューヒュー**”といった表現で表される（発作が起こると気管支平滑筋が収縮し，収縮した気管支内を空気が通過するため，このような喘鳴が出現する）．発作が軽度であるうちは聴診器でないと聴取されないが，高度の発作だと聴診器を使わなくても聞こえる．

② 収縮した気管支では空気を吸えても吐き出せないため，呼吸は“**呼気の延長**”となる．したがって，このような状態の時に胸部X線写真を撮れば，過膨張になった肺（**肺気腫像**）と過膨張になった肺に圧迫された心臓（**滴状心**）が認められる．

③ 気管支の収縮・拡張は自律神経の支配を受けているため（副交感神経刺激によって気管支は収縮），発作は副交感神経優位の睡眠時（寝入りばな，早朝など）に多い．また，発作は，季節の変わり目，台風や低気圧が近づいて来た時などに起こりやすい．

❷ アレルギーの原因として，① 通年性のもの，② 季節性のものがある．

① **通年性**：ダニ，アスペルギルス，ハウスダスト，イヌの上皮，ネコのフケなど

② **季節性**：花粉症（春の花粉：スギ・ヒノキ・シラカバ・ハンノキ，夏の花粉：カモガヤ，夏～秋の花粉：ヨモギ・ブタクサ　など）
季節性のものであれば，それが出現する時期に発作を生じる．

原因検索のためにRAST検査を施行して，特定のアレルゲンに対するIgE抗体を調べる．この患者は高齢ではないが，高齢者の気管支喘息では原因がはっきりしない場合がある．

❸ 血液検査では，Ⅰ型アレルギー反応の結果，好塩基球・肥満細胞などから好酸球遊走因子が放出されるため，末梢血中，喀痰中，鼻汁中に**好酸球**が増えてくる．

❹ **上記の症状，聴診所見，検査などから，患者は気管支喘息と診断された．**

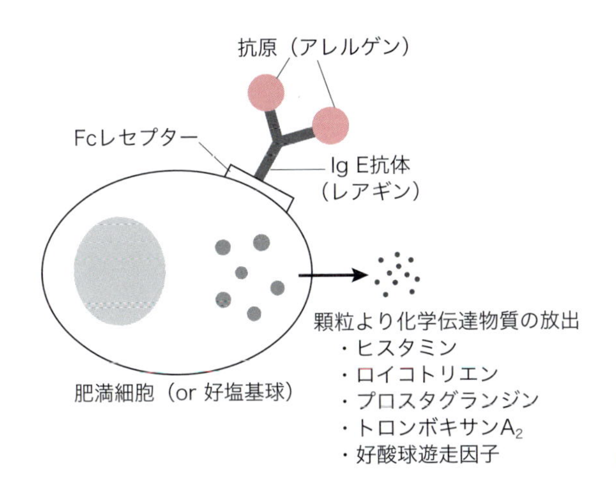

図 Ⅰ型アレルギー反応機序

1 Ⅰ型アレルギー反応のメカニズムについて

気管支喘息はアレルギー機序によって起こる．アレルギー反応は，Coomb & Gellの分類でⅠ～Ⅳ型に分類されるが，気管支喘息は，図に示すⅠ型アレルギー反応によって引き起こされる．

すなわち，特定の**抗原（アレルゲン）**によって感作されると，**IgE抗体（レアギン）**が出現する．このような状態の時に再度アレルゲンに曝露されると，そのシグナルが核に伝えられ，肥満細胞や好塩基球は脱顆粒を起こして，**化学伝達物質**（ケミカルメディエーター：ヒスタミン，ロイコトリエン，プロスタグランジン，トロンボキサンA_2，好酸球遊走因子など）を放出してアレルギー反応を引き起こす．その反応が気管支に出現したものが気管支喘息発作であり，皮膚，鼻粘膜，結膜に出れば，それぞれアトピー性皮膚炎，アレルギー性鼻炎，アレルギー性結膜炎となって症状が出現する．

これらの化学伝達物質に対する治療薬として以下のものがある．

① **メディエーター遊離抑制薬（酸性抗アレルギー薬）**
- ▶クロモグリク酸ナトリウム（インタール®）
- ▶トラニラスト（リザベン®）
- ▶ペミロラストカリウム（アレギサール®，ペミラストン®）
- ▶アンレキサノクス（ソルファ®）
- ▶イブジラスト（ケタス®）

② **メディエーター受容体拮抗薬**

1）ヒスタミンH_1受容体拮抗薬（抗ヒスタミン薬）

● **第1世代**：効果は早いが，中枢抑制作用（眠気）が出やすい．
- ▶*d*-クロルフェニラミンマレイン酸塩（ポララミン®）
- ▶シプロヘプタジン塩酸塩水和物（ペリアクチン®）

※第1世代のものは，抗コリン作用により痰を粘稠にするため，喘息患者には使用しない（保険適用なし）．

● **第2世代**（塩基性抗アレルギー薬）
- ▶メキタジン（ゼスラン®，ニポラジン®）
- ▶ケトチフェンフマル酸塩（ザジテン®）
- ▶アゼラスチン塩酸塩（アゼプチン®）
- ▶エピナスチン塩酸塩（アレジオン®）

▶エバスチン（エバステル®）※
▶セチリジン塩酸塩（ジルテック®）※
▶レボセチリジン塩酸塩（ザイザル®）※
▶ベポタスチンベシル酸塩（タリオン®）※
▶オロパタジン塩酸塩（アレロック®）※
※気管支喘息には保険適用がない

2）トロンボキサンA_2受容体拮抗薬
▶セラトロダスト（ブロニカ®）
▶ラマトロバン（バイナス®）※
※気管支喘息には保険適用がない

3）トロンボキサンA_2合成阻害薬
▶オザグレル塩酸塩水和物（ドメナン®）

4）ロイコトリエン受容体拮抗薬
▶プランルカスト水和物（オノン®）
▶モンテルカストナトリウム（シングレア®，キプレス®）

5）その他
●Th2サイトカイン阻害薬（IgE抗体，IL-4・IL-5の産生抑制作用がある）
▶スプラタストトシル酸塩（アイピーディ®）

<気管支収縮と化学伝達物質・自律神経との関係>

1）化学伝達物質（ヒスタミンなど）との関係

ヒスタミンは気管支平滑筋のヒスタミン受容体に作用してグアニル酸シクラーゼを活性化し，GTPをcyclic GMPにして気管支を収縮させる．この過程に作用する治療薬として抗ヒスタミン薬（上記を参照）が使用される．

2）副交感神経刺激作用との関係

副交感神経より分泌されるアセチルコリンは，気管支平滑筋のアセチルコリン受容体に作用してグアニル酸シクラーゼを活性化し，GTPをcyclic GMPに変換させることで気管支を収縮させる．したがって，喘息発作が寝入りばなに多いのは，睡眠時は副交感神経優位の状態にあるためでもある．この過程に作用する治療薬として抗コリン薬が使用される．

●抗コリン薬
▶イプラトロピウム臭化物水和物（アトロベント®）

3）交感神経刺激作用との関係

気管支平滑筋にはアドレナリンβ_2受容体が特に多く分布している．この受容体が刺激を受けるとアデニル酸シクラーゼが活性化されて，ATPをcyclic AMPにする．このcyclic AMPが気管支を拡張させる．したがってアドレナリンβ_2受容体刺激薬が有効である．一方で，**β遮断薬が禁忌なのは明らか！（気管支は収縮してしまう）**

●アドレナリンβ_2受容体刺激薬（現在ではβ_2選択性のより高いものが使用されている）
▶プロカテロール塩酸塩水和物（メプチン®）
▶ツロブテロール塩酸塩（ホクナリン®）
▶クレンブテロール塩酸塩（スピロペント®）

また，上記のcyclic AMPを代謝するのがホスフォジエステラーゼであるが，この酵素阻害をするのがキサンチン誘導体である．この酵素阻害作用によってcyclic AMPが代謝されないため，気管支拡張作用が持続する．

●キサンチン誘導体

▶テオフィリン徐放剤（テオドール®，テオロング®，スロービッド®）

2 喘息症状の程度の把握と喘息発作治療ステップ

喘息症状の程度は，主に呼吸困難の程度（例えば，高度であれば苦しくて動けない，中等度なら苦しくて横になれない，軽度は苦しいが横になれるなど）で判定する．客観的には，ピークフローメーターを用いる〔重篤：測定不能，高度（大発作）：60％未満，中等度（中発作）：60％以上80％未満，軽度：80％以上〕．実際の治療は喘息発作（急性増悪）の強度に対応して，表1，2のように薬物が選択される[1)]．

3 発作治療薬（レリーバー）について

発作が起きているときに使用する**発作治療薬（レリーバー）**としては，以下のものがある．

① 吸入β刺激薬：プロカテロール塩酸塩水和物（メプチン®）など

② 副腎皮質ステロイド薬：ヒドロコルチゾンコハク酸エステルナトリウム（ソル・コーテフ®）100～200 mgの静注

③ テオフィリン薬：アミノフィリン水和物（ネオフィリン®）の点滴静注＜次の1)，2) の順で行う＞

1) initial loading（短時間で血中濃度を高める）：アミノフィリン水和物として，小児の場合，6 mg/kgを等張補液200～250 mLで希釈し，1/2量を15分くらいで，残量を45分くらいかけて投与する．成人については表2＊4を参照．

2) maintenance（維持療法）：小児の場合，およそ0.6～0.8 mg/kg/時で点滴を維持する．成人については表2＊7を参照．

＊血中テオフィリン濃度が10～20 μg/mLになるように血中濃度をモニタリングし，中毒症状が出現したら，いわゆる単味（アミノフィリンなしの輸液）に変える．

表1 喘息発作の強度と目安になる発作治療ステップ

PEF値は，予測値または自己最良値との割合を示す．

発作強度*	呼吸困難	動作	検査値の目安				発作治療ステップ
			PEF	SpO_2	PaO_2	$PaCO_2$	
喘鳴／胸苦しい	急ぐと苦しい 動くと苦しい	ほぼ普通	80％以上	96％以上	正常	45 mmHg未満	発作治療ステップ1
軽度（小発作）	苦しいが横になれる	やや困難					
中等度（中発作）	苦しくて横になれない	かなり困難 かろうじて歩ける	60～80％	91～95％	60mmHg超	45 mmHg未満	発作治療ステップ2
高度（大発作）	苦しくて動けない	歩行不能 会話困難	60％未満	90％以下	60 mmHg以下	45 mmHg以上	発作治療ステップ3
重篤	呼吸減弱 チアノーゼ 呼吸停止	会話不能 体動不能 錯乱 意識障害 失禁	測定不能	90％以下	60 mmHg以下	45 mmHg以上	発作治療ステップ4

＊：発作強度は主に呼吸困難の程度で判定する（他の項目は参考事項とする）．異なる発作強度の症状が混在する場合は強い方をとる．

（文献1 p137より転載）

表2　喘息の発作治療ステップ（成人）

治療目標：呼吸困難の消失，体動，睡眠正常，日常生活正常，PEF値が予測値または自己最良値の80％以上，酸素飽和度＞95％，平常服薬，吸入で喘息症状の悪化なし．

ステップアップの目安：治療目標が1時間以内に達成されなければステップアップを考慮する．

	治　療	対応の目安
発作治療 ステップ1	短時間作用性β_2刺激薬吸入[*2] ブデソニド/ホルモテロール吸入薬追加（SMART療法施行時）	医師による指導のもとで自宅治療可
発作治療 ステップ2	短時間作用性β_2刺激薬ネブライザー吸入反復[*3] 酸素吸入（SpO_2 95％前後を目標） ステロイド薬全身投与[*5] アミノフィリン点滴静注併用可[*4] 0.1％アドレナリン（ボスミン®）皮下注[*6]使用可	救急外来 ・2～4時間で反応不十分 ┐ ・1～2時間で反応なし ┘ 入院治療 入院治療：高度喘息症状として発作治療ステップ3を施行
発作治療 ステップ3	短時間作用性β_2刺激薬ネブライザー吸入反復[*3] 酸素吸入（SpO_2 95％前後を目標） ステロイド薬全身投与[*5] アミノフィリン点滴静注（持続）[*7] 0.1％アドレナリン（ボスミン®）皮下注[*6]使用可 吸入短時間作用性抗コリン薬併用可	救急外来 1時間以内に反応なければ入院治療 悪化すれば重篤症状の治療へ
発作治療 ステップ4	上記治療継続 症状，呼吸機能悪化で挿管[*1] 酸素吸入にかかわらずPaO_2 50 mmHg以下および/または意識障害を伴う急激な$PaCO_2$の上昇 人工呼吸[*1]，気管支洗浄を考慮 全身麻酔（イソフルラン，セボフルランなどによる）を考慮	直ちに入院，ICU管理[*1]

＊1：ICUまたは，気管内挿管，補助呼吸などの処置ができ，血圧，心電図，パルスオキシメーターによる継続的モニターが可能な病室．気管内挿管，人工呼吸装置の装着は，緊急処置としてやむを得ない場合以外は複数の経験のある専門医により行われることが望ましい．

＊2：短時間作用性β_2刺激薬pMDIの場合：1～2パフ，20分おき2回反復可．

＊3：短時間作用性β_2刺激薬ネブライザー吸入：20～30分おきに反復する．脈拍を130/分以下に保つようにモニターする．

＊4：本文参照※：アミノフィリン125～250 mgを補液薬200～250 mLに入れ，1時間程度で点滴投与する．副作用（頭痛，吐き気，動悸，期外収縮など）の出現で中止．発作前にテオフィリン薬が投与されている場合は，半量もしくはそれ以下に減量する．可能な限り血中濃度を測定しながら投与する．

＊5：ステロイド薬点滴静注：ベタメタゾン4～8 mgあるいはデキサメタゾン6.6～9.9 mgを必要に応じて6時間ごとに点滴静注．アスピリン喘息（NSAIDs過敏喘息）の可能性がないことが判明している場合，ヒドロコルチゾン200～500 mg，メチルプレドニゾロン40～125 mgを点滴静注してもよい．以後ヒドロコルチゾン100～200 mgまたはメチルプレドニゾロン40～80 mgを必要に応じて4～6時間ごとに，またはプレドニゾロン0.5 mg/kg/日，経口．

＊6：0.1％アドレナリン（ボスミン®）：0.1～0.3 mL皮下注射20～30分間隔で反復可．原則として脈拍は130/分以下に保つようにモニターすることが望ましい．虚血性心疾患，緑内障［開放隅角（単性）緑内障は可］，甲状腺機能亢進症では禁忌，高血圧の存在下では血圧，心電図モニターが必要．

＊7：アミノフィリン持続点滴時は，最初の点滴（＊6参照）後の持続点滴はアミノフィリン125～250 mgを5～7時間で点滴し，血中テオフィリン濃度が8～20 μg/mLになるように血中濃度をモニターして中毒症状の発現で中止する．

（文献1 p138より転載）

※文献1の本文を参照のこと

4 長期管理薬（コントローラー）について

発作が起きないように，普段から薬によって発作をコントロールしておく．以下の①～③がコントローラーに相当する．

① 抗アレルギー薬

② 経口テオフィリン徐放薬

③ 吸入副腎皮質ステロイド薬，経口副腎皮質ステロイド薬

具体的には，表3の成人喘息安定期の治療アルゴリズムに従って，ステップごとに治療が行われる．

処方例

▶フルチカゾンプロピオン酸エステル（フルタイド®）※　1回1吸収（100 μg）　1日2回（朝・夕）
　※フルタイド®100ロタディスクまたはフルタイド100ディスカス
▶プランルカスト水和物（オノン®カプセル112.5 mg）　1回2カプセル　1日2回（朝夕食後）28日分
▶テオフィリン徐放剤（テオロング®錠200 mg）　1回1錠　1日2回（朝夕食後）28日分

処方の解説と服薬指導

❶ 上記処方は本文中でも記したように，発作が起きないようにする長期管理薬（コントローラー）である．この患者は表3，4より軽症持続型に相当するため，吸入ステロイド（ICS）のフルチカゾンプロピオン酸エステル（フルタイド®）の吸入（低～中用量）を行い，これで不十分の場合には処方されるテオフィリン徐放剤（テオロング®）の内服を併用するか，ロイコトリエン受容体拮抗薬（オノン®）の内服を併用するか，長時間作用性抗コリン薬；LAMA（チオトロピウム臭化物水和物：スピリーバ®）などを併用する．あるいはICSに変えて，ICS/LABA（長時間作用型β_2刺激薬）配合の吸入薬（アドエア®，シムビコート®など）を用いてもよい．

❷ これ以外に以下のように，咳止めとして気管支拡張薬（β_2刺激薬），痰きりとして気管支粘液調整薬が処方されることもある．
・プロカテロール塩酸塩水和物（メプチン®錠50 μg）　1回1錠　1日2回（朝夕食後）28日分
・カルボシステイン（ムコダイン®錠500 μg）　1回1錠　1日3回（朝昼夕食後）28日分

知っておくべきこと

❶ 上記の薬物投与でも発作がたびたび起きる時（重症持続型）には，さらに副腎皮質ステロイドであるプレドニゾロン（プレドニン®）の内服が開始されることもある（表2）．ただし，長期服用して発作が軽快した時に中止する場合には，副腎機能の回復を目的に，**漸減**（2～3週間かけて徐々に減量）という方法をとって中止していく．いきなり中止することは避ける．また，副作用（高血圧，骨粗鬆症など）の出現にも注意を払う必要がある．

❷ 重篤な発作をくり返している患者に対して，きちんと薬を内服しているか，常に確認を怠らないようにする〔重篤発作は死につながるため！（Advice参照）〕．
　また，前回から今回の処方の間に発作の程度・回数などはどうだったか，聞き取っておくことも重要なことである．

❸ 気管支喘息患者に非ステロイド性抗炎症薬（NSAIDs）は禁忌ではないが，アスピリン喘息を起こす可能性のある患者には，投与は慎重にする必要がある．

Advice

① 気管支喘息，慢性気管支炎，肺気腫は，**閉塞性肺疾患**に含まれる．このため，スパイログラムで呼吸機能検査を行うと，1秒率・1秒量の低下，残気量の増加という共通の検査結果を示す．
② レリーバーであるβ刺激薬の吸入，アミノフィリンの持続点滴，副腎皮質ステロイドの静注でも発作が改善しないときは入院を考慮する．
③ 気管支喘息発作は重篤になれば，**“死”**につながることを，患者・医療従事者ともによく認識しておく必要がある．発作が重篤な場合には，気管挿管，さらなるβ_2刺激作用を求めてドパミンやドブタミンの持続投与を行い，ICU管理を行う必要性も出てくる．

表3　喘息安定期の治療ステップ（成人）

		治療ステップ1	治療ステップ2	治療ステップ3	治療ステップ4
長期管理薬	基本治療	ICS（低用量）	ICS（低～中用量）	ICS（中～高用量）	ICS（高用量）
		上記が使用できない場合，以下のいずれかを用いる LTRA テオフィリン徐放製剤 ※症状が稀なら必要なし	上記で不十分な場合に以下のいずれか1剤を併用 LABA（配合剤使用可[*5]） LAMA[*6] LTRA テオフィリン徐放製剤	上記に下記のいずれか1剤，あるいは複数を併用 LABA（配合剤使用可[*5]） LAMA[*6] LTRA テオフィリン徐放製剤	上記に下記の複数を併用 LABA（配合剤使用可[*5]） LAMA[*6] LTRA テオフィリン徐放製剤 抗IgE抗体[*2, 7] 抗IL-5抗体[*7, 8] 抗IL-5R α 抗体[*7] 経口ステロイド薬[*3, 7] 気管支熱形成術[*7, 9]
	追加治療	LTRA以外の抗アレルギー薬[*1]			
発作治療[*4]		SABA	SABA[*5]	SABA[*5]	SABA

ICS：吸入ステロイド薬，LABA：長時間作用性β_2刺激薬，LAMA：長時間作用性抗コリン薬，LTRA：ロイコトリエン受容体拮抗薬
SABA：短時間作用性吸入β_2刺激薬，抗IL-5R α 抗体：抗IL-5受容体α鎖抗体

＊1：抗アレルギー薬とは次を指す．メディエーター遊離抑制薬，ヒスタミンH_1受容体拮抗薬，トロンボキサンA_2阻害薬，Th2サイトカイン阻害薬
＊2：通年性吸入アレルゲンに対して陽性かつ血清総IgE値が30～1,500 IU/mLの場合に適用となる．
＊3：経口ステロイド薬は短時間の間欠的投与を原則とする．短時間の間欠投与でもコントロールが得られない場合は必要最小量を維持量とする．
＊4：軽度発作までの対応を示し，それ以上の発作については「急性増悪（発作）への対応（成人）」の項を参照．※
＊5：ブデソニド/ホルモテロール配合剤で長期管理を行っている場合は同剤を発作治療にも用いることができる．長期管理と発作治療を合わせて1日8吸入までとするが，一時的に1日合計12吸入まで増量可能である．ただし，1日8吸入を超える場合は速やかに医療機関を受診するよう患者に説明する．
＊6：チオトロピウム臭化物水和物のソフトミスト製剤．
＊7：LABA，LTRAなどをICSに加えてもコントロール不良の場合に用いる．
＊8：成人および12歳以上の小児に適応がある．
＊9：対象は18歳以上の重症喘息患者であり，適応患者の選定は日本呼吸器学会専門医あるいは日本アレルギー学会専門医が行い，手技は日本呼吸器内視鏡学会気管支鏡専門医の指導の下で入院治療において行う．
（文献1 p102より転載）
※文献1本文を参照のこと

表4　未治療患者の症状と目安となる治療ステップ

	治療ステップ1	治療ステップ2	治療ステップ3	治療ステップ4
対象症状	（軽症間欠型相当） ・症状が週1回未満 ・症状は軽度で短い ・夜間症状は月に2回未満	（軽症持続型相当） ・症状が週1回以上，しかし毎日ではない ・月1回以上日常生活や睡眠が妨げられる ・夜間症状は月2回以上	（中等症持続型相当） ・症状が毎日ある ・SABAがほぼ毎日必要 ・週1回以上日常生活や睡眠が妨げられる ・夜間症状が週1回以上	（重症持続型相当） ・治療下でもしばしば増悪 ・症状が毎日ある ・日常生活が制限される ・夜間症状がしばしば

SABA：短時間作用性吸入β_2刺激薬
（文献1 p102より転載）

＜参考文献＞

1）「喘息予防・管理ガイドライン2018」（一般社団法人 日本アレルギー学会 喘息ガイドライン専門部会），協和企画，2018
2）「日常診療に活かす診療ガイドライン UP-TO-DATE 2018-2019」（門脇 孝ほか/監），メディカルレビュー社，pp78-81，2018

＜鈴木　孝＞

2. 慢性閉塞性肺疾患（COPD）

症例 70歳，男性

高等学校卒業後から布団などの綿製品を扱う，ほこりっぽい職場で40年間仕事をしてきた．煙草は40年以上（1日20～25本）吸っている．60歳を過ぎた頃から常に咳が出現し（熱はない），労作性の呼吸困難も出現するようになった．そこで，近医を受診し，精査のため大学病院呼吸器科を紹介された．胸部X線検査では，肺の過膨張，横隔膜の低位，滴状心が認められ，肺機能検査では，1秒率・1秒量の低下，残気量の増加が認められた．血液検査では，IgEの上昇は認められず，CRPの軽度上昇0.8 mg/dLは認められたが，白血球増多は認められなかった．また，心電図検査では異常は認めなかった．

point

❶ 職業柄ほこりっぽい（粉塵の多い）ところに40年間もいて，煙草も40年以上（1日20～25本）吸っている（**喫煙歴が長い**）．

❷ 年をとってから咳が出現している．

❸ 胸部X線検査にて，肺の過膨張，横隔膜の低位，滴状心が認められ，肺機能検査では気管支喘息と同様に1秒率・1秒量の低下（1秒率＝1秒量/努力肺活量×100（%）：COPDでは70%未満となる），残気量の増加が認められ，**閉塞性肺疾患**のパターン（空気を吸えても十分空気を吐き出せない）を示している．つまり，肺気腫，慢性気管支炎などの可能性がある．

❹ 胸部X線検査で，心拡大，肺うっ血の像がなく，心電図異常がないことから，**心臓喘息**（左心不全による肺うっ血が生じることで努力呼吸，起坐呼吸，陥没呼吸が出現し，さらに発作性の夜間呼吸困難が出現して，発作が強い時には喘鳴を伴うこと）が出現しているわけではないことがわかる．

❺ 本患者の咳は慢性であり，アレルギーや何らかの急性炎症によって出現しているのではない（IgEの上昇が認められず，熱がなく，白血球増多もないため）．ただし，CRPの軽度上昇があることは，以前の炎症性疾患のなごりか，慢性炎症が続いているのかは否定できない．

慢性閉塞性肺疾患とは

胸部X線検査，肺機能検査から閉塞性肺疾患，すなわち，肺気腫と慢性気管支炎が考えられる．**肺気腫**は，“タバコ煙を主とする有害物質を長期に吸入曝露することなどにより生ずる肺疾患であり，呼吸機能検査で気流閉塞を示す．気流閉塞は末梢気道病変と気腫性病変がさまざまな割合で複合的に関与し起こる．臨床的には徐々に進行する労作時の呼吸困難や慢性の咳・痰を示すが，これらの症状に乏しいこともある”と定義される[1]．一方，**慢性気管支炎**は，“咳と痰が2年以上続く”という臨床症状から定義されている．個々の患者にそれぞれが別々に認められるわけではなく，両者の病変が同時に存在するため，臨床的な病名としては，**慢性閉塞性肺疾患**（chronic obstructive pulmonary disease：**COPD**）と呼ばれる．

上記症例は，長期間ほこりっぽい環境で仕事をしてきたこと，喫煙歴が長いことなどから肺気腫が考えられる．さらに，軽度のCRPの上昇は慢性炎症（慢性気管支炎）も伴っていることが想定される．肺気腫自体は不可逆で，元には戻らない疾患である．このため，治療は対症療法が主体となる．

処方例

▶ツロブテロール（ホクナリン®テープ　2 mg）　1日1枚　28日分
▶イプラトロピウム臭化物水和物（アトロベント®エロゾル）
　1回2吸入（40 μg）　1日4回（朝，昼，夕，就眠前）吸入
▶フルチカゾンプロピオン酸エステル（フルタイド®）※
　1回1吸入（100 μg）　1日2回（朝，就眠前）
※ただし，フルチカゾンプロピオン酸エステルはCOPDには保険適用なし．

処方の解説と服薬指導

❶ ツロブテロール（ホクナリン®）テープはβ_2選択性の強い気管支拡張薬で，気管支平滑筋のアドレナリンβ_2受容体に作用して，アデニル酸シクラーゼを活性化させて，ATPをcyclic AMPにする．このcyclic AMPが気管支を拡張させる．

テープは前胸部，背部，前腕部など，どこの皮膚に貼っても効果は変わらない．汗をかかないところに貼るようにするとよい．また，テープ中のツロブテロールは塩酸塩ではないので，風呂に入っても溶け出すことはない．1日1回貼りかえるが，少し場所を変えて貼ると皮膚がかぶれなくてすむ．そのほかに，サルメテロールキシナホ酸塩（セレベント®），インダカテロールマレイン酸塩（オンブレス®）などの長時間作用型の吸入もある．

❷ コリン作動性神経支配の平滑筋のトーヌス（筋緊張）が気道閉塞の主要な因子と考えられており，イプラトロピウム臭化物水和物（アトロベント®）は，神経末端でのアセチルコリンの作用をブロック（ムスカリン受容体をブロック）することにより，気管支拡張作用を発揮する．

❶は長時間作用性β_2刺激薬で，❷は短時間作用性抗コリン薬で，いずれも気管支拡張薬として使用されている．「COPD診断と治療のためのガイドライン」（2018）では，気管支拡張薬は，閉塞性喚起障害の程度・症状・増悪などから判断した重症度に応じて段階的に使用し，作用と副作用のバランスから経口薬より吸入薬が推奨され，治療効果が不十分な場合には単剤を増量するより多剤併用が勧められる．また，患者の症状・QOLおよび運動耐容能を改善することから，身体活動の向上および維持に有用と考えられている．

❸ フルチカゾンプロピオン酸エステル（フルタイド®）は副腎皮質ステロイド薬であり，慢性炎症を緩和する．

❹ 2種類の吸入薬が処方されているが，順番として，イプラトロピウム臭化物水和物（アトロベント®）をまず吸入して気管支を広げ，その後フルチカゾンプロピオン酸エステル（フルタイド®）を吸入すれば，より気管支に入りやすくなる．また，ステロイド薬を吸入後は，真菌感染などを防ぐ意味でも，うがいをさせるとよい．

知っておくべきこと

❶ 肺気腫は病気の末期像であるため，治ることはない．したがって，治癒は期待できないが，薬は内服し続ける必要がある．特に副腎皮質ステロイド薬などを長期間服用する場合には（内服の継続を含めて），副作用の出現に注意を払っておく必要がある．

❷ 患者さんは，呼吸器リハビリテ－ションとして，腹式呼吸法，筋肉のリラクゼ－ション，歩行を中心とした運動療法を行っていたり，**在宅酸素療法**を受けていることがある．

❸ 肺気腫の患者は呼吸器感染を発症すると重篤化するため，インフルエンザや肺炎球菌に対するワクチン接種をしておく必要がある．

Advice

① **喫煙による肺気腫の発生**

タバコ組織傷害因子（オキシダント）は**α_1-アンチトリプシン**作用を抑制して，マクロファージ，好中球からエステラーゼの遊出を促進する．生体での**α_1-アンチトリプシン**の作用は，トリプシン，エステラーゼ，コラゲナーゼなどの活性を抑制し，炎症による好中球，マクロファージからのタンパク質分解酵素の遊出による肺組織傷害を防御している．

② **なぜ，肺気腫が閉塞性肺疾患に含まれるのか？**

肺気腫は吸気時には狭窄はみられないが，呼気時に周囲からの圧迫によって気道が虚脱（萎縮）・狭窄して，気流が減少する．これは，肺の弾力組織（エラスチンなど）の変性・消失（肺の支持組織が減少）のために，特に呼気時に細い気管支が引っ張られ，開いている仕組が失われ（末梢気管支の虚脱が起こって），気道抵抗が増強するためである．気腫性病変が優位の場合を**気腫性COPD**といい，末梢気道病変が優位の場合を**非気腫性COPD**といったりする．

③ **COPDの診断[1]について**

以下の1～3が診断の手がかりとなる．

1. 長期の喫煙歴など曝露因子があること
2. 気管支拡張薬吸入後のスパイロメトリーで1秒率<70%であること
3. 気流閉塞をきたしうる他の疾患を除外すること

表　COPDの病期分類

病期	定義
Ⅰ期（軽度の気流閉塞）	$\%FEV_1 \geqq 80\%$
Ⅱ期（中等度の気流閉塞）	$50\% \leqq \%FEV_1 < 80\%$
Ⅲ期（高度の気流閉塞）	$30\% \leqq \%FEV_1 < 50\%$
Ⅳ期（きわめて高度の気流閉塞）	$\%FEV_1 < 30\%$

＊気管支拡張薬吸入後のFEV_1/FVC 70%未満が必須条件
（文献1より転載）

④ **COPDの病期分類[1]について**

表のようにⅠ～Ⅳ期に分類される．

⑤ **COPDの管理目標[1]**

現状の改善（症状およびQOLの改善・運動耐容能と身体活動の向上および維持）と将来のリスクの低減（増悪の予防・全身併存症および肺合併症の予防・診断・治療）となる

⑥ **COPDと肺がん[1]**

COPDは肺がんとの合併リスクが高い（そのほか，子宮頸がん，泌尿器がんなどとの合併リスクもある）．喫煙と気腫性病変は肺がん発症の独立した危険因子でもある．非COPD喫煙者と比較して，肺がんのリスクが3～6倍高くなる．

⑦ **拘束性肺疾患とは？（閉塞性肺疾患に対する疾患名として）**

閉塞性肺疾患に対して，**肺の間質**に，びまん性に結合組織の異常増殖が起こる疾患を拘束性肺疾患という．**間質性肺炎**，**肺線維症**がある（病変が肺の間質部にあるのが特徴）．

<参考文献>

1）「COPD（慢性閉塞性肺疾患）診断と治療のためのガイドライン（第5版）」（日本呼吸器学会COPDガイドライン第5版作成委員会/編），メディカルレビュー社，2018

<鈴木　孝>

3. 肺　炎

症例　40歳，男性

5日前より咳嗽が出現し，2日前からは咳嗽がひどくなり，38.5～39.5℃の発熱も出現してきた．このため，近医を受診し，胸部聴診上両下肺に断続性ラ音（水疱音）を聴取した．また，胸部X線像ではラ音聴取部位に一致した浸潤影（肺炎像）が認められた．近医で血液検査を施行したところ，以下のごとくであった．

【検査所見】WBC 11,300 /μL〔白血球分画：好中球67％（骨髄球2％，後骨髄球5％，桿状球25％，分葉球35％），リンパ球35％，単球1％〕，CRP 5.5 mg/dL

※この時点で検査会社に提出したマイコプラズマ抗体価（IgM抗体）は4倍（基準値4倍未満），寒冷凝集反応（赤血球凝集反応）は16倍（基準値32倍以下）であることが後日判明した

この医院ではアモキシシリン・クラブ酸カリウムが処方された（処方例①）．

内服4日後，咳嗽，発熱とも軽快しないため総合病院内科を受診した．ここでも胸部X線検査を施行したところ，肺炎像は中肺野に及んでいて悪化していた．また，血液検査では，WBC 12,300/μL，CRP 6.5 mg/dLで，咽頭ぬぐい液によるマイコプラズマ抗原迅速検査（診断用キット）で陽性であった．この時点で施行したマイコプラズマ抗体価（主にIgM抗体価）は64倍，寒冷凝集反応（赤血球凝集反応）256倍であることが後日判明した．そこで，マイコプラズマ肺炎と診断してクラリスロマイシンが処方された（処方例②）．

point

❶ 咳嗽と発熱が続き，胸部聴診にて断続性ラ音（水疱音：バリバリする音）を聴取し，胸部X線にて肺炎像があることから，何らかの肺炎がある．

❷ 胸部聴診上両下肺に断続性ラ音を聴取し，胸部X線像ではラ音聴取部位に一致した浸潤影（肺炎像）が認められた．**マイコプラズマ肺炎は中下肺に好発するといわれている**．

❸ 血液検査では，白血球（WBC）軽度上昇〔左方移動があり：幼弱な好中（顆粒）球が末梢血に出現する現象〕，CRPの上昇を示し，これは何らかの市中肺炎（ウイルス感染の可能性は低い：ウイルス感染ではリンパ球優位の白血球増多を示し，CRPはそれ程上昇しない）が発症している．

❹ 最初に受診した医師は，細菌性肺炎〔肺炎球菌，インフルエンザ桿菌，肺炎桿菌（*Klebsiella pneumoniae*）など〕を考えてアモキシシリン・クラブ酸カリウムを処方している．

❺ しかし，処方された薬を内服しても症状が改善せず，患者は総合病院内科を受診した．ここでの胸部X線検査でも中下肺野に肺炎像を認め，マイコプラズマ抗原迅速検査で陽性となったため，マイコプラズマ肺炎と診断した（Advice①参照）．

検査結果と抗菌薬の選択

初診時に熱・咳嗽があり，胸部聴診にて断続性ラ音（水疱音）を聴取し，胸部X線で肺炎像

があることから，何らかの原因で肺炎を発症している．このように肺炎は初診時に起因菌がはっきりしない場合が多い．このときに市中肺炎の原因（微生物）を考えてみると，肺炎球菌が最も多く，次いでインフルエンザ桿菌，マイコプラズマ，クラミジアとなる．このため，基礎疾患がない場合には，β-ラクタマーゼ阻害薬配合ペニシリンが推奨される．そこで，初診の医師はβ-ラクタマーゼ阻害薬配合抗菌薬のアモキシシリン水和物・クラブラン酸カリウム配合（2：1）（オーグメンチン®）を処方している．この処方はエンピリック治療の考えに基づく（詳細は後述）．

しかし，上記を内服しても症状が改善しないため，患者は総合病院を受診してマイコプラズマ抗原迅速検査で陽性となったため，マイコプラズマ肺炎と診断された．そこで，マイコプラズマに有効なマクロライド系抗菌薬のクラリスロマイシン（クラリス®）に処方変更されている．

このように咽頭ぬぐい液によるマイコプラズマ抗原迅速検査を行わないと早期診断が難しい．マイコプラズマ抗体価（IgM），寒冷凝集反応（赤血球凝集反応）などでマイコプラズマ感染症と診断がつくまでには時間を要する．事実，確定診断するためには，マイコプラズマ抗体価（IgM）の4倍以上の上昇を確認する必要があるが，そのようになるのに1～2週間近くの期間を必要とする場合が少なくない．

この症例では，初診時に処方した抗菌薬が効果を発揮せず，その後，マイコプラズマ抗原迅速検査で陽性を示したため，3～4日後にマクロライド系（クラリスロマイシン，エリスロマイシン，アジスロマイシンなど）に変更している．

処方例

■ 処方①

▶アモキシシリン・クラブラン酸カリウム配合（2：1）（オーグメンチン® 配合錠250 RS）
1回1錠　1日4回（朝，昼，夕，就眠前）　4日分

■ 処方②

▶クラリスロマイシン（クラリス® 錠200 mg）　1回1錠　1日2回（朝，夕）　4日分

処方の解説と服薬指導

❶ 市中肺炎のなかで，白血球増多，CRPの高値，顆粒球系細胞の左方移動，マイコプラズ抗体価の上昇がないなどから細菌性肺炎が疑われた．細菌性肺炎に対してはβ-ラクタマーゼ阻害薬配合ペニシリンが推奨されるため，上記処方①が処方される．小児の場合には，アモキシシリン水和物・クラブラン酸カリウム配合（14：1）（クラバモックス®）が処方される場合もある．また，ペニシリンアレルギーがある患者の場合には，ニューキノロン系薬が使われる．
なお、もしこの患者が細菌性肺炎で重症化して入院となった場合には，β-ラクタマーゼ阻害薬配合ペニシリン系注射薬のセフォペラゾンナトリウム・スルバクタムナトリウム配合（1：1）（スルペラゾン®），タゾバクタム・ピペラシリン水和物配合（1：8）（ゾシン®）が使われる．

❷ その後，マイコプラズマ肺炎と診断されたので，マイコプラズマに効果のあるマクロライド系抗菌薬が処方された（処方②）．その理由については，後述の「知っておくべきこと」に記載した．

❸ **エンピリック治療について知る**
検査によって原因微生物が判明するまでに数日（検査によってはそれ以上）を要するため（Advice①参照），検査所見・患者背景によって原因微生物を推定して抗菌薬の投与を開始する（**エンピリック治療**）．初診時は細菌性肺炎を疑い（処方①がされ），再診時は検査の結果，マイ

コプラズマ肺炎と診断されたため，処方②に変更された．

❹ 最近の市中肺炎の治療に対する考え方

日本の成人肺炎に対する診療ガイドライン[1]では，軽症，中等症では細菌性肺炎と非定型肺炎を鑑別し，前者ではペニシリン系（β-ラクタマーゼ阻害薬配合）薬，後者ではマクロライド系薬を第1選択薬とすることを推奨している．**重症例では初期治療の失敗が致命的となるため，**細菌性肺炎をカバーする広域β-ラクタム系薬と，非定型肺炎をカバーするマクロライド系薬，ニューキノロン系薬，テトラサイクリン系薬のいずれかとの併用を推奨している．一方，欧米のガイドラインでは市中肺炎の治療は，これら両者をカバーする**レスピラトリーキノロン**や，β-ラクタム系薬とマクロライド系薬の併用が推奨される[2]．

＊レスピラトリーキノロンについて

レスピラトリーキノロンとは，呼吸器組織（上気道も含む）への移行が良好で，ほとんどの呼吸器感染症起炎菌に対する抗菌力を有し，特にペニシリン耐性菌を含む肺炎球菌への抗菌活性が強化されたニューキノロン系抗菌薬と定義される．ニューキノロン系抗菌薬の中で，レボフロキサシン水和物（クラビット®：細粒，錠，点滴静注）がこれに相当する．小児には，トスフロキサシントシル酸塩水和物（オゼックス®：細粒，錠/トスキサシン®：錠）がある．

したがって，早期診断が可能な検査を含めてマイコプラズマの診断を確定し（Advice①参照），市中肺炎における細菌性肺炎と非定型肺炎の鑑別（表）を行って，罹患している原因菌に対して的確な治療薬の選択を行う必要がある．

Advice

①マイコプラズマ肺炎診断のための検査について

最も早く診断可能な検査は，咽頭ぬぐい液による**マイコプラズマ抗原迅速検査**（クイックチェイサー®Mycoなど）で，15分程度で判定可能である．しかし，この検査の感度（真にマイコプラズマに感染している人が検査で陽性と正しく判定される確率）は91.2％で，特異度（真にマイコプラズマに感染していない人が検査で陰性と正しく判定される確率）は90.3％であるため，他の検査とあわせて判断する必要がある．また，**マイコプラズマ特異的IgM抗体迅速検査**（イムノカード®マイコプラズマなど）は7病日以内に陽性になるのは40～60％程度なので，陽性にならないからといってマイコプラズマ感染症でないとはいえない．確定診断のためには，ペア血清（急性期と回復期の血清）を用いてマイコプラズマ抗体価〔IgM，IgG抗体（主にIgM抗体）〕の4倍以上の優位な上昇によって行う．この症例では，短期間で4倍以上の上昇を示しているが，4倍以上になるのに2～6週間（発症後1週目より上昇）かかることも念頭におく必要がある．**寒冷凝集反応**はマイコプラズマ感染症に特異性はないが，陽性率は25～50％で，マイコプラズマ感染があると32倍以上に上昇する．

②肺胞性肺炎と間質性肺炎の違いは？

肺胞内で炎症反応を起こしているのが**肺胞性肺炎**で，間質部（肺胞と毛細血管でガス交換を行うが，毛細血管のある部位が間質部）で起こるのが**間質性肺炎**である．症例は肺胞性肺炎を起こしているが，マイコプラズマは間質性肺炎（胸部X線上，スリガラス様陰影となる）を起こしやすい．

③間質性肺炎を起こしやすい病原微生物と薬物

病原微生物：マイコプラズマ，クラミジア，ニューモシスチス・イロヴェチ，サイトメガロウイルスなど

薬物：ブレオマイシン塩酸塩（ブレオ®），ゲフィチニブ（イレッサ®）など

表　市中肺炎における細菌性肺炎と非定型肺炎の鑑別項目

① 年齢60歳未満
② 基礎疾患がない，あるいは軽微
③ 頑固な咳がある
④ 胸部聴診上所見が乏しい
⑤ 痰がない，あるいは迅速診断法で原因菌が証明されない
⑥ 末梢血白血球数が10,000/μL未満である

肺炎マイコプラズマおよびクラミジア属で検討されたもの．
（文献1より転載）

知ってておくべきこと

❶ マイコプラズマという病原微生物

マイコプラズマは細胞壁を欠くため，細胞壁合成阻害作用でその抗菌作用を発揮するペニシリン系やセフェム系抗菌薬は無効である．細菌に対しタンパク質合成阻害作用（タンパク質合成に働くリボゾーム（50S，30S）に結合してその合成を抑制）のあるマクロライド系抗菌薬（50Sリボームに結合）やテトラサイクリン系抗菌薬（30Sリボームに結合）が用いられる．

❷ 市中肺炎における細菌性肺炎と非定型肺炎の鑑別について

市中肺炎における細菌性肺炎と非定型肺炎の鑑別は表を用いて，6項目中4項目以上合致すれば非定型型肺炎が疑われ，3項目以下なら細菌性肺炎が疑われる（感度78％，特異度93％）．

❸ 各病原微生物に有効な抗菌薬は？

1）市中肺炎に対する治療薬

肺炎（成人）は，**市中肺炎**，**院内肺炎**，**医療・医療介護関連肺炎**（誤嚥性肺炎など）に分けられる（「成人肺炎診療ガイドライン2017」[1]では，これらの肺炎を一本化して，フローチャートによって重症度を判定し，各肺炎に対する治療を決定している）．

このうち市中肺炎は，**細菌性肺炎（定型肺炎）**と**非定型肺炎**に分類される．

①細菌性肺炎（定型肺炎）に対する治療

細菌性肺炎（定型肺炎）の原因菌には，肺炎球菌，インフルエンザ菌，肺炎桿菌（*Klebsiella peumoniae*），黄色ブドウ球菌などがある．

前述のようにβ-ラクタマーゼ阻害薬配合ペニシリンが推奨される[1]．注射薬では，第3世代セフェム薬のセフトリアキソンナトリウム水和物（ロセフィン®）が使用される．

②非定型肺炎に対する治療

非定型肺炎の原因菌にはマイコプラズマが最も多く，その他にレジオネラ，クラミジアなどがある．

- **マイコプラズマ**：経口薬として，マクロライド系のエリスロマイシン（エリスロシン®），クラリスロマイシン（クラリス®）など，テトラサイクリン系のミノサイクリン塩酸塩（ミノマイシン®）などを用いる．そのほか，ニューキノロン系のレボフロキサシン水和物（クラビット®），マクロライド系のアジスロマイシン水和物（ジスロマック®）が使用される．
- **レジオネラ**：レジオネラは水や土壌中に生息し，汚染された空調の冷却水や循環型風呂の水を介して（飲んだり，霧を吸い込んだりして）感染が起きる．重症化しやすいため，治療には第一選択薬として，マクロライド系（エリスロマイシン），ニューキノロン系が使用される（レジオネラ菌はβ-ラクタマーゼを産生するため）．リファンピシン（リファジン®）の併用も有効である．

・**クラミジア**：市中肺炎の5～10％を占め，高齢者に多くみられ，家族内感染や集団小流行を起こす．また，性感染症であり，母親の産道を経由して新生児にも肺炎を起こす．マクロライド系（エリスロマイシン，クラリスロマイシンなど），テトライクリン系（ミノサイクリン），ニューキノロン系などを用いる．

2）その他の肺炎に対する治療薬

①真菌

ミコナゾール硝酸塩（フロリード®），フルコナゾール（ジフルカン®）などを用いる．

②インフルエンザ

経口薬：オセルタミビルリン酸塩（タミフル®）

吸入薬：ザナミビル水和物（リレンザ®）

単回吸入：ラニナミビルオクタン酸エステル水和物（イナビル®）

単回点滴静注：ペラミビル水和物（ラピアクタ®）（重症の可能性がある場合）

などを用いる．

③寄生虫（ウエステウマン肺吸虫症：サワガニ，ザリガニを生で食べることにより発症）

プラジカンテル（ビルトリシド®）

3）iImmunocompromised hostに出現してくる肺炎に対する治療薬（臓器移植時，HIV感染者，ステロイド長期服用者など）

①サイトメガロウイルス

ガンシクロビル（デノシン®），バルガンシクロビル塩酸塩（バリキサ®：ガンシクロビルのプロドラッグ），ホスカルネットナトリウム水和物（ホスカビル®）を用いる．

②ニューモシスチス・イロベチイ（*Pneumocystis jirovecii*）

スルファメトキサゾール・トリメトプリム（ST合剤：バクタ®，バクトラミン®）を用いる．

③その他

・真菌性肺炎（上記参照）

・結核（「第2章4. 肺結核」参照）

4）日本における肺炎による死亡率について

厚生労働省による統計（2017年）より主な死亡原因は，1位が悪性新生物（28.7％），2位が心疾患（15.2％），3位が肺炎（9.4％）である．高齢になるに伴って死亡率が高くなるため，高齢者に対するインフルエンザや肺炎球菌に対する積極的な予防接種の施行（肺炎球菌ワクチン：ニューモバックス®），早期診断，的確な治療が重要になってきている．

＜参考文献＞

1）「成人肺炎診療ガイドライン2017」（日本呼吸器学会成人肺炎診療ガイドライン2017作成委員会／編），日本呼吸器学会，2017

2）今村圭文，河野 茂：肺炎ガイドライン：日本における総括と今後の展望．日内会誌，104：2228-2236，2015

＜鈴木　孝＞

4. 肺結核

症例　45歳，男性

このところ微熱（37.5〜37.9℃）と咳嗽が続き（2〜3週間），市販薬にても改善しないため，近医を受診した．結核菌排菌者との接触はないとのことで，クラリスロマイシン（クラリス®）と鎮咳・去痰薬〔チペピジンヒベンズ酸塩（アスベリン®）＋カルボシステイン（ムコダイン®）〕が5日分処方された．

咳嗽は多少軽快してきたが，微熱は依然として継続するため，5日後に再受診した．血液検査では，WBC 10,200/μL，CRP 1.5 mg/dLで，胸部X線検査では異常を認めなかった（BCGは既接種）．再受診時，1カ月くらい前に微熱と咳嗽が続いていた会社の同僚が，排菌はなかったが胸部X線像に異常所見が認められたため，結核に対する治療を受けていることがわかった．このことから，結核菌感染の可能性があるため，再受診時にツベルクリン反応（ツ反）と喀痰による結核菌検査を行った．48時間後のツ反判定で，発赤の大きさが45 mmであったが，喀痰からは結核菌は検出されなかった．

結核菌感染の可能性があるため，イソニアジド（INH，イスコチン®）の投与が開始された．

point

❶ 持続する微熱・咳嗽．

❷ 抗菌薬（クラリスロマイシン）投与しても改善しない微熱（咳嗽）．

❸ 結核菌の排菌患者との接触はないが，❶❷のような場合には，結核菌感染も疑っておく必要がある．

❹ すべての感染症についていえることではあるが，感染と発症していることとは異なる（感染≠発症）ことに注意！

❺ 胸部X線像に異常を認めない（≒活動性肺結核は発症していない）．

❻ ツ反判定で発赤の大きさが45 mmであること，BCG既接種者で結核菌排菌者との接触はなかったが，会社の同僚が肺結核に対する発症治療を受けている（集団感染が疑われる）などから，結核に感染している可能性がある．このような場合，表1に照らし合わせて結核感染の可能性について判定を行う．

❼ 表1に該当した場合，「潜在性結核感染が考えられる」「潜在性結核感染の可能性が有意に大きい」ことを意味している．**潜在性結核感染症**で治療対象とするためには，①感染・発症のリスク，②感染診断（ツ反，後述のインターフェロンγ遊離試験），③胸部画像診断，④発病した場合の影響，⑤副作用出現の可能性，⑥治療完了の見込みなどを検討する必要がある．これらのことを検討したうえで，イソニアジド（INH）の治療が開始される．

❽ 余談だが，会社で結核の集団感染が疑われるため，発症治療を受けている患者に接した者は全員，ツ反（インターフェロンγ遊離試験を含む）を受けて感染している可能性がないかどうかチェックする必要がある．感染の可能性があるかどうかは表1による．感染の可能性があれば，胸部X線検査を行い，発症チェックへと進む．

上記より，患者は結核に感染している（潜在性結核感染症である）可能性があるため，Point❼に記載した検討によって，INHの予防内服が開始された．定期的に胸部X線撮影を行い，発症してこないかどうかチェックしながら，6カ月または9カ月間継続内服をする．副作用や感染源の患者がINH耐性があったなどINHが使えない場合は，リファンピシン（RFP，リファジン®）を4カ月または6カ月間継続投与する．

もし，初診時に胸部画像検査で肺門リンパ節の腫脹や石灰化，肺野の浸潤，空洞形成などを認めたり，また，経過中に同様の所見が認められた場合には（喀痰塗抹陽性の場合も），結核を発症している（活動性結核）と考えて，予防投与から図に示す「結核医療の基準」による治療法AまたはBを選択して治療を開始する〔原則的には治療法Aが選択され，治療法Bは妊婦，80歳以上の高齢者，HBV・HCV陽性の慢性肝炎や肝硬変患者，副作用でピラジナミド（PZA）が使用できないケースなどが対象となる〕．

表1　肺結核における有意反応の判定基準

		接触歴*	
		なし	あり
BCG接種歴	なし	硬結15 mm以上 または 発赤30 mm以上	硬結5 mm以上 または 発赤10 mm以上
	あり	硬結20 mm以上 または 発赤40 mm以上	硬結15 mm以上 または 発赤30 mm以上

*：原則として喀痰塗抹陽性患者との接触とする．ただしそれ以外でも感染性と考えられる患者との接触を含む．
（文献1より引用）

治療法A：2HRZS（またはE）/4HR（Eを加えてもよい）

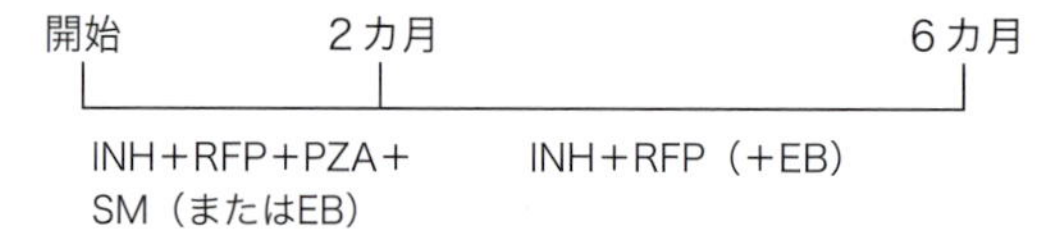

PZAを加えたINH，RFP，SM（またはEB）の4剤併用で2カ月間治療後，INH，RFP（EBを加えてもよい）の2（～3）剤併用で4カ月間の合計6カ月間治療する．

治療法B：2HRS（またはE）/7HR

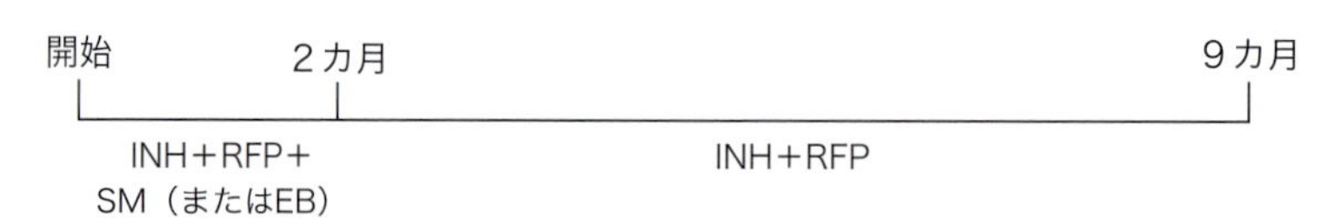

RFP，INH，SM（またはEB）の3剤併用で2カ月間治療後，RFP，INHで7カ月間治療する．

図　結核医療の基準による肺結核の初回治療レジメン

このレジメンで治療を開始して薬剤感受性試験でINHとRFPに耐性がなければ，6カ月後にすべての肺結核患者で菌が陰性化し，再発率は1～2%と低率である．

INH（H）：イソニアジド，RFP（R）：リファンピシン，PZA（Z）：ピラジナミド，
SM（S）：ストレプトマイシン，EB（E）：エタンブトール

※治療法A，Bいずれにおいても，菌がRFPおよびINHに感受性であることが確認された場合には，EBまたはSMは長期使用により副作用の危険性が高まるので，原則として3カ月目以降は中止する．

※重症結核（粟粒結核，中枢神経系，広汎空洞型など），結核再発，塵肺・糖尿病・HIV感染など免疫低下をきたす疾患，ステロイド治療などの免疫低下をきたす治療時には維持期治療を3カ月延長する．

（文献2を参考に作成）

処方例

▶イソニアジド（イスコチン®錠100 mg） 1回2錠 1日1回（夕食後） 28日分

処方の解説と服薬指導

❶ INHは1日最大投与量が300 mgとなっているので，1日1回2錠（200 mg）で処方されている．

❷ INHは末梢神経炎（視神経炎）や視神経萎縮を起こすことがあるので（表2），ビタミンB_6製剤のピリドキシン塩酸塩（アデロキシン®）が併用されることもある．

❸ 耐性菌を出現させないためにも，INHは6カ月間きちんと継続服用が必要であることを患者に話しておく（継続内服の必要性はAdvice④に記載）．

知っておくべきこと

❶ 結核菌の排菌がある場合（喀痰塗抹検査で陽性の場合）や，喀痰以外の検体で塗抹検査で陽性，核酸増幅法（PCR）検査で陽性などの場合には原則入院となるが，排菌がない場合には患者は外来通院で抗結核薬を取りに来るので，多剤耐性結核をつくらない意味でも薬剤師の服薬指導はきわめて重要になる（Advice④参照）．

❷ DOTSについて

1995年にWHOにより提唱されたDOTS（directly observed treatment, short-course）戦略は，DOT（directly observed treatment：直接服薬確認医療法）を主軸とする包括的な結核対策のことで，日本では日本版DOTSで5要素が重要とされている．すなわち，①行政の関与，②制度の高い診断，③標準的な治療の規則的実施，④医療の確実な提供体制，⑤治療情報の管理と評価である．

❸ 薬の副作用について知ることが重要

上記のようにINHの予防内服も，発症時による内服（図）も長期間に渡るため，各薬物の副作用を熟知しておくことが必要である（表2）．

❹ 二段階ツ反

医療従事者の結核の未感染率は，一般の人と同様にきわめて高く，感染の危険性は一般人よりも高い．したがって，感染者検出のために医療従事者に対して定期的に二段階ツ反を行う必要がある．**二段階ツ反**とは，1回目のツ反を行った後，1～3週間のうちに再度ツ反を行う方法である．結核菌に対して免疫能があっても，初回は真の反応を示さず，初回の接種によって刺激されて，2回目に本来もっている免疫能が回復して真のツ反の判定ができる．この現象を**ブースター現象**というが，BCG接種を受けている者はこの現象が起こり，2回目のツ反が強く出る．このことを知らずに初回ツ反だけしか行わないと，その後，結核患者と接した時にツ反を行っ

表2　抗結核薬の主な副作用

薬 物	略 号	主な副作用
イソニアジド	INH	**末梢神経炎**，肝障害
リファンピシン	RFP	**肝障害**，発熱，胃腸障害
ピラジナミド	PZA	**肝障害**，高尿酸血症，胃腸障害，関節痛
ストレプトマイシン	SM	前庭機能障害，**聴力障害**（第8神経障害）
エタンブトール	EB	**視力障害**，末梢神経障害

SMは経口ではほとんど吸収されないため，注射（筋注）で用いられる．
例えば，SMは1日1 gを週2回または1日0.5～0.75 gを連日筋注する．

て陽性の場合には，BCG接種による陽転なのか，結核感染によるものなのかが判定できなくなる．

Advice

① **結核菌について**

結核菌群（グラム陽性桿菌）には，*Mycobacterium tuberculosis*（ヒト型）以外に6菌種あるが，ヒト型以外は結核患者の発生は稀である．また，BCG菌（ウシ型）は感染症の届出基準には含まれない．結核菌は飛沫感染（空気感染）により，全身の臓器に侵入するが，肺への侵入が最も多い（肺結核）．細胞内寄生菌なので，活動性結核でも喀痰から菌が検出されない場合がある（肺組織内で乾酪壊死を形成する）．

② **日本の結核感染と死亡率**

1）結核罹患率（人/10万対）の国際比較：日本は高い水準にある．

日本（'17）：17.7　アメリカ（'16）：2.7　イギリス（'16）：8.8

フランス（'16）：7.2　オランダ（'16）：5.2（人/10万対）

2）結核の人口10万対の死亡率（国際比較2014年）：日本は高い水準にある．

日本：1.7　アメリカ：0.2　イギリス：0.5　オーストラリア：0.2　オランダ：0.1（人/10万対）

③ **結核をめぐる制度**

結核は感染症法によって二類感染症に分類されていて，最寄りの保健所への発生届（感染症法第12条），患者の登録・管理（感染症法第53条の12および13），服薬支援（感染症法第53条の14および15），医療費の公費負担（感染症法第37条の2）などが制度化されていて規定されている．

④ **多剤耐性結核について**

わが国の初回治療例に対する薬剤の耐性頻度は，INHが1.1％，RFPが0.7％と主要2剤については低く，5剤〔INH，RFP，SM，EB，カナマイシン（KM）〕いずれかに薬剤耐性を示した例も6％と低い．INH，RFPを含む初回治療の成績は，排菌陽性例の菌陰性化率でみると，治療1カ月後で75％，4カ月後で100％といわれ，きわめてよい治療成績をあげている．しかし，結核の再治療症例では，それぞれの薬剤に対する耐性頻度が，INHで20.7％，RFPで15.9％，SMで11.0％であり，いずれかの薬剤に耐性を示す例は26.9％と頻度が高くなる．**このため再治療例の場合，薬剤耐性例では治療の継続にもかかわらず，排菌が持続して炎症が進行するため，呼吸不全となって死亡することがある．薬剤耐性がない症例に比べて，死亡率が22倍ときわめて高い**．以上のことから長期間の治療をして徹底して結核菌の根絶をする必要がある．

⑤ **二次結果の治療**

結核感染は結核に感染し，発病した排菌患者の喀痰が飛沫することによって，それを第三者が吸入して起こる．しかし，そのまま**一次結核**として発病する者は，わずか5％にすぎない．90％の人は発病せずに，**持続生残菌**として長期にわたり宿主本体に残存し，発症することなく天寿をまっとうする．だが，残りの5％くらいの者が免疫・抵抗力の低下によって，**二次結核**として発症する．二次結核として発病した場合は，フルオロキノロン系薬（レボフロキサシン）が第一選択であることが診療ガイドランで示された[3)]．

⑥ **非定型抗酸菌について**

非定型抗酸菌とは，結核菌群とらい菌を除いた抗酸菌の総称で，160種以上が報告されている〔結核菌は特徴的な組織所見（乾酪壊死）を認めるため**定型抗酸菌**と言われる〕．非定型抗酸菌症の70％が*Mycobacterium avium complex*（MAC）で，23％が*M. kansasii*で，そのほか残りが*M. chelonae*と*M. fortuitum*である．PCR（polymerase chain reaction）法を用いた迅速診断法で本症と判明することもあるが，環境常在菌であるため少なくとも2回以上の異なる機会に喀痰培養で陽性になることが必要で，さらに胸部画像検査で肺結核特有の所見が認められたら，肺結核として治療を開始する．治療はINH，RFP，PZA，SMあるいはEBで開始される．感染後8週間前後に本症であることが判明しても，症状や胸部X線所見が改善していれば，そのまま治療を継続する．本症の大部分を占めるMAC症では，6ヵ月の治療期間で70％と高率にいったんは排菌停止となる．しかし，再排菌して来る症例もあるため，実際には，MAC症には有効な治療の処方は確立されているとはいえない．経過は肺結核より緩慢ではあるが，徐々に病巣が進展するので，病巣が限局しているときには，外科的切除も考慮する必要がある．

⑦ 結核検査法（クォンティフェロン）

結核感染の診断のための検査法であるクォンティフェロン（TB-2G）が開発されて，2006年1月に保険適用が認められた．この検査法はBCG接種の影響を受けない点でツ反と比べて大きな利点を有している．ツ反は未BCG接種者においては感度，特異度ともに高く優れた方法ではあるが，BCG既接種者には以前のBCG接種によるものか，最近受けた結核感染によるものかの鑑別ができないことが難点であった．この検査は結核菌に特異的なタンパク質であるESAT-6，CFP-10を抗原とし，これらを採取した血液に添加して，血液中の結核菌抗原を認識するTリンパ球（感作リンパ球）を刺激し，産生されるインターフェロンγ（IFN-γ）を定量する方法である．5歳以下の小児には適応されず，12歳未満の小児については結果を慎重に解釈する必要があるが，陽性率は89％，特異度は98％とされている．**結核感染が発生し，その接触が疑われる場合（特に初発患者が喀痰塗抹陽性の肺結核患者の場合）には，この検査をツ反に代えて行うことが望ましい**．

<参考文献>

1）日本結核病学会予防委員会：今後のツベルクリン反応検査の暫定的技術的基準．結核，81：387-391，2006
2）日本結核病学会治療委員会：「結核医療の基準」の見直し—2008年．結核，83：529-535，2008
3）「結核診療ガイドライン改訂第3版」（日本結核病学会／編），南江堂，2015
4）「国民衛生の動向，厚生の指標2018/2019」（厚生統計協会／編），2018
5）河合 健：多剤耐性結核への対応．治療学，30：777-781，1996

<鈴木　孝>

1. 腹痛・下痢

症例　80歳，男性

【現病歴】　2日前から37.5℃の発熱があり食欲が低下した．昨日から下痢が始まり，水様便が昼間に5回程度あったが，夜間に下痢は生じなかった．5年前に妻が他界してから独居であり，昨日は口渇があり便意があるもののトイレに行くのがつらいので食事も水分も摂らず横になっていた．今朝になり倦怠感が強くなり，立ち上がるとふらつき，四肢に力が入らないので近所に住んでいる息子に伴われて外来を受診した．

【既往歴】　特になし，最近の旅行歴はない．

【身体所見】身長160 cm，体重55 kg（平常時より－4 kg↓），皮膚，口腔は乾燥しており，皮膚のツルゴール※（turgor，緊満度）低下，腹部腫瘤なし，起立性低血圧（＋），脈拍100拍/分（整）（↑）

【検査所見】WBC 8,000/μL，Hb 16 g/dL，CRP 1 mg/dL，Na 150 mEq/L，K 2.8 mEq/L（↓），BUN 45 mg/dL（↑），Cr 1.2 mg/dL，尿検査ケトン体（＋），便潜血（－）

※ポイントとなる異常値には↑（増加）または↓（低下）を付けた

point

❶ 全身的な炎症反応（白血球増加，CRP増加など）が少なく，消化管粘膜組織の傷害を示唆する便潜血が陰性で，夜間に下痢がないことから，この患者の下痢の病態は，ウイルス感染症による消化管上皮の消化酵素活性低下や水分吸収力低下に伴う「**浸透圧性下痢**」であることを示唆している．

❷ 倦怠感，四肢の脱力感，皮膚のツルゴール低下，起立性低血圧，頻脈，体重減少，BUN/Cr比＞30，は**循環血漿量低下（hypovolemia）の所見**である．特に低血圧や意識障害があれば重症である．

❸ 糖尿病による糖代謝異常がないにもかかわらず尿ケトン体（＋）であるのは，**下痢と絶食によるエネルギー不足（飢餓）**にあることを示している．

❹ 発熱，強い腹痛，血便，炎症反応亢進などから感染性下痢が示唆される場合には，入院し全身感染症としての検査を進める必要がある．

1 浸透圧性下痢の薬物治療の中心は経口補水液

下痢の病態は，**浸透圧性**〔ウイルス感染による腸管絨毛と消化酵素（マルターゼ，乳糖分解酵素など）の消失で引き起こされる消化・吸収能力の低下〕，**分泌性**（毒素産生性細菌感染などによる消化液分泌の亢進），**滲出性**（腸管傷害性細菌，炎症性腸疾患などによる組織傷害と

※ツルゴール（turgor 英）：皮膚の緊満度を表す医学用語．植物分野では膨圧ともいう．ツルゴールの低下とは皮膚をつまんでヒダをつくり，その後手を離した際にすぐに平坦化しなくなった状態をいい，脱水による組織間液の低下，低栄養状態などを示す所見である．

炎症性分泌の亢進），**腸管運動異常**（過敏性腸症候群などによる蠕動運動の亢進）に分けられる．消化管ウイルス感染は，消化管絨毛を傷害するため食事中の炭水化物が分解されず消化管内の浸透圧が上昇し，消化管に水分が移行し下痢を生じている．**全身的な炎症反応（白血球，CRP増加）がなく，便潜血（－）**で，**脱水症状が軽く**（意識状態低下，経口摂取不可，四肢冷感，血圧低下がない），**絶食により（夜間など）下痢が軽減**していれば消化管ウイルス感染による浸透圧性下痢の可能性が高い．その場合には初期治療としては**抗菌薬投与の必要はなく，経口補水液が治療の中心となる**．

2 経口補水液とは？

小腸にはナトリウムとグルコースを1対1のモル比で共輸送するNa/glucose共輸送系（近年ではSGLT-1と呼ばれる）が存在する．したがって，脱水患者の水分と電解質の補給は補水液に適量のグルコースを添加するときわめて効率的となる．この原理を利用したのが経口補水液である．WHOが推奨する組成の経口補水液（oral rehydration solution：ORS）が代表であるが，日本ではオーエスワン®（大塚製薬工場）などが病者用食品（メディカルフーズともいう）として利用できる．**スポーツ飲料（ポカリスエット®など）は必要とされる3倍以上の糖分が添加されているので，脱水治療の目的には不向きである**．ウイルス感染による糖分解酵素活性低下により浸透圧性下痢を発症している患者でも単糖の吸収は比較的保たれているので効果的に水分と電解質を補充できる．下痢に伴う脱力感などの自覚症状は脱水と電解質異常によることが多いので水分補給のみでは改善しない．

処方例

- 経口補水液（オーエスワン®） 500 mL 4本
  （50 mL/kg 程度を数時間かけてゆっくりと服用するよう家族に説明）
- 発熱，下痢が治まればスープ，おかゆを開始するように説明

処方の解説と服薬指導

❶ 浸透圧性下痢の患者は炭水化物を含む通常食を摂取すると下痢が生じるので，自然と絶食状態になることが多い．民間治療では下痢の治療に絶飲食を勧めることもある．しかし，患者には補水液による適切な水分と電解質の補充が自覚症状を軽快させるために必要であることを十分説明する．

❷ 経口補水液を市販のスポーツ飲料で代用することも可能であるが，市販のスポーツ飲料の糖分はNa/glucose共輸送体が必要とするよりも3～5倍多いので，特に糖尿病などの合併症がある患者では糖負荷が過剰となり不向きである．

❸ 下痢の治療にビフィズス菌製剤（ラックビー®など）などの乳酸菌製剤を正常の腸内細菌叢を再構築する目的として処方されることも多い．しかし，臨床効果のエビデンスレベルは低い．添付文書でのラックビー®の適応は「腸内菌叢の異常による諸症状の改善」であり，「下痢の改善」ではない．なお，耐性乳酸菌製剤（ビオフェルミン®Rなど）の適応は抗菌薬誘発性の下痢である．

知ってておくべきこと

❶ 下痢の治療の第一歩は，患者の全身状態から脱水，電解質異常が，入院し点滴治療を要する状態かどうかを見極めることである．

❷ 高齢者では，脱水により循環不全や腎障害，中枢神経障害を生じやすいので入院治療の必要性の判断が重要である．

❸ 抗菌薬の投与を必要とする感染性下痢（赤痢など）の診断は，全身的な炎症反応や身体所見，便潜血，便中白血球などの検出による．便中白血球は組織侵襲性感染症による炎症性下痢の所見である．

❹ 外来治療が妥当と評価された場合には，経口補水液の治療を主体に行う．

❺ 下痢の患者の既往歴では海外旅行歴などを忘れずにとる．稀に，コレラやアメーバ赤痢による下痢に遭遇することがある．

Advice

感染性の下痢を疑う症例では，便の細菌培養や原因微生物を迅速に同定するために便中のウイルス抗原を検査する．現在，ロタウイルス抗原，アデノウイルス抗原，大腸菌O157LPS抗原，大腸菌ベロ毒素を酵素免疫法（EIA法）などで迅速（＜1時間）に院内検査できる簡易キットが利用できる．遺伝子増幅法によるノロウイルス検出も可能である．便検体の細菌培養は結果判定までに2～3日を要する．

＜参考文献＞

1）Thielman NM & Guerrant RL：Clinical practice. Acute infectious diarrhea. N Engl J Med, 350：38-47, 2004
▶一度きちんと急性下痢を勉強してみようと思う人は読んでみよう．

2）一般社団法人日本感染症学会，公益社団法人日本化学療法学会 JAID/JSC 感染症治療ガイド・ガイドライン作成委員会 腸管感染症ワーキンググループ：JAID/JSC感染症治療ガイドライン2015 －腸管感染症－．日本化学療法学会雑誌，64：31-65，2016
▶日本化学療法学会ホームページより閲覧できる　http://www.chemotherapy.or.jp/guideline/

＜越前宏俊＞

2. 便　秘

症例　45歳，女性

【主　訴】　排便回数の低下と腹部不快感

【現病歴】　5年ほど前から，便通回数の低下が気になるようになった．最近は週に1～2回程度しか便通がなく，お腹が張るような不快感がある．食欲も低下するような気がするが，体重減少はない．市販の下剤を数種類試したが，服用後に腹痛が強かったり，効き目が不十分で問題が解決しないと訴える．便の性状は兎糞（とふん）状である．便に血が付くことはない．これまで複数の病院で注腸X線検査や大腸内視鏡検査を受けたが異常はなかった．出版社で編集者として働いており，座業が多く，運動不足になりがち．管理業務のストレスも多い．食事は不規則で野菜は嫌い．子どもが2人とも受験期で心配事も多い．

【既往歴】　花粉症　5年前から抗ヒスタミン薬服用
高血圧症　3年前から薬物治療中

【家族歴】　両親　糖尿病なし，父が高血圧
家族　夫48歳，長男18歳，長女16歳　いずれも健康

【身体所見】　身長155 cm，体重60 kg（最近増減なし），血圧135/85 mmHg，頭頸部および胸部正常，腹部腫瘤なし，腸音低下，直腸指診：腫瘤なし，潜血なし，四肢正常

【検査所見】　Hb 12.5 g/dL，WBC 5,050/μL，Alb 4.5 g/dL，肝機能正常，腎機能正常

【服用薬】　セチリジン塩酸塩（ジルテック®錠10 mg）1回1錠　1日1回（就寝前）
ジルチアゼム塩酸塩（ヘルベッサー®R カプセル100mg）1回1カプセル　1日1回（朝食後）
OTC薬として，タケダ漢方便秘薬　1回3錠　1日1回（就寝前）

point

❶ 便秘の医学的な定義は明確でないが，通常3～4日排便がない状態，または排便があっても残便感がある場合に便秘と表現する．単一疾患ではなく，異なる病態から生じる症候群である．

❷ **中高年者で1カ月以内など比較的短期間に増強する便秘では，消化器がん（特に大腸がん）などの器質的疾患の可能性を除外する必要がある**．便柱径の細小化や血液付着，便検査での便潜血陽性，体重減少，発熱，腹部腫瘤・圧痛など悪性疾患を疑う徴候があれば注腸X線検査，大腸内視鏡検査などを行う．

❸ 悪性腫瘍以外にも，便秘の原因となる全身疾患や生活習慣は多い．過敏性腸症候群などによる腸管運動異常，痔疾による排便痛による排便忌避，糖尿病による腸蠕動異常，甲状腺機能低下症，脳血管障害，パーキンソン病，生活パターンによる排便習慣の不規則化，運動不足，食物繊維摂取不足などがある．

❹ 抗コリン作用をもつ薬物が便秘の原因となることもある（表）ので，患者の服用薬は処方薬だけでなく市販薬（OTC薬）も含めて調査する．

❺ 機能性便秘の増悪には，ストレス，不規則で食物繊維や水分の少ない食事，運動不足などが関与するので，生活習慣の改善による非薬物治療のアドバイスをする必要がある．

表　副作用として便秘を生じやすい薬物

薬　物	薬　物
鎮痛薬	麻薬・オピオイド NSAIDs
抗コリン作用薬のある薬物	抗ヒスタミン薬 抗パーキンソン病薬〔トリヘキシフェニジル塩酸塩（アーテン®），ビペリデン塩酸塩（アキネトン®）など〕 抗精神病薬〔ハロペリドール（セレネース®）など〕，非定型抗精神病薬 三環系抗うつ薬〔イミプラミン（イミドール®）など〕 過活動性膀胱治療薬〔トルテロジン酒石酸塩（デトルシトール®），ソリフェナシンコハク酸塩（ベシケア®），イミダフェナシン（ウリトス®）〕
制酸薬	アルミニウムやカルシウムを含む薬物（アルミゲルなど）
消化管造影剤	硫酸バリウム
カルシウム拮抗薬	ベラパミル塩酸塩（ワソラン®），ジルチアゼム（ヘルベッサー®）など
中枢性 α_2 作動薬	クロニジン塩酸塩（カタプレス®）など
利尿薬※	ヒドロクロロチアジドなど
イオン交換樹脂脂質異常症治療薬	コレスチラミンなど
その他	アミオダロン，炭酸リチウム

※低カリウム血症により腸管運動低下のため．

処方例

▶カルメロースナトリウム（バルコーゼ® 顆粒75％）　1回2 g　1日3回（毎食後）コップ1杯の水と服用

▶エナラプリルマレイン酸塩（レニベース® 錠5 mg）　1回1錠　1日1回（朝食後）

注）抗コリン作用のあるセチリジン塩酸塩は中止，筋弛緩作用のあるジルチアゼム塩酸塩はACE阻害薬のエナラプリルに変更．OTC薬の便秘薬は中止

▶非薬物治療：規則正しい食事と排便習慣，繊維に富む野菜，果物，水分摂取の指導

処方の解説と服薬指導

❶ カルメロースナトリウムは，化学的には天然のセルロースに親水性であるカルボキシメチル（$-CH_2-COOH$）基を結合させた化合物である．ヒトの消化酵素で分解されず消化管内で膨張し生理的な蠕動を誘発する．商品名のバルコーゼ®（Bulkose）は大きさや嵩（かさ）を表すbulkに由来している．米国などではオオバコの種子を原料としてつくるサイリウム（psyllium）がMetamucil® などの商品名で膨張性下剤として市販されている．

❷ 患者には，カルメロースナトリウム自体は吸収されず，消化管で水分を吸収すると体積が膨潤し，便容積を増大させ，腸管を伸展するため生理的な蠕動反射を生じるという作用機序を説明すると服薬への動機づけができる．また，便の性状を柔らかくするため痔疾にも優しいことを説明する．

❸ カルメロースナトリウムは水で膨潤する必要があるので，コップ1杯程度の水とともに服用するよう指導する．

知ってておくべきこと

❶ 緩下剤の作用機序は異なる．病態生理に即して覚えよう．

膨張性下剤：セルロースなどの不消化性植物繊維を成分とする薬物（カルメロースナトリウム）である．1日量の薬価は約12～37円と比較的安価だ（2019年4月）．同様の作用機序をもつ薬物として過敏性腸症候群に適応のあるポリカルボフィルカルシウム（コロネル®）がある．食事の聞き取りから繊維摂取不足を疑う場合に食事改善とともにまず選択する．ただし腸管刺激性薬物より緩下作用は弱い．

大腸刺激性下剤：ビサコジル（テレミンソフト®坐薬），センナ（センナ，アジャスト®Aコーワ，アクローゼン®など），ピコスルファートナトリウム水和物（ラキソベロン®）など，大腸粘膜神経を直接刺激して蠕動を生じる．感受性の高い患者では強い腹痛を生じたり，長期使用では水分・電解質異常を生じることがあるので長期使用は推奨されない．

塩類下剤：酸化マグネシウムの散剤（略称はカマ）や錠剤（マグミット®）．難吸収性塩イオンが浸透圧により腸内水分量を増加する作用を利用する．

浣腸下剤，坐薬：グリセリン，新レシカルボン®坐薬などで投与30分以内に効果が発現する．

新しい作用機序をもつ薬物：小腸上皮頂端膜（腸管内腔側表面）の2型のクロライドチャネル（ClC-2）活性化により消化管内への水分移行を増加させる機序で排便回数を増加させるルビプロストン（アミティーザ®，1日量薬価約120円※），便秘型の過敏性腸症候群に適応があるリナクロチド（リンゼス®，1日量薬価約180円※），麻薬性鎮痛薬の合併症として生じる便秘に対して適応があるナルデメジントシル酸塩（スインプロイク®）が処方薬として登場した．

※2019年4月における薬価

❷ 便秘を生じる可能性のある薬物を服用している場合には，他薬への変更を医師と協議する．

❸ 下剤乱用（laxative abuse syndrome）は，若い女性で多い不適切な下剤使用による病態である．「やせ願望」に伴う摂食障害（神経性食欲不振症）などの患者で下剤を長期使用することにより，下剤使用量が増加し，腹痛，低カリウム血症，体重減少，骨痛（骨軟化症による）の症状が生じる．下剤の使用を否定する場合もあるので注意が必要である．

<参考文献>

1）「慢性便秘症診療ガイドライン2017」（日本消化器病学会関連研究会　慢性便秘の診断・治療研究会／編），南江堂，2017

2）NICE：Irritable bowel syndrome in adults: diagnosis and management. https://www.nice.org.uk/guidance/CG61

▶英国のNICE（National Institute for Health and Clinical Excellence）の2008年版の過敏性腸症候群のガイドライン．

<越前宏俊>

3. 消化性潰瘍

症例　62歳，男性

【現病歴】　2年前から右膝痛があり，変形性膝関節症の診断を受けた．鎮痛薬の処方を受け，症状悪化時に服用していた．3週間ほど前から右膝痛が悪化したため，服薬を開始した．その後，食後1～2時間に増強する心窩部痛が出現し，ここ数日食欲不振も認めるため，外来を受診した．便通は正常で黒色便もない．体重に変化なし．嘔気・嘔吐なし．立ち上がる時にふらつきを感じない．家庭血圧は不変．

【既往歴】　60歳より変形性膝関節症，58歳より高血圧

【家族歴】　特記事項なし

【生活歴】　喫煙 20歳から20本/日，飲酒 日本酒1合/日

【薬　歴】　ジクロフェナクナトリウム錠（ボルタレン® 錠 25 mg）1回1錠　1日3回　朝昼夕食後（3週間前より）．OTC薬：サクロン® 1回1包　1日3回　朝昼夕食間（4～5日前から）

【身体所見】　身長 165 cm，体重 70 kg，体温 36.4℃，血圧135/82 mmHg，起立性低血圧認めず，脈拍76拍/分（整）．心窩部に軽度の圧痛はあるが，腫瘤を認めない．眼瞼結膜に貧血（−），球結膜黄染（−）

【検査所見】　WBC 9,200/μL，Hb 12.5 g/dL，Plt 18.0 × 10^4/μL，AST 18 IU/L，ALT 12 IU/L，BUN 16 mg/dL，Cr 0.9 mg/dL．便潜血（+）．上部消化管内視鏡検査：胃角部に活動期（A_2）潰瘍，活動性出血なし，迅速ウレアーゼ試験（−）

point

❶ 来院時に出血性（吐血または下血，黒色便，血圧低下，起立性低血圧）所見はなく，Hbもほぼ正常範囲，内視鏡的所見でも潰瘍からの活動性出血はないため，緊急の初期治療（輸血・輸液等と内視鏡的止血処置など）の必要はない．

❷ 2/3以上の消化性潰瘍患者では，**上腹部の疼痛以外には特異的な臨床症状を示さない**．したがって，**内視鏡的所見が診断上重要**である．本患者では，上部消化管内視鏡検査の結果，活動期の胃潰瘍が認められたが，活動性出血はなかった．

❸ 迅速ウレアーゼ試験は陰性であり，ヘリコバクター・ピロリ菌（*H. pylori*）感染の可能性は低い．3週間前から服用が開始されたジクロフェナクナトリウム錠が潰瘍の原因〔**非ステロイド性抗炎症薬（NSAIDs）誘発性潰瘍（NSAIDs潰瘍）**〕と考えられる．

❹ 本患者では変形性膝関節症の治療のためにジクロフェナクナトリウム錠を中止できない可能性も高い．その場合には，プロトンポンプ阻害薬（PPI），ヒスタミンH_2受容体拮抗薬（H_2RA），プロスタグランジン（PG）製剤などで強力な抗潰瘍療法を併用しつつ，NSAIDs治療を継続せざるを得ない場合もある．

1 消化性潰瘍の2大要因は，*H. pylori*感染とNSAIDsの服用である

現在，粘膜攻撃因子と粘膜防御因子のバランスを乱す最大の原因は*H. pylori*感染であり，そ

れに続く原因はNSAIDsの使用とされている．したがって，*H. pylori*の感染診断（迅速ウレアーゼ試験，尿素呼気試験など）を行うとともに，患者のOTC薬を含めたNSAIDsの服用歴を十分に情報収集する必要がある．

2 消化性潰瘍の初期治療の中心は，①胃酸の分泌抑制，②*H. pylori*の除菌である

初期治療ではPPIまたはH_2RAが中心となる．潰瘍治癒後は再発を抑制するために1年を目安とした維持療法（H_2RA，スクラルファート水和物）が推奨されている．

また，*H. pylori*の1次除菌は，PPI，アモキシシリン水和物とクラリスロマイシンの3剤併用療法（1週間連続服用）により行う（「第3章8. 胃炎」参照）．除菌に成功すれば，再発はほとんど認められないため，維持療法は推奨されていない．

3 NSAIDsの使用は，可能であれば中止する

患者がOTC薬も含めてNSAIDsを使用している場合は，可能な限り，NSAIDsを中止して通常の潰瘍治療を行う．本患者のように，NSAIDsを中止できない場合には，PPIやPG製剤で治療を行う．

処方例

- セレコキシブ（セレコックス® 錠 100 mg）　1回1錠　1日2回（朝夕食後）
- ボノプラザンフマル酸塩（タケキャブ® 錠 20 mg）　1回1錠　1日1回（就寝前）
- ミソプロストール（サイトテック® 錠 200 μg）　1回1錠　1日4回（朝昼夕食後・就寝前）

処方の解説と服薬指導

❶ 患者は変形性膝関節痛に対する抗炎症薬の投与が必要である．これまで処方されていたジクロフェナクナトリウムはシクロオキシゲナーゼ（COX）選択性の少ない薬物であり，胃粘膜保護性に働くPGを枯渇させ潰瘍発症の原因となっていた可能性が高い．そこで，NSAIDsはジクロフェナクナトリウム（ボルタレン® 錠）より，COX-2選択的阻害薬であるセレコキシブ（セレコックス® 錠）に変更された．COX-2選択的阻害薬は膝関節炎症部位に誘導されるCOX-2に選択性の高い阻害を生じる．

❷ 潰瘍治療には最強の酸分泌抑制作用をもつPPIのうち，ボノプラザンフマル酸塩（タケキャブ® 錠）が選択された．患者には，**症状の消失が潰瘍の治癒とはならない**ことを説明し，服薬を自己中止することがないように指導する．

❸ NSAIDsはCOX-2選択的阻害薬に変更されたが，念のため粘膜防御作用を有する内因性PGをミソプロストール（サイトテック® 錠）で補充している．ミソプロストールは**NSAIDsの長期服用による消化性潰瘍に適応を有する．**

❹ PGE_1誘導体であるミソプロストールは，**子宮収縮作用**があるため，**妊婦，妊娠する可能性のある婦人には投与禁忌**である．女性患者には十分に確認する必要がある．副作用としては，**下痢，腹痛**などの消化器症状が起こりやすい．

❺ PPIのうち，**NSAIDs投与時における胃潰瘍または十二指腸潰瘍の再発抑制**の適応があるのは，ランソプラゾール（タケプロン® カプセル/OD錠など），エソメプラゾールマグネシウム水和物（ネキシウム® カプセル/懸濁用顆粒），ボノプラザンフマル酸塩（タケキャブ® 錠）のみである（2019年6月現在）．

❻ この患者の生活習慣では，喫煙が消化性潰瘍の発症と再発のリスク因子であり，治癒の妨害因子でもあるので，禁煙を勧める．また，変形性膝関節症の増悪因子である肥満の改善を指導す

ることも重要である.

知っておくべきこと

❶ 消化性潰瘍の2大要因は，***H. pylori*感染**と**NSAIDsの使用**である．*H. pylori*感染の迅速診断は，迅速ウレアーゼ試験，尿素呼気試験などで行う．治療は，「第3章8. 胃炎」を参照のこと．

❷ *H. pylori*感染がない消化性潰瘍の治療には，PPIまたはH_2RAが選択される．PPIの酸分泌抑制作用は，H_2RAよりも強力である．また，作用時間も長いため，1日1回投与が可能であり，良好なアドヒアランスが得られやすい．

❸ 現在市販されているPPI（オメプラゾール，ランソプラゾール，ラベプラゾールナトリウム，エソメプラゾールマグネシウム水和物，ボノプラザンフマル酸塩）は，すべて肝代謝型の薬物である．従来のPPIは，酸による活性化が必要なため，効果発現に数日を要する．一方，カリウムイオン競合型アシッドブロッカーに分類されるボノプラザンは，酸による活性化を要しないため，作用発現はすみやかである．経口PPI（ボノプラザンフマル酸塩を除く）は酸性下で不安定なので，すべて**腸溶性**製剤である．**かみ砕いて服用しないよう患者に注意が必要**である．なお，嚥下機能が低下している患者には口腔内崩壊（OD）錠の剤形を考慮する．

❹ H_2RAも十分な期間投与されれば，潰瘍は治癒することが報告されている．ラフチジンを除く**H_2RAの消失経路は主に腎排泄**なので，**腎機能低下患者には投与量を減量する**必要がある．

❺ 患者が自己判断でNSAIDsを含むOTC薬を服用していることもあるので，**OTC薬を含む服薬歴を十分に聴取**する必要がある．

❻ OTCの胃腸薬についても知っておく必要がある．H_2RAはスイッチOTCとして市販されているものもある．サクロン®は3包あたり，銅クロロフィリンカリウム120 mg，無水リン酸水素カルシウム1,020 mg，沈降炭酸カルシウム1,020 mg，水酸化マグネシウム960 mg，ロートエキス30 mgを含有する．

Advice

COX-2選択的阻害薬について

胃粘膜の恒常性の維持に重要であるCOX-1に対する抑制作用は少なく，主に炎症や疼痛に関与するCOX-2を特異的に阻害する薬剤（COX-2選択的阻害薬）が開発された．COX-2選択的阻害薬は，従来のNSAIDsに比べて胃腸障害を明らかに減少させることが報告されているが，海外の臨床試験で，ロフェコキシブ（日本未承認）投与群で，心筋梗塞などの心血管系合併症の発生リスクが高まる可能性が指摘された．心血管イベントのリスク上昇は，すべてのCOX-2選択的阻害薬に共通するものであるかは，まだ明らかになっていない．COX-2選択的阻害薬を投与する際には，心血管系の副作用の可能性を十分に考慮し，患者の状態を注意深く観察する必要がある．

<参考文献>

1）「消化性潰瘍診療ガイドライン2015（改訂第2版）」（日本消化器病学会／編），南江堂，2015
▶日本消化器病学会ホームページより閲覧できる　https://www.jsge.or.jp/files/uploads/syoukasei2_re.pdf
2）「消化性潰瘍診療ガイドライン2015（改訂第2版）Annual Review版（追補版1）」（日本消化器病学会／編），2016年
▶日本消化器病学会ホームページより閲覧できる　https://www.jsge.or.jp/guideline/guideline/pdf/syoukasei_annual_review.pdf
3）「消化性潰瘍診療ガイドライン2015（改訂第2版）Annual Review版（追補版2）」（日本消化器病学会／編），2017年
▶日本消化器病学会ホームページより閲覧できる　https://www.jsge.or.jp/guideline/guideline/pdf/syoukasei_annual_review2.pdf

<大野恵子>

4. 過敏性腸症候群（IBS）

症例　23歳，男性

【現病歴】就職して2週間目頃より，発熱などの全身症状はないものの，朝食後に腹痛，腹部不快感を伴う下痢を起こすようになった．排便回数は，それまで1～2日に1回であったが，1日2～3回に増加した．腹痛，腹部不快感は，排便により消失する．最初は週の前半のみであったが，入職して3カ月経過した最近では，毎日のように腹痛を伴う下痢を起こすようになり，朝の通勤時に腹痛のため電車を途中下車することもたびたび生じるようになったので受診した．最近1年間の体重減少はなく，海外渡航歴もない．また，就寝中は腹痛等により覚醒することはなく，血便もない．

【既往歴】特記事項なし

【家族歴】父 大腸ポリープ，母 健康

【社会歴】職業 会社員（営業），喫煙 40本/日 20歳から，飲酒 ビール2缶/日

【薬　歴】ビオフェルミン® 下痢止め（症状あるとき），ここ数カ月，抗菌薬の服用はない．

【身体所見】身長163 cm，体重50 kg，体温36.6℃，血圧125/80 mmHg，脈拍70拍/分（整），頭部：眼瞼結膜に貧血なし，頸部・鎖骨上窩リンパ節触知せず，甲状腺腫大なし．腹部：腹部腫瘤触知なし．蠕動音軽度亢進

【検査所見】WBC 6,600/μL，Hb 14.0 g/dL，Plt 30.0 × 10^4/μL，TP 7.0 g/dL，AST 22 IU/L，ALT 24 IU/L，γ-GTP 45 IU/L，BUN 12 mg/dL，Cr 0.9 mg/dL，CRP 0.05 mg/dL，尿検査（－），便潜血反応（－），便培養（－），虫卵（－）．大腸内視鏡検査：潰瘍性大腸炎やクローン病を疑わせる炎症性粘膜病変（－），悪性病変認めず

point

❶ 全身症状（発熱，体重減少，血便など）は認めないが，腹部症状（腹痛・腹部不快感）を伴った便通異常（下痢）があり，その症状は排便後に消失することから過敏性腸症候群（irritable bowel syndrome：IBS）が強く疑われる．IBSの症状は，喫煙，生活環境の変化やストレスなどで増悪する傾向がある．

❷ IBSは除外診断であるので，消化器系悪性腫瘍・炎症性腸疾患などを除外するため，血液検査，尿検査，便潜血検査などと大腸内視鏡検査を行う．本患者ではそれらで病的所見は検出されなかったため，Rome Ⅳ診断基準に基づいて，IBSと診断された．ただし，いずれの検査にも偽陰性や見逃しのリスクはあるので，経過中にも再度確認することは重要である．

1 IBSは，器質的異常のない機能的消化管障害である

患者の自覚症状を聴取して，3カ月以上持続する腹部症状と便通異常が明らかとなった場合には，まず消化器悪性腫瘍や炎症性腸疾患などの**器質的な疾患が存在しないことを確認する必要がある**．それらが除外されたうえで，IBSは“Rome Ⅳ診断基準”（2016）などに基づいて診断される．この基準では，IBSは，「最近3カ月間，1カ月につき4日以上，腹痛がくり返し起

こり，①排便と症状が関連する，②排便頻度の変化を伴う，③便性状の変化を伴う，これらのうち，2つ以上を伴うもの」と定義されている．

本患者の症状は下痢が主体であるが，便秘が主体であったり，両者が混合（交替）する症状を訴えることもある．また，食欲不振や嘔気・嘔吐などの消化器症状，易疲労感や頭痛・頭重感などの自律神経失調症状や不眠・不安感などの精神症状を訴える患者も少なくない．

2 日常生活の中に，IBSの増悪因子はないか？

IBSでは，**ストレス負荷により症状が増悪する**のが特徴的であり，普段から**ストレス解消を心がける**ことは重要である．日常生活においても，カフェイン，香辛料などはIBSの症状を悪化させることがあるので，過剰な摂取を控えることが勧められる．アルコール類や煙草もIBSの症状を悪化させることがあるので，本患者に対しても節酒，禁煙が勧められる．ヨーグルトなどの発酵食品は，症状の軽減に有効であり，摂取が勧められる．

また，**医薬品の副作用が増悪因子となる場合もある**．抗菌薬，プロスタグランジン製剤や制酸薬（マグネシウム含有）などは，副作用として**下痢**を起こしやすい．一方，抗コリン薬，モルヒネ製剤，制酸薬（アルミニウム含有）や精神神経用薬などは，**便秘**を起こしやすい．薬歴を収集した結果，患者がこれらを服用している場合には，可能であれば一時中止してその影響をみるべきである．

3 IBSの薬物療法は，対症療法である

生活習慣の改善を試みても十分な効果が得られない場合には，**症状（下痢・便秘・腹痛など）に応じて薬物治療を行う**．IBSにおける腸管の運動異常の病態生理は十分に解明されていないが，消化管運動機能調整薬のトリメブチンマレイン酸塩（セレキノン®錠/細粒など），抗コリン薬のメペンゾラート臭化物（トランコロン®錠など），高分子重合体のポリカルボフィルカルシウム（コロネル®，ポリフル®錠/細粒など），5-HT$_3$受容体拮抗薬のラモセトロン塩酸塩（イリボー®錠/OD錠，適応症は下痢型IBSのみ），グアニル酸シクラーゼC受容体アゴニストのリナクロチド（リンゼス®錠，適応症は便秘型IBSのみ）などが用いられる．

これらに加えて，下痢には乳酸菌製剤，止瀉薬（腸運動抑制薬）のロペラミド塩酸塩（錠/カプセル/細粒）など，便秘には少量の緩下剤，腹痛には抗コリン薬などが使用されることもある．薬局・薬店で下痢・便秘改善薬のOTC薬を頻繁に購入する人には，専門医への受診を勧めることも重要である．これらの薬物療法によっても**症状の改善が十分に認められない場合には，抗不安薬や抗うつ薬などの併用**が有効なことがある．

処方例

ポリカルボフィルカルシウム（コロネル®錠 500 mg） 1回1錠 1日3回（朝昼夕食後） 14日分

処方の解説と服薬指導

❶ ポリカルボフィルカルシウムは，吸収性・保水性の高い高分子重合体であり，胃内酸性条件下でポリカルボフィルとなり，腸管内で膨潤・ゲル化し，便中の水分量を調節することで便の性状を正常化する．服用後に途中で喉につかえた場合，膨張して食道を閉塞する可能性があるので，**コップ1杯程度の水とともに服用**するように説明する．また，高齢者では一般に腎機能が低下していることが多く，**高カルシウム血症**が現れやすいので，減量するなど注意が必要であ

る．注意すべき薬物相互作用としては，テトラサイクリン系やニューキノロン系抗菌薬（併用によりキレートを形成し，これらの吸収を低下させ，作用を減弱させる恐れあり）などとの併用がある．

❷ 前述の通り，**薬物療法に先駆けて，生活習慣の改善・食事指導は重要**である．ストレスにより乱れた自律神経のバランスを整えるために，規則正しい生活と食習慣を心がけること，また規則正しい排便習慣をつけるように指導する．

知っておくべきこと

❶ IBSは，器質的な異常がない機能的消化管障害を呈する症候群である．その主な症状は，**腹痛，腹部不快感などの腹部症状と慢性の便通異常**である．わが国では，成人の有病率は10～15％と推計されており，頻度が高い病態である．IBS患者は男性よりも女性が多く，女性では便秘型，男性では下痢型が多いのが特徴である．

❷ IBSに類似した便通異常を生じる器質的な疾患と，それらを除外するために必要な検査を列挙できるようにしよう．

❸ IBSの増悪因子を列挙し，それらの除去するためにアドバイス法を考えよう．

Advice

下痢優位型IBSの新しい治療薬

IBSの下痢・腹痛症状には，腸管収縮を生じるセロトニン（5-HT）の関与が推測されており，5-HT_3受容体拮抗薬のラモセトロン塩酸塩*（イリボー®錠）が2008年に承認された．その適応は，男性におけるIBS（下痢型）であり，1日1回5 μgを服用する（1日最高投与量は10 μgまで）．2013年8月には，OD錠の製造販売が承認された．OD錠は嚥下機能の低下している患者や水分摂取を控えている患者に有用である．そして，2015年5月には，女性におけるIBS（下痢型）に関する効能・効果が追加承認された．用法・用量は男性と異なり，1日1回2.5 μgを服用する（1日最高投与量は5 μgまで）．

ラモセトロン塩酸塩の主な副作用は，便秘，硬便である．ラモセトロン塩酸塩の投与により腹痛の悪化，下血や便秘，硬便が認められた場合には，医師などに連絡するよう患者に説明することが重要である．なお，海外で発売された類似薬であるAlosetronは市販後に重篤な便秘とその合併症（腸閉塞，中毒性巨大結腸，続発性腸虚血，腸管穿孔）のため一時市場から撤退したが，その後，下痢優位の重症かつ難治性IBS女性患者に対する適応に限定して米国FDAより再承認された．

＊ラモセトロン塩酸塩は，抗がん剤（シスプラチンなど）投与後の制吐薬（ナゼア®OD錠／注射液）としては，すでに承認されている．

＜参考文献＞

1）「機能性消化管疾患診療ガイドライン2014－過敏性腸症候群（IBS）」（日本消化器病学会／編），南江堂，2014
▶日本消化器病学会ホームページより閲覧できる　https://www.jsge.or.jp/guideline/guideline/pdf/IBSGL2_re.pdf

＜大野恵子＞

5. 慢性肝炎

症例　45歳，女性

【主　訴】全身倦怠感

【現病歴】1989年に28歳で第2子を妊娠したが，前置胎盤であったため帝王切開で出産した．産後に出血量が多かったため，輸血とフィブリノゲン製剤の投与を受けた．その後健康であったが，最近倦怠感を自覚するようになったことと，1994年以前にフィブリノゲン製剤の投与を受けた人にC型肝炎感染の恐れがあるとの報道を聞き，最寄りの保健所で検査を受けたところ，C型肝炎感染が判明したので精査治療のため受診した．

【既往歴】26歳　第1子出産（正常分娩）
29歳　第2子出産（前置胎盤のため帝王切開），産後に輸血5単位とフィブリノゲン製剤投与を受けた

【生活歴】飲酒（－），喫煙（－）

【薬　歴】服用薬（－），OTC薬，サプリメント，漢方薬の服用（－）

【身体所見】身長 165 cm，体重 55 kg，血圧 120/75 mmHg，心電図正常
結膜：貧血（－），黄疸（－），腹部：右肋骨下縁から3 cm鈍な肝右葉下縁を触知，くも状血管腫（－），腹壁静脈怒張（メドゥーサの頭）（－），脾腫（－），下肢浮腫（－）

【検査所見】WBC 6,500/μL，Hb 12.0 g/dL，Plt 18.0 × 10^4/μL，AST 125 IU/L，ALT 135 IU/L，Alb 3.5 g/dL，T-Bil 1.0 mg/dL，コリンエステラーゼ 220 U/L，PT-INR（国際標準化プロトロンビン時間比）1.4，BUN 16 mg/dL，Cr 0.9 mg/dL，HCV抗体（＋），HCVジェノタイプ1b，HCV-RNA定量〔コバスTaqMan HCVオート（リアルタイムPCR）法〕：6 LogIU/mL，上部消化管内視鏡：食道下端に静脈瘤（－），超音波検査：肝腫大，肝辺縁鈍化あるが腫瘍性所見（－），線維化所見軽度

point

❶ 急性HCV感染の70％が慢性HCV感染者（キャリア）となる．日本に100～150万人，世界で1億7,000万人存在すると推定されている．HCVには6種類のジェノタイプがあるが，日本では1b,2a,2bが主である．ジェノタイプにより治療薬であるインターフェロン（IFN）または直接型抗ウイルス薬（direct acting antiviral：DAA）に対する反応性が異なるので，治療前にジェノタイプを判定することが重要である．

❷ 患者の検査所見から，血小板10万個/μL以上，食道静脈瘤（－），超音波で肝硬変の所見なく，肝タンパク合成能の指標である血清アルブミンとPT-INRが正常範囲であるので，感染から15年以上経過しているが，肝病変はまだ慢性肝炎の段階であると評価できる．

❸ 現在，非代償性肝硬変を除くすべてのC型肝炎患者に対して抗ウイルス治療の適応がある．2019年6月現在で最新の日本肝臓病学会ガイドライン[1]では，ジェノタイプ1型のHCVによる慢性肝炎治療の第1選択はレジパスビル/ソホスブビル配合錠（LDV/SOF），エルバスビル＋グラゾプレビル併用（EBR＋GZR）またはグレカプレビル/ピブレンタスビル配合錠（GLE/PIB）の3レジメンである（表1）．

表1　DAA治療歴のない患者のHCVジェノタイプ別の標準的DAA薬物選択，投与期間とSVR率

HCVジェノタイプ	薬　物	投与期間	初回治療のSVR率
ジェノタイプ1	・SOF/LDV（重症腎障害患者では禁忌）	12週	100％
	・EBR＋GZR	12週	96％
	・GLE/PIB（すべてのジェノタイプに有効）	8週	99％
ジェノタイプ2	・SOF/RBV（重症腎障害患者では禁忌）	12週	98％
	・GLE/PIB	8週	98％
	・SOF/LDV（重症腎障害患者では禁忌）	12週	96％

SVR：sustained virological response，ウイルス学的持続陰性化
SOF（ソホスブビル），LDV（レジパスビル），EBR（エルバスビル），GZR（グラゾプレビル），GLE（グレカプレビル），PIB（ピブレンタスビル），RBV（リバビリン）
（文献1を参考に作成）

❹ 慢性HCV感染の治療目的はウイルス排除による肝炎沈静化と肝細胞がん発症の予防である．DAA薬治療により95％以上の患者でSVRを得られ，肝がん発症が1/4程度に低下するが完全に抑制されるわけではない（5年間で2.3～8.8％）ので経過の厳重なフォローが必要である．

処方例

▶マヴィレット®配合錠〔グレカプレビル水和物（無水物として）100 mg/ピブレンタスビル40 mg〕
1回3錠　1日1回食後　8週間

処方の解説と服薬指導

❶ 現在では慢性HCV感染治療の標準治療はDAAであり，HCVのジェノタイプにより表1に示すような薬物が推奨されている．この患者ではすべてのHCVジェノタイプで効果がある（パンジェノ型）グレカプレビル/ピブレンタスビル配合錠が処方された．

❷ グレカプレビル/ピブレンタスビル配合錠の前治療歴のない慢性HCV肝炎の治療期間は他のDAA薬よりも短く8週間が承認されている．SVRは99％である．主な副作用は掻痒5％，頭痛4％，倦怠感3％と頻度は低かった．

❸ グレカプレビルとピブレンタスビルはいずれも肝消失型薬物であり，非代償性肝硬変患者（Child-Pugh分類C）患者では投与後の血中濃度時間下面積（AUC）がそれぞれ11倍と2倍に上昇するので投与禁忌である．Child-Pugh分類Bでもグレカプレビル（および他のNS3阻害薬）のAUCは2倍程度増加するので避けるべきであるとされる．一方，腎機能障害患者では重度慢性腎臓病（CKD）でもAUCとして60％以内の変化であるため投与可能である．

❹ グレカプレビルとピブレンタスビルの経口バイオアベイラビリティは食事の影響を受ける．脂肪に富む食事摂取後の経口投与AUCは空腹投与と比較して約2倍増加する．したがって，効果を担保するためには用法通り食後に服用するように指導する．

❺ グレカプレビルとピブレンタスビルはP糖蛋白，乳がん耐性蛋白（BCRP），有機陰イオントランスポーター（OATP）の阻害作用のある基質である．アタザナビルはグレカプレビル/ピブレンタスビルの血中濃度を増加させるため，またCYP3A誘導作用があるリファンピシン等の薬物はグレカプレビル/ピブレンタスビルの血中濃度を低下させるために併用禁忌である．また，同薬はスタチン薬（アトルバスタチン等）の血中濃度を増加させるため併用禁忌となっている．

表2　DAAの作用機序に基づく分類

NS3/4Aプロテアーゼ阻害薬	NS5A複製複合体阻害薬	NS5Bポリメラーゼ阻害薬	
		非核酸型	核酸型
HCV複製過程の蛋白プロセッシング阻害	HCVの複製複合体形成を阻害する	RNAポリメラーゼ活性を阻害する	HCV RNAに取り込まれ伸長反応を阻害
アスプレナビル（ASV） **グラゾプレビル（GZR）** **グレカプレビル（GLE）**	ダクラタスビル（DCV） **レジパスビル（LDV）** **エルバスビル（EBR）** **ピブレンタスビル（PIB）** ベルパタスビル	ベラクラブビル（BCV）	**ソホスブビル（SOF）**

HCVに対する第1選択となっている薬物を**太字**で示した.

知っておくべきこと

❶ かつては副作用の強いIFNと抗ウイルス薬の併用（テラプレビル＋ペグIFN＋リバビリン）が標準治療であり，ジェノタイプ1型に対して70％前後の血中HCV RNA SVR率であったが，2014年にNS3/4 Aプロテアーゼ阻害薬（アスナプレビル）とNS5A複製複合体阻害薬（ダクラタスビル）の導入によりIFNを使用しないDAA治療が開始され，ジェノタイプ1型の高ウイルス量症例でもSVRが80～90％に向上した．その後，表2に示す新規DAAが続々と上市され，2017年にはHCVのすべてのジェノタイプ（1～6型）に有効であるグレカプレビル水和物・ピブレンタスビル配合錠（GLE/PIBマヴィレット®）が発売され投与期間8週間で99％のSVRが得られるまでに改善した.

❷ DAA薬はIFNと比較して副作用は少なく，副作用のために治療中止となる例も少ない.

❸ DAA薬は薬物代謝酵素および薬物トランスポーター阻害等の機序を介する薬物動態上の相互作用があるので，使用開始前には必ず添付文書を読み対象患者における相互作用の可能性をチェックする.「C型肝炎治療ガイドライン第7版」[1)]では資料2にDAA薬の併用禁忌・併用注意情報が表形式でまとめられている．代表的な相互作用の例として，カルバマゼピン，フェニトイン，フェノバルビタール，またセイヨウオトギリソウ（St. John's wort）含有食品等を併用すると多くのDAA薬の肝薬物代謝酵素が誘導され血中濃度が低下するため併用禁忌あるいは注意となっている.

❹ CKD，特に血液透析患者では，一般人口よりもHCVキャリア率が高いため抗ウイルス治療が重要である．ただし，標準DAA薬のうちレジパスビル/ソホスブビル配合錠（LDV/SOF，ハーボニー®配合錠）はソホスブビルと代謝体の消失経路が腎臓であるため重度の腎機能障害（eGFR＜30 mL/分）では著明に体内蓄積するため投与が禁忌となっている.

＜参考文献＞

1）日本肝臓学会 肝炎診療ガイドライン作成委員会/編：C型肝炎治療ガイドライン（第7版），2019年6月
▶日本肝臓学会ホームページより閲覧できる　https://www.jsh.or.jp/files/uploads/HCV_GL_ver7_June11_final__2.pdf

＜越前宏俊＞

6. 膵　炎

症例　56歳，男性

【現病歴】　昨夜，夕食後にいつもより多く晩酌をして就寝したが，夜間に心窩部痛で覚醒した．痛みは背部に放散し，仰向けに寝ると痛みが増強するため，一晩中前屈位で横臥して過ごした．その後，悪心・嘔吐が出現したため，救急外来を受診した．

【既往歴】　50歳　急性膵炎で入院

【家族歴】　2子 健在，妻 健在，父 脳血管障害で死亡（70歳），母 健在

【社会歴】　大工の棟梁，20代から毎晩晩酌（3～5合），喫煙20本/日

【身体所見】身長165 cm，体重55 kg，血圧90/50 mmHg，呼吸数18回/分，意識状態やや混濁，体温37.5℃，脈拍100拍/分（整），上腹部圧痛著明，腸雑音消失，四肢冷感（＋）

【検査所見】WBC 15,000/μL，Hb 16 g/dL，Plt 12.0×10^4/μL，Na 150 mEq/L，K 4.0 mEq/L，BUN 45 mg/dL，Cr 1.2 mg/dL，Ca 8.0 mg/dL，血糖190 mg/dL，アミラーゼ400 IU/L，リパーゼ350 IU/L，LDH 800 IU/L，プロトロンビン時間12秒
尿検査 尿アミラーゼ3,320 IU/L，ケトン体（－），便潜血（－）

【画像診断】腹部単純X線：左上腹部の局所的小腸拡張像（sentinel loop sign）（＋）
腹部超音波：胆石（－），膵頭部から体部腫大（＋），膵臓周囲浮腫（＋）

【服薬歴】　服用薬なし

point

❶ 急性膵炎は，種々の原因により膵消化酵素が臓器内で活性化され，膵臓とその周囲組織を自己消化するために生じる炎症疾患である．この患者は急性膵炎が既往にあるので，慢性膵炎の急性再燃期であると考えられる．

❷ 膵炎の診断根拠は，背部に放散する上腹部痛，疼痛時の前屈姿勢，悪心・嘔吐，発作に先行する飲酒，白血球増加，血清・尿アミラーゼ上昇，血中リパーゼ上昇，超音波などの画像検査での膵腫大などである．

❸ 急性膵炎および慢性膵炎の急性増悪は大酒家に多い（34％）．その他，胆石による総胆管閉塞（27%），薬物誘発性，医原性では内視鏡的逆行性膵胆管造影（ERCP）後の合併症などがある．

❹ 膵臓は解剖学的に腹腔内で胃の後方にあるため，仰臥位や後屈位では胃や腸管に圧迫される．このため急性膵炎患者では，膵臓への圧迫による痛みを避けるため自然に前屈位で横臥位の特徴的な体位をとる．

❺ 重症急性膵炎では膵臓のプロテアーゼが全身循環に流入し血液凝固因子を活性化するため，播種性血管内凝固症候群（DIC）を発症すると死亡率は30％と高い．重症化のサインは，ショック（収縮期血圧＜80 mmHg），呼吸困難，中枢神経症状，重症感染症合併，DICの合併，血清Ca値低下（＜7.5 mg/dL）などである．この患者ではこれらの所見はないが，その傾向はあるので厳重な注意が必要である．

処方例

▶乳酸リンゲル（ラクテック® 注500 mL）　3,000 mL/日　点滴静注
▶ブプレノルフィン塩酸塩（レペタン®）　初回0.3 mg 静注，その後2.4 mg/日で持続静注
▶ガベキサートメシル酸塩（エフオーワイ®）　500 mg/日　点滴静注
▶イミペネム水和物・シラスタチンナトリウム（チエナム®）　1回0.5 g　1日2回点滴静注

処方の解説と服薬指導

❶ 急性膵炎では，炎症性サイトカイン増加により，大量の血漿水の組織への漏出が生じるため，きわめて大量の輸液（乳酸リンゲル液などの細胞外液）が必要となることがある．電解質輸液量は，血圧や脈拍から循環血漿量の低下を評価しながら投与する，ときに1日5～6 Lの輸液が必要となることもある．

❷ 膵炎の痛みはきわめて強く，通常のNSAIDsでは除痛できないことが多いため，非麻薬性オピオイド（ブプレノルフィンなど）を用いる．塩酸モルヒネを使用する場合には，膵管の十二指腸開口部のオッディ括約筋緊張作用を和らげるためにアトロピンを併用する．

❸ 日本では，伝統的に，膵臓から遊離するタンパク分解酵素（プロテアーゼ）による組織破壊の防止や血液凝固系活性化の防止を目的としてタンパク分解酵素阻害薬を投与することが多いが，生命予後や合併症発生抑制に対する効果は証明されていない．日本の急性膵炎診療ガイドライン（2015）[1]では，エビデンスレベルはBで明確な推奨度を決定できないとしている．

❹ 急性膵炎による膵臓および周囲の壊死組織に消化管細菌による感染症を併発すると予後が悪い．そのため，重症例や壊死性膵炎症例では抗菌薬による感染症予防が行われることも多い．この場合にはグラム陰性菌にも陽性菌にも有効なカルバペネム系薬が用いられることが多い．

知っておくべきこと

❶ かつて急性膵炎患者には絶食がルーチンに行われた．これは，経口的な食事摂取が膵消化液の分泌を刺激し，膵炎を悪化させると考えられたためである．しかし，臨床研究の結果からこの懸念は払拭されたので，最近では腹痛の管理ができれば，軽症～中等症では経口栄養を，重症例では経管空腸栄養を入院後48時間以内に開始することが推奨されている．中心静脈栄養（total parenteral nutrition：TPN）は感染症合併頻度が増加するので，最近は控える傾向にある．

❷ 膵臓周囲の炎症が腸管に波及すると麻痺性イレウスを生じる．膵臓周囲の限局性腹膜炎による小腸の局所性イレウスの所見をセンチネル（歩哨）ループ所見と呼ぶ．炎症が大腸周囲に及ぶと大腸内ガス像の急な途絶（colon cut-off所見）が生じる．イレウスが生じれば経鼻胃管留置が必要となる．

❸ 薬剤師としては，薬剤性膵炎を起こす薬物を服用していないかを常に念頭において服薬歴を調査する（表）．ただし，その頻度は全体の1%前後である．

❹ 高アミラーゼ血症を生じるのは膵炎だけではない．唾液腺疾患（急性耳下腺炎，通称おたふく風邪），消化管穿孔，虫垂炎，肝疾患，婦人科疾患（子宮外妊娠破裂），膵臓以外の腫瘍などでも生じることがある．

❺ アミラーゼには膵臓（P）型と唾液腺型（S）型のアイソザイムがある．膵臓疾患以外ではS型の上昇が主体である．

表　副作用として膵炎を生じる薬物

免疫抑制薬	アザチオプリン，メルカプトプリン　など
利尿薬	サイアザイド系利尿薬，フロセミド　など
抗がん剤	フルオロウラシル，L-アスパラギナーゼ，テガフール・ギメラシル・オテラシル，シタラビン，イホスファミド，シスプラチン，ビンブラスチン　など
抗菌・抗ウイルス薬	メトロニダゾール，ST合剤，ペンタミジン，リトナビル　など
降圧薬	ACE阻害薬，メチルドパ　など
ホルモン	エストロゲン　など
抗てんかん薬	バルプロ酸ナトリウム　など
NSAIDs	スリンダク　など

<参考文献>

1）「急性膵炎診療ガイドライン2015（第4版）」（急性膵炎診療ガイドライン2015改訂出版委員会/編），金原出版，2015
▶日本膵臓学会ホームページより閲覧できる　http://www.suizou.org/APCGL2010/APCGL2015.pdf

<越前宏俊>

7. イレウス

症例　68歳，男性

【主　訴】　腹痛，嘔気・嘔吐

【現病歴】　生来健康で便通異常はなかった．半年前から便秘がちとなり，最近便柱が細くなった．便秘に伴い腹痛があり，ときどき便に血が付いていることに気がついたが，以前から痔（疾）があったため，そのためと考えていた．最近2カ月で3 kg程度体重が減少した．1週間前から便通がなく，昨日より間欠的に強い腹痛と嘔気・嘔吐が出現したため，当院を受診し，イレウスの疑いで即日入院となった．

【既往歴】　父親が70歳で大腸がんにより死亡，妻は健在

【生活歴】　喫煙1日20本40年，飲酒は週2回で付き合い程度

【身体所見】　身長170 cm，体重62 kg，血圧110/70 mmHg，脈拍100拍/分，体温37.5℃，眼瞼結膜貧血（＋），黄疸（－），頸部リンパ節触知せず，胸部：正常，腹部：鼓腸（＋），蠕動音亢進，腫瘤触知せず，直腸診：肛門から8 cmに固い腫瘤を触れる．免疫学的潜血反応（＋），四肢：正常

【検査所見】　WBC 11,000/μL，Hb 9.0 g/dL，CRP 1.0 mg/dL，Na 150 mEq/L，K 3.0 mEq/L，Cl 85 mEq/L，BUN 20 mg/dL，Cr 1.0 mg/dL，CEA 5 ng/mL，尿検査：正常，便潜血（＋）

【他の検査】　立位単純X線写真で大腸拡張と液面形成所見．大腸内視鏡検査によりS状結腸に全周性の大腸がんを認めた．生検組織の病理所見では高分化型大腸がん．腹部CT検査で肝転移と大動脈周囲リンパ節腫脹はなかった．

【入院後の経過】　イレウス管が挿入され，24時間で4 Lの貯留液が吸引され，尿量は500 mLであった．その後，外科手術が行われた．

point

❶ 大腸がんによる血便や下血は痔出血と間違われやすい．がんの出血は暗赤色であるが痔疾では排便直後の新鮮血であることが多い．ただし，両者が合併することもあるので注意．

❷ 便検査でヒトヘモグロビンに特異的に反応する免疫学的潜血反応が陽性なら直腸指診，大腸内視鏡検査を行う．

❸ 便が固形となっている下行，S状，直腸の大腸がんが進行し，内腔狭窄が全周性となると，通過障害によりイレウス（腸閉塞）が生じる．上行や横行結腸では便が半液体状であるため，イレウス発症は遅れる．

❹ 便柱が細くなるのは大腸下部狭窄の徴候の1つである．イレウスでは腸管内に大量の消化液と電解質が貯留するため，血管内は**脱水**〔患者の血圧は低下傾向（110/70 mmHg）〕で，**頻脈**（100拍/分と高いこと）と，**低カリウム血症**（3.0 mEq/L）を生じるので注意しよう．

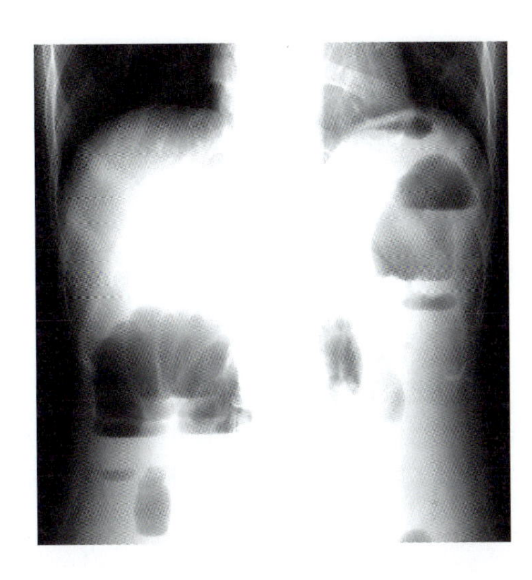

図　大腸がんによる腸閉塞
立位の腹部単純X線写真．拡張した腸管には水平な液面形成（ニボー）と小腸ヒダではなく大腸のハウストラを認める．
（文献1より転載）

1 イレウス（腸閉塞）の代表的症状を知ろう

間欠性の腹痛，悪心・嘔吐，排便と排ガスの消失，腹部膨隆，腹部単純X線写真での腸管拡張と液面形成（ニボー※）はイレウスの所見である（図）．

2 イレウスの保存的治療は経口摂取の禁止とイレウス管による減圧術である

イレウスでは，腸管の通過障害により，分泌された消化液と腸内で発生したガスが腸管内に貯留する．腸管の拡張は腹痛を生じ，貯留が一定量を超えると嘔吐により水・電解質を失う．腸管は拡張により血流が悪化し壊死を生じるため，放置すると腸管穿孔から腹膜炎，敗血症性ショックを生じる．十二指腸にまでイレウス管を挿入し腸管内容を吸引減圧すると，腹痛，嘔吐は改善する．本患者では全身状態が改善した時点で外科的処置を行った．

3 イレウスの治療は脱水と電解質異常を生じるので輸液が重要である

イレウス時に腸管内に貯留している消化液量は驚くほど多い．嘔吐が頻発する状態では約3 L，24時間の完全閉塞例では5 Lもの液体が閉塞した腸管内に貯留する．したがって，イレウス患者では，腸管液の喪失（嘔吐または腸管からの消化液吸引）による脱水と電解質異常（特に低カリウム血症）および胃酸（HCl）吸引により生じる低クロール性代謝性アルカローシスにより，脱水と低カリウム血症を生じやすい．したがって，腎機能が正常であればクロールイオンを含む輸液を適正尿量が得られるまで大量の輸液を行う．

処方例

▶乳酸リンゲル液（ラクテック®注）　4,000 mL を24時間持続点滴投与

※ニボーとはX線写真の異常陰影内部に水平の液面形成像がみられること．内部に液相と気相があることを示す．英語でniveauまたはair-fluid level.

処方の解説と服薬指導

❶ イレウス患者の初期点滴は，細胞外液である腸管貯留液に相当する水分と電解質の補充が目的なので，生理食塩液（0.9％）か乳酸リンゲルを用いる．輸液量の概算は，

必要量（mL）＝予想尿量＋200＋腸管内の非機能的貯留液量＋嘔吐量

である〔200 mLは呼気中への水蒸気としての水分喪失（不感蒸泄）である〕．

❷ 乳酸リンゲルの電解質組成は，Na^{+} 130 mEq/L，K^{+} 4 mEq/L，Ca^{2+} 3 mEq/L，Cl^{-} 109 mEq/L，$Lactate^{-}$ 28 mEq/Lで，維持輸液（ソリタ®T3など）よりもClイオンを豊富に含む．**低クロール性代謝性アルカローシスの治療にはClイオンの補給が重要である**．リンゲル液で反応しない場合には，塩酸塩の形でClイオンを含む高カロリー輸液用総合アミノ酸製剤であるモリアミン®S注や塩化アンモニウム（塩化アンモニウム補正液）の使用も考慮する．

知っておくべきこと

❶ イレウスの原因は，腸管の物理的閉塞による**機械的イレウス**と腸管運動麻痺による**機能的イレウス**がある．機械的イレウスの原因は，小腸では手術後の腸管癒着が，大腸ではがんが多い．機能性イレウスは，腹膜炎や電解質異常（低カリウム血症），薬物（麻薬，抗コリン薬，アントラサイクリン系抗がん剤），糖尿病性自律神経障害などによる腸管自律神経障害により生じる．

❷ 機械的イレウスが進行すると，閉塞部の腸管の血流障害により壊死が生じ，腸管穿孔と腹膜炎が生じる．腹膜炎が生じると麻痺性イレウスとなり，亢進していた腸管蠕動音は消失する．

❸ CEA（がん胎児性抗原）は大腸がんの代表的な腫瘍マーカーである．5 ng/mL以下が正常値．進行がんで肝転移などがあると高値となる．早期診断には役立たないが，術後の経過観察などには有用である．

<参考文献>

1）阪　眞，飯野靖彦：各科で役立つ輸液の基本．レジデントノート，8：1162-1165，2006
2）「大腸癌治療ガイドライン 医師用 2019年版」（大腸癌研究会／編），金原出版，2019

<越前宏俊>

第3章　消化器系疾患

8. 胃　炎

症例　55歳，男性

【現病歴】　5年前から管理職となり，ストレスが増加した．3年前には胃潰瘍で通院加療した．しかし，その後も食後に上腹部膨満感や不快感（胃もたれ）を自覚することがたびたびあり，その都度，OTC薬の服用をくり返していた．1カ月前から食欲も低下してきたため，精査を希望して受診した．体重の変化はない．便通は正常で黒色便もなく，嘔気・嘔吐もない．

【既往歴】　胃潰瘍（52歳，ヘリコバクター・ピロリ検査は未実施）

【家族歴】　父 胃がんで死亡（75歳），母 健在

【社会歴】　喫煙 20本/日 20歳から，飲酒 ビール1缶/日

【薬　歴】　パンシロン® 01錠（症状あるとき），過去1カ月に非ステロイド性抗炎症薬（NSAIDs）の服用なし

【アレルギー歴・副作用歴】　特記事項なし

【身体所見】　身長 170 cm，体重 64 kg，体温 36.5℃，血圧 135/80 mmHg，脈拍 74拍/分（整）
頭部：眼瞼結膜に貧血なし，頸部・鎖骨上窩リンパ節触知せず
胸部：正常，腹部：腫瘤触知なし，圧痛なし

【検査所見】　WBC 8,600/μL，Hb 15.0 g/dL，Plt 20.0 × 10^4/μL，AST 24 IU/L，ALT 20 IU/L，BUN 14 mg/dL，Cr 0.8 mg/dL，便潜血（−）．上部消化管内視鏡：胃前庭粘膜に発赤とびらん等の粘膜傷害（＋），萎縮（＋），潰瘍（−）．生検組織で粘膜に炎症細胞浸潤と腸上皮化生が陽性，迅速ウレアーゼ試験（＋）

point

❶ 本患者では胃潰瘍の既往歴，上腹部の自覚症状から，胃・十二指腸潰瘍性病変を疑い，上部消化管内視鏡検査を行った．潰瘍性病変は否定されたものの，幽門前庭の発赤・びらん，萎縮像，組織所見での炎症細胞浸潤と腸上皮化生像から，胃炎（萎縮性胃炎）と診断された．

❷ 迅速ウレアーゼ試験の結果は陽性であり，ヘリコバクター・ピロリ（*H. pylori*）感染が存在した．なお，本患者には胃潰瘍の既往はあるが，*H. pylori*の感染診断は未実施で，除菌療法を受けたこともないため，*H. pylori*感染は既往歴の胃潰瘍にも関係している疑いが強い．

❸ *H. pylori*感染胃炎に対して除菌療法を行う際には，患者ごとに①適切な検査方法により*H. pylori*陽性であること，②胃内視鏡検査により慢性胃炎の所見があることを確認する．

1 慢性胃炎の成因の約80％は*H. pylori*の感染である

慢性胃炎の成因としては，ストレス，生活習慣（喫煙，暴飲・暴食，飲酒など），自己免疫性などが知られているが，**最大の成因は*H. pylori*感染**である．50歳以上の日本人では50～80％が*H. pylori*に感染している．*H. pylori*の感染診断には，内視鏡検査を必要とする迅速ウレアーゼ試験，鏡検法，培養法と，内視鏡検査を必要としない尿素呼気試験，便中*H. pylori*抗原測定（簡便であり，小児での検査が可能）が用いられている．

2 *H. pylori*の除菌療法

*H. pylori*感染は，難治性，再発性の胃十二指腸潰瘍の原因である．除菌により再発をほぼ防止できることが臨床試験で証明されている．また，*H. pylori*感染は，前向きコホート試験から胃がん発生の強いリスクファクターであることが示唆されている．さらに日本の研究者により，早期胃がんを内視鏡切除した患者を*H. pylori*除菌群と観察群に前向きかつ無作為に割り付けて経過を観察した臨床試験において，除菌によって異時性胃がん（切除した部位以外の残胃から再発ではない新規胃がんが発症すること）のリスクが約3分の1になることが証明された[1]．この患者では自覚症状に加え，胃潰瘍の既往があり，①迅速ウレアーゼ試験（陽性），②内視鏡検査により慢性胃炎であることが確認されたので，除菌療法の適応となる．

H. pylori 1次除菌療法としては，プロトンポンプ阻害薬（PPI），アモキシシリン水和物とクラリスロマイシンの3剤併用療法（1週間連続服用）が推奨されている．本邦で使用可能なPPIには，オメプラゾール，ランソプラゾール，ラベプラゾールナトリウム，エソメプラゾールマグネシウム水和物，ボノプラザンフマル酸塩がある．国内で実施されたこれらの臨床試験結果を直接比較することは難しいが，1次除菌療法におけるオメプラゾール，ランソプラゾール，ラベプラゾールナトリウムを比較した臨床試験では，その除菌率に差がないことが報告されている．また．ボノプラザンを用いた3剤併用療法では，約90％の除菌率が報告されている．除菌療法を確実に行うために，ラベキュア®のように1日分のラベプラゾールナトリウム錠，アモキシシリン水和物カプセル，クラリスロマイシン錠の3剤が1シートになった製品もあり，患者の状況に応じて使用を考慮してもよい．3剤併用療法では，クラリスロマイシンの耐性化が問題となっているため，これまでに除菌療法を受けたことがあるか，またマクロライド系抗菌薬を長期にわたり服用していたことがあるかなどについて，患者から事前に情報収集する必要がある．

3 胃腸障害を起こす可能性のある医薬品の服用に関する情報収集が重要である

NSAIDsによる消化性潰瘍をはじめとして，胃腸障害を起こす可能性のある医薬品は数多い．そのほかにも，**副腎皮質ステロイド製剤**による消化性潰瘍，**鉄剤**による胃もたれ・食欲不振，**α-グルコシダーゼ阻害薬**による腹部膨満感，**テオフィリンやジゴキシン**中毒の初期症状としての食欲不振・嘔気などが知られている．**これら医薬品の服用の有無については，OTC薬も含めて患者から情報収集することが重要である．**NSAIDsを服用している場合には，可能であれば中止する（「第3章3. 消化性潰瘍」参照）．

処方例

▶ラベプラゾールナトリウム（パリエット®錠 10 mg）	1回1錠
▶アモキシシリン水和物（サワシリン®カプセル 250 mg）	1回3カプセル
▶クラリスロマイシン（クラリス®錠 200 mg）	1回1錠
	1日2回（朝夕食後）7日分

処方の解説と服薬指導

❶ *H. pylori*の1次除菌療法は，PPI（オメプラゾール，ランソプラゾール，ラベプラゾールナトリウム，エソメプラゾールマグネシウム水和物，ボノプラザンフマル酸塩）のいずれか1剤とアモキシシリン水和物とクラリスロマイシンによる3剤併用療法（1週間）が推奨されている．本患者は

①迅速ウレアーゼ試験（陽性），②胃内視鏡検査により慢性胃炎（萎縮性胃炎）が確認されていること，③*H. pylori*菌検査が未実施であることから，*H. pylori* 1次除菌療法を行うこととなった．

❷ ペニシリンアレルギーは稀ではないため，**服用後にアレルギー症状（発熱や発疹など）がみられた場合には，直ちに医師・薬剤師に連絡するように説明する**．また重大な副作用である**薬剤性大腸炎（発熱，腹痛，下痢，血便など）の症状がみられた場合も，同様に説明する．**

❸ 除菌療法を成功させるためには，**7日間確実に服用する**必要があるので，患者にはその服用意義や，発生頻度の高い副作用（**下痢・軟便，味覚障害**などが約15％の患者で生じる）について十分に理解できるように説明する．

❹ **除菌療法終了後，4週間以上経過した後**に，迅速ウレアーゼ試験，尿素呼気試験などで***H. pylori*除菌判定**を行う．PPIや防御因子増強薬のうちエカベトナトリウム水和物（ガストローム® 顆粒）などは，*H. pylori*に対して静菌作用を有するため，これらの服用により偽陰性となることがある．除菌判定直前の4週間に，これらを服用していないことを確認する．

❺ **喫煙**は，胃粘膜の防御機構を損なうだけでなく，潰瘍等の発生を促進することから，本患者に対しては禁煙を勧める．

第3章 消化器系疾患

知っておくべきこと

❶ 急性胃炎のリスク因子は，**NSAIDs，*H. pylori*初感染，喫煙，アルコール，ストレス**である．これらを列挙できるようにしよう．

❷ 日本人の慢性胃炎の最大の原因は*H. pylori*感染である．*H. pylori*感染胃炎であることが胃内視鏡検査で確認されれば，除菌療法が適応となる．

❸ 除菌療法の意義，使用する薬物の注意すべき副作用について，説明できるようにしよう．

❹ *H. pylori*除菌判定時に偽陰性を引き起こす可能性のある薬物を挙げられるようにしよう．

❺ 除菌療法以外の慢性胃炎の治療は，基本的に対症療法で治療効果にエビデンスのあるものはない．症状に応じて酸分泌抑制薬，防御因子増強薬，消化管運動機能改善薬などを使用することがある．

Advice

除菌療法に失敗する原因

除菌失敗の原因は，①患者のコンプライアンス不良，②クラリスロマイシン耐性菌の感染，③PPIの代謝に関係するCYP2C19活性が高く（迅速代謝者，extensive metabolizer：EM）でPPIの効果が不十分となっていた，などが想定される．2次除菌の薬物として，特に②の場合には，前述した3剤療法のうち，クラリスロマイシンに代えて，メトロニダゾール錠（フラジール® 錠250 mg　1回1錠　1日2回）が用いられる（投与日数：7日間）．なお，メトロニダゾールを含むシート製剤としては，ボノピオン® パック（ボノフマル酸塩錠，アモキシシリンカプセル，メトロニダゾール錠）などがある．また，メトロニダゾールはジスルフィラム（アルデヒド代謝阻害薬で嫌酒薬として用いられる）様の作用があるため，飲酒すると悪心・嘔吐，顔面紅潮，動悸などが生じるので**禁酒**を指導する．除菌療法を成功させるためには，**再度**，患者に治療意義や発生頻度の高い副作用等を説明し，十分に理解していただき，アドヒアランスを高めることが重要である．

<参考文献>

1）Fukase K, et al：Effect of eradication of Helicobacter pylori on incidence of metachronous gastric carcinoma after endoscopic resection of early gastric cancer: an open-label, randomised controlled trial. Lancet, 372：392-397, 2008
2）「*H. pylori*感染の診断と治療のガイドライン 2016改訂版」（日本ヘリコバクター学会ガイドライン作成委員会／編），先端医学社，2016
3）日本ヘリコバクター学会編集委員会：ヘリコバクター・ピロリ感染胃炎の診断と治療．日本ヘリコバクター学会誌，Vol 14 supple，2013
▶日本ヘリコバクター学会ホームページで閲覧できる　http://jshr.jp/pdf/journal/supplement.pdf

<大野恵子>

9. 薬剤性肝障害

症例　35歳，女性

【主　訴】生来健康であったが，2カ月前から気分が沈みがちになり，朝起きられず欠勤が多くなった．食欲も低下し，自殺をほのめかす言動も生じたので，心配した家族が病院に連れていったところ，うつ病性障害と診断され，以後パキシル®錠の投与を受けていた．治療開始約6週間後から徐々に抑うつ状態は改善したが，本日朝に腹痛と嘔吐を生じ，枕元にタイレノール®Aの薬箱が多数空けられており，自殺企図により大量の錠剤を服用した疑いがもたれた．その後救急外来を受診した．

【現病歴】うつ病性障害

【既往歴】特になし

【家族歴】父が50代でうつ病発症

【生活歴】1男1女の長女，未婚，雑誌編集者

【身体所見】身長170 cm，体重65 kg，意識清明，呼気にアンモニア臭（−），血圧125/80 mmHg，脈拍75拍/分（整），頭部：結膜に黄疸（−），貧血なし
胸部：呼吸音正常，腹部：肝腫大（+），腹水（−），下肢：皮下に点状出血（−）

【検査所見】WBC 8,280/μL，Hb 12 g/dL，Alb 3.6 g/dL，ALT 2,020 IU/L，AST 2,560 IU/L，T-Bil 3.0 mg/dL，プロトロンビン活性82％，血清アンモニア90 μg/dL，Na 140 mEq/L，K 4.0 mEq/L，BUN 25 mg/dL，Cr 1.3 mg/dL，HBs抗原（−），HCV抗体（−），HA IgM抗体（−），尿検査ケトン体（+），便潜血（−）
血中アセトアミノフェン濃度（推定服用時間から12時間後）124 μg/mL

【薬　歴】パロキセチン塩酸塩水和物（パキシル®錠）1回20 mg　1日2回（朝，夕）
アセトアミノフェン12 g（タイレノール®Aの空き箱数からの推定服用量）

point

❶ 肝腫大，著明な肝逸脱酵素（ALT，AST）の上昇から，肝細胞障害性肝障害が発症している．ただし，現時点では黄疸，血液凝固異常，アンモニア臭などはなく，肝不全には陥っていない．

❷ **劇症肝炎の患者では，常に薬剤性の可能性を見逃してはいけない．**この患者では，症状発現の状況から，アセトアミノフェン中毒による肝障害の可能性が高い．成人における中毒量は7.5 g（小児140 mg/kg）である．

❸ 劇症肝炎の予後を占うのは，肝臓の広範な壊死による肝萎縮である．超音波検査やCT検査で肝萎縮が確認されると，早晩血液凝固因子等のタンパク合成は消失し，アンモニアなどの解毒機構も破綻するため，たとえ原因薬物がすみやかに中止されても予後はきわめて悪い．

1 薬剤性肝障害には，肝細胞障害性と胆汁うっ滞性の2種類がある

肝細胞障害性肝障害では，肝細胞逸脱酵素であるALT，ASTが数千IU/Lまで増加する．薬物の反応性に富む中間代謝物などによる直接的な肝細胞障害と壊死が病態で，ビリルビン抱合

活性が低下するため，黄疸は間接ビリルビン優位となる．胆汁うっ滞性肝障害では，検査値では胆道系酵素であるALPやγ-GTPが上昇するが，ALTやASTの増加は比較的軽度である．肝内細胆管の流出障害が病態であるので，黄疸は直接ビリルビン優位となる．

2 肝細胞障害性と胆汁うっ滞性肝障害の臨床症状は異なる

肝細胞障害性肝障害は，重症化すると意識障害（肝性脳症）を生じ，肝不全死を招く．一方，胆汁うっ滞性肝障害は，肝細胞機能自体はそれほど低下しないため，症状としては黄疸，倦怠感，皮膚の掻痒感が強く，長期に渡ると皮膚の黄色腫を生じることがある．

3 アセトアミノフェンの肝障害

アセトアミノフェン中毒による肝障害と腎障害は，チトクロームP450（CYP450）の代謝により，アセトアミノフェンから生成する反応性の高い毒性代謝物であるNAPQI（N-アセチル-p-ベンゾキノンイミン）によって引き起こされるといわれている．常用量の投与で産生されるNAPQIは肝臓のグルタチオン抱合反応によって完全に代謝・解毒されるが，大量投与後にNAPQIが過剰産生されると，解毒反応に必要なグルタチオンが枯渇するため，未処理のNAPQIが肝・腎障害を生じる．アセチルシステインはグルタチオンの前駆物質であるので，アセトアミノフェンによる肝毒性に特異的な解毒作用を示す．

処方例

▶N-アセチルシステイン（NAC）（アセチルシステイン内用液17.6％「あゆみ」）
初回量アセチルシステインとして140 mg/kg（本内用液0.8 mL/kg），その後4時間ごとに70 mg/kg（0.4 mL/kg）を3日間，経口投与

処方の解説と服薬指導

アセトアミノフェン中毒に対する本患者のN-アセチルシステインの投与において，アセトアミノフェン推定服用量が7.5 g以上であり，アセトアミノフェンの血中濃度測定が可能であれば，濃度測定時点の服用時からの経過時間と濃度からRumackのノモグラム（図）で重症肝障害のリスクを評価し，N-アセチルシステイン投与推奨ライン以上なら実施する．

知っておくべきこと

❶ アセトアミノフェン中毒の毒性は，CYP450活性を誘導し，毒性代謝体産生を増加する作用をもつ薬物（カルバマゼピン，イソニアジド，フェノバルビタール，フェニトイン，リファンピシン）を併用していると強く発現することがある．

❷ 合併症として，アルコール中毒，肝疾患，絶食状態や低栄養状態などの病態をもつ患者では肝細胞のグルタチオンが低下しているため3～5 g程度の服用量でもグルタチオンの枯渇が生じ，肝障害が出現することがあるので注意が必要である．

❸ OTC薬であるタイレノール® A容器には1錠300 mgの錠剤が10または20錠入っているので，20錠入りの容器であれば，およそ2容器分以上に相当する薬物の服用で中毒域（成人7.5 g）となる．標準的な成人の解熱・鎮痛投与量は1回1錠1日3回である．

❹ アセトアミノフェンを含有するOTCの解熱鎮痛薬は300種類以上市販されている，原因不明の肝障害に遭遇した場合には，OTCの常用にも注意しよう．

❺ 服用から4時間以内であれば未吸収の薬物が消化管内に残存する可能性があるので，微温湯に

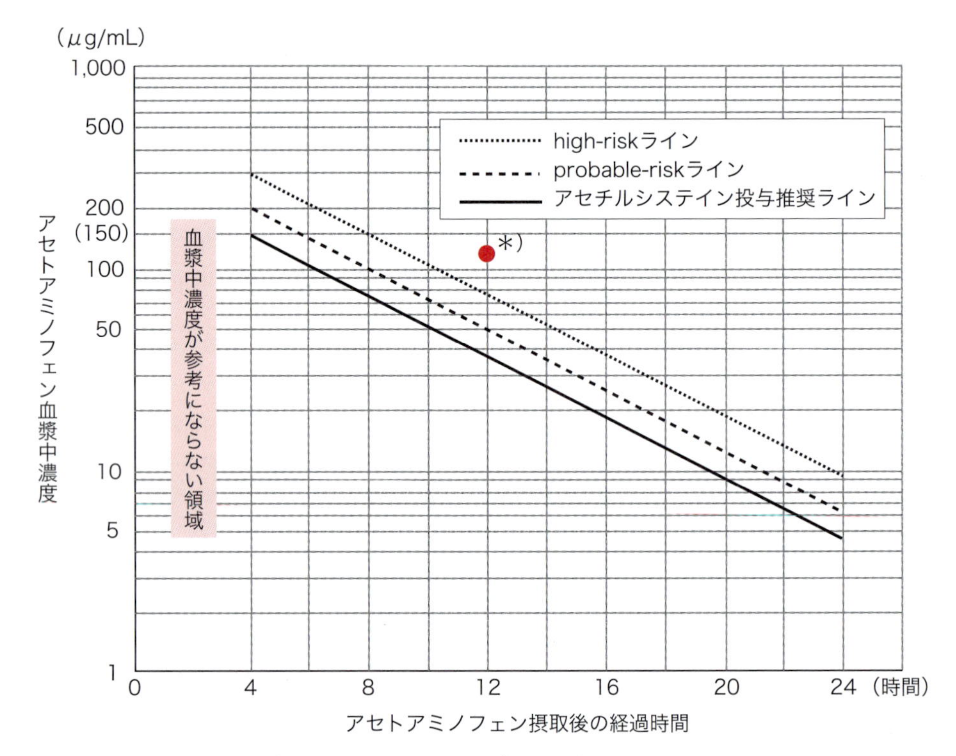

図　Rumack-Matthew（リューマック・マシュー）ノモグラム

＊）この患者の服用時間とアセトアミノフェン濃度から予測した点は投与後推定12時間でアセトアミノフェン血中濃度が124 μg/mL（赤色点）なのでhigh-riskラインを超えていることに注意.
（文献1より引用）

懸濁した活性炭（薬用炭「日医工」）を1 g/kg消化管内に投与する．従来なされた胃内洗浄は利益よりも合併症リスクが高いので推奨されない.

＜参考文献＞

1）Smilkstein MJ. et al : Efficacy of oral N-acetylcysteine in the treatment of acetaminophen overdose. Analysis of the national multicenter study（1976 to 1985）. N Engl J Med, 319 : 1557-1562, 1988
2）Nararro VJ & Senior JR：Drug-related Hepatotoxicity. N Engl J Med, 354：731-739, 2006
▶意欲のある人は，読んでみよう．

＜越前宏俊＞

第3章　消化器系疾患

10. 胆石症

症例　48歳，女性

【主　訴】右上腹部痛

【現病歴】生来健康であった．昨日，天ぷらを夕食に食べて30分ほど経ったころから上腹部（季肋部）の不快感，嘔気と右上腹部痛が生じた．痛みは間欠的できわめて強く，脂汗を流すほどで，右肩から背部に放散した．発症から6時間程度経過した時点で家人が救急車を呼び急患室を来院し，そのまま入院となった．

【既往歴】特になし

【家族歴】3男2女 健康，夫は52歳で健康，両親健在

【生活歴】主婦

【身体所見】身長 160 cm，体重 65 kg，血圧 145/85 mmHg，脈拍 66拍/分，体温 37.5℃，頭頸部：正常，胸部：正常，腹部：右肋骨弓下に圧痛（＋），筋性防御（＋），柔らかい腫瘤を触れる，マーフィー徴候（＋），腸音減少，腹水所見（－），直腸指診：正常，潜血（－），四肢：正常

【検査所見】WBC 15,200/μL，Hb 14.6 g/dL，Plt 30.0 × 10^4/μL，CRP 6.5 mg/dL，ALT 25 IU/L，AST 23 IU/L，γ-GTP（GT）90 IU/L，ALP 354 IU/L，T-Cho 280 mg/dL，TG 180 mg/dL，アミラーゼ 150 IU/L，BUN 20 mg/dL，Cr 1.2 mg/dL，尿検査：正常

【画像検査】腹部単純X線で胆石像なし，腹部超音波検査で腫大した胆嚢（10 × 5 cm），内腔のデブリ（＋），壁肥厚（＋），頸部に嵌頓した胆石（径2.0 cm）あり，総胆管拡張（－），左右腎臓正常

point

❶ **女性，多産，40代，肥満**は胆石症のリスク因子である．**脂肪食**は胆嚢収縮を生じるので胆石発作の引き金になることが多い．

❷ 右上腹部圧痛，マーフィー徴候，白血球増加，CRP上昇，画像診断による胆石の所見が胆嚢結石による胆嚢炎の診断の根拠となる．高度の黄疸，胆道系酵素（ALP，γ-GTP）上昇，アミラーゼ上昇があれば総胆管結石の疑いが強い．

❸ 胆嚢などの管腔臓器は，内圧が上昇し平滑筋が進展されると反射的に数分～数時間の間隔で強い収縮が生じる．内圧上昇が痛みとして感じられるが，収縮反応は一定時間で緩和するので痛みも消失する．このような性質の痛みを反復することを**疝痛**発作という．胆嚢炎，消化管イレウス，腎結石などの痛みである．

1 胆石発症のリスク因子，発症前の食事に注意する

健康診断などで超音波検査をすると，無症候性胆石症の頻度は3～18％と高い．胆石のリスク因子は4F（女性：female，40代：forty，肥満：fatty，多産：fertile）である．

2 胆嚢炎に特徴的なマーフィー徴候とは？

検者が患者の右季肋部の圧痛部位を圧迫しながら患者に深呼吸をさせると，右上腹部痛が増悪する所見．吸気時の横隔膜と肝臓の下降に伴い胆嚢が検者の手先との間で圧迫されるために生じる．

3 胆道感染症は原因菌として腸内グラム陰性桿菌が多い

胆道感染症は，重症化すると容易に敗血症から播種性血管内凝固症候群（disseminated intravascular coagulation：DIC）を生じる．したがって，総胆管結石がある場合や胆道閉塞を疑う場合（総ビリルビン＞2 mg/dL），39℃以上の高熱，血小板減少，腎機能障害がある場合には，内視鏡的または経皮経肝的に胆汁の外部排出（ドレナージ）を行う．

処方例

- ▶絶食，電解質補正のための点滴（詳細は省略）
- ▶ブチルスコポラミン臭化物（ブスコパン®注20 mg）　1アンプル　筋注
- ▶ペンタゾシン（ソセゴン®注射液30 mg）　1アンプル　筋注
- ▶アンピシリンナトリウム・スルバクタムナトリウム（ユナシン®-S）　1回1.5 g　1日4回静注

処方の解説と服薬指導

❶ 抗コリン薬（ブチルスコポラミン）は，胆のうや他の管腔臓器の内圧上昇に伴う平滑筋収縮を抑制するので，疝痛に対する定番治療薬である．

❷ 疝痛はきわめて強い痛みであるため，通常の非ステロイド性抗炎症薬（NSAIDs）などでは鎮痛効果が不十分で，非麻薬性鎮痛薬（オピオイド薬）であるペンタゾシンなどの投与が必要である．

❸ 胆嚢炎の原因菌は，腸内細菌科の好気性グラム陰性桿菌（大腸菌，クレブシエラ菌など）と嫌気性菌（バクテロイデス・フラジリスなど）の複合感染であることが多いので両者をカバーする薬物を選択する．この症例ではアンピシリンナトリウム・スルバクタムナトリウム合剤が選択された．重症な症例ではイミペネム水和物・シラスタチンナトリウム（チエナム®）などを選択する．

知っておくべきこと

❶ 胆石発作を生じた胆のう結石患者には，通常胆嚢摘出術が選択される．重症例や全身状態不良例以外は，抗菌薬で感染治療を行い，緊急または発症から3～4日以内に胆嚢摘出を行う．最近は，腹腔鏡下での摘出術が第1選択として普及している．

❷ 総胆管結石の場合は閉塞性黄疸，急性膵炎，敗血症，DICの合併頻度が高いので，緊急的に胆道減圧ドレナージを行う．内視鏡を用いて胆道の開口部である十二指腸乳頭部から細いチューブを挿入するか，経皮的に肝臓を通して胆嚢または拡大した胆管にチューブを刺入し，胆汁を体外に排泄する．

❸ 症例によっては，ウルソデオキシコール酸（ウルソ®）の長期内服投与による胆石融解療法が選択されることもある．ただし，その場合は胆石が胆嚢内のコレステロール系結石で，石灰化がなく，大きさが直径15 mm未満，胆嚢収縮機能が良好などの条件がある．施設によっては，体外衝撃波胆石破砕療法（extracorporeal shock wave lithotripsy：ESWL）も選択できるが，やはり溶解療法と類似の前提条件がある．

＜参考文献＞

1）「胆石症診療ガイドライン2016（改訂第2版）」（日本消化器病学会/編），南江堂，2016
▶日本消化器病学会ホームページより閲覧できる　http://www.jsge.or.jp/guideline/guideline/pdf/GS2_re.pdf

＜越前宏俊＞

11. 虫垂炎

症例　22歳，男性

【主　訴】悪心・嘔吐，右下腹部痛

【現病歴】生来健康であったが，昨晩から悪心とともに上腹部の鈍痛を感じるようになった．悪心は増強し2回嘔吐した．痛みは次第に増強しながら右下腹部に移動し，同部に限局するようになった．明け方まで我慢したが軽快せず，熱も出てきたため（37.5℃），早朝に急患室を受診した．歩くときに右足に体重がかかると右下腹部に痛みを感じる．下痢はない．

【既往歴】特になし，最近の旅行歴はない．

【家族歴】姉25歳，父52歳，母48歳　健康

【生活歴】大学生，アルバイトはコンビニエンスストアで週2回

【身体所見】身長175 cm，体重55 kg，血圧110/75 mmHg，脈拍85拍/分，体温37.5℃，頭頸部：正常，胸部：正常，腹部：右下腹部マックバーニー点に圧痛（＋），同部に限局した筋性防御（＋），直腸指診：異常なし，潜血（－），四肢：正常

【検査所見】WBC 12,000/μL，Hb 16 g/dL，CRP 7.0 mg/dL，ALT 20 IU/L，AST 18 IU/L，T-Cho 146 mg/dL，Na 150 mEq/L，K 4.0 mEq/L，BUN 16 mg/dL，Cr 0.9 mg/dL，尿検査：正常，潜血（－）

【画像診断】腹部超音波検査で腫大した虫垂像と虫垂壁の肥厚が観察された．以上の所見から急性虫垂炎と診断され，即日，腹腔鏡による虫垂摘除術が施行された．

point

❶ 上腹部に発症して時間とともに右下腹部（解剖学的に虫垂突起に一致した部位）に移動する腹痛，**マックバーニー点**（臍と右上前腸骨棘を結ぶ線の中点）の圧痛，白血球増加，炎症反応陽性は急性虫垂炎を疑う所見である．

❷ 初期の上腹部痛は交感神経を介した内臓痛で，悪心・嘔吐を伴うことが多い．次第に明らかとなる右下腹痛は虫垂突起自体の炎症による痛みである．

❸ **筋性防御**（デファンス）とは，腹部の圧痛部位で腹壁を痛みを感じない程度にゆっくりと圧迫した後に急に手を離すと，局部の筋肉の反射的収縮とともに疼痛が増強する現象であり，その部位に腹膜炎が存在することを示唆する所見である（腹膜刺激症状ともいう）．この患者では虫垂炎が周囲の腹膜に波及し，限局的な腹膜炎を生じている．発症後24時間以上経過すると，虫垂が穿孔し内容物が広く腹腔内に散布されるリスクが高くなる．穿孔すると汎発性腹膜炎を生じ，筋性防御所見が腹部全体に広がり，麻痺性イレウスを生じる．

1 急性虫垂炎の疫学

急性虫垂炎（通称，盲腸炎）は，頻度の高い疾患である（有病率2.3人/1,000人，生涯罹患率6％）．発症は20～30代に多い．放置すると虫垂穿孔から汎発性腹膜炎を生じることもある．病因は，盲腸に付属する虫垂突起内腔がリンパ濾胞の過形成や糞石などにより閉鎖され，2次

的に生じる細菌感染である．

2 虫垂炎の起因菌

起因菌としては大腸菌が多いが，腸内細菌科のクレブシエラ菌や嫌気性菌の関与も多い．抗菌薬の選択はこの情報を考慮して行う．

処方例

▶セフメタゾールナトリウム（セフメタゾン®） 2g 執刀30分前に点滴静注

処方の解説と服薬指導

❶ 急性虫垂炎の原因菌は，腸内細菌科の好気性グラム陰性桿菌（大腸菌，クレブシエラ菌など）と嫌気性菌（バクテロイデス属）の混合感染であるので，嫌気性菌にも活性の高い第2世代セフェム薬のセフメタゾールなどを術前30分前に点滴投与を開始する．これはほぼ執刀時に抗菌薬を最大血中濃度とするためである．

❷ セフメタゾールのように，セフェム環の3位側鎖にN-メチルチオテトラゾール基を有するラタモキセフ，セフォペラゾンなどは，嫌酒薬であるジスルフィラム（ノックビン®，諸外国ではアンタブースの商品名）と同様に，肝臓のアルデヒドデヒドロゲナーゼを阻害するため，患者が不用意に飲酒すると顔面紅潮，頭痛，めまい，呼吸困難，頻脈，動悸，発汗，嘔吐，血圧低下などの症状（**ジスルフィラム反応**）を生じることがあるので，**使用中は禁酒を徹底する**．

❸ また，上記の薬物は，肝障害患者などに長期投与すると，ビタミンK依存性γ-グルタミルカルボキシラーゼを阻害する機序で正常な凝固因子の合成を阻害し，**低プロトロンビン血症，PT時間延長，出血を生じることもあるので注意が必要**である．

❹ もしも，手術中に虫垂穿孔や強い腹膜炎があることが判明すれば，抗菌薬の投与は5日以上継続しなければならない．

知っておくべきこと

❶ 虫垂炎の診断は腹部の身体所見が鍵となる．虫垂炎の診断の鍵となる腹部所見には人名の付いたもの（次の❷参照）があるので概略を理解しよう．医師との会話がスムーズになる．現在では診断に超音波検査などの画像診断が利用される．超音波検査の診断感度は99％，特異度は92％と高い．

❷ **マックバーニー圧痛点，ブラムバーグ徴候**（右下腹部を静かに圧迫して，急に手を離すと反跳痛がある所見，筋性防御所見そのもの），**腸腰筋（psoas）徴候**（左側臥位などで右大腿部を後方に進展すると右下腹部痛が増強する所見で，腸腰筋を緊張させると後方から炎症のある虫垂部を圧迫するために生じる．これは歩行時に患側の足に体重がかかると腸腰筋が緊張して痛みを感じる所見と同義である）などである．

❸ 従来，虫垂炎の手術は開腹術（手術痕5～10 cm）が標準であったが，最近は比較的軽症で合併症がない場合には腹腔鏡手術（腹部に3～4カ所，5～12 mmの手術痕）で手術を行う例が増加している．

<越前宏俊>

12. 潰瘍性大腸炎（UC）

症例　20歳，男性

【現病歴】　2カ月前頃からときどき微熱と下腹部痛が生じ，便に血が混じるようになったが，病院を受診せず様子をみていた．2週間前頃から排便しても残便感があり，粘血便が1日に4～5回出るようになった．全身倦怠感，食欲低下，体重減少も生じたので外来を受診したところ，精査加療のため入院となった．

【既往歴】　特記事項なし

【家族歴】　父 特記事項なし，母 高血圧

【社会歴】　喫煙 なし，飲酒 機会飲酒，職業 大学生，最近の海外渡航歴（－）

【アレルギー歴】スルファメトキサゾール/トリメトプリム錠（服用時に発疹）

【薬　歴】　最近6カ月間は抗菌薬や非ステロイド性抗炎症薬（NSAIDs）の服用はない

【身体所見】身長 168 cm，体重 60.0 kg（1カ月で－1.5 kg），体温 37.6℃，脈拍 84拍/分（整），血圧 122/66 mmHg，全身倦怠感（＋），眼瞼結膜に貧血（＋），球結膜黄染（－），頸部・鎖骨上窩リンパ節触知せず，腹部：平坦・軟，下腹部に軽度圧痛（＋），下肢：浮腫（－）

【検査所見】WBC 8,800/μL（↑），Hb 11.0 g/dL（↓），Plt 27.0 × 10^4/μL，TP 6.0 g/dL（↓），Alb 3.6 g/dL（↓），AST 10 IU/L，ALT 14 IU/L，BUN 18 mg/dL，Cr 0.8 mg/dL，CRP 2.6 mg/dL（↑），ESR 30 mm/時（↑），尿検査：異常なし，便検査：潜血（＋＋），便培養（病原菌－）

【大腸内視鏡所見】肛門から下行結腸まで粘膜の血管透見像の消失，びらんと易出血性粘膜を認める．病変は連続的で飛び石病変（－）．活動期の左側大腸炎型の潰瘍性大腸炎と診断された．

※ポイントとなる異常値には↑（増加）または↓（低下）をつけた

point

❶ 潰瘍性大腸炎（ulcerative colitis：UC）の好発年齢は，20歳前後の若年者と50歳以上の二峰性である．特徴的な症状は**粘血便**，全身炎症所見としての**発熱**，**体重減少**，**全身倦怠感**，**貧血症状**がある．

❷ UCの病変は粘膜の炎症が主体で，内視鏡所見では血管透見像の消失（粘膜浮腫の所見），粘膜の易出血性（内視鏡で触れるとすぐに出血する），びらん・潰瘍像である．病変は通常肛門部から**連続的**で，クローン病にみられる不連続な飛び石病変とは異なる．

❸ 鑑別診断の対象となるのは，クローン病，抗菌薬誘発性大腸炎，感染症（海外渡航歴があればアメーバ赤痢など）である．本患者では，既往歴と病変からこれらは否定的である．

❹ UCの重症度は，臨床症状に基づいて分類される（表）．本患者では中等症である．

❺ UCでは下血と炎症性粘液分泌によるタンパク漏出により，貧血と低タンパク血症を合併することが多い．

❻ UCの**腸管外病変**として皮膚症状（アフタ性口内炎，結節性紅斑など），眼症状（虹彩炎，結膜炎など），骨症状（関節炎，脊椎炎など）が生じることもあるので注意しよう．

表　潰瘍性大腸炎の重症度分類

	重　症 (severe)	中等症 (moderate)	軽　症 (mild)
1）排便回数	6回以上	重症と軽症との中間	4回以下
2）顕血便	(+++)		(+)～(−)
3）発熱	37.5℃以上		(−)
4）頻脈	90/分以上		(−)
5）貧血	Hb 10 g/dL以下		(−)
6）赤沈	30 mm/時以上		正常

注
- 重症とは1）および2）のほかに全身症状である3）または4）のいずれかを満たし，かつ6項目のうち4項目以上を満たすものとする．
- 軽症は6項目すべてを満たすものとする．
- 重症のなかでも特に症状が激しく重篤なものを劇症とし，発症の経過により，急性劇症型と再燃劇症型に分ける．
- 劇症の診断基準は以下の5項目すべてを満たすもの．
  1）重症基準を満たしている．
  2）15回/日以上の血性下痢が続いている．
  3）38℃以上の持続する高熱がある．
  4）10,000/mm³以上の白血球増多がある．
  5）強い腹痛がある．

（文献1より引用）

1 軽症および中等症のUCの薬物治療は5-ASA製剤である

軽症および中等症例のUCは，5-アミノサリチル酸（5-aminosalicylic acid：5-ASA）製剤であるメサラジン（ペンタサ®，アサコール®，リアルダ®など）またはサラゾスルファピリジン（サラゾピリン®など）による薬物療法が基本となる．5-ASA製剤には，錠剤のほか，坐剤，注腸剤があるので，病変が直腸のみの場合には坐剤，一方，下行結腸までの場合には注腸剤が選択される場合もある．

2 寛解導入で5-ASA製剤の効果が不十分の場合には，副腎皮質ステロイドを追加

5-ASA製剤で効果が不十分な場合には，経口副腎皮質ステロイド（ステロイド）〔プレドニゾロン（プレドニン®錠など）〕を追加する．症状が安定した後にステロイドを減量すると症状の増悪・再燃が起こる患者（ステロイド依存性）には，免疫抑制薬のアザチオプリン（イムラン®錠）などをプレドニゾロン錠に追加して使用することもある．なお，ステロイドには，錠剤のほか，坐剤，注腸剤，注腸フォーム剤，注射剤があるので，病状，病変部位に応じて選択する．

3 重症・難治性のUCの薬物治療

重症の全大腸炎型では中毒性巨大結腸症に進展し，敗血症，ショックなどを生じることがある．その場合には全身管理を優先し，高用量のステロイドの点滴静注による治療が必要となる．難治性の場合には，必要により，血球成分除去療法，タクロリムス（プログラフ®カプセル）の経口投与，インフリキシマブ（レミケード®点滴静注用）の点滴静注，アダリムマブ（ヒュミラ®皮下注）/ゴリムマブ（シンポニー®皮下注）の皮下投与，トファシチニブクエン酸塩（ゼルヤンツ®錠）の経口投与，ベドリズマブ（エンタイビオ®点滴静注用）の点滴静注，シクロスポリン（サンディミュン®点滴静注用）の持続静注（保険適用はない）が考慮される場合もある．

処方例

メサラジン（ペンタサ® 注腸 1 g）1回1個　1日1回（就寝前）直腸内注入　全14個

処方の解説と服薬指導

❶ 患者の下痢症状に対して安易に**止痢薬**（コデインリン酸塩やロペラミド塩酸塩など）を用いると症状が悪化することがあるので注意する．

❷ 5-ASA製剤であるサラゾスルファピリジンは，腸内で分解されて，スルファピリジンと有効成分である5-ASAとなる．本患者は，スルファメトキサゾール/トリメトプリム錠にアレルギー歴があるので，サラゾスルファピリジン製剤は投与禁忌であるため，メサラジン製剤（ペンタサ®）が選択された．また，**5-ASAは，アスピリンなどのサリチル酸製剤による過敏症の既往のある人は投与禁忌である**．薬剤の選択にあたって，患者情報の収集は重要である．

❸ 本患者は左側大腸炎型であり，病変部位に注腸製剤の薬液が到達可能であるため，注腸製剤（ペンタサ® 注腸）が選択された．注腸製剤の適切な使用方法（注入の手順，注入後の体位変換による薬液の病変部位への誘導など）を十分に説明する．この病型では経口投与よりも注腸投与が治療効果で優れていることが複数のメタ解析により報告されている．

❹ **再燃**を防ぐために，**症状が改善しても自分で勝手に服薬を中止しない**ように説明する．また，ストレスや疲労により症状が悪化することがあるので，過度の運動は避け，十分に睡眠をとり，ストレス発散を心がけるように説明する．

知っておくべきこと

❶ UCにおける薬物治療は，**病期・重症度**によりその基本方針は異なり，病変部位（**罹患範囲**）により選択される剤型が異なる．

❷ 5-ASA製剤の使用に際して，その使用上の注意点を含め，事前に患者に説明すべき内容を列挙できるようになろう．

❸ サラゾスルファピリジンの使用により，**尿の着色**（アルカリ性尿の場合に黄赤色），**ソフトコンタクトレンズの着色**（黄色）が起こることがあるので，患者に説明する．

❹ サラゾスルファピリジン特有の副作用として，精子数および精子運動性の可逆的な減少などによる男性不妊（2～3カ月の休薬により回復するとの報告あり）が知られている．そのほか，葉酸欠乏による貧血が認められることがあるので，血算に注意しながら経過観察する．

❺ 5-ASA製剤の使用時には，**無顆粒球症などの血液障害**や，**肝機能障害**，**腎機能障害**が起こることがあるので，定期的にモニタリングする．また患者にはそれらの初期症状を説明できるようになろう．

❻ 難治性のUCでは，発病から10年以上経つと大腸がんの発症リスクが増加する．長期の経過観察では注意しよう．

Advice

潰瘍性大腸炎の薬物治療における新たな選択肢

近年，潰瘍性大腸炎の治療が大きな進歩を遂げている．特に中等症・重症の潰瘍性大腸炎の治療には，従来からの医薬品に加えて，2018年にはヤヌスキナーゼ（JAK）阻害薬であるトファシチニブクエン酸塩（ゼルヤンツ®），抗$\alpha_4\beta_7$インテグリン抗体のベドリズマブ（エンタイビオ®）が上市された．また，新規剤形であるブデソニド注腸フォーム剤（レクタブル® 注腸フォーム）が2017年に使用可能となった．本剤は泡状の注腸製剤であり，坐剤よりも広範囲に薬剤を届けることができ，液漏れしにくいため立位で使用できるという特徴がある．患者には，その特徴的な使用方法を十分に説明する必要がある．

<参考文献>

1）棟方昭博：潰瘍性大腸炎診断基準改定案．厚生省特定疾患難治性炎症性腸管障害に関する調査研究班 平成9年度報告書，1998
2）「炎症性腸疾患（IBD）診療ガイドライン2016」（日本消化器病学会／編），南江堂，2016
▶日本消化器病学会ホームページより閲覧できる http://www.jsge.or.jp/guideline/guideline/pdf/IBD2016.pdf
3）「平成30年度改訂版 潰瘍性大腸炎・クローン病診断基準・治療指針 厚生労働科学研究費補助金 難治性疾患等政策研究事業「難治性炎症性腸管障害に関する調査研究」（鈴木班）平成30年度分担研究報告書 別冊，2019

<大野恵子>

第4章　血液・造血器疾患

1. 貧　血

症例　18歳，女性

最近，顔色が青白く，歩行する時にふらつくようになり，少し歩いただけでも疲れるようになってきた．普段から偏食がちで，朝食もとらないことが多かった．

【身体所見】身長157 cm，体重35 kg，BMI 14.2，体温 36.2 ℃，血圧 110/63 mmHg，脈拍 62拍/分（整），顔面は蒼白で，眼球結膜に黄染なく，眼瞼結膜は貧血様であった．胸部聴診所見に異常なく，腹部触診にて肝臓・脾臓も触知しなかった．また，リンパ節腫脹，出血斑なども認めなかった．

【検査所見】WBC：3,600/μL，RBC：3.3 × 10^6/μL，Hb：5.7 g/dL，Ht：20.5 %，Plt：23 × 10^4/μL，血清鉄（SI）：35 μg/dL，総鉄結合能（TIBC）：360 μg/dL，フェリチン：9 ng/mL，AST（GOT）：16 IU/L，ALT（GPT）：14 IU/L，T-Bil：0.3 mg/dL，D-Bil：0.1 mg/dL，LDH：160 IU/L

point

❶ 偏食のためにかなり痩せている（BMI＝14.2：18.5以下は痩せている）．しかも，顔色が悪く，眼瞼結膜が貧血様であることから，何らかの貧血があることがわかる．

❷ 血圧は低め（110/63 mmHg）で，ふらつきが歩行時などの活動時に出現している．貧血によるものと思われる．

❸ 眼球結膜に黄染がないことから，黄疸を認めない．溶血があれば（間接ビリルビン優位の）黄疸が出現するので，溶血性貧血は否定的である．

❹ 出血斑がない（≒血小板減少がない），熱がない（≒白血球減少がない）ことから，再生不良性貧血は否定的である．

❺ 熱がなく，肝脾腫やリンパ節腫脹がないことからも，急性白血病などのように骨髄に芽球細胞が増殖したり，悪性腫瘍細胞の骨髄転移によって，正常造血細胞が産生低下した貧血も否定的である．

貧血の鑑別は検査値から読み取る

本症例はどんな貧血であろうか？ 検査結果を見てみよう．

① RBC 3.3 × 10^6/μL，Hb 5.7 g/dL，Ht 20.5 %（それぞれ基準値は付録1参照）など，赤血球系の検査値が低下している．**何らかの貧血があることがわかる．**

② これに対して，WBC 3,600/μL，Plt 23 × 10^4/μLは正常であることから，3系統（赤血球系，顆粒球系，巨核球系）がいずれもが低下する**再生不良性貧血は検査のうえからも否定される．**

③ 逸脱酵素（逸脱とは細胞が破壊されて細胞内の酵素が血中に出現してくる現象をいう）のAST，ALT，LDHは，肝機能障害で上昇するが，溶血の時はLDHが単体に上昇することが多い．これら3つのすべてが正常であること，また，溶血によって出現する（間接）ビ

リルビン値（総ビリルビン値－直接ビリルビン値）の上昇もないことから，**検査値からも溶血性貧血は否定的である．**

④ **では，どんな種類の貧血であろうか？**

次に鉄代謝に関与する検査を見ると，血清鉄値が35 μg/dLと低い．鉄が欠乏しているために，不飽和鉄結合能（＝総鉄結合能－血清鉄）が325 μg/dLと高く，貯蔵鉄の指標となるフェリチン値が低く（9 ng/mL）なっている．以上のことから，この患者の病態としては，鉄欠乏性貧血（鉄欠貧血）の可能性が最も高い．

また，赤血球恒数の算定を行うと，

$$\text{MCV（平均赤血球容積）} = \text{Ht（\%）/RBC（}10^6\ \mu\text{L）} \times 10 = 20.5/3.3 \times 10 \fallingdotseq 62.1\ \text{（fL），}$$

$$\text{MCHC（平均赤血球血色素濃度）} = \text{Hb（g/dL）/Ht（\%）} \times 100 = 5.7/20.5 \times 100 \fallingdotseq 27.8\ \text{（\%）}$$

となる．MCV（正常域：81～100）の値が62.1ということから**小球性（＝1個の赤血球の容積が小さい）**，MCHC（正常域：31～35）の値が27.8ということから**低色素性（＝1個の赤血球中の血色素量が少ない）**の貧血に属することがわかる（**小球性低色素性貧血**）．これからも，鉄欠貧血であることを示唆している．

⑤ **では，鉄欠貧血という診断がついたが，鉄剤の投与はどうするか？**

このときに鉄剤投与の目安とするのが，トランスフェリン（Tf）飽和率（%）である．Tf飽和率が16 %を切ったら投与の開始を考慮する．

では，この症例に関して，Tf飽和率を求めてみよう．

$$\text{Tf飽和率（\%）} = \frac{\text{血清鉄(SI)}}{\text{TIBC(=SI + UIBC)}} = \frac{35}{360} \times 100 = 9.7\,\% < 16\,\%$$

Tf飽和率が9.7 %と**16 %を切っているため（＝鉄が不足しているため，鉄を運搬するトランスフェリンへの鉄の飽和率が低くなっている）**，鉄剤投与の開始が必要である．投与量は，4～6 mg/kg/日（＝1日100～200 mg）で投与される．

そこで，以下の処方がされた．

処方例

▶硫酸鉄〔フェロ・グラデュメット® 錠（1錠中 鉄として105 mg含有）〕
1回1錠　1日1回（夕食直後）14日分

▶テプレノン（セルベックス® カプセル50 mg）
1回1カプセル　1日3回（毎食後）14日分

処方の解説と服薬指導

❶ 本症例の体重あたりの鉄剤の初回投与量としては，4 mg/kg/日＝4（mg）×35（kg）＝140 mg/日となるが，1錠105 mgのため，投与量が少なめである．鉄欠貧血の回復が少し遅れる可能性がある．

❷ 初回投与時，鉄剤によって，胃腸障害，悪心，嘔吐といった症状が出ることがある．このため，

普段，胃腸障害を訴える人には，胃粘膜保護作用のあるテプレノンが処方されることがある．また，ビタミンC（アスコルビン酸：シナール®，ハイシー®）などを併用して鉄の吸収を高めることなども行われる．ただし，フェロ・グラデュメット® 中の硫酸鉄が胃腸障害を起こしやすいため（鉄のイオン化による），徐放性となっている．

❸ 服用中は便が黒くなることがあることも，服薬指導上重要！

❹ お茶（緑茶，紅茶など）での服用は避けること（タンニンを含有しているため，鉄吸収の妨げとなる）．しかし，治療効果には大きな影響はないため，お茶を飲むのを中止する必要はなく，薬の服用時はできるだけ水で服用するように指導する．

❺ 錠剤が服用しにくければ，他の剤型もある（特に小児・妊婦に対して）．

1）シロップ剤：溶性ピロリン酸第二鉄（インクレミン® シロップ，1 mL中 鉄6 mg含有）

2）顆粒：クエン酸第一鉄ナトリウム（フェロミア®，1.2 g中 鉄100 mg含有）

3）カプセル：フマル酸第一鉄（フェルム® カプセル，1カプセル中 鉄100 mg含有）

※1）～3）は鉄がイオン化しずらい有機酸鉄となっている

4）静注薬：含糖酸化鉄（フェジン®，鉄として40 mg/2 mL，1日40～120 mg）．経口鉄剤無効例，妊婦などで鉄の供給が即必要な人に用いる．急速な静注はショックを起こすため，2分以上かけてゆっくりと静注をする．フェジン® 中の鉄はFe^{3+}で，血中のトランスフェリンと結合しやすくなっている．

❻ 以下のことに注意をして，患者に服薬指導を行うとよい．

・フェロ・グラデュメット® は鉄欠乏が改善しても（症状が改善しても），**少なくとも貯蔵鉄（フェリチン値で見ていく）が回復するまでは服用の継続が必要である〔3～4カ月内服を継続．回復は，ヘモグロビン値（Hb）→ 血清鉄値（SI）→ フェリチン値（貯蔵鉄の指標）の順で起こる〕．**

・経過中，鉄欠乏の改善がみられなければ，鉄剤の投与量の増量もありうる（初回投与量は4 mg/kg/日であるが，6 mg/kg/日まで増量が可能であるため）．

知っておくべきこと

❶ 鉄欠貧血は，鉄不足が相当期間続いた後に出現する．貯蔵鉄が不足し，Hb値に影響してから貧血が現れる．

❷ 鉄欠貧血はかなりHb値が低下しない限り，それ自体で重篤な状態になることはない．**緊急性を要しないため，通常，入院の必要性はなく，外来通院治療が主体となる．**

❸ Hbが9.0～8.0 g/dLを下回らないと症状（息切れ、頭痛など）は出現しない．

❹ Hbが6.0 g/dLを下回ると歩くのもつらくなるが，全身状態が悪い時には入院を考慮する（赤血球輸血は全身状態を考慮して決める）．

❺ 鉄剤は経口投与が基本．ただし，消化器疾患があり内服できない，鉄吸収がきわめて悪い，経口内服では副作用が強く出る，出血などで鉄の消失が急激に起こっている時などに，静注を考慮する．

❻ 鉄欠貧血の症状が改善しても，少なくとも，貯蔵鉄の指標となるフェリチン値が改善するまでは内服することを徹底しておく．

❼ Hbの上昇がみられないときは，投与量が十分であるかチェックする．

❽ 鉄剤を内服していても，慢性の貧血（消化管出血による）が続くような時は，消化管の悪性腫瘍の合併を考慮する．

＜鈴木　孝＞

第4章 血液・造血器疾患

2. 白血病（急性前骨髄球性白血病）

症例　28歳，女性

最近，体がだるく，微熱（37.6〜37.9℃）が続くようになった．歯を磨いた時に出血がなかなか止まらず，足背部に出血斑を認めるようになった．顔色も悪い．市販薬にて様子を見ていたが，症状が少しも改善しないため，心配になって近医を受診した．

近医が診察をしたところ，眼球結膜に黄染は認められなかったが，眼瞼結膜が貧血様であった．また，頸部リンパ節腫脹と肝脾腫が認められた．血液検査では，WBC 2,900/μL，Hb 6.5 g/dL，Plt 3.1×10^4/μL，CRP 3.5 mg/dL，LDH 1,050 IU/Lであった．近医は急性白血病を疑い，某大学病院血液内科を紹介した．

この血液内科では，さらに，骨髄穿刺による骨髄検査を行い，細胞のMay-Giemsa（メイギムザ）染色の結果，骨髄中に80％以上の前骨髄球が認められた．

以上の結果，急性前骨髄球性白血病と診断し，入院治療が開始された．

point

❶ 体がだるく，微熱が続く〔＝何らかの感染症か，悪性腫瘍（悪性腫瘍でも熱が出る）を合併〕．実際，CRPの上昇がある．

❷ 歯を磨いた時に出血がなかなか止まらず，足背部に出血斑を認める（＝出血傾向がある＝凝固因子の低下もしくは血小板減少による）．実際，血小板減少を認める．

❸ 顔色も悪い（＝貧血がある）．実際，Hbの低下がある．

❹ 白血球数の低下と上記❷❸から，3系統の血球減少（＝汎血球減少）がある．この時点では，再生不良性貧血が考えられなくもないが，頸部リンパ節腫脹と肝脾腫，LDH（細胞が壊れて出現する逸脱酵素）の上昇があることから，何らかの腫瘍性疾患が考えられ，特に血液疾患といえば，急性白血病が最も疑わしい．

❺ 大学病院血液内科では，骨髄検査で80％以上の前骨髄球が認められたことから，急性白血病のうち，**急性前骨髄球性白血病**（**acute promyelocytic leukemia：APL**）と診断して治療を開始している．

❻ 本稿ではこの症例では血液凝固・線溶系検査に関して記載していないが，実際には，APLでは，**播種性血管内凝固症候群**（**disseminated intravascular coagulation：DIC**）を合併していることが多く，血液凝固・線溶系にも異常を生じている．異常を生じたケースを次項目の「第4章 3. 播種性血管内凝固症候群（DIC）」で取り上げる．

以上のように，APLと診断して治療が開始されるが，APLはDICを合併していることが多く，APLの治療と並行して（重症の場合，時には治療に先行して），DICの治療が行われる（DICの治療については次項に記載）．ここでは，APLの治療を主体に記載する．

処方例

■急性前骨髄球性白血病（APL）：末梢白血球数3,000/μL以下の時

▶トレチノイン（ベサノイド® カプセル10 mg）　1回2カプセル※　1日3回（朝昼夕食後）

※1日45 mg/m² を3回に分けて経口投与

処方の解説と服薬指導

❶ APLは診断後直ちに化学療法を行うと，芽球細胞の破壊によって，**アズール顆粒**中に含まれる**組織トロンボプラスチン様物質が一気に血液中に放出されて，DICを誘発する**．現在では，**トレチノイン**（all trans retinoic acid：ATRA）による分化誘導療法（前骨髄球を分化誘導し，桿状核球や分葉核球にして，細胞内のアズール顆粒をなくす）を先行して行い，その後化学療法を併用していく．ただし，**末梢白血球数が3,000/μL以上の時は初めから化学療法も併用する**．3,000～10,000/μLではシタラビン（キロサイド®），10,000/μL以上ではシタラビン＋イダルビシン塩酸塩（イダマイシン®）で施行する．

❷ ATRAは完全寛解（complete remission：CR）後も地固め療法の第1コース開始まで連日経口投与し，最長60日までとする．

❸ ATRA投与中に発熱，呼吸困難（間質性肺炎），体重増加・胸水（心不全，腎不全）をみたら，**ATRA症候群**を考える．また，催奇形性があり，妊婦または妊娠している可能性のある女性には投与できない．

知っておくべきこと

❶ 白血病の予後を知る

予後不良な白血病に関しては造血幹細胞移植療法を施行することはAdvice⑤に述べるが，このように予後不良な疾患の患者に服薬指導をすることを十分に理解しておく必要がある．

❷ 抗がん剤の治療を受けている患者の感染防御

白血病患者に対して強力な化学療法を施行するため，正常白血球も低下するので，言ってみれば，患者はimmunocompromised host（免疫能が低下した，感染防御が必要な者）であるといえる．したがって，ニューモシスチス・イロベチイ：*Pneumocystis jirovecii*（真菌）などの日和見感染が出現してくる可能性がある．このため，この感染を防ぐためにST（sulfamethoxazole/trimethoprim）合剤（バクタ®，バクトラミン®）が処方される．ただし，ST合剤は骨髄抑制が強いため，投与は**隔日投与**（月，水，金など日をあけて投与）となることに注意を要する．

Advice

① **急性白血病の診断**

急性白血病は分化・成熟が止まり，未分化の細胞（芽球細胞）のみが増殖している場合をいい，一方，分化・成熟した細胞も含めてすべてが増殖しているのが**慢性白血病**である．さらに，急性・慢性とも，腫瘍化している細胞の種類により**リンパ性**，**骨髄性**に分類される．

② **急性白血病の分類**

1）急性リンパ性白血病〔acute lymphocytic（lymphoblastic）leukemia：ALL〕
ペルオキシダーゼ（POX）染色陽性芽球細胞が**3％未満**で，増殖するものがリンパ芽球（L1～L3に分類）であるもの．
＊POX染色：顆粒（骨髄）球中のPOXを染色するため，顆粒球系が染色される．AMLの診断に利用される．

2）急性骨髄性白血病〔acute myelocytic（myeloblastic）leukemia：AML〕
POX染色陽性芽球細胞が**3％以上**で，増殖するものが骨髄系の芽球細胞であるもの（M0～M7に分類）．

M0：POX染色陽性芽球細胞が3％未満であるが，細胞表面マーカー（CD13，CD14，CD33）が陽性の白血病で，急性骨髄性白血病に入る．
M1：成熟傾向のない骨髄芽球性白血病
M2：成熟傾向のある骨髄芽球性白血病
M3：**前骨髄球性白血病（APL）**
M4：骨髄単球性白血病
M5（M5a，M5b）：単球性白血病
M6：赤白血病
M7：巨核芽球性白血病

＊小児ではALLが多く（ALL：AML＝4：1），大人ではAMLが多い（ALL：AML=1：4）．

本症例は上記のAMLのM3になる．

③ **化学療法について**

治療で用いられる抗がん剤は，日本で組織されているいくつかのスタディ・グループ（study group）によって多少異なるため，治療法が決定したら，どのグループのプロトコール（治療のスケジュール）なのかを確認しておく必要がある．

まずは，**完全寛解**〔CR（complete remission）：骨髄の芽球細胞が5％未満になる〕を目指して治療を行うが，CRを確認した後に寛解後の治療を行う．抗がん剤の副作用には，共通なものと特異的なものがあるので，副作用対策をしっかりと把握しておく．また，治療は**total cell kill**を目指して（＝腫瘍細胞の根絶を目指して）2～3年継続して行われる．

④ **急性白血病の予後（生存率）：表参照**

⑤ **造血幹細胞移植療法について**

白血病の予後（表）をみると，小児のALLの高リスク群，AML，CML，大人のALL，AML，CMLなどは，造血幹細胞移植療法の対象となる疾患である．

造血幹細胞移植療法とは，元々，骨髄中の細胞から発症している悪性腫瘍の白血病細胞をすべて強力な化学療法と放射線療法でたたき（当然，正常細胞も傷害を受ける），新たな正常骨髄（造血幹細胞）を移植することであるが，兄弟姉妹間で行う骨髄移植，骨髄バンクに登録をしてHLAの合った提供者（ドナー）から骨髄を移植する同種骨髄移植療法が中心となる．同種骨髄移植療法を行う際，**移植片対宿主病**（graft versus host disease：GVHD）発症を防ぐために，シクロスポリン（サンディミュン®）を用いたり，感染症防御に対して抗菌薬〔消化管殺菌を目的とし，バンコマイシンなど〕，G-CSF製剤〔フィルグラスチム（グラン®）など〕など多種の特殊な薬物を使用するので，薬剤師としても十分な知識をもって臨む必要がある．

表　白血病における分類別の発症頻度と生存率

1）小児（生存率は8年生存率）

	発症頻度	寛解率	生存率
急性リンパ性白血病（ALL）	70％	95％以上	標準リスク群：80％以上 高リスク群：60％
急性骨髄性白血病（AML）	25％	80～90％	60％
慢性骨髄性白血病（CML）	2～3％	／	90％

（文献1を参考に作成）

2）成人（生存率は5年生存率）

	発症頻度	寛解率	生存率
急性リンパ性白血病（ALL）	約20％	約80％	約30％
急性骨髄性白血病（AML）	約80％	70～80％	30～40％
慢性骨髄性白血病（CML）	5％	／	約90％

※CMLでは，チロシンキナーゼ阻害薬のイマチニブメシル酸塩の使用によって小児・成人ともに生存率が90％まで延びてきている．

（文献2を参考に作成）

<参考文献>

1）国立がん研究センター ホームページ：https://www.ncc.go.jp/jp/rcc/index.html
2）特定非営利活動法人 成人白血病治療共同研究支援機構（JALSG）ホームページ：https://www.jalsg.jp/about-jalsg

<鈴木　孝>

3. 播種性血管内凝固症候群（DIC）

症例　28歳，女性

前項の白血病（急性前骨髄球性白血病：APL）と同じ症例で，紹介された某大学病院で施行した血液検査および血液凝固系・線溶系検査は以下であった．

【血液検査】

WBC 2,900/μL，Hb 6.5 g/dL，Plt 3.1 × 10^4/μL，CRP 3.5 mg/dL，LDH 1,050 IU/L，Na 138 mEq/L，K 5.6 mEq/L，Cl 101 mEq/L

【血液凝固系・線溶系検査】

・プロトロンビン時間（PT）20秒
・活性化部分トロンボプラスチン時間（APTT）55秒
・フィブリノゲン 50 mg/dL
・アンチトロンビンⅢ（ATⅢ）20％（基準値：79～121％）
・FDP（fibrin/fibrinogen degradation products）60 μg/mL

point

❶ 急性前骨髄球性白血病（APL）で，**播種性血管内凝固症候群**（disseminated intravascular coagulation：DIC）を合併している症例である．そもそもどうしてDICを発症するのであろうか．

DICは感染症（敗血症時），悪性腫瘍，白血病（特にAPL），火傷などで起こる．これらは，多くが細胞が一気に破壊される疾患であり，細胞が破壊されて細胞内から出てくる**凝固促進物質**（細菌ならエンドトキシン，腫瘍細胞なら組織トロンボプラスチン様物質），**血小板凝集物質**が持続的に大量に循環血中に放出されることにより発症する．

＊**悪性腫瘍であれば，DICを合併する可能性があることに注意！**

また，APLは細胞内にアズール顆粒をもち，この顆粒中に組織トロンボプラスチン様物質を多量に含有している．

❷ これら循環血中に大量に入り込んだ物質（組織トロンボプラスチン様物質など）は凝固系の亢進を引き起こし，血管内に血栓を多発させ，さらにこれらの血栓を溶解するために，線溶系の亢進が起こる．このように，**DICでは凝固系と線溶系の両者が亢進している．**

❸ 血小板・血液凝固因子・ATⅢが低値となっている．これはDICの進行によるものと考えられる．またFDPが高値であり，これは線溶系の亢進のためと考えられる．

検査値から読み取るDICの病態

① APLは急性白血病の1つであり，この腫瘍細胞は常に産生されては壊されている．このため，検査では逸脱酵素のLDHが高値であるし，細胞破壊により細胞内のK^+が外に出てくるため，**高カリウム血症**も出現している（この治療に関しては「第8章7. 高カリウム血症，低カリウム血症」参照）．

② 血液凝固系・線溶系への影響

1）凝固促進物質，血小板凝集物質の放出により一次・二次止血の亢進，つまり，血小板・血液凝固因子（フィブリノゲン，プロトロンビン，凝固因子のV，Ⅶ，XⅢ）の消費の亢進が起こる．このため，プロトロンビン時間（PT）の延長（フィブリノゲン，プロトロンビン，Ⅶ・V因子の消費による），活性化部分トロンボプラスチン時間（APTT）の延長（フィブリノゲン，プロトロンビン，V因子の消費による），フィブリノゲン値の低下，アンチトロンビンⅢ（ATⅢ）の低下（出現したトロンビンを中和するため），さらに，血小板減少が出現している．

2）線溶系の亢進：凝固系の亢進で出現したフィブリン血栓を溶解するため，線溶系の亢進も起こって，その分解産物のFDPが高値を示している．

③ **以上の検査結果から，出現したDICによって，血液凝固系，線溶系とも亢進状態にあることがわかる．**

処方例

＊APLの治療については「第4章2.白血病」参照

■DICに対しての治療

① ガベキサートメシル酸塩（エフオーワイ®）注射用　1日20～39 mg/kgを24時間かけて持続投与

② アンチトロンビンⅢ（ノイアート®）注射用　AT-Ⅲが正常の70％以下に低下した場合，ヘパリン持続静注のもとに1日1,500単位（または30単位/kg）．産科的・外科的DICでは1日1回40～60単位/kg使用

③ ヘパリンナトリウム　用量は，全血液凝固時間または全血活性化部分トロンボプラスチン時間が正常値の2～3倍になるよう調整．100単位/mL（製剤）は12時間から最長24時間までの血液凝固防止に使用

④ フィブリノゲン製剤（フィブリノゲンHT）1回3 g静注．フィブリノゲンの補充として，新鮮凍結血漿（fresh frozen plasma：FFP）なども用いられる．

⑤ 血小板や赤血球の輸血：濃厚血小板，赤血球濃厚液が用いられる．

処方の解説と服薬指導

❶ ガベキサートメシル酸塩は，DICに対しては抗トロンビン作用を期待して使用する．急性膵炎（100 mg注のみ）に対しても使用するが，この時はトリプシン，カリクレイン阻害作用を期待して使用する．また，**DIC時に高濃度で使用すると静脈炎や壊死を起こす恐れがあるため，末梢血管から投与するときは，100 mgあたり50 mL以上（0.2％以下）で点滴静注する**．

❷ ATⅢは肝臓で産生されるセリンプロテアーゼインヒビターの1つで，特にトロンビン（Ⅱ)aとXa因子の生理的阻害因子である．

❸ ヘパリンはATⅢの作用を20倍増強する．したがって，**ATⅢの作用を求めるのであれば，ヘパリンの投与を併用する必要がある．**

＊なお，ヘパリンのこの増強作用は，ヘパリン分子上にはATⅢ結合部位があり，ヘパリン分子上に結合したATⅢは活性X因子（Xa）と結合して，Xaの作用を阻害するためである．また，活性トロンビン（Ⅱa）もヘパリン分子上のトロンビン結合部位に結合するため，ATⅢは抗トロンビン作用ももつ．

❹ フィブリノゲンは血液凝固の第Ⅰ因子で，FFPの中にはフィブリノゲンが含まれているため，FFPはその補充に用いられる．

表　日本血栓止血学会DIC診断基準

項目		基本型	造血障害型	感染症型
一般止血検査	血小板数 （× 10^4/μL）	12<　0点 8<　≤12　1点 5<　≤8　2点 ≤5　3点 24時間以内に30％以上の減少（※1）　+1点		12<　0点 8<　≤12　1点 5<　≤8　2点 ≤5　3点 24時間以内に30％以上の減少（※1）　+1点
	FDP （μg/mL）	<10　0点 10≤　<20　1点 20≤　<40　2点 40≤　3点	<10　0点 10≤　<20　1点 20≤　<40　2点 40≤　3点	<10　0点 10≤　<20　1点 20≤　<40　2点 40≤　3点
	フィブリノゲン （mg/dL）	150<　0点 100<　≤150　1点 ≤100　2点	150<　0点 100<　≤150　1点 ≤100　2点	
	プロトロンビン時間比	<1.25　0点 1.25≤　<1.67　1点 1.67≤　2点	<1.25　0点 1.25≤　<1.67　1点 1.67≤　2点	<1.25　0点 1.25≤　<1.67　1点 1.67≤　2点
分子マーカー	アンチトロンビン （％）	70<　0点 ≤70　1点	70<　0点 ≤70　1点	70<　0点 ≤70　1点
	TAT，SF またはF1+2	基準範囲上限の 2倍未満　0点 2倍以上　1点	基準範囲上限の 2倍未満　0点 2倍以上　1点	基準範囲上限の 2倍未満　0点 2倍以上　1点
肝不全（※2）		なし　0点 あり　−3点	なし　0点 あり　−3点	なし　0点 あり　−3点
DIC診断		6点以上	4点以上	5点以上

注）
- （※1）：血小板数>5万/μLでは経時的低下条件を満たせば加点する（血小板数≤5万では加点しない）．血小板数の最高スコアは3点までとする．
- FDPを測定していない施設（D-ダイマーのみ測定の施設）では，D-ダイマー基準値上限2倍以上への上昇があれば1点を加える．ただし，FDPも測定して結果到着後に再評価することを原則とする．
- FDPまたはD-ダイマーが正常であれば，上記基準を満たした場合であってもDICの可能性は低いと考えられる．
- プロトロンビン時間比：ISIが1.0に近ければ，INRでもよい（ただしDICの診断にPT-INRの使用が推奨されるというエビデンスはない）．
- プロトロンビン時間比の上昇が，ビタミンK欠乏症によると考えられる場合には，上記基準を満たした場合であってもDICとは限らない．
- トロンビン-アンチトロンビン複合体（TAT），可溶性フィブリン（SF），プロトロンビンフラグメント1+2（F1+2）：採血困難例やルート採血などでは偽高値で上昇することがあるため，FDPやD-ダイマーの上昇度に比較して，TATやSFが著増している場合は再検する．即日の結果が間に合わない場合でも確認する．
- 手術直後はDICの有無とは関係なく，TAT，SF，FDP，D-ダイマーの上昇，ATの低下などDIC類似のマーカー変動がみられるため，慎重に判断する．
- （※2）肝不全：ウイルス性，自己免疫性，薬物性，循環障害などが原因となり「正常肝ないし肝機能が正常と考えられる肝に肝障害が生じ，初発症状出現から8週以内に，高度の肝機能障害に基づいてプロトロンビン時間活性が40％以下ないしはINR値1.5以上を示すもの」（急性肝不全）および慢性肝不全「肝硬変のChild-Pugh分類BまたはC（7点以上）」が相当する．
- DICが強く疑われるが本診断基準を満たさない症例であっても，医師の判断による抗凝固療法を妨げるものではないが，くり返しての評価を必要とする．

F1+2：プロトロンビンフラグメント1+2，TAT：トロンビン-AT複合体，SF：可溶性フィブリン
（文献1より引用）

❺ DICによる血小板減少に対して濃厚血小板輸血が行われる．また，凝固系亢進によりフィブリン血栓が形成され，そこを通る赤血球が破壊される（赤血球の溶血が起こる）ため，赤血球補充も必要となる．

知っておくべきこと

❶ DICを引き起こす基礎疾患に関して治療も必要であることを理解する．例えば，感染症に対しては抗生物質の投与，悪性腫瘍に対しては時には抗がん剤の投与を併用する必要もあることなどである．

❷ DICの病態を十分に検査結果から把握し，基礎疾患の治療だけでなく，DICの薬物治療も十分に理解しておく必要がある．

❸ DICの診断基準（日本血栓止血学会DIC診断基準2017年版）を表（p.101）に示す．

なお，表を使用する際の注意点として，以下の3つを挙げる．

・「造血障害型」「感染型」を分類して，いずれにも相当しないものを「基本型」とする．

・それぞれの項目に従って点数化して総計し，DICを診断する．

・産科領域，新生児のDICは，本診断基準の適応とならない．

Advice

① **輸血後移植片対宿主病（graft versus host disease：GVHD）予防**

血小板輸血や赤血球輸血に際して，現在では，供血者（ドナー）のリンパ球の混入を防ぐため（＝GVHDの発症を防ぐため），前処置として，血液製剤に30 Gy程度の放射線照射を行ったり，セパセル®（白血球除去フィルター）を用いてリンパ球除去を行っている．

② **ハプトグロビンの補充**

赤血球の溶血が起こると，破壊された赤血球中のヘモグロビンはハプトグロビンと結合して，網内系（肝臓・脾臓）で処理される．したがって，溶血が起こるとハプトグロビンの低下も同時に起きてくることを考えて検査を行い，低下していれば，その補充も必要となることを考えておく．

<参考文献>

1）DIC 診断基準作成委員会：日本血栓止血学会 DIC 診断基準2017 年版．血栓止血誌，28：369-392, 2017
http://www.jsth.org/wordpress/wp-content/uploads/2015/04/28巻3号_DIC診断基準.pdf

<鈴木　孝>

第4章　血液・造血器疾患

4. 悪性リンパ腫

症例　34歳，男性

なんとなく体がだるいことが1カ月くらい続き，微熱（37.6～37.8℃）も続いてきたため，近医を受診した．診察したところ，咽頭発赤が認められた．表在リンパ節としては，頸部に1.5 cm×1.5 cm大のものを3個（無痛性のリンパ節腫脹），腋窩部，鼠径部には触知しなかった．また，腹部触診では肝臓，脾臓は触知しなかった．

血液検査では，WBC 10,900/μL，CRP 3.0 mg/dLのため，その日は咽頭炎として，抗菌薬〔セフィキシム（セフスパン® 100 mg）1回1カプセル　1日2回（朝夕食後）〕が5日間，解熱薬〔アセトアミノフェン（カロナール® 200 mg）1回2錠〕が頓用として処方された．

5日後，咽頭発赤は改善したが，体がだるいこと，微熱が続くこと，表在リンパ節の大きさなどに変化はなかった．血液検査は，WBC 10,200/μL，CRP 3.5 mg/dL，LDH 750 IU/Lであった．

症状が改善されないため，精査目的で近医より某大学病院へ紹介となった．その後，紹介病院では，ガリウム（^{67}Ga）シンチグラフィーにて頸部に2カ所，胸部（肺門部）に3カ所取り込みがあり，MRI，CT検査にても胸部（肺門部）に2 cm×2 cm大の腫瘤（リンパ節）が認められた〔同検査にて，その他，肺，肝臓，脾臓，中枢神経（脳）には腫瘍性（転移性）病変は認められなかった〕．また，骨髄検査では異常細胞は認められなかったが，頸部のリンパ節より生検病理検査を施行したところ，異常細胞（Reed-Sternberg細胞，Hodgkin細胞）が認められたため，悪性リンパ腫（ホジキン病）と診断した．

point

❶ 体がだるい（1カ月），微熱が続き，咽頭発赤がある．

❷ 表在リンパ節としては，頸部に1.5 cm×1.5 cm大のものを3個触知する．

❸ 腹部触診では肝脾腫はない．

❹ 血液検査では，白血球数増多，CRP値の上昇がある．

❺ 上記❶～❹より，近医は咽頭炎を疑い，抗菌薬を5日間処方した．

❻ 5日間の内服にても，

1）咽頭発赤は改善したが，体がだるいこと，微熱が続くこと，表在リンパ節に変化がない（＝無痛性のリンパ節腫脹がある）．

2）今回の血液検査では，白血球増多，CRPの増加に加えて，LDHの上昇がある．今回新たに，逸脱酵素のLDHの上昇が認められた．

＊何らかの悪性腫瘍が潜んでないか考えて，大学病院に患者を紹介している．

❼ 大学病院では，諸種の血液検査（血液凝固系・線溶系検査含む）を行うばかりでなく，血液の腫瘍（白血病）を否定するために，骨髄検査を施行している（「第4章2. 白血病」参照）．

❽ 腫脹している頸部のリンパ節より生検病理検査を施行したところ，異常細胞（Reed-Sternberg細胞，Hodgkin細胞）が認められたため，悪性リンパ腫（ホジキン病）と診断されている．**ここではじめてリンパ節生検にて，悪性リンパ腫（ホジキン病）と診断がついた．**

悪性リンパ腫はホジキンリンパ腫（ホジキン病）と非ホジキンリンパ腫に分けられる

① 悪性リンパ腫は，病理組織学的特徴であるReed-Sternberg細胞・Hodgkin細胞の出現と諸種細胞の反応性増殖を特徴とする**ホジキン病**（Hodgkin disease：HD）と，それ以外の**非ホジキンリンパ腫**（non-Hodgkin lymphoma：NHL）に分けられる．**同じ悪性リンパ腫といっても，HDとNHLは，臨床症状，治療方針が多くの点で異なるため，それぞれ独立した疾患単位として扱われる．**

HDは小児から高齢者までのあらゆる年齢層に発症するが，欧米に比べて発生頻度は低く（欧米では悪性リンパ腫の40％を占める），日本では5～10%程度を占めるにすぎない．「造血器腫瘍診断ガイドライン2018年版」[1]では，予後が比較的良い結節性リンパ球優位型HDと，予後が比較的悪い古典的HD（結節硬化型，混合細胞型，リンパ球豊富型，リンパ球減少型）に分類している．

非ホジキンリンパ腫（NHL）について：日本では，悪性リンパ腫の多くを占める．日本のグループが提唱したLSG（lymphoma study group）分類では，リンパ腫増生のパターンによって濾胞性リンパ腫とびまん性リンパ腫に分類される．NHL全体でみると，B細胞由来のものが90％，T細胞由来のものが10％で，T細胞性のものは予後が不良といわれている．

② ホジキン病の病期分類（**Stage 分類**）：**Ann Aber分類**

病変の範囲や組織浸潤の程度により，病期（Stage）Ⅰ～Ⅳに分類される．

Stage Ⅰ：1つのリンパ領域（例えば頸部など）に限局している．

Stage Ⅱ：横隔膜の一側（上か下かのいずれか）に限局している．

Stage Ⅲ：横隔膜上下のリンパ節が侵されている．

Stage Ⅳ：肺，肝臓，骨髄，皮膚，中枢神経に浸潤している．

＊本症例は，画像検査（CT，MRI）の結果，病期分類ではStage Ⅱと考えられる．

処方例

病期（Stage）により異なる．基本的にStage Ⅰ，Ⅱのような病変が限局しているものには放射線療法を行い，Stage Ⅲ，Ⅳに対しては化学療法を行う．ただし，発熱，寝汗，体重減少などの全身症状を伴う場合には，Stage Ⅰ，Ⅱでも化学療法を行う．本症例は発熱を伴っているため，Stage Ⅱでも化学療法を行う必要があると考えられる．代表的な化学療法には以下のものがある．

■MOPP（COPP）療法

- ナイトロジェンマスタード：Mechlorethamine
  - ＊わが国では未承認のためシクロホスファミド水和物：Cyclophosphamide（エンドキサン®）を用いている
- ビンクリスチン硫酸塩：Oncovin（オンコビン®）
- プロカルバジン塩酸塩：Procarbazine（塩酸プロカルバジン）
- プレドニゾロン：Prednisolone（プレドニン®）

■ABVD療法

- ドキソルビシン塩酸塩：Doxorubicin（Adriamycin）（アドリアシン®）
- ブレオマイシン塩酸塩：Bleomycin（ブレオ®）
- ビンブラスチン硫酸塩：Vinblastine（エクザール®）
- ダカルバジン：DTIC Dacarbazine（ダカルバジン）

＊上記の抗がん剤の組合せを何サイクルか行ったり，MOPP（COPP）/ABVD交代療法などが行われる．

＊CD20陽性のB細胞性NHLに対して，抗CD20マウス－ヒトキメラ型モノクローナル抗体のリツキシマブ（リツキサン®）：Rを使用した**R-CHOP**（シクロホスファミド水和物，アドリアマイシン，ビンクリスチン硫酸塩，プレドニゾロン）が用いられる．

処方の解説と服薬指導

上記化学療法は，静注もしくは点滴静注で投与される（ただし，プレドニゾロンは内服）．使用される抗がん剤とその有害作用，有害作用軽減のための薬物を知っておく必要がある．

❶ 抗がん剤と特定の有害作用

- シクロホスファミド水和物：出血性膀胱炎
- ビンクリスチン硫酸塩，ビンブラスチン硫酸塩：**便秘**（腸管麻痺による），麻痺性イレウス，**抗利尿ホルモン（ADH）不適合分泌症候群**〔syndrome of inappropriate secretion of antidiuretic hormone（ADH）：SIADH〕
- プロカルバジン塩酸塩，ブレオマイシン塩酸塩：**間質性肺炎**
- プレドニゾロン（内服）：高血圧，骨粗鬆症，易感染性，うつ症状など
- ドキソルビシン塩酸塩：**心筋障害**（蓄積量による）

❷ 有害作用軽減もしくは出現予防のための治療薬

- 出血性膀胱炎：メスナ（ウロミテキサン®）の併用投与
- 便秘（腸管麻痺による），麻痺性イレウス：浣腸
- 白血球減少（発熱時）：G-CSF製剤〔フィルグラスチム（グラン®）など〕の投与
- 発熱（感染症発症時）：抗菌薬の投与
- ニューモシスチス感染予防：ST合剤（バクタ®，バクトラミン®）の内服（隔日投与）

知っておくべきこと

悪性リンパ腫といっても，HDとNHLは臨床症状，治療方針が多くの点で異なるため，それぞれ独立した疾患単位として扱われる．したがって，病理組織学的診断が重要である．NHLもHDで用いる化学療法（前述）をサイクル数を変えたり，放射線療法を併用して治療を行っている．しかし，高悪性度のものでは白血化（骨髄に転移をして白血病細胞のように増殖して，末梢血にも出現してくる）を起こすことがあるので，急性リンパ性白血病に準じた治療を行ったり，第一寛解期に同種骨髄移植（「第4章2. 白血病」参照）を行ったりする．

Advice

① **ガリウム（^{67}Ga）シンチグラフィー**

腫瘍シンチグラフィーで，^{67}Gaが腫瘍のある所に集積する．

② **バーキット（Burkitt）リンパ腫**

エプスタイン・バー（Epstein-Barr：EB）ウイルスにより起こる悪性リンパ腫で，アフリカに多い．ホジキン病の約60％にEBウイルスゲノムが検出されるといわれている．

③ **合併症：高カルシウム血症**

悪性リンパ腫に合併する．原因はこの腫瘍細胞が産生するparathyroid hormone related protein（PTH-rP）（骨吸収促進因子として働く）のためである．

<参考文献>

1）「造血器腫瘍診療ガイドライン2018年版」（日本血液学会/編），金原出版，2018
▶日本血液学会ホームページより閲覧できる　http://www.jshem.or.jp/modules/medical/index.php?content_id=2

<鈴木　孝>

5. 紫斑病

症例 11歳，男児

2～3日前より咽頭痛が出現し，また，熱は微熱程度であったので様子をみていた．その後，関節痛，腹痛を伴う下痢，下肢に紫斑が多数出現してきた．外来にて施行した咽頭培養検査では，溶血性連鎖球菌が検出された．血液検査では，WBC 11,000/μL，Hb 13.5 g/dL，Plt 28 × 10^4/μL，CRP 4.5 mg/dL，LDH 380 IU/Lであった．また，尿検査を施行したところ血尿と蛋白尿が認められた．

point

❶ 咽頭痛などの上気道感染が先行している．咽頭培養により溶血性連鎖球菌が検出されている．
❷ 関節痛，腹痛を伴う下痢，下肢に紫斑が多数出現している．血小板減少を伴っていない．
❸ 白血球増多，CRPの上昇を認め，何らかの感染症が発症している（咽頭炎）．
❹ 尿検査で，血尿，蛋白尿が認められた（≒ 腎炎症状を反映）．

血管性紫斑病とは

血管性紫斑病（Henoch-Schönlein purpura：HSP）が最も考えられる．血小板減少を伴わないHSPは，アレルギー性紫斑病ともいわれる．全身の細小血管にIgAを含む免疫複合体が沈着することによって炎症が発生する．アレルギー機序による体各部の血管炎の症状が出現するため，皮膚症状としては紫斑（ほぼ全例），消化器症状として腹痛（67％）や下血（27％），関節痛・腫脹（51％），腎合併症として血尿や蛋白尿（20～60％）が出現する．

この疾患は4～11歳の男児に好発する．また，起炎菌として30～50％の頻度で，**A群β-溶血性連鎖球菌（溶連菌）**が証明される．

処方例

■ 溶連菌感染が疑われる場合

▶アモキシシリン水和物（サワシリン® 250 mg） 1回1カプセル 1日3回（朝昼夕食後）7日分

処方の解説と服薬指導

❶ 当然，最初は起炎菌がはっきりしないため，最も可能性の高いA群β-溶連菌を考えて，広域スペクトラムのアモキシシリン水和物（AMPC）が処方されている．菌が同定されたなら，その菌に感受性のあるものを用いる．

※現在はA群β-溶連菌用の診断キットがあり，咽頭ぬぐい液を使って15～20分で判定が可能である．

❷ 小児の溶連菌感染症は初期に血尿や蛋白尿を伴っていることは少ない．しかし，アレルギー機序で起こるHSPを防ぐために有効な抗菌薬を10～14日間内服させる．その後，腎合併症が生じることがあるので，抗菌薬中止時，1カ月後，できれば2カ月後も尿検査を行って，血尿や蛋

白尿のチェックをしておく必要がある.

❸ その他の治療としては，症状やその程度によって異なる.

当然，下痢に血便を伴っているような場合は，入院して，禁飲食で輸液治療が優先される.

1）血小板凝集抑制作用，血栓・塞栓の抑制作用，尿蛋白減少作用を求めてジピリダモール（ペルサンチン®錠25 mg） 1回2錠 1日3回（朝昼夕食後）7日間などが処方されたりする.

2）腎障害が中等度以上の場合は副腎皮質ステロイド（プレドニゾロン）の内服あるいは静注が行われる.

3）腎障害が重症の場合：副腎皮質ステロイド，免疫抑制薬〔シクロホスファミド水和物（エンドキサン®）〕，抗血小板薬ジピリダモール（ペルサンチン®），抗凝固薬〔ヘパリンナトリウム，ワルファリンカリウム（ワーファリン）〕を併用したカクテル療法が行われる.

4）入院例（第XIII因子低値例）で，HSPの腹痛症状，関節症状の改善が必要な場合は，第XIII因子製剤（フィブロガミン®P） 1日30～50 IU/kg 3日間の投与が行われる.

＊いずれにしても，腎炎症状が続くものは，腎症状がなかなか改善しない.

知っておくべきこと

上記症例は，アレルギー機序で起こる血管炎に基づく紫斑病（アレルギー性紫斑病）である.

下記のように，紫斑を生じる疾患は多くあることに注意し，また，薬物によっても引き起こされることを念頭におく．したがって，治療はこの原因によって異なる.

Advice

紫斑が出現する疾患には以下のものがある.

1）アレルギー性血管炎による紫斑（この症例がこれに相当する）：**アレルギー性紫斑病（血管性紫斑病，Henoch-Schönlein 紫斑病）**

2）血小板減少による紫斑：**特発性血小板減少性紫斑病**（idiopathic thrombocytopenic purpura：ITP）

急性の場合には原因が不明のことが多いが，ウイルス感染後（風疹後）に出現した抗体（platelet associated IgG：**PA IgG**）が血小板と結合し，マクロファージによって処理されるため，血小板減少が起きる．これによって紫斑（出血斑）が生じる.

治療：プレドニゾロンの経口投与，大量γ-グロブリンの投与

3）凝固因子欠乏による紫斑：**血友病（hemophilia）A，B**など

血友病のような凝固因子欠乏による出血（二次止血がうまくいかない）は，血小板や血管に異常があって生じる出血と異なり，体表面の出血（紫斑）より深部の出血（関節内出血，筋肉内出血）が起きやすい.

i）**血友病A**：血液凝固VIII因子の活性が先天的に欠乏している.

ii）**血友病B**：血液凝固IX因子の活性が先天的に欠乏している.

いずれも，遺伝形式は伴性劣性遺伝，血友病Aは男児新生児10万人あたり5～10人で，血友病Bは1～5人である．先天性血液凝固異常症の80％は血友病で，その85％は血友病Aである.

治療：血友病Aには，血液凝固VIII因子製剤を補充し，血友病Bには血液凝固IX因子製剤を補充する．補充は出血の程度に応じて目標値を設定して行う（VIII因子の半減期：12時間，IX因子の半減期：24時間）.

4）その他（薬物によって出現する紫斑）：免疫学的機序により，血小板減少を引き起こす.

i）抗菌薬：ペニシリン，セファロスポリン，リファンピシン

ii）その他：アスピリン，ヘパリン，キニジン，メチルドパ

<鈴木 孝>

1. 関節リウマチ（RA）

症例　68歳，女性

以前より，朝になると手の指の関節がこわばり（1時間以上続く），両側の肘，膝関節の痛みも出現してきた．さらに，右手の第2，3指および左手の3，4指のPIP（近位指節間）関節に腫脹を認めた．接骨医を受診するも症状は改善しなかった．その後（2カ月後），さらに痛みが強くなり，上腕部皮下に発赤を伴う結節が2個出現してきた．このため，総合病院整形外科を受診した．血液検査では，WBC 10,300/μL，CRP 4.8 mg/dL，リウマトイド因子（RF）定量 70 IU/L（基準値：20 IU/L 以下）であった．また，手のX線検査では関節の数カ所にびらんが認められ，関節リウマチと診断された．

point

❶ 関節リウマチ（rheumatoid arthritis：RA）は表に示す分類基準によって診断される．

❷ 朝になると手の指の関節がこわばり（1時間以上続く），両側の肘，膝関節の痛みも出現してきた．右手の第2，3指および左手の3，4指のPIP（近位指節間）関節に腫脹を認めているため，表における「A）腫脹または圧痛のある関節数」で4～10の小関節となり，スコア3となる．

❸ 関節の痛み（関節炎）が2カ月は続いているため，表における「D）（関節炎の）持続期間」は6週間以上となるので，スコアは1となる．

❹ 上腕部皮下に発赤を伴う結節が2個出現してきた（＝皮下結節がある）．

❺ 急性炎症性蛋白（CRP）が4.8 mg/dLであることから，表における「C）炎症反応」は異常となり，スコアは1となる．

❻ **リウマトイド因子**（RF）定量 70 IU/Lのため，表における「B）血清学的検査」はリウマトイド因子高値陽性で，スコア3となる．

❼ 手のX線検査では関節にびらんが認められた．

＊ したがって，上記症例は，表の関節リウマチ（RA）の分類基準において，A～Dのスコアの合計が8となるため，RAと診断される．

診断後，以下の処方がされたが，症状の変動（変化なし，増悪など）によって，薬物が追加される．

処方例

■早期例，軽症例の処方

▶ジクロフェナクナトリウム（ボルタレン®錠25 mg）1回1錠　1日3回（朝夕食後，就眠前）14日分

▶レバミピド（ムコスタ®錠100 mg）　1回1錠　1日3回（朝夕食後，就眠前）14日分

▶サラゾスルファピリジン（アザルフィジン®錠500 mg）　1回1錠　1日2回（朝夕食後）14日分

■NSAIDsで十分な効果が得られないとき（さらに以下が処方される）

▶プレドニゾロン（プレドニン®錠5 mg）　1回1錠　1日1回（朝食後）14日分

▶メトトレキサート（リウマトレックス®カプセル2 mg）　1回1カプセル 3回分（3カプセル）を1週

間単位として投与（初日から2日目にかけて2 mgを12時間ごと3回投与） 2週間分

■さらに症状が進行する場合（難治例）

▶インフリキシマブ（レミケード® 点滴静注用100）

1バイアル（100 mg）を10 mL蒸留水で溶解し，250 mLの生食で希釈して2時間以上かけて点滴静注．初回投与後，2週，6週に投与し，以後8週間の間隔で投与を行う．

または

▶エタネルセプト（エンブレル® 皮下注用10 mg，25 mg）

蒸留水1 mLで溶解し，1日1回10～25 mg（週2回皮下注）

処方の解説と服薬指導

❶ NSAIDsとDMARDs

関節リウマチの薬物療法は，抗炎症薬による**対症療法**と疾患の制御を目的とする抗リウマチ薬による**根本療法**の2本立てを基本とする．非ステロイド性抗炎症薬（NSAIDs）は胃腸障害（消化性潰瘍など）を起こすので，胃粘膜プロスタグランジン増加作用，胃粘膜保護，胃粘膜

表　関節リウマチの分類基準（2010 米国リウマチ学会/欧州リウマチ学会）

適応となる患者
1）少なくとも1カ所以上の関節に明らかな臨床的滑膜炎（腫脹）がみられる
2）他の疾患では滑膜炎を説明できない

下記A～Dのスコアを加算して，6以上であれば関節リウマチに分類できる．

A）腫脹または圧痛のある関節数		スコア
大関節※1	1	0
大関節	2～10	1
小関節※2	1～3	2
小関節	4～10	3
大小関節問わず（少なくとも1つの小関節を含む）	11以上	5
B）血清学的検査（リウマトイド因子/抗CCP抗体）※3		**スコア**
リウマトイド因子/抗CCP抗体のいずれも陰性		0
リウマトイド因子/抗CCP抗体のいずれかが低値陽性		2
リウマトイド因子/抗CCP抗体のいずれかが高値陽性		3
C）炎症反応		**スコア**
CRP，ESRがともに正常		0
CRP，ESRのいずれかが異常		1
D）持続期間		**スコア**
6週未満		0
6週以上		1

※1　大関節：肩，肘，股，膝，足関節
※2　小関節：中手指節関節（MCP），近位指節間関節（PIP），中足指節関節（第2～5指，MTP），手関節
※3　陰　性：正常上限値以下，低値陽性：正常上限の1～3倍まで，高値陽性：正常上限の3倍より大
CRP：C-reactive protein（C反応性タンパク）
ESR：erythrocyte sedimentation rate（赤血球沈降速度）
CCP：cyclic citrullinated peptide（環状シトルリン化ペプチド）
（文献1，2を参考に作成）

への炎症性細胞浸潤抑制作用をもつレバミピド（ムコスタ®）が用いられている．

また，サラゾスルファピリジン（アザルフィジン®）は**遅効性抗リウマチ薬**〔**疾患修飾性抗リウマチ薬**（disease modifying antirheumatic drugs：DMARDs）〕に属するが，抗リウマチ作用は中等度（中）である〔最近は関節破壊，機能障害の進行抑制のため，抗リウマチ作用（中）のものから使用する〕．また，DMARDsは**効果発現までに2～3カ月を要することをよく患者に話しておく（すぐ効かないことを事前に理解してもらう）**．

DMARDsには，以下のものがある（副作用の出現に注意!）．

1）金製剤

▶**金チオリンゴ酸ナトリウム**（シオゾール®）抗リウマチ作用（中），筋注（外来で施行）

徐々に増量の場合：第1～4週は1回10 mg，第5～8週は1回25 mg，第9～12週は1回50 mg，第13週以後は1回50 mg，場合により1回100 mg筋注

比較的急速増量の場合：初回に1回10 mg，第2週に1回25 mg，第3週以後1回50 mg，場合によっては1回100 mg筋注

副作用：アナフィラキシー，皮膚粘膜症候群，蛋白尿（ネフローゼ症候群），造血器障害，間質性肺炎，掻痒感

▶**オーラノフィン**（オーラノフィン3 mg） 抗リウマチ作用（弱），経口金製剤

1回3 mg，1日2回（朝，夕食後），1日6 mgまで

副作用：下痢，造血器障害，胃腸障害，掻痒感，皮疹，間質性肺炎

2）重金属のキレート（SH剤）

▶**ペニシラミン**（メタルカプターゼ®50，100，200 mg） 抗リウマチ作用（中）

1回100 mg，1日1～3回（**食間空腹時**）．金属のキレート作用，滑膜細胞に作用してFas抗原の発現を誘導してアポトーシスを促進する．

副作用：造血器障害，腎障害，肝障害，味覚障害，自己免疫疾患の発症

▶**ブシラミン**（リマチル®50，100 mg） 抗リウマチ作用（中）

1回100 mg，1日3回食後，1日最大300 mg．ヘルパーT細胞を抑制，サプレッサーT細胞を活性化する．

副作用：造血器障害，腎障害，肝障害，間質性肺炎

＜ステップダウン・ブリッジ法＞

RA発症の早い時期から第1選択として抗リウマチ薬を使用する方法．これは抗リウマチ薬の抗炎症作用，免疫系や結合組織に対する特異的な作用を期待してのことである．一般に抗リウマチ薬は効果が現れるまでにかなりの期間（2～3カ月）がかかるから，その間の橋渡し（**ブリッジ**）の役目を果たす薬としてNSAIDsか速効性の副腎皮質ステロイドが用いられる．副腎皮質ステロイドは副作用の少ない量（プレドニゾロン5～7.5 mg/日）を用いて炎症を抑制し，機をみて漸減して抗リウマチ薬の単独使用に移行（**ステップダウン**）させていく．

❷ 副腎皮質ステロイド投与

先にあげたような症例でNSAIDsで十分な効果が得られない時，抗炎症作用，免疫抑制作用を求めて，プレドニゾロン（プレドニン®）を投与する．

また，プレドニゾロンは症状に応じて投与量を増減するが，長期服用後に中止する場合は**漸減**（2～3週間かけて徐々に減量・中止する）していくことなどを知っておく．副作用には，骨粗鬆症，易感染性，うつ病発症，消化性胃潰瘍，中心性肥満，糖尿病，耐糖能異常，高血圧，脂質異常症，動脈硬化，無菌性骨壊死（特に大腿骨頭），白内障などがある．

❸ 低分子抗リウマチ薬

メトトレキサート（MTX）は，抗リウマチ作用は強い．リンパ球などに対して，葉酸拮抗作

用によりRNAやDNA合成を抑制する（これによって免疫抑制作用を示す）．効果の発現が早い．1週間単位で投与（**初日から2日目にかけて2 mgを12時間ごと3回投与**）するのが基本である．MTXの副作用軽減のために，葉酸補給を目的に葉酸（フォリアミン®5 mg）1錠をMTX内服後に服用させる場合がある．

副作用：アナフィラキシー，肝障害，皮疹，造血器障害，間質性肺炎，急性腎障害

<その他の低分子抗リウマチ薬（免疫抑制薬）>

▶**レフルノミド**（アラバ®10 mg，20 mg，100 mg）1回100 mg　1日1回　3日間．その後は，維持量1回20 mg 1日1回．プロドラッグで半減期は15～18日と極端に長い，作用は強力で間質性肺炎を合併すると重篤になる．

▶**JAK（Janus kinase）阻害薬**：既存治療で効果の不十分な関節リウマチに使用

作用は強力であるが，安全性情報が不十分である．重篤な感染症，活動性結核，重度の肝障害，好中球・リンパ球減少（500/mm^{3}未満），Hb低値（8 g/dL未満），妊婦には禁忌．

・**トファシチニブクエン酸塩**（ゼルヤンツ®5 mg）1回5 mg，1日2回

・**バリシチニブ**（オルミエント®2 mg，4 mg），1回4 mg，1日1回，患者の状態に応じて2 mgに減量

❹ 抗サイトカイン療法

（諸種のサイトカインをターゲットにした治療法が考えられている）．インフリキシマブ，エタネルセプトがこれに相当する．点滴静注か，皮下注のため，外来で施行される．

▶**インフリキシマブ**（レミケード®）　点滴静注

ヒト－マウス・キメラ型抗ヒトTNF-αモノクローナル抗体（遺伝子組換え）　抗リウマチ作用（最強）．血中TNF-αの中和作用とIL-1およびIL-6のサイトカイン産生を抑制する．

▶**エタネルセプト**（エンブレル®）　皮下注

完全ヒト型可溶性TNF-α/LT-αレセプター（p75）－IgG Fc融合タンパク　抗リウマチ作用（最強）．

＊ **インフリキシマブ，エタネルセプトとも，MTXとの併用により，骨破壊抑制，骨修復効果が認められる．**

▶**トシリズマブ**（アクテムラ®）

ヒト抗ヒトIL-6レセプターモノクローナル抗体．IL-6を治療の標的として，MTXとは併用しない．

▶**アダリムマブ**（ヒュミラ®）

ヒト型ヒト抗TNF-αモノクローナル抗体．TNF-αを治療の標的とし，単剤でもMTXとの併用でもよい．

▶**ゴリムマブ**（シンポニー®）<2017年に薬価基準収載>

ヒト型抗TNF-αモノクローナル抗体（自己注射可能）．

＊既存治療で効果不十分な関節リウマチに使用

MTX併用時：1回50 mg　4週に1回皮下注（症状により1回100 mgに増量可能）

MTXを併用しない時：1回100 mg　4週に1回皮下注

▶**アバタセプト**（オレンシア®）（既存薬とは異なる作用機序による）

抗原提示細胞とT細胞の共刺激シグナルを阻害してT細胞の活性化を抑制する．

<近年開発された抗体薬>

▶**セルトリズマブ ペゴル**（シムジア®）<2017年に薬価基準収載>

ペグヒト化抗ヒトTNF-αモノクローナル抗体．PEG（polyethylen glycol）化製剤．

＊既存治療で効果不十分な関節リウマチに使用

▶**サリルマブ**（ケブザラ®）<2018年に薬価基準収載>
ヒト型抗ヒトIL-6受容体モノクローナル抗体
＊既存治療で効果不十分な関節リウマチに使用

▶**カナキヌマブ**（イラリス®）<2018年薬価基準収載>
ヒト型抗ヒトIL-βモノクローナル抗体

※これらの生物学的製剤を使用する時には，潜在結核が顕在化してくることがあるので，ツベルクリン反応（結核感染のチェック）と胸部X線検査（結核発症のチェック）を行ってから開始する（異常があれば開始できない）.

知っておくべきこと

❶ 特に治療薬に関しては，症状の強さに応じて使用される薬が変わること，それらの増減もあることなどを知る.

❷ MTXは副作用軽減のために葉酸が処方されるが，MTXの作用メカニズムをしっかり知っていないと，なぜ処方されるのか，患者さんに説明できない.

❸ 難治例に対して，**インフリキシマブ**（レミケード®）点滴静注や**エタネルセプト**（エンブレル®）皮下注のように，外来で施行されるものもあることをよく理解する.

Advice

① RA発症について

何らかの原因で免疫グロブリンIgG（**変性IgG**）に対する自己抗体（**リウマトイド因子**：主に**IgM**で，変性IgGのFc部分に対する抗体）が血液中や関節の滑液中に出て，これらが免疫複合体を形成して補体を活性化する．活性化した補体は好中球を遊走させ，また，サイトカインを誘導してマクロファージやリンパ球（主にTリンパ球）の浸潤を起こし，さらに，これらのサイトカインによって活性化されたTリンパ球や滑膜細胞から炎症性サイトカイン（IL-1，IL-6，TNF-αなど）が放出されて，滑膜は腫瘍状の増殖をして，**滑膜パンヌス**（pannus）を形成する．炎症がさらに進行すると，好中球内のリソゾーム（lysosome：細胞内に侵入する異物を破壊する組織体）からプロテアーゼ（コラゲナーゼ，エステラーゼなど）が放出されて，**骨侵食**（erosion）が起こり，組織破壊が起こる．IL-1，TNF-αは滑膜表層細胞，軟骨細胞，破骨細胞のタンパク分解酵素産生を促して，軟骨・骨の破壊を進行させる．**好発年齢は20～50代の青壮年期で，男女比は1：4で女性に多い**.

②RAの臨床症状について

1）**関節症状**
- **朝のこわばり**（PIP関節，MCP関節，手関節，足関節に起こりやすい）
- **ボタン穴変形**　・**スワンネック**（swan neck）**変形**　・**尺骨側変位**

2）**関節外症状**（RAでは，関節外症状も出現する）
- 発熱，リンパ節腫脹　・**皮下結節**（リウマトイド結節）　・貧血（正色素性～低色素性：鉄貧血ではない）
- 肺線維症，間質性肺炎，胸膜炎　・心膜炎　・血管炎　・末梢神経障害

<文献>

1）Aletaha D, et al：2010 rheumatoid arthritis classification criteria: an American College of Rheumatology/European League Against Rheumatism collaborative initiative. Ann Rheum Dis, 69：1580-1588, 2010

2）Aletaha D, et al：2010 Rheumatoid arthritis classification criteria: an American College of Rheumatology/European League Against Rheumatism collaborative initiative. Arthritis Rheum, 62：2569-2581, 2010

<鈴木　孝>

2. 全身性エリテマトーデス

症例　18歳，女性

最近，体がだるく，少し歩いただけで疲れるようになってきた．日光にあたると以前より赤くなりやすく，顔面に蝶形紅斑を認めた．また，口腔内に口内炎ができやすくなった．何らかの病気ではないかと心配になり，総合病院内科を受診した．診察をしたところ，日光曝露部が赤くなっており，顔面に蝶形紅斑，口腔内に3個の口内炎が認められた．眼球結膜には黄染なく，眼瞼結膜に貧血を認めなかった．甲状腺の腫大はなく，胸部・腹部触診・聴診にても異常を認めなかった．

血液検査・尿検査を施行したところ，以下であった．また，血液凝固・線溶系検査には特に異常を認めなかった．

【血液検査】 WBC 2,300/μL，Hb 8.5 g/dL，Plt 7.2 × 10^4/μL，CRP 2.5 mg/dL，LDH 550 IU/L，Na 138 mEq/L，K 5.1 mEq/L，Cl 101 mEq/L，抗核抗体 陽性，抗Sm抗体 陽性，抗DNA抗体 陽性（基準値：陰性），抗リン脂質（カルジオリピン）抗体IgM 8 U/mL未満（基準値：8U/mL未満），同IgG 100 U/mL（基準値：10 U/mL），リウマトイド因子 陰性（基準値：陰性）

【尿検査】 尿蛋白（1＋），白血球は認められず，潜血もない．細胞性円柱が認められた．

以上の結果，医師は全身性エリテマトーデス（systemic lupus erythematosus：SLE）と診断し，薬物療法を開始した．

point

❶ 日光にあたると以前より赤くなりやすくなり，日光曝露部が赤くなっていることから**日光過敏症**がある．

❷「顔面に**蝶形紅斑**を認めた」ことから，SLE，伝染性紅斑などの可能性がある．

❸「口腔内に**口内炎**ができやすくなった」も1つの症候として捉える．

❹ 甲状腺の腫大はないことから，女性に多く発症する甲状腺機能亢進症（バセドウ病）はない可能性が高い．可能性があれば，その検査が必要になる（「第6章1. 甲状腺機能亢進症」参照）．

本症例は**蝶形紅斑，日光過敏症，口腔内炎（潰瘍）**などの症候（さらに患者が女性であること）から，SLEが疑われる．診断は症状・検査所見などから，米国リウマチ学会SLEの分類基準（表1）に従って，11項目中4項目以上が適合すればSLEと診断する．上記症例ではどうだろうか？

・項目①の「蝶形紅斑」は満たしている．

・項目②の「円板状紅斑」はない．

・項目③の「光線過敏症」はある．

・項目④の「口腔内潰瘍」はある．

・項目⑤の「関節炎」は，症状（関節痛）としては出現していない．

・項目⑥の「漿膜炎」は，胸部聴診に異常がない（心臓・胸膜に摩擦音が聴取されない，胸水貯留がないなど）ことから否定的ではあるが，しっかりと否定するためには，胸部X線検査

表1　SLEの分類基準（米国リウマチ学会：1997年改訂）

① 蝶形紅斑 ② 円板状紅斑 ③ 光線過敏症 ④ 口腔内潰瘍 ⑤ 関節炎 ⑥ 漿膜炎 　胸膜炎 　心膜炎 ⑦ 腎障害 　a. 0.5 g/日以上あるいは3＋以上の持続性蛋白尿 　b. 細胞性円柱	⑧ 神経障害 　a. けいれん 　b. 精神障害 ⑨ 血液学的異常 　a. 溶血性貧血 　b. 白血球減少症 　c. リンパ球減少症 　d. 血小板減少症 ⑩ 免疫学的異常 　a. 抗DNA抗体 　b. 抗Sm抗体 　c. 抗リン脂質抗体 ⑪ 抗核抗体
経過中11項目中4項目以上存在している時，SLEと診断できる．	

（文献1，2より作成）

を行う必要がある．

- 項目⑦の「腎障害」は，尿蛋白（1＋），細胞性円柱が認められたため，診断基準は満たしている（分類基準の小項目の1つでも満たせばよい）．しかし，SLEと診断された場合でも，今後，腎障害がさらに悪化する可能性があるため，注意深い経過観察が必要である．
- 今のところ，項目⑧の「神経障害」（けいれん，精神障害など）は認めていない．
- 血液検査で，白血球減少，血小板減少を認めている．また，軽度の貧血（Hb 8.5 g/dL），LDHの軽度上昇（550 IU/L），電解質のKの軽度上昇（5.1 mEq/L）は，溶血性貧血を反映している可能性がある．いずれにせよ，項目⑨は満たしている．
- 免疫学的異常ではa～cの抗体はすべて陽性のため，この項目⑩を満たしている．
- この症例は抗核抗体も陽性であるから，項目⑪を満たしている．

　以上より，項目①～⑪のうち，①，③，④，⑦，⑨，⑩，⑪の7項目が分類基準に適合する．このため，SLEと分類することができる．

表1はあくまでもSLEを他の膠原病・リウマチ疾患から「分類」するためのもので，満たさないからといってSLEではないということはできない．また，この分類項目を満たしても専門医がSLEといはいえないと判断することも稀でない．しかし，診断基準として用いた場合の感度，特異度とも優れているため，日常診療の診断の際に用いられている．

SLEの診断に至らない症例に対してその感度を上げるために，全身性エリテマトーデス国際臨床共同研究会（Systemic Lupus Internationa Collaborating Clinics：SLICC）によって新たな分類基準（表2）が提案された．この分類基準を用いると，表1の分類基準と比較して評価コホートで感度が83％から97％と改善したが，特異度が96％から84％に低下したため，患者認定の有用な基準になるが，臨床試験のエントリー基準にこの基準を用いることは注意を要する．

処方例

プレドニゾロン（プレドニン®錠5 mg）　4錠（2，1，1）　1日3回（朝昼夕食後）14日分
*朝10 mg　昼5 mg　夕5 mg

表2　SLICCによるSLEの分類基準

臨床的基準
1. 急性皮膚型ループス
2. 慢性皮膚型ループス
3. 口腔潰瘍
4. 非瘢痕性脱毛
5. 滑膜炎
6. 漿膜炎（胸膜炎，心膜炎のいずれか）
7. 腎病変（尿蛋白0.5 g/日以上，赤血球円柱のいずれか）
8. 神経学的病変（痙攣発作，精神病，多発性単神経炎，脊髄炎，末梢・中枢神経障害，急性錯乱状態）
9. 溶血性貧困
10. 白血球減少（＜4,000/mm^3），もしくはリンパ球減少（＜4,000/mm^3）
11. 血小板減少（＜10万/mm^3）
免疫学的基準
1. 抗核抗体陽性
2. 抗dsDNA抗体陽性（ELISA法では基準値の2倍を超える）
3. 抗Sm抗体陽性
4. 抗リン脂質抗体陽性
5. 低補体（C3，C4，CH50）
6. 直接クームス試験陽性（溶血性貧血なし）

上記のうち免疫学的基準1項目以上を含む4項目以上を満たすか，抗核抗体もしくは抗dsDNA抗体が陽性で，生検で証明されたループス腎炎が存在する場合にSLEと診断
（文献3より引用）

処方の解説と服薬指導

❶ 第1選択薬は**副腎皮質ステロイド**である（軽度の皮膚症状だけであれば，NSAIDsや外用薬で様子をみることになる）．適応と投与量は臓器障害の程度による（特に腎障害の程度は予後を左右するため重要：Advice②参照）．

軽症（腎障害がないもの）：プレドニゾロン　15～30 mg/日
中等症（腎障害が中等度）：プレドニゾロン　30～50 mg/日
重症（腎障害が高度，中枢神経症状のあるもの）：プレドニゾロン　50～60 mg/日

1～4週間使用して臨床症状や検査所見に改善が認められたら，徐々に漸減していく．1カ月使用しても臨床症状や検査所見に改善が認められない時は経口ステロイド（プレドニゾロン）を増量するか，ステロイド・パルス療法〔メチルプレドニゾロンコハク酸エステルナトリウム（ソル・メドロール®）：15～30 mg/kg/日（3日間連続静脈点滴を1クールとする）〕を考慮する．

❷ 第2選択薬は下記の2つとなる

① 免疫抑制薬

1）シクロホスファミド水和物（エンドキサン®）：B細胞に作用して抗体産生を抑える．
内服で1日2～5 mg/kg連日投与か，3～4週間隔で500～1,000 mg/m^{2}を点滴静注する（副作用回避の点では点滴静注の方がよい）．

2）シクロスポリン（サンディミュン®）：**ステロイド抵抗性を示す症例に用いられる．**
T細胞に作用して，IL-2の産生を抑制する．成人1日3 mg/kg，小児1日5 mg/kg TDM（治療薬物モニタリング）を行いながらトラフ値100 ng/mLを目安とする．

3）アザチオプリン（イムラン®）：1日1～3 mg/kg
T細胞に作用して抗体産生を抑制する．

② 非ステロイド性抗炎症薬（NSAIDs）：発熱，関節炎に用いられる

サリチル酸製剤のアスピリン（バファリン®，バイアスピリン®）が使用される.

＊バファリン® はアスピリン＋ダイアルミネート（胃腸障害軽減のため入れられている制酸緩衝剤）の合剤

❸ 血栓予防治療

抗リン脂質抗体症候群に伴う血栓症では，急性期に血栓溶解薬が投与される．予防的にアスピリン（バファリン®，バイアスピリン®），血栓発症例にワルファリンカリウム（ワーファリン）を投与する.

❹ その他の治療

アフェレーシス（apheresis：成分除去）療法

1）血漿交換療法（plasmapheresis）：流血中の自己抗体や免疫複合体の除去を目的に行う.

2）リンパ球除去療法（lymphocytapheresis）：リンパ球を中心とする免疫異常にかかわる免疫担当細胞の除去を目的に行う.

3）γ-グロブリン大量療法：血小板減少症や糸球体腎炎の治療に用いられることがある.

知っておくべきこと

SLEの第1選択薬に副腎皮質ステロイド，第2選択薬に免疫抑制薬が使われるため，感染防御機能は低下している．また，日光過敏症があるため，夏でも帽子をかぶり，長袖を着ている．何らかの感染症（インフルエンザなど）が流行したり，子どもが多く訪れる薬局では，できるだけ待たせないで薬を処方する工夫をする.

Advice

① SLEの発症機序について

原因は不明であるが，何らかの原因で自己抗体（抗核抗体，抗DNA抗体，抗Sm抗体など）が産生されると，免疫複合体が形成されて，それが諸種の臓器に沈着して炎症性の組織障害を起こす．したがって，SLEの病変は多臓器に起こる．症例のように，20～30代の女性に多い.

② SLEの予後を左右する症状

1）腎障害（びまん性糸球体腎炎）　2）全身性血管炎　3）溶血性貧血　4）神経障害（けいれん）

＊ **症状が持続する場合は，腎障害の程度により予後が決まるため，早期に腎臓生検を行う**（SLE患者の1/3は多量の蛋白尿を認めるネフローゼ症候群をきたす）.

③ SLEの予後

10年生存率は95％以上と予後は改善されている．死因は腎不全，中枢神経障害，感染症の順に多いが，腎障害と中枢神経障害をみるものは予後が悪い.

<参考文献>

1）Tan EM, et al：The 1982 revised criteria for the classification of systemic lupus erythematosus. Arthritis Rheum, 25：1271-1277, 1982

2）Hochberg MC：Updating the American College of Rheumatology revised criteria for the classification of systemic lupus erythematosus. Arthritis Rheum, 40：1725, 1997

3）Petri M, et al：Derivation and validation of the Systemic Lupus International Collaborating Clinics classification criteria for systemic lupus erythematosus. Arthritis Rheum, 64：2677-2686, 2012

4）渥美達也：教育講演 全身性エリテマトーデス：診断と治療の進歩．日内科会，103：2236-2241，2014

<鈴木　孝>

1. 甲状腺機能亢進症

症例　36歳，女性

【主　訴】易疲労感，下肢の脱力感

【現病歴】生来健康であったが，今年の夏は例年になく暑さがつらく，夏バテ症状が強いと思っていた．元来それほど汗かきではなかったが，今年は発汗が多く飲水量も多かった．食欲はあるが体重が3 kgほど低下した．便通は下痢ではないが，軟便が1日2回程度ある．最近いらいらすることが多く，部下との人間関係がうまくいかない．仕事中に動悸を感じることや，指が震えることがある．生理も止まったので，本院を受診した．

【既往歴】特になし

【家族歴】兄と弟ともに健康，両親も健康

【生活歴】雑誌社の編集者，独身．ストレスは多い．飲酒は週2回ほど，喫煙（－）

【服薬歴】常用薬（－），5年前に漢方のいわゆるやせ薬を使用したが1年ほどで止めた

【身体所見】身長164 cm，体重50 kg（平常時より3 kg減），血圧160/80 mmHg，脈拍96拍/分（整），体温37.2 ℃，皮膚は湿潤，頭頸部：眼球突出なし，甲状腺がびまん性に柔らかく腫大，リンパ節を触れない．胸部：頻拍のほか異常なし．腹部：腸音亢進，四肢：振戦（＋），筋萎縮なし，浮腫なし，前脛骨部に粘液水腫の所見（－），アキレス腱反射亢進

【検査所見】WBC 6,200/μL，Hb 16 g/dL，CRP 0.3 mg/dL，Na 148 mEq/L，K 4.0 mEq/L，T-Cho 120 mg/dL，CK 256 IU/L，BUN 17 mg/dL，Cr 1.0 mg/dL，総T_4 20 μg/dL（基準値：5～12 μg/dL），遊離T_4 8 ng/dL（基準値：0.9～1.8 ng/dL），TSH 0.1 μU/mL 以下〔基準値：0.34～3.5 μU/mL（RIA 固相法）〕，抗TSH受容体抗体 陽性，血糖110 mg/dL，尿検査：正常，妊娠反応（－），便検査：潜血（－）

【心電図】洞性頻脈

point

❶ 甲状腺機能亢進症の原因として最多のバセドウ病は，**20～40代の女性**に多い（男女比，1：5）．

❷ 甲状腺機能亢進症の症状は，**びまん性甲状腺腫大**，眼球突出，**頻脈**，**動悸**，**体重減少**，四肢**振戦**，四肢の倦怠，**脱力**，**筋力低下**（ミオパチー）である．ただし，眼球突出の頻度は20～40％であり診断上の感度は低い．**耐暑性の低下**（heat intolerance），神経過敏（いらいら），**下痢傾向**，**月経過小**も重要．

❸ 臨床検査では，**TSH（thyroid stimulating hormone，甲状腺刺激ホルモン）低下**，**遊離T_4（甲状腺ホルモン）の上昇**（通常，血中T_4は99％以上が結合形であるので総T_4よりも遊離T_4が正確に甲状腺ホルモン作用を示す），**抗TSH受容体抗体（TRAb）陽性が重要**．その他**コレステロール濃度低下**，ALP上昇，ミオパチーがあれば**CPK上昇**，収縮期血圧上昇などがある．

❹ 高齢者では交感神経興奮を介する頻脈，四肢振戦などが明らかでなく，心房細動が主症状となることもある．心電図所見を見逃さないようにしよう．

1 甲状腺機能亢進症（中毒症）の原因はバセドウ病だけではない

甲状腺ホルモン過多の原因は，TSH 受容体を刺激する自己抗体（TRAb）産生を病態とする**バセドウ病**，甲状腺が炎症により破壊されて甲状腺ホルモンが流出する**破壊性甲状腺炎**（亜急性甲状腺炎，無痛性甲状腺炎），**甲状腺ホルモン摂取過剰**（中国などから輸入される痩身薬に混入していることもある）がある．治療方針は，バセドウ病が抗甲状腺薬などによる甲状腺機能抑制であるのに対し，破壊性甲状腺炎では抗菌薬や副腎皮質ステロイドによる抗炎症治療と，全く異なる．

2 バセドウ病は自己免疫疾患である

バセドウ病は，自己免疫機序により，甲状腺濾胞細胞のTSH 受容体に結合し刺激作用をもつ自己抗体が産生されることにある．検出には，TSH受容体への結合活性を直接測定するTSH受容体抗体（TRAb）と，培養甲状腺細胞で抗体の細胞刺激作用を測定する甲状腺刺激抗体（TSAb）がある．

3 バセドウ病の治療選択は複数ある

バセドウ病の治療には，抗甲状腺薬による薬物治療，アイソトープ（^{131}I）治療，外科的切除術がある．各治療法の長所と短所，禁忌などを患者に説明し，最終的な治療選択を考える．

処方例

▶チアマゾール（メルカゾール® 錠5 mg） 1回3錠 1日2回（朝夕食後）

処方の解説と服薬指導

❶ チアマゾール（MMI）とプロピルチオウラシル（PTU）は，甲状腺のペルオキシダーゼを阻害することによりチロシンのヨード化を阻止して，甲状腺ホルモンの合成を抑制する．日本ではバセドウ病患者の9割以上が抗甲状腺薬で治療を開始するが，米国では7割の患者がアイソトープを選択している．

❷ 抗甲状腺薬の長所は，外来治療が可能で，禁忌が少なく，不可逆的な甲状腺機能低下になりにくいことである．短所は寛解率が低く，寛解までの治療期間が長い，副作用が多いなどである．

❸ チアマゾールは効果発現がプロピルチオウラシルより早く，維持期においては1日1回投与が可能なので，妊娠予定者および妊娠8週までを除き第1選択となる．軽症では15 mg/日で開始するが，中等度以上では30 mg/日で開始し，TSHの正常化などを指標に維持量に減量する．投与2カ月で，軽症なら85％，中～重症でも65％の患者で甲状腺ホルモンが正常化する．

❹ 抗甲状腺薬の重大な副作用には，無顆粒球症（0.35％），多発性関節炎（1～2％），重症肝障害（0.1～0.2％），MPO-ANCA 関連血管炎症候群（0.01％未満，Advice参照）などがある．**ほとんどの副作用は投与開始3カ月以内に生じるので，それまでは2週間ごとに受診する**よう指示する．

❺ 無顆粒球症の初期症状は咽頭痛，発熱，全身倦怠感などである．患者に十分理解してもらう．

知っておくべきこと

❶ 抗甲状腺薬の軽度な副作用としては，皮疹（蕁麻疹）が4～6％と多い．抗ヒスタミン薬で対応する．他に軽度の肝障害，筋肉痛，関節炎，発熱が5％以下の頻度で生じる．

❷ 妊婦が甲状腺機能亢進症を発症した場合，未治療では妊娠高血圧，流産などの合併症が増加す

るので，治療は必要である．

❸ 妊婦または妊娠希望がある場合には，チアマゾール服用が胎児奇形と関連する可能性があるため（特に胎児の器官形成期である妊娠5～8週での服用），プロピルチオウラシルを選択する．

❹ 頻脈や振戦などが強い場合は，非選的なβ遮断薬〔プロプラノロール塩酸塩，1回1錠（10 mg）1日3回〕を投与する．

Advice

プロピルチオウラシルを1年以上服用している患者で，抗好中球細胞質ミエロペルオキシダーゼ抗体〔MPO-ANCA，p-ANCA〕が陽性化することは稀でない（4～38%）が，そのうちごく一部（服用者全体の0.01%未満）の患者が，全身の多発血管炎，急速進行性腎炎を生じる．発熱，関節痛，筋肉痛などが生じた場合にはMPO-ANCAの測定と腎機能を評価する．治療は薬物の中止である．

＜参考文献＞

1）「バセドウ病薬物治療のガイドライン2019」（日本甲状腺学会/編），南江堂，2019

＜越前宏俊＞

2. クッシング症候群

症例　40歳，女性

【主　訴】 疲労感
【現病歴】 生来健康であったが，最近疲れやすい．従来，正常血圧であったが，今年の健康診断で高血圧（165/95 mmHg）と高血糖（空腹時132 mg/dL）を指摘された．最近，家人から顔がむくんでいると指摘されることがある．また，最近3カ月間生理がなく，体毛が濃くなっているように感じる．
【既往歴】 特になし
【家族歴】 子供は1男1女，夫は45歳で健康
【生活歴】 事務員，飲酒（−），喫煙（−）
【身体所見】 身長160 cm，体重58 kg，血圧165/90 mmHg，脈拍75拍/分（整），体温36.5℃，頭頸部：満月様顔貌（+），ざ瘡（ニキビ）（+），胸部：正常，腹部：体幹部肥満（+），赤色皮膚線条（+），下肢：趾間白癬（+）
【検査所見】 WBC 8,500/μL，Hb 15.0 g/dL，CRP 0.6 mg/dL，Na 145 mEq/L，K 2.8 mEq/L，空腹時血糖140 mg/dL，HbA1c（NGSP値）7.9％，T-Cho 285 mg/dL，BUN 16 mg/dL，Cr 0.8 mg/dL，尿検査：正常
【ホルモン検査】 24時間尿中遊離コルチゾール排泄増加（200 μg/日），血清コルチゾール日内変動の消失（午後12時血清中濃度14 μg/dL），デキサメタゾン8 mg抑制試験陽性
【画像診断】 下垂体MRIで頭蓋底部トルコ鞍に腫瘍影（径5 mm），胸部および腹部CTで副腎正常，腹腔および肺に異常所見なし
【治療経過】 下垂体性クッシング病と診断され，経蝶形骨洞下垂体摘出術（Hardy手術）を行った

point

❶ クッシング症候群の副腎皮質ホルモン過剰症状による身体所見は，**中心性肥満**〔満月様顔貌，後頸部脂肪沈着（野牛肩）〕，**皮膚萎縮，妊娠線様の腹部皮膚線条，ざ瘡**などである．そのほか近位筋筋力低下，骨粗鬆症も生じることがある．
❷ 検査所見では，**高血圧，耐糖能異常（糖尿病），低カリウム血症**がみられる．
❸ ホルモン検査では，尿中コルチゾール排泄量増加，血清コルチゾール日内変動消失などがみられる．下垂体性クッシング病（全体の80％）の場合には，高用量（8 mg）のデキサメタゾン投与により副腎皮質刺激ホルモン（adrenocorticotropic hormone：ACTH）とコルチゾール分泌が抑制される（陽性）のに対し，異所性ACTH産生腫瘍や副腎腺腫・がんでは抑制がかからない（陰性）．
❹ 脳下垂体と副腎のMRIによる画像診断は，腫瘍の局在を確定するうえで必須である．
❺ 中枢性でも手術不能な場合や，手術効果が不十分な場合，末梢性の悪性腫瘍（副腎がんなど）により異所性ホルモンが分泌されている場合には薬物療法が選択され，副腎皮質ステロイド合成阻害薬が使用される．ただし，過量投与により副腎不全を生じる場合があるので慎重な投与量設定が必要である．

1 クッシング症候群の原因は慢性的なコルチゾールの過剰分泌である

分泌亢進の原因は，下垂体腺腫や過形成によるACTH過剰分泌により副腎皮質ホルモン分泌

が刺激される場合（本来のクッシング病）や，肺がんや胸腺腫などが異所性ACTH分泌を生じる場合，副腎原発の腺腫，過形成やがんにより副腎皮質ホルモンが自律的に過分泌される場合，自己免疫疾患治療などの目的で使用された副腎皮質ステロイドにより生じる場合がある．

2 原因診断には視床下部・下垂体・副腎皮質フィードバック機能評価が重要

原因診断には血中ACTHとコルチゾール値を測定する．コルチゾール値は正常～高値であるが，ACTHが正常か高値ならば下垂体性もしくは異所性であり，逆にACTHが低値ならば副腎性もしくは医原性である．副腎腫瘍などからの異所性自律性分泌はデキサメタゾン投与で抑制されにくい．

3 原因病変の局在診断には画像診断が有用

中枢および副腎等のX線，CT，MRI，副腎シンチグラフィー等により腫瘍性病変を検索する．

処方例

■ 術後の副腎皮質ホルモン補充療法

ヒドロコルチゾン（コートリル® 錠）1日20 mgを2回に分けて経口投与（朝15 mg，夕5 mg）

処方の解説と服薬指導

❶ 特にストレスのない状態での副腎皮質ステロイドホルモン（コルチゾール＝ヒドロコルチゾン）の分泌量は1日20 mg程度である．下垂体摘出術後はACTH分泌が低下するので少なくとも一定期間コルチゾールの補充投与が必要になる．

❷ 用法では生理的なコルチゾール分泌の日内変動を考えて，朝の投与量を夕方よりも多くする．

❸ 補充量は感染，手術などのストレス状況では必要量が増加するので注意する．

❹ **補充ステロイドの投与を自己判断などで中止すると，急性の副腎不全症状（低血圧，低ナトリウム血症，ショック）を生じる**ので，服薬指示を遵守するように説明する．

知っておくべきこと

❶ 下垂体性クッシング病で手術が適応とならない場合や，術後の残存腫瘍には，実施可能な施設は限定されるが放射性コバルト（^{60}Co）を用いたガンマナイフ療法が有効である．ほかには，ACTH分泌抑制を目的としてドパミン作動薬であるブロモクリプチンメシル酸塩（パーロデル®）などを投与することもある．

❷ 機能性の副腎腺腫またはがんによるクッシング症候群では手術療法が選択されるが，不可能な場合には副腎皮質ステロイド合成阻害薬であるメチラポン（メトピロン®），ミトタン（オペプリム®），トリロスタン（デソパン®）などを用いる．異所性ACTH産生腫瘍（小細胞肺がん，胸腺腫，カルチノイドなど）ではオクトレオチド酢酸塩（サンドスタチン®）を用いる．

❸ 臨床上経験するクッシング様症状は，抗炎症薬として使用する副腎皮質ステロイドが原因となる医原性が最も多い．自己免疫疾患などでは治療上の必要から副腎皮質ステロイドの長期投与が行われるので，身体所見と検査値異常から早期に検出できるようになろう．

<参考文献>

1）厚生労働科学研究費補助金 難治性疾患克服研究事業 間脳下垂体機能障害に関する調査研究班（主任研究者：大磯ユタカ）：間脳下垂体機能異常症の診断と治療の手引き（平成30年度改訂）
▶日本間脳下垂体腫瘍学会ホームページより閲覧できる　http://square.umin.ac.jp/kasuitai/sick02.html

<越前宏俊>

3. 尿崩症（DI）

症例　52歳，男性

【主　訴】　口渇，夜間多尿

【現病歴】　7日前にタクシーに乗っていて交通事故にあった．頭部を打撲し，頭蓋底骨折，脳内血腫を発症したため，血腫除去などの脳外科手術を受けた．術後回復は良好であったが，3日前から昼夜を問わず強い口渇が生じるので飲水し1日6Lに達するようになった．

【既往歴】　頭部外傷のほかは特になし

【家族歴】　4人家族，妻は52歳で健在，子供は長女24歳，次女20歳いずれも健康

【生活歴】　商社員．海外出張は米国中心に年間5回程度

【身体所見】身長175 cm，体重65 kg，血圧125/75 mmHg，脈拍66拍/分（整），起立性低血圧（−），皮膚・口腔は乾燥，頭頸部：頭蓋外傷創のほか特に異常なし，胸部：正常，腹部：正常，下肢：浮腫なし

【検査所見】WBC 6,200/μL，Hb 16.2 g/dL，CRP 1 mg/dL，Na 155 mEq/L，K 3.8 mEq/L，BUN 20 mg/dL，Cr 1.0 mg/dL
尿検査：低張尿（比重1.002，浸透圧195 mOsm/L），1日尿量3.8 L

【水制限試験（フィッシュバーグ濃縮試験）】12時間の飲水制限で尿浸透圧/血漿浸透圧比（Uosm/Posm比）は0.8，その後バソプレシン5単位皮下注を行ったところ，同比は1.5，Uosmは440 mOsm/Lまで上昇．

以上の結果から中枢外傷に起因する中枢性尿崩症（diabetes insipidus：DI）と診断された．

point

❶ 医学的な意味で，多尿とは1日3,000 mL以上の尿量である．誤解されることが多いが，**多尿は腎臓での尿産生増加ではなく，腎で濾過された原尿（正常人では1日約150 L）の濃縮機構の障害である**（腎尿細管は糸球体で濾過した原尿を水分と電解質の再吸収により100倍以上濃縮している！）．

❷ 尿濃縮機構の障害の原因は，**水利尿か浸透圧利尿**である．水利尿は脳下垂体後葉ホルモンである抗利尿ホルモン（ADH，バソプレシン）の欠乏（**中枢性尿崩症**）か腎臓のADH抵抗性病態（**腎性尿崩症**）により生じる．浸透圧利尿は，糖尿病などによる尿糖増加や利尿薬の常習により生じることが多い．

❸ 中枢性尿崩症の原因は，ADHを産生する視床下部領域の器質的疾患（腫瘍，外傷など）が60％と多い．

❹ 症状で注目するのは，口渇と多尿（特に飲水のない夜間にも続く）であり，水分補給が不十分な場合，臨床検査所見では，脱水症状（血圧低下，Hb濃度上昇），高ナトリウム血症（せん妄，けいれん）である．

1 バソプレシンは腎尿細管での水再吸収調節因子である

バソプレシンは，視床下部の視索上核と室傍核で合成され，下垂体後葉に輸送されて貯留されているが，血漿浸透圧の上昇が刺激となり，血中へ分泌される．9個のアミノ酸で構成されるペプチドホルモンで，腎集合尿細管で水再吸収（抗利尿）作用を発揮する．分泌低下または尿細管の受容体異常は，バソプレシンの機能低下状態（尿崩症）を生じる．

2 バソプレシンは血管平滑筋収縮作用をもつ

薬用量を投与すると，消化管などの血管平滑筋を収縮し腸管血流を低下させるので，食道静脈瘤出血の緊急処置に注射薬として用いられることもある．ただし，作用持続は短く，冠動脈収縮作用もあるので冠動脈硬化がある患者では狭心症や心筋梗塞を副作用として生じることがある．

3 フィッシュバーグ濃縮試験

古典的な腎髄質機能検査の1つである．人為的に飲水制限を行うことにより，血漿浸透圧上昇による下垂体ADH（バソプレシン）の分泌を促す．下垂体性の尿崩症であれば，尿比重の増加はなく，その後バソプレシンの投与後にはじめて尿濃縮反応が生じる．腎性尿崩症ではバソプレシン投与後にも反応はみられない．現在では直接血漿および尿中バソプレシン濃度を測定し，同時に測定した血漿浸透圧値との関係で鑑別診断することが多い．ちなみに，血漿バソプレシン濃度の基準値は0.3～4.2 pg/mL（RIA2 抗体法）である．

4 ADH過剰の病態は見逃すと致命的となることがある

中枢疾患（髄膜炎，脳血管障害など），胸腔内疾患（肺炎，結核，肺がんなど），薬物（ビンクリスチンなど）の刺激によりバソプレシン分泌が亢進すると，過剰な水分貯留のため，希釈性低浸透圧血症，低ナトリウム血症を生じ，悪心，意識障害，脳浮腫，死亡に至ることがある．これをADH不適合分泌症候群（syndrome of inappropriate secretion of ADH：SIADH）という．軽症では飲水制限（1,000 mL/日以下）でよいが，不十分であれば腎尿細管におけるバソプレシン作用を抑制するデメチルクロルテトラサイクリン塩酸塩（レダマイシン®）を投与する．

処方例

▶デスモプレシン酢酸塩水和物（デスモプレシン・スプレー2.5）
1回5～10 μg（2～4噴霧） 1日3回鼻腔内に投与

処方の解説と服薬指導

❶ デスモプレシンは，バソプレシンの抗利尿作用を維持しつつ血管収縮作用を弱め，かつ作用を長時間化したADH誘導体である．投与後12～24時間持続する抗利尿作用を示す．点鼻液とスプレーの剤型が利用できる．使用や管理が簡便なためスプレーが通常選択される．しかし，スプレーは噴霧量が固定されているので，投与量を調節したい場合は点鼻液が便利である．

❷ 患者が上気道感染またはアレルギー性鼻炎などで鼻腔内投与ができなくなった場合には，鼻粘膜からの吸収率が低いことを考慮して，その1/10量を皮下投与する．

❸ 中枢性尿崩症でADHの分泌が完全に消失していない例では，チアジド系利尿薬（一見きわめて逆説的であるが），経口糖尿病薬のクロルプロパミド，カルバマゼピン，インドメタシンなど

のNSAIDsなどが多尿の改善に補助的に役立つことがある．

❹ **デスモプレシン使用中に過度の飲水をすると，水中毒（低ナトリウム血症）による倦怠感，頭痛，悪心・嘔吐，意識障害を生じる危険がある**ことを説明する．

知っておくべきこと

❶ 薬物が腎臓におけるADH受容体の感受性を低下させ，腎性尿崩症を生じることがある．例えば炭酸リチウム（10～20％），アムホテリシンBなどによる尿細管障害や，利尿薬連用による低カリウム血症（< 3.0 mEq/L），活性型ビタミンD製剤による高カルシウム血症が二次的に腎性尿崩症を生じさせることがある．疑わしい場合には被疑薬物を中止して経過を観察する．いずれにせよ患者の薬歴をチェックしよう．

❷ 中枢性または腎性尿崩症と鑑別が必要な病態に，心因性多飲症がある．この場合患者はしばしば感情的に不安定である．通常は夜間の口渇と多飲・多尿はない．

❸ 近年の分子生物学的な検討により，尿崩症の原因としてバソプレシン遺伝子変異，バソプレシン受容体の遺伝子変異（特に2型AVPR2が多い），ADH感受性の水チャネルであるアクアポリン-2の遺伝子異常も発見されている．

<参考文献>

1）三浦健一郎，服部元史：遺伝性尿細管機能異常症のup to date．日本小児腎臓病学会雑誌，31：12-20，2018

<越前宏俊>

4. 副甲状腺機能亢進症

本項では，慢性腎不全による透析患者の二次性副甲状腺機能亢進症について述べる．

症例　45歳，女性

【主　訴】皮膚掻痒感と骨関節痛
【現病歴】中学生の頃から健康診断で血尿と蛋白尿を指摘され，20歳頃から慢性腎不全にて通院治療を受けていたが，腎障害が進行し35歳で血液透析導入となった．その後，血液透析を週2回継続していたが，最近皮膚の痒みが強くなり，関節痛や背部痛などが出現するようになった．
【既往歴】IgA腎症，高血圧（156/95 mmHg）
【家族歴】長男20歳 健康，夫45歳 健康，両親・兄弟 健康
【生活歴】家族3人で同居，家事は夫と長男が分担している
【身体所見】身長155 cm，体重50 kg，血圧135/80 mmHg，脈拍80拍/分，皮膚乾燥，色素沈着，全身に掻破痕（かき傷）あり，頭頸部：頸動脈雑音（－），頸部腫瘤（－），胸部：正常，腹部：正常，左手に透析用シャント，下肢：浮腫（＋）
【検査所見】WBC 4,500/μL，Hb 11.0 g/dL，Alb 3.0 g/dL，Na 145 mEq/L，K 4.2 mEq/L，BUN 60 mg/dL，Cr 3.2 mg/dL，ALP 480 IU/L，血清Ca 7.5 mg/dL（補正値：8.5 mg/dL），血清P 8.3 mg/dL，副甲状腺ホルモン（intact-PTH）520 pg/mL（基準値：15～65 pg/mL）
【X線写真】手指，脊椎の骨密度低下，腰椎圧迫骨折（＋）
【診　断】慢性腎不全に伴う腎性骨異栄養症

point

❶ 慢性腎不全に伴う腎性骨異栄養症の臨床所見は，骨関節痛，易骨折性，X線での骨密度低下と二次性副甲状腺機能亢進症の所見（高リン血症，低カルシウム血症，ALP上昇，副甲状腺ホルモン上昇）である．
❷ 腎機能障害のある患者での副甲状腺ホルモン測定は，腎機能に影響されないintact-PTHが用いられる．
❸ 血清カルシウムはアルブミンと結合しているため，低アルブミン血症のある患者では，生理的に意義のある遊離カルシウム（Ca）は以下の補正式を用いて計算する．この患者では補正後のカルシウム濃度は正常域であった．
血清補正Ca(mg/dL) ＝ 血清総Ca 濃度(mg/dL) ＋〔4－血清アルブミン濃度(g/dL)〕

1 腎性骨異栄養症（透析骨症）の病態を知ろう

腎不全患者では，尿中へのリン排泄低下により生じた**高リン血症**と，腎臓におけるビタミンDの活性化障害による消化管からのカルシウム吸収低下により生じた**低カルシウム血症**が，いずれも副甲状腺ホルモン（parathyroid hormone：PTH）分泌を刺激するため，二次性の副甲状腺機能亢進症が生じ，高回転型の骨代謝異常が生じる．PTHは破骨細胞を刺激して骨量を減少させるが，活性型ビタミンDが不足しているので骨芽細胞の骨形成が追いつかず，石灰化が伴わず線維のみが増生した線維性骨炎の状態となり，骨はもろくなる．

2 高リン血症の治療を知ろう

高リン血症の治療は，① 低リン食の長期摂取，② 経口リン結合薬（沈降炭酸カルシウム，セベラマー塩酸塩，ビキサロマー，炭酸ランタン水和物，クエン酸第二鉄水和物）の投与，③ 血液透析による十分なリンの除去である．副甲状腺機能刺激を回避するために目標とする血清リン濃度は3.5～6.0 mg/dL である．

3 ビタミンDの作用を知ろう

ビタミンDは肝臓と腎臓でそれぞれステロイド骨格の25位と1位に水酸化反応を受けてはじめて活性型ビタミンD_3となるが，腎不全患者では腎組織が荒廃しているため，この反応が低下し，活性型のビタミンD_3産生が不足する．食事中のカルシウムは2価陽イオンの状態なので吸収率は低く（12％），必要量を吸収するためには活性型ビタミンD_3の存在が不可欠である．このため，腎不全患者では活性型ビタミンD_3を投与する．intact-PTHの治療目標値は100～200 pg/mL である．

処方例

▶ビキサロマー（キックリン® カプセル250 mg）	1回2カプセル	1日3回（食直前）
▶アルファカルシドール（アルファロール® カプセル1 μg）	1回1カプセル	1日1回（朝食後）
▶*d*-クロルフェニラミンマレイン酸塩（ポララミン® 錠2 mg）	1回3錠	1日1回（就寝前）
▶尿素クリーム（ウレパール® クリーム10％）	1日3回　塗布	
▶アムロジピンベシル酸塩（ノルバスク® 錠5 mg）	1回1錠	1日1回（朝食後）
▶エポエチンアルファ（エスポー® 皮下用）	1回6,000 U	週1回　皮下注

処方の解説と服薬指導

❶ ビキサロマーは，食事中のリンと結合し，リンの消化管吸収を低下させる．この反応を効果的にするためには薬物を**食直前に服用する**必要がある．

❷ 従来使用された沈降炭酸カルシウムはリンの吸収を抑制するが，カルシウムの吸収を増加する傾向がある．血清中のリン×カルシウム積が60を超えるとカルシウムが血管，皮下，腱組織などに異所性石灰化として沈着するので，カルシウムを含まないリン吸着剤であるビキサロマーやセベラマー塩酸塩に切り替えるとよい．

❸ 最近，透析患者の二次性副甲状腺機能亢進症治療として，静注の活性型ビタミンD製剤（マキサカルシトール，カルシトリオール）を透析終了時に週2～3回静注投与するビタミンDパルス療法も広く行われるようになった．ただし，高頻度で高カルシウム血症などの副作用が生じるので注意が必要である．

❹血液透析患者の皮膚掻痒症は，皮膚の乾燥，血清リン×カルシウム積の上昇，高PTH血症などが関係する．保湿性のある尿素軟膏によるスキンケアや抗ヒスタミン薬を投与しつつ，2次性副甲状腺機能亢進症の治療を進めることを説明しよう．

※降圧薬については「第1章3. 高血圧」，貧血薬については「第4章1. 貧血」を参照

知っておくべきこと

❶ 活性型ビタミンD_3の投与でも高PTH血症が改善できない場合には，4個ある副甲状腺の1～2個が肥大していることが多い．その際には，腫大した副甲状腺に経皮的にエタノールを注入して機能を廃絶させる経皮的エタノール注入療法（percutaneous ethanol injection therapy：

PEIT）や経皮的ビタミンD_3注入療法が行われる．最終的には副甲状腺摘除術も考慮される．

❷ 最近では活性型ビタミンD_3の過剰投与で副甲状腺機能を抑制しすぎると，破骨細胞だけでなく骨芽細胞も活性が低下するため，骨代謝回転が低下した**無形成骨型の腎性骨症**を生じ，骨がもろくなる病態が注目されている．**高齢者，糖尿病，副甲状腺摘除患者に多いので注意**しよう．

❸ 従来の活性型ビタミンD_3と消化管リン吸着薬の併用でも副甲状腺機能亢進症がコントロールできない場合には，副甲状腺のカルシウム受容体にカルシウム様に作用しPTH分泌を抑制するシナカルセト塩酸塩（レグパラ®）が使用できる．

＜参考文献＞

1）日本透析医学会：慢性腎臓病に伴う骨・ミネラル代謝異常の診療ガイドライン．透析会誌，45：301～356，2012
▶日本透析医学会ホームページより閲覧できる　https://www.jsdt.or.jp/dialysis/2094.html

＜越前宏俊＞

第6章 内分泌系疾患

5. 原発性アルドステロン症

症例 59歳，男性

【主　訴】 足に力が入らない

【現病歴】 生来健康であったが，55歳頃から高血圧を指摘され，近医でカルシウム拮抗薬のアムロジピン5 mg/日の薬物治療を受けていたが，血圧コントロールが不良であった．食欲はあり，便通異常なく，偏食もない．体重の変化もない．最近，階段を上る時などに足が重く，力が入らないような感じがあるので，精査のために来院した．

【既往歴】 特になし

【家族歴】 子供は男3人すべて健康，妻54歳 健康，父胃がんで78歳で死亡，母80歳で脳梗塞で死亡

【生活歴】 中学校教員．喫煙（－），飲酒は週1回程度，晩酌（－）

【身体所見】 身長165 cm，体重56 kg，血圧158/95 mmHg（左右差なし），心拍数85拍/分，眼底所見：キースワグナーⅡ群，頭頸部：正常，胸部：正常，腹部：正常，四肢：浮腫（－）

【検査所見】 WBC 6,600/μL，Hb 15.2 g/dL，CRP 0.1 mg/dL，Na 148 mEq/L，K 2.8mEq/L（↓），BUN 18 mg/dL，Cr 1.0 mg/dL，血漿アルドステロン濃度200 pg/mL（基準値：30～160 pg/mL），血漿レニン活性（PRA，早朝安静臥位）：0.35 ng/mL/時（基準値：0.5～2 ng/mL/時），血漿アルドステロン/レニン活性比57（基準値：＜50），血漿コルチゾール濃度正常，尿検査：タンパク（－），尿糖（－）

【心電図】 洞調律，ST変化なし，U波（＋）

【画像診断】 腹部CTで右副腎部に低吸収の腫瘍（直径2 cm）

【薬　歴】 アムロジピン5 mg/日のみ，ほかに漢方薬などの服用はない．

【診　断】 右副腎腺腫による原発性アルドステロン症と診断され，待機的に腹腔鏡下の右副腎切除術が行われることになった．

※ポイントとなる異常値に↓（低下）を付けた

point

❶ 通常の薬物治療に抵抗性の高血圧は2次性高血圧を疑う（全体の5～10％）.

❷ **低カリウム血症，低レニン血症**を伴う高血圧症では，常に原発性アルドステロン症の可能性を疑う.

❸ 低カリウム血症に関連する臨床症状は，筋力低下，周期性四肢麻痺，四肢の痺れなどである.

❹ アルドステロン過剰分泌の原因は，大部分が副腎皮質のアルドステロン分泌細胞の良性腺腫である．小さな腺腫ではCTなどで検出できないこともある.

1 原発性アルドステロン症の病態を理解しよう

副腎皮質のアルドステロン分泌が腺腫，過形成，がんなどにより亢進すると，腎遠位尿細管でのアルドステロン受容体依存的なナトリウム再吸収とカリウム排泄交換輸送系の活性が亢進するため，高血圧，低カリウム血症，代謝性アルカローシスを生じる．一方，レニン・アンジ

オテンシン系は抑制される．本患者の検査値を見てみよう．これらの病態を表す異常値が読みとれる．

2 低カリウム血症による臨床所見や検査所見を覚えよう

検査値上，3.6 mEq/L以下を低カリウム血症と呼ぶ．臨床症状が出現するのは3.0 mEq/L以下である．2.5 mEq/L以下では不整脈など重篤な症状が出現する．また，便秘，筋力低下，周期性四肢麻痺，テタニー，脱力症状などの所見もみられる．心電図ではU波が出現するので注目しよう．

3 偽性アルドステロン症を理解しよう

偽性アルドステロン症は，血中アルドステロンは低値であるにもかかわらず，低レニン性高血圧，低カリウム血症などの症状を示す病態である．甘草やグリチルリチン，および欧米で甘味料として使用されるリコライスには内因性コルチゾールを不活化する酵素を阻害する成分が含有されているため，糖質および鉱質ステロイド作用を有するコルチゾール濃度が増加する．その結果，コルチゾールによる鉱質コルチコイド作用のためアルドステロン過剰様症状が出現することがある．

処方例

- スピロノラクトン（アルダクトン®A錠50 mg）　1回1錠　1日2回（朝夕食後）
- 塩化カリウム（スローケー®錠600 mg）　1回1錠　1日2回（朝夕食後）

処方の解説と服薬指導

❶ この患者の根治的治療は，副腎腺腫を外科的に切除することであるが，術前および術後の一定期間の血圧コントロールは，アルドステロン受容体拮抗薬であるスピロノラクトンが選択となる．スピロノラクトンによる降圧効果が15 mmHgあれば手術効果も良好であるとされる．

❷ 患者の低カリウム血症の治療には経口カリウム製剤が必要である．スローケー®錠（600 mg）にはカリウムとして8 mEqが含まれる．したがって，本患者では1日16 mEqのカリウム補充が行われることになる．術前には血清カリウム濃度を3.0 mEq/L以上に是正する．

知っておくべきこと

- レニン・アンジオテンシン・アルドステロン系の活性は，薬物により影響を受けるので，血漿レニン活性（PRA）を測定する場合には併用薬に注意する．利尿薬，カルシウム拮抗薬，血管拡張薬，アンジオテンシン変換酵素阻害薬，アンジオテンシンⅡ受容体拮抗薬，β刺激薬，糖質コルチコイド，エストロゲン，下剤の使用はPRAを増加させる．一方，β遮断薬，交感神経抑制薬，鉱質コルチコイド，ヘパリン，心房性ナトリウム利尿ペプチド，NSAIDsはPRAを低下させる．

＜参考文献＞

1）「わが国の原発性アルドステロン症の診療に関するコンセンサス・ステートメント」（日本内分泌学会／編），診断と治療社，2016

＜越前宏俊＞

6. アジソン病

症例　50歳，女性

【主　訴】 全身倦怠感

【現病歴】 生来健康であったが，2年ほど前から疲れやすくなり，食欲も低下しがちであった．体重は3kgほど痩せた．家人によると，本人は最近皮膚の色が黒くなったと気にしていたという．3日前から風邪気味で咳が出ていたが，昨日朝から38 ℃の発熱があり，咳と痰が強くなった．同時に，悪心・嘔吐も出現し，夕方には注意力散漫となり傾眠傾向が出現した．家庭で血圧を測ったところ80/50 mmHg と低かったので家人が急患室に連れてきた．

【既往歴】 ツベルクリン反応は小学生で陽転

【家族歴】 子供は1男1女 健在，夫56歳 健在，両親 健在

【生活歴】 夫と理髪店経営，喫煙（－），飲酒（－）

【身体所見】 身長160 cm，体重50 kg，血圧80/60 mmHg，起立性低血圧（＋），脈拍90 拍/分（整），神経学的検査で麻痺など異常所見なし．頭頸部：舌，歯肉，口腔粘膜皮膚に色素沈着（＋），皮膚乾燥，胸部：正常，腹部：上腹部圧痛（＋），腫瘤触れず，四肢：爪床に色素沈着（＋）

【検査所見】 WBC 8,500/μL，好酸球増加（10%），Hb 15.0 g/dL，Plt 25.0 × 10^4/μL，CRP 5 mg/dL，Na 125 mEq/L，K 5.6 mEq/L，BUN 25 mg/dL，Cr 0.7 mg/dL，血糖50 mg/dL，血漿コルチゾール濃度1.2 μg/dL（基準値：2.7～15.5 μg/dL）
尿検査：ケトン体（＋），尿中17 α-ヒドロキシコルチコステロイド低値，尿中肺炎球菌莢膜抗原（－），便潜血（－）

【心電図】 低電位，異常Q波（－），ST正常

【画像診断】 胸部X線　両肺に浸潤影（－），心肥大（－）

point

❶ アジソン病は，両側の副腎皮質のほぼ完全な萎縮または破壊により糖質および鉱質コルチコイドの欠乏症状が出現する病態である．原因は自己免疫性が多いが，ほかに結核，がん転移などがある．ホルモン作用は生理学を復習しよう．

❷ 徐々に進行した**易疲労感**，全身性の**皮膚色素沈着**があり，おそらく感染症を誘因として急激に低血圧，脱水，中枢神経症状などの虚脱症状が生じている．慢性的な副腎機能不全が，感染ストレスにより急性副腎不全（副腎クリーゼ）を発症したことを表している．

❸ 副腎不全の検査所見は，糖質および鉱質コルチコイドの欠乏症状である．アルドステロン欠乏により尿中へのナトリウム喪失が増加し，低ナトリウム血症，循環血液量低下による低血圧，高カリウム血症が生じ，糖質コルチコイド欠乏により低血糖が生じる．

❹ 慢性的な副腎不全が存在すると負のフィードバックにより脳下垂体から副腎皮質刺激ホルモン（adrenocorticotropic hormone：ACTH）の分泌を促す．ACTHはメラノサイト刺激ホルモン様の作用があるため皮膚の色素沈着が生じる．

1 急性副腎不全は医学的エマージェンシーである

ショックと低血糖が著明な急性副腎不全は**循環血漿量の補正と鉱質および糖質コルチコイドの補充がなければ死に至る**．副腎皮質ホルモンの補充は，鉱質および糖質ステロイド作用をもつヒドロコルチゾンで行う．

2 急性副腎不全の診断

アジソン病の診断は，早朝血清コルチゾール濃度が3 μg/dL 未満であるか，迅速ACTH試験（合成ACTH であるテトラコサクチド酢酸塩250 μg を静注し，30分または60分後の血清コルチゾール濃度を測定）が18 μg/dL 未満であれば確実である．

処方例

▶生理食塩液（フソー）　2 L点滴静注
▶50％グルコース液（ブドウ糖注50％PL「フソー」）50 mL静注
▶ヒドロコルチゾンコハク酸エステルナトリウム（ソル・コーテフ® 静注用）1回100 mg　6時間ごと静注

処方の解説と服薬指導

❶ 循環血漿量の急速な補正は，血漿とナトリウム濃度がほぼ等しい生理食塩液で行う．ナトリウム補充も兼ねる．低血糖に対してはブドウ糖を投与する．
❷ 副腎皮質ステロイドの補充は，鉱質コルチコイド作用と糖質コルチコイド作用をもつ水溶性のヒドロコルチゾンで行う．投与開始時は1回100 mgとかなり大量に静注する．安定すれば経口薬に切り替える．急性期を脱したら内因性ステロイド（コルチゾール）分泌量20 mgに相当するヒドロコルチゾン（コートリル®）15 mg/日を朝10 mgと夕5 mgに分割して経口投与する．不十分な場合には強力な鉱質ステロイド作用のあるフルドロコルチゾン酢酸エステル（フロリネフ®）を併用する．
❸ アジソン病患者は糖質コルチコイド補充療法を生涯続ける必要がある．アジソン病患者にとって副腎皮質ホルモン補充療法は生命維持に必須であることを説明し，**不用意な服薬の自己中止を防止する**．
❹ 感染（発熱のある感冒など），外傷などのストレス時には，**数日間，ステロイド補充量が2倍になることを説明する**．不慮の事故に備えて**糖質コルチコイド服用中であることを記載したカードなどを携帯するよう説明する**．

知っておくべきこと

❶ アジソン病患者の急性副腎不全（副腎クリーゼ）発症率は約40％である．誘因としては，感染症が最多の75％，補充療法の自己中断が7.5％である．
❷ 稀に，副腎のステロイド代謝を抑制する作用のある薬物を服用して副腎不全が生じることがある．11 β-水酸化酵素阻害作用のあるメチラポン（メトピロン® カプセル），クッシング病治療薬のトリロスタン（デソパン® 錠）の過剰投与，抗がん剤のミトタン（オペプリム®）の投与が関係する．また，長期に下垂体-副腎機能抑制作用がある糖質コルチコイドを高用量投与し，急に中断した場合なども関係する．

<参考文献>

1）難病情報センター ホームページ：http://www.nanbyou.or.jp/
▶副腎皮質低形成（アジソン病）の診断・治療指針が公開されている．読んでみよう

<越前宏俊>

第6章 内分泌系疾患

1. 糖尿病

症例　55歳，男性

【主　訴】全身倦怠感，口渇，多飲

【現病歴】40代から肥満となり，体重が10 kg程度増加した．職場の健康診断でメタボリックシンドロームと高血糖を指摘されており，2年前にスルホニル尿素（SU）類であるグリメピリドの服用を開始したが，仕事が多忙で飲み忘れが多く，食事も不規則で低血糖症状が生じたこともあり治療を自己中止していた．約2カ月前から，出張が続いたためか疲れやすさを感じるようになり，口渇と多飲の症状が生じた．就寝後も尿意のために2回ほど覚醒する．また，体重が最近2カ月で3 kg減少したので，精査を求めて来院した．

【既往歴】特になし

【家族歴】長男30歳 健康だが肥満，妻52歳 健康，父 糖尿病性腎症で死亡，母 健在

【生活歴】商社勤務，喫煙1日20本を35年，飲酒接待は週4回，運動習慣なし

【身体所見】身長170 cm，体重79 kg，BMI 27.3（標準体重64 kg），腹囲：90 cm，血圧150/95 mmHg，脈拍65拍/分（整），頭頸部：正常，胸部：正常，腹部：腫瘤なし，下肢：浮腫（−），両足第4趾間に白癬病変（+），神経学的検査で知覚異常（−），温痛覚異常（−）

【検査所見】WBC 6,200/μL，Hb 15.6 g/dL，hsCRP 202 mg/dL，Na 152 mEq/L，K 4.0 mEq/L，BUN 20 mg/dL，Cr 1.1 mg/dL，空腹時血糖320 mg/dL，HbA1c（NGSP値）9.6 %，LDL-C 165 mg/dL，TG 255 mg/dL，HDL-C 35 mg/dL，尿検査：尿糖（++），ケトン体（−），尿蛋白定性反応（−），尿中微量アルブミン（随時尿）180 mg/L（基準値：< 30 mg/L），予測CCr（実測体重を用いたCockcroft-Gault式では85 mL/分），eGFR推算式では55 mL/分/1.73 m^2，便検査：潜血（−）

【心電図】洞調律，異常Q波（−），ST正常

【眼底検査】点状出血（−），白斑（−），増殖性病変（−）

point

❶ 病歴から，家族歴，肥満（BMI 27.3），運動不足，メタボリックシンドロームを背景に2型糖尿病が発症したものと推測される．

❷ 耐糖能は徐々に悪化していたと思われるが，特に過去2カ月で自覚症状が出現するほどに悪化したと考えられる．体重減少と著しい高血糖により，尿糖が増加し多尿と口渇の自覚症状が出現したと考えられる．

❸ 糖代謝の指標として，空腹時血糖320 mg/dL，HbA1c（NGSP値）9.6 %に注目する．メタボリック症候群の指標として，腹囲，高血圧，低HDL血症，高トリグリセリド血症に注目する．

❹ 細小動脈硬化による合併症としては，微量アルブミン尿が陽性であり糖尿病性腎症に注意が必要であるが，神経症と網膜症の徴候はない．心電図は正常で大血管病変としての冠動脈病変はないと推測される．

❺ 腎機能の評価は，Cockcroft-Gault式では85 mL/分，eGFR推算式では55 mL/分/1.73 m^2であり，中等度低下している．前式の予測値が大きいのは，肥満者で実測体重を用いたためである．標準体重を用いると64 mL/分と予測される．

1 糖尿病の診断基準を覚えよう

糖尿病の診断基準[1]では，①空腹時血糖値≧126 mg/dL，②75 g経口糖負荷試験（75 g OGTT）で2時間値が≧200 mg/dL，③随時血糖値≧200 mg/dL，④HbA1c（NGSP値）≧6.5 %のいずれかが認められれば糖尿病型と診断し，①〜③のいずれかと④が同日の検査で確認された場合には糖尿病と診断する．また，初回で糖尿病型と診断された患者が他日の再検査で糖尿病型が確認できれば糖尿病と診断できるが，HbA1cは糖尿病患者でも変動幅が大きいのでこの検査のみの反復では糖尿病と診断できない．また，①〜③のいずれかの血糖値異常と典型的な糖尿病症状（口渇，多飲，多尿，体重減少）や網膜症があれば糖尿病と診断される．

2 糖尿病治療の主眼は，長期に渡る血糖管理で合併症を防ぎQOL（生活の質）を保つこと

随時血糖値は食事の影響を受けるため，空腹時血糖が評価の指標となるが，それも直前数日の食事などに影響される．**過去1〜2カ月の血糖値の平均値が反映される指標は糖化ヘモグロビンであるHbA1c値である．日本人を対象とした臨床試験（Kumamoto study）**ではHbA1cを7.0 %（NGSP値）未満に保つと腎症，網膜症などの細小血管病変に基づく合併症リスクを低下させることが証明されている．そこで，治療目標がHbA1c 7.0 %（NGSP値）未満に設定された．対応する血糖値としては空腹時血糖130 mg/dL未満，食後2時間血糖値180 mg/dL未満である．ただし，近年，厳格な血糖管理は低血糖による死亡が増加する可能性があることが報告されているので低血糖による副作用リスクが高い高齢者や心血管合併症のある患者ではより寛容な目標（HbA1C＜8.0 %）に設定するなど血糖治療の目標値の個別化が重要であると認識されている．大血管動脈硬化の予防には，血糖管理だけでなく，**血圧**（＜130/80 mmHg）や**血清脂質管理**（冠動脈疾患既往がない患者ではLDLコレステロール＜120 mg/dL，既往がある患者では＜100 mg/dL）を目標とする．LDLコレステロール値が目標に達した場合には，中性脂肪（トリグリセリド）＜150 mg/dL，HDLコレステロール≧40 mg/dLをめざす．**禁煙**は血圧・脂質値によらず重要である．体重コントロールの目標値はBMI 22であるが，現実的には達成は大変難しいことが多い．

3 糖尿病性腎症の評価は尿中の微量アルブミンで行う

尿蛋白排泄が30 mg/dL以下の場合，テストテープなどの定性反応では陰性である．糖尿病性腎症では初期に微量アルブミン尿が出現するので，少なくとも1年に1回は尿中アルブミン排泄量の測定を行うべきである．この段階で検出しアンジオテンシン変換酵素（ACE）阻害薬やアンジオテンシンⅡ受容体拮抗薬（ARB）での治療を開始すると腎症発症を遅延できる．正常値は随時尿で30 mg/L未満，蓄尿で30 mg/日または22 mg/gクレアチニン未満である．

処方例

■ 生活習慣改善

食事療法：1,600 kcal/日として栄養相談を受ける，運動療法：ウォーキング30分を週3回から開始，自己血糖測定法の習得

第7章 代謝性疾患

■ 薬物療法

▶メトホルミン塩酸塩（メトグルコ® 錠500 mg）　1回1錠，1日1回（夕食後）
▶エナラプリルマレイン酸塩（レニベース® 錠5 mg）　1回1錠　1日1回（朝食後）
▶ブテナフィン塩酸塩（ボレー® クリーム1％）　1日1回塗布

処方の解説と服薬指導

❶ 不適切な生活習慣は2型糖尿病のリスク因子の1つであり，生活習慣の改善が薬物治療を成功させるうえでの基礎であることを理解してもらう．しかし，過度の制限は長続きしないうえ，糖尿病発症がすべて自己責任であるような理解も誤りであることを説明しよう．食事療法は，その患者の身体活動の目安がデスクワークなどの軽労作であれば，標準体重あたり25～30 kcal/kgを目安にする．運動療法は，減量が目的ではなくインスリン感受性改善を目標に行うことを説明する．また，運動療法前には虚血性心疾患などの事前検査が必要である．

❷ 本患者は2型糖尿病でケトアシドーシスのように極端な糖代謝不全状態にあるわけではないので，インスリンの適応ではなく，経口糖尿病薬で治療を開始する．本患者は，2年前に膵臓β細胞からのインスリン分泌を刺激するSU系薬であるグリメピリド（1日2回投与）の治療を開始したが，勤務多忙のためアドヒアランスが悪く，低血糖も出現したため治療を自己中止した病歴がある．そこで，今回は重度の腎機能障害はなく，肥満があるのでビグアナイド系経口血糖降下薬（メトホルミン，1日1回投与）で治療を開始された．数カ月経過して効果が不十分であればDPP-4 阻害薬を追加し，さらに効果不十分であればSGLT2 等を追加する．それでも効果が不足であればインスリンやGLP-1 受容体作動薬を考える．DPP-4阻害薬とGLP-1受容体作動薬は血糖調節因子であるインクレチン（主としてGLP-1）作用を高める機序をもつ糖尿病治療薬である．インクレチンは血中グルコース濃度依存的にインスリン分泌を増強する作用があるため低血糖が生じにくく，またインクレチンの摂食中枢抑制作用増強のため体重増加も起こりにくいとされる．インスリン抵抗性改善薬のピオグリタゾンも選択可能である（表）．

❸ 治療モニタリングには患者の**自己血糖測定が重要**である．測定機器（グルテストなど）の使用法などを指導する．「糖尿病手帳」（日本糖尿病協会）は血糖管理の記録と評価に便利であるので使用を勧める．治療中の低血糖昏睡発症に備えて，糖尿病で治療中であるとのID カードを携行してもらおう．

❹ SU系薬，インスリン治療中には体重増加に注意する．**自己体重測定の習慣をつける**よう指導する．

❺ **糖尿病性腎症の予防には血圧管理が重要**である．微量アルブミン尿が陽性であるので，腎保護作用のあるACE阻害薬かARBを選択する．患者の腎機能は55 mL/分前後と中等度低下しているので，活性代謝体が腎排泄であるエナラプリルの投与量はやや少なめから開始されている．**糖尿病患者の目標血圧は，130/80 mmHg未満** である．

❻ 糖尿病患者のフットケアは重要である．この患者では趾間白癬（水虫）が発見されたため，外用抗真菌薬であるブテナフィンが処方された．

❼ **低血糖症状の症状と治療を知ろう**

急性に生じる低血糖では，飢餓感，倦怠感，不安感，いらいら感，頻脈，発汗，手指振戦，嘔気，意識障害，けいれんなどがある．患者自身で症状に気づくよう説明しよう．治療は，意識があれば飴などで糖分を補給する（αグルコシダーゼ阻害薬服用者ではグルコース）．意識がない場合には50％グルコース液20 mL を静注する．グルカゴンの皮下または筋注も有効である．

表　糖尿病治療薬の特徴と薬剤比較

薬物群	代表薬	特　徴
スルホニル尿素（SU）薬	グリベンクラミド（オイグルコン®） グリメピリド（アマリール®）など	作用機序は膵臓β細胞からのインスリン分泌促進，消失経路は肝代謝，過量投与で低血糖多い，体重増加作用あり
ビグアナイド薬	メトホルミン（メトグルコ®）	作用機序はインスリン分泌促進ではなく，末梢組織での糖利用促進，消失経路は腎排泄（腎障害で要減量），低血糖の副作用は少ない．体重減少作用あり．1日500 mg経口投与で開始し，通常1日750～1,500 mgであるが，患者の状態により1日最高投与量は2,250 mgまで増量できる．高齢者，腎障害患者では乳酸アシドーシスのリスクが増加する．腎消失型薬物
チアゾリジン誘導体	ピオグリタゾン（アクトス®）	作用機序はインスリン抵抗性改善．女性では浮腫，心不全の副作用注意
速効型インスリン分泌促進薬	ナテグリニド（スターシス®） ミチグリニド（グルファスト®） レパグリニド（シュアポスト®）	作用機序はSU薬より速いインスリン分泌促進だが作用は弱い．消失経路は肝代謝
αグルコシダーゼ阻害薬	アカルボース（グルコバイ®） ボグリボース（ベイスン®）	作用機序は消化管上皮での炭水化物分解阻害によるグルコース吸収遅延．副作用は排ガス増加．低血糖時にはショ糖（砂糖）ではなくグルコースを投与
DPP-4阻害薬	シタグリプチン（ジャヌビア®） ビルダグリプチン（エクア®） アログリプチン（ネシーナ®） リナグリプチン（トラゼンタ®） テネリグリプチン（テネリア®） アナグリプチン（スイニー®） サキサグリプチン（オングリザ®） トレラグリプチン（ザファテック®） オマリグリプチン（マリゼブ®）	インクレチンの主体であるグルカゴン様ペプチド1（GLP-1）の分解酵素であるDPP-4（ジペプチジルペプチダーゼ-4）を阻害することにより，GLP-1のインスリン分泌作用とグルカゴン分泌抑制作用を増強する．経口投与可能である．作用は血糖依存的であるため単独投与後の低血糖リスクはSU薬より低いがSU薬と併用する場合にはSU薬の用量を減量する必要がある．リナグリプチンとテネリグリプチン以外は腎排泄型であり，腎障害患者では慎重投与あるいは禁忌である．長期投与による効果と毒性に関するデータはない
GLP-1受容体作動薬	リラグルチド（ビクトーザ® 皮下注） エキセナチド（バイエッタ® 皮下注） 持続型エキセナチド（ビデュリオン® 皮下注） リキシセナチド（リキスミア®） デュラグルチド（トルリシティ®） セマグルチド（オゼンピック®）	インクレチンの主体であるGLP-1の受容体作動薬であるペプチドである．GLP-1のインスリン分泌作用とグルカゴン分泌抑制作用を増強し，摂食中枢抑制作用により体重減少を生じる．副作用として嘔気などの消化器症状が40%の高率で出現する．急性膵炎リスクを増加させるとする報告もある．
SGLT2阻害薬	イプラグリフロジンL-プロリン（スーグラ®） トホグリフロジン（アプルウェイ®） ダパグリフロジン（フォシーガ®） ルセオグリフロジン（ルセフィ®） カナグリフロジン（カナグル®） エンパグリフロジン（ジャディアンス®）	SGLT2は腎近位尿細管に発現しているNa^+/グルコース共輸送担体であり，糸球体ろ過により尿細管に排泄されたグルコースを尿細管細胞内に能動輸送している．SGLT2阻害薬はグルコース再吸収を抑制し，血液中の過剰なグルコースを体外に排出することで血糖降下作用を発揮する．腎機能低下者では効果が減弱するので適応とならない．高齢者では尿量増加による脱水に注意．尿路感染症のリスクが増加する．

知っておくべきこと

❶ 糖尿病患者の高血糖は，相対的なインスリン効果不足によりグルコースが効果的に細胞内に取り込まれないために生じている．したがって，細胞内のエネルギー代謝は脂肪の燃焼により代償されるので体重が減少する．ビグアナイド薬を除いてインスリン作用を増強する経口糖尿病薬およびインスリンの投与は，細胞内のグルコース利用を正常化するとともに，**体重を増加させる**欠点がある．患者は薬物治療がはじまったからと安心してつらい食事療法をやめることがないよう指導しよう．

❷ 従来，欧米人を対象とした研究を中心として，メトホルミン，SU系薬，インスリンにより細小血管障害抑制は確認されていたが，（大血管の）心血管病変発症と死亡抑制効果が証明された薬物はメトホルミンのみであった．しかし，最近の研究からすでに心血管疾患を有する糖尿病患者ではSGLT2 阻害薬（エンパグリフロジン，カナグリフロジン）やGLP-1 受容体作動薬（リラグルチド，セマグルチド）によっても同様の効果が証明あるいは期待できるデータが出ているため，これらの薬物の選択優先順位が欧米のガイドラインで高められる傾向にある．

Advice

糖尿病の長期合併症は血管障害に起因する．血管障害には，糖尿病に特有な3 大合併症である腎症・神経障害・網膜症の原因となる細小血管症（血管増殖性変化）と，通常の動脈硬化症としても発症する冠動脈疾患，脳血管障害，閉塞性動脈硬化症の原因となる大血管症に分けられる．細小血管症の成因にはタンパク質の糖化反応，ポリオール代謝亢進などが関係する．

＜参考文献＞

1）「糖尿病診療ガイドライン〈2016〉」（日本糖尿病学会／編・著），南江堂，2016
2）一般社団法人日本糖尿病・生活習慣病ヒューマンデータ学会：糖尿病標準診療マニュアル第15版，2019
http://human-data.or.jp/

＜越前宏俊＞

2. 脂質異常症

症例　68歳，女性

【主　訴】　左右の上まぶたの黄色い皮膚病変
【現病歴】　生来健康であったが，50歳頃から左右の上まぶたの目頭よりの部分（上眼瞼内眼角部）に痒みや痛みのないやや黄色の扁平な皮膚の盛り上がりが生じたのに気づいた．この病変は15年余を経て徐々に大きくなったので，心配になり皮膚科を受診したところ，高コレステロール血症による黄色腫と診断され，近医で6カ月間食事療法と運動療法の指導を受けたが脂質値に改善がないため，本院の内科を紹介された．食欲は旺盛で，体重はやや肥満だが，体型は40代から変化はないという．
【既往歴】　特になし
【家族歴】　子供2男2女 健在，夫70歳 健康，父 心筋梗塞45歳で他界，母88歳 健在
【生活歴】　主婦，運動はしない，喫煙（＋），飲酒（－）
【身体所見】身長160 cm，体重62 kg，腹囲88 cm，血圧135/80 mmHg，脈拍76拍/分（整），眼底検査：キースワグナーⅡ度，頭頸部：上眼瞼内眼角部の黄色腫（右2×3 mm，左6×5 mm），角膜輪（－），甲状腺触診正常，頸動脈雑音（－），胸部：正常，腹部・臀部：発疹性黄色腫（－），下肢：浮腫（－），アキレス腱肥厚（－）
【検査所見】WBC 5,500/μL，Hb 14.8 g/dL，血液生化学（空腹時採血）Na 152 mEq/L，K 4.2 mEq/L，TC 295 mg/dL，LDL-C 193 mg/dL，HDL-C 42 mg/dL，TG 300 mg/dL，血糖 100 mg/dL，BUN 18 mg/dL，Cr 1.0 mg/dL，尿検査：正常
【心電図】　異常所見なし
【胸部X線】正常
【薬　歴】　常用薬（－），サプリメント（－）

point

❶ **黄色腫**は，皮膚に脂質を貪食したマクロファージが集積して生じる皮膚病変である．眼瞼黄色腫は上眼瞼内眼角部に好発する黄色扁平な隆起性皮膚病変であり，日常的に遭遇する頻度が最も高い．**50％の患者で脂質異常症を伴う．**

❷ **脂質異常症スクリーニングの診断基準**は，空腹時（10～12時間の絶食）のLDL-C≧140 mg/dL（高LDL：コレステロール血症），HDL-C＜40 mg/dL（低HDLコレステロール血症），TG≧150 mg/dL（高TG血症）のいずれかである．また，LDL-Cが120～139 mg/dLである場合は境界域高LDL-C血症として生活習慣改善の必要性を指導する．非空腹時の採血やTGが400 mg/dL以上ではnon-HDLコレステロールをスクリーニングの指標とする．170 mg/dL以上は高non-HDLコレステロール血症であり，150～169 mg/dLの場合は境界型non-HDLコレステロールである．

❸ 脂質異常症自体の自覚症状はないが，同症は動脈硬化を基盤とする冠動脈・脳血管・末梢動脈病変の強いリスク因子である．皮膚病変や家族歴を手がかりとして早期に診断しよう．

❹ 2次的に脂質異常症を生じる疾患（糖尿病，腎疾患，甲状腺機能低下症）や改善するべき生活

習慣（飲酒，運動不足，熱量・脂肪摂取過多，肥満），薬剤（β遮断薬，サイアザイド系利尿薬，女性ホルモン製剤）の有無をチェックしよう．上記の症例データにはこれらの有無を知る手がかりがあるので見つけてみよう．

処方例

■ 非薬物療法

栄養士からの食事指導，運動療法の継続

■ 薬物療法

アトルバスタチンカルシウム水和物（リピトール® 錠10 mg） 1回1錠 1日1回（朝食後）

処方の解説と服薬指導

❶ 薬物治療は，栄養・運動・生活習慣の改善といった非薬物療法を6カ月程度試みたうえで行う．この患者では，すでに6カ月間非薬物療法を受けて改善がないので薬物治療に踏み切った．治療目標の設定は，治療開始前の冠動脈疾患発症リスクにより異なる（表1）．治療方針は一次予防と二次予防に分けられるが，二次予防対象者は高リスク者であり，冠動脈疾患の既往がある患者がここに分類される．一次予防対象者においては，まず糖尿病（耐糖能異常は含まない），慢性腎臓病（CKD），非心原性脳梗塞，末梢動脈疾患（PAD）のいずれかを有する患者は高リスク群とされ，その他の患者は吹田スコア※を用いて今後10年間の冠動脈疾患死亡の絶対的予測確率に基づいて，3リスク群に分類される．

予測された冠疾患死亡率が2％未満の者は低リスク群に，2～5％の者は中リスク群に，9％以上の者は高リスク群に分類される．ただし，低または中リスク群で，追加リスク〔HDL-Cが40 mg/dL未満，男性55歳未満／女性65歳未満で第1度近親者（親子，兄弟）に早期性冠動脈

表1 リスク区分別脂質管理目標値

<table>
<tr><th rowspan="2">治療方針の原則</th><th rowspan="2">管理区分</th><th colspan="4">脂質管理目標値（mg/dL）</th></tr>
<tr><th>LDL-C</th><th>Non-HDL-C</th><th>TG</th><th>HDL-C</th></tr>
<tr><td rowspan="3">一次予防
まず生活習慣の改善を行った後薬物療法の適用を考慮する</td><td>低リスク</td><td>＜160</td><td>＜190</td><td rowspan="4">＜150</td><td rowspan="4">≧40</td></tr>
<tr><td>中リスク</td><td>＜140</td><td>＜170</td></tr>
<tr><td>高リスク</td><td>＜120</td><td>＜150</td></tr>
<tr><td>二次予防
生活習慣の是正とともに薬物治療を考慮する</td><td>冠動脈疾患の既往</td><td>＜100
（＜70）*</td><td>＜130
（＜100）*</td></tr>
</table>

＊家族性高コレステロール血症，急性冠症候群の時に考慮する．糖尿病でも他の高リスク病態（非心原性脳梗塞，末梢動脈疾患，慢性腎臓病，メタボリックシンドローム，主要危険因子の重複，喫煙）を合併する時はこれに準ずる．

●一次予防における管理目標達成の手段は非薬物治療法が基本であるが，低リスクにおいてもLDL-Cが180 mg/dL以上の場合は薬物治療を考慮するとともに，家族性高コレステロール血症の可能性を念頭においておくこと（ガイドライン第5章参照）．

●まずLDL-Cの管理目標を達成し，その後non-HDL-Cの達成を目指す．

●これらの値はあくまでも到達努力目標値であり，一次予防（低・中リスク）においてはLDL-C低下率20～30％，二次予防においてはLDL-C低下率50％以上も目標値となり得る．

●高齢者（75歳以上）についてはガイドライン第7章を参照．

（文献1より引用）

※吹田スコア：日本人を対象とした大規模コホート研究である吹田研究による心血管疾患評価スコア．吹田スコアの計算は複雑なので日本動脈硬化学会が簡便なweb版計算ツール（http://www.j-athero.org/publications/gl2017_app.html）および携帯端末用のアプリケーションを提供している．

疾患の家族歴がある者，耐糖能異常〕があれば，カテゴリーはそれぞれ1段階上がる．
この患者は1次予防対象者で，糖尿病および耐糖能異常などがなく，吹田スコアから10年以内の冠動脈疾患死亡の絶対リスクは11％と予測されるので高リスクである．したがって，脂質管理目標値はLDL-C 120 mg/dL未満，HDL-C 40 mg/dL以上，TG 150 mg/dL未満，non HDL-C 150 mg/dL未満である．

❷ 本患者では，**LDL-CおよびTGがともに高値なのでHMG-CoA還元酵素阻害薬（スタチン）を選択**した．アトルバスタチンとロスバスタチンカルシウム（クレストール®）は，LDL-C低下効果においてプラバスタチンやシンバスタチンよりも強力である．**高TG血症が主体であればフィブラート薬を選択**する．

❸ 脂溶性スタチンであるシンバスタチンでは，肝臓および消化管でのCYP3Aの阻害薬やP糖タンパクの阻害作用をもつ薬物の併用による相互作用に注意する．

知っておくべきこと

❶ LDL-Cの測定において，日本動脈硬化学会では再現性などの問題から従来は直接法ではなく，下記のフリードワルド式による測定を推奨していたが，近年の測定法改善により直接測定も可能としている．
＜フリードワルド式＞
・TGが400 mg/dL以下の場合：
LDL-C（mg/dL）＝総コレステロール － HDL-C － （TG/5）
・TGが400 mg/dL以上の場合：リスク評価には下記の式によりnon HDLコレステロール値を用いる．
Non HDL-C＝総コレステロール － HDL-C

❷ 著しい脂質異常症（LDL-C＞300 mg/dL）を示す家族性高コレステロール血症では，腱黄色腫（アキレス腱，肘），発疹性黄色腫，結節性黄色腫などが出現する．

❸ 代表的な脂質異常症治療薬の特徴を知ろう（表2）．最近，家族性高コレステロール血症またはスタチンで効果不十分な非家族性高コレステロール血症に対して新薬が発売された．ミクロソームトリグリセリド転送蛋白質（MTP）阻害作用を介して肝細胞と小腸細胞でのVLDLやカイロ

表2　代表的な脂質異常症治療薬による各脂質値の変化と副作用

分類	薬物	LDL-C	HDL-C	TG	副作用
スタチン	プラバスタチン，アトルバスタチンなど	↓20～60％	↑5～10％	↓10～50％	筋炎・横紋筋融解症
フィブラート薬	クロフィブラート，ベザフィブラートなど	↓5～15％（ときに↑）	↑10～20％	↓30％	腎障害，妊婦で禁忌，胃腸障害，胆石，スタチンと併用で筋障害
小腸コレステロール・トランスポーター阻害薬	エゼチミブ	↓18％	↑5％	→	長期の安全性データ不足，便秘・下痢
陰イオン交換樹脂薬	コレスチラミン，コレスチミド	↓20％	↑5％	→	便秘，酸性薬物吸収阻害
ニコチン酸誘導体	ニセリトロール，ニコモール，トコフェロールニコチン酸エステル	↓10％	↑20％	↓20％	消化器症状，紅潮，掻痒感，耐糖能異常
プロブコール	プロブコール	↓10％	↓	→	QT延長，トルサードポアン不整脈
EPA製剤	イコサペント酸エチル	→	→	↓10％	出血傾向，悪心

各数値は薬物治療前と比較し，治療後に検査値がどれだけ低下（↓）または上昇（↑）したかを示す．（→は変化なし）

ミクロンの合成を低下させる機序で血漿LDL-C濃度を低下させるロミタピドメシル酸塩（ジャクスタピッド®）や，血漿LDL-コレステロールと結合して細胞内に取り込むLDL受容体の分解を促進する蛋白質であるPCSK9に高親和性で結合し機能を阻害するモノクローナル抗体薬のエボロクマブ（レパーサ®）とアリロクマブ（プラルエント®）である．いずれも，先行する高用量のスタチン投与中のLDL-コレステロール値からさらに70〜90 mg/dLの低下作用が期待できる．ロミタピドメシル酸塩では30％の患者で肝機能障害が生じるので頻回の肝機能検査を行うよう警告に記載されている．

<参考文献>

1)「動脈硬化性疾患予防ガイドライン2017年版」（日本動脈硬化学会／編），日本動脈硬化学会，2017
2)「動脈硬化性疾患予防のための脂質異常症治療ガイド2018年版」（日本動脈硬化学会／編），日本動脈硬化学会，2018

<越前宏俊>

3. 高尿酸血症・痛風

症例　48歳，男性

【主　訴】　左足母趾付け根の腫れと痛み
【現病歴】　20代の頃は体重65 kgであったが，35歳頃から現在の体重になった．一昨日，同窓会で飲酒した翌日の早朝から左足親指の激痛により覚醒した．その後痛みは持続的に増悪し，患部は赤く腫れ上がり触ることもできない．ここ2日間眠れないほどの激痛が続いている．
【既往歴】　40歳～　高血圧症にてヒドロクロロチアジド錠25 mg「トーワ」1回1錠　1日1回　朝食後
【生活歴】　飲酒（ビール2杯/週）
【身体所見】身長175 cm，体重82 kg，血圧139/88 mmHg，左第1中足趾節関節に腫脹（+）・発熱（+）・圧痛（+）・発赤（+）
【検査所見】UA 11.5 mg/dL，Scr 1.0 mg/dL，左足患部の関節から採取した滑液中に尿酸ナトリウム結晶（+）

point

❶ 特徴的な第1中足趾節関節の腫脹，発熱，圧痛，発赤，および高尿酸血症から痛風関節炎を疑い，滑液中の尿酸ナトリウム結晶の存在で確定診断に至る．
❷ 痛風関節炎発作中における第一の治療目的は**疼痛の除去**であり，（かつてはコルヒチンも使用されたが）**非ステロイド性抗炎症薬**（NSAIDs）の使用が基本．
❸ 疼痛鎮静後に**痛風関節炎の再発防止・合併症の防止**を目的として，尿酸値を低下させるために食事療法（プリン体摂取減，禁酒，体重減量）と必要なら薬物療法を考える．

1 急性痛風発作中には原則として血清尿酸値を低下させない

この男性患者の血清尿酸値は11.5 mg/dLと高値であり（男性の正常上限値：7.0 mg/dL），今回の急性痛風発作の誘発原因であることは確かであるが，**発作時に血清尿酸値を変動させると発作が増悪する**ことがあるため，現時点では尿酸低下薬の投与を行うべきではない．痛風関節炎発作時の疼痛除去には**NSAIDs**が最もよく用いられる．NSAIDsの間で鎮痛効果に差はないが，インドメタシンやナプロキセンなどの**作用発現までの時間が短い薬物を最大量で短期間用いる**ことが好ましく，**疼痛が軽快すれば投与を中止**する．なお，痛風発作中は患部の冷却と安静，禁酒を指導することも忘れてはならない．

2 尿酸値は薬物の服用によっても上昇する

高尿酸血症は**チアジド系利尿薬，エタノール，エタンブトール，ニコチン酸，ピラジナミド，低用量のサリチル酸製剤，シクロスポリン**などの薬物によっても引き起こされるため，この患者の服用しているヒドロクロロチアジドも血清尿酸値の上昇に関与していると疑うべきである．

3 尿酸値を適正に管理して発作の再発や合併症の発症を防ぐ

血清尿酸値の管理目標値は**6 mg/dL以下の維持**であり，**血清尿酸値が8～9 mg/dLを超えている場合には生活指導に加えて薬物治療を開始**する．この患者は腫瘍性疾患の合併がないので尿酸排泄低下型の高尿酸血症と考えられ，腎機能も正常であることから尿酸排泄を促進する薬物**（プロベネシド，ブコローム，ベンズブロマロン）を低用量から開始**（尿酸値の低下による痛風関節炎誘発のリスクを抑えるために，尿酸低下薬の投与は最小量から開始）するのが妥当である．なお，尿酸排泄促進薬の投与時には，尿アルカリ化薬ウラリット®（**クエン酸カリウム・クエン酸ナトリウム合剤**）の併用によって，**尿pHを6～7程度に管理**し，尿路の尿酸結石の発症を予防することも検討する．

処方例

■痛風関節炎発作に対して

▶ナプロキセン（ナイキサン®錠100 mg）　1回2錠　1日3回　毎食後

▶指導：患部の冷却・安静，禁酒

■高尿酸血症と高血圧症に対して（発作沈静後）

▶プロベネシド（ベネシッド®錠250 mg）　1回1錠　1日2回　朝夕食後

▶クエン酸カリウム・クエン酸ナトリウム水和物配合製剤（ウラリット®配合錠）
1回2錠　1日3回　毎食後

▶エナラプリルマレイン酸塩（レニベース®錠5 mg）　1回1錠　1日1回　朝食後

▶指導：食事制限，体重管理（目標70 kg未満）

処方の解説と服薬指導

❶ 尿酸低下薬は痛風関節炎の発作が鎮静した後に低用量から投与開始．

❷ 尿アルカリ化薬は尿pHを確認しながら用量調節．

❸ 高血圧の管理は血清尿酸値に影響しない降圧薬[1)]へ変更．

❹ 肥満も高尿酸血症を引き起こす原因となるため，体重管理を指導．

知っておくべきこと

薬剤師として以下のことができるようになろう．

❶ 痛風関節炎発作中の患者における高尿酸血症治療の適切なタイミングを述べることができる．

❷ 尿酸値を上昇させる薬物が併用されていないかチェックできる．

❸ 腎機能低下例における高尿酸血症治療薬の選択（腎機能低下例では尿酸排泄促進薬の効果が減弱するため，尿酸生成抑制薬のアロプリノールを選択する）と用量調節（アロプリノールの活性代謝物であるオキシプリノールは腎消失型のため，腎機能低下患者に通常量のアロプリノールを投与すると副作用が増加する）について述べることができる．

❹ 副作用を早期に発見するための検査計画を提案できる（**ベンズブロマロンは肝障害を生じることがあるので，投与開始後6カ月の間，最低月に1回は肝機能検査を行わなければならない**）．

❺ 高尿酸血症治療薬による薬物間相互作用の機序を理解し，併用薬との相互作用の可能性を推定できる（Advice参照）．

❻ プリン体の多い食品（鶏レバー等）と少ない食品（うどん等），尿をアルカリ化する食品（わかめ等）と酸性化する食品（豚肉等），飲酒の影響，および体重管理の重要性についても，服薬指

導の際に患者に情報提供できる[1].

❼ 尿酸生成抑制薬は従来，アロプリノールしか利用できなかったが，最近，フェブキソスタット（フェブリク®）とトピロキソスタット（ウリアデック®）は腎外消失型のため，腎機能低下例でも使いやすい.

Advice

高尿酸血症治療薬の薬物間相互作用を知る

高尿酸血症治療薬の影響を受ける薬を併用している患者では，当該併用薬の薬理作用の変化（主に増強）や副作用リスクの増強に注意しながらモニタリングを行う.

薬効群	薬物名	相互作用の機序	影響を受ける併用薬
尿酸排泄促進薬	プロベネシド	有機アニオントランスポーター阻害	βラクタム系抗菌薬, スルホニル尿素系経口糖尿病薬, アシクロビル等の抗ウイルス薬など
	ブコローム ベンズブロマロン	シトクロームP450（CYP）2C9阻害	ワルファリンなど
尿酸生成抑制薬	アロプリノール フェブキソスタット トピロキソスタット	キサンチンオキシダーゼ阻害	6-メルカプトプリン，アザチオプリン，テオフィリンなど

<参考文献>

1）「高尿酸血症・痛風の治療ガイドライン第3版」（一般社団法人日本痛風・核酸代謝学会 治療ガイドライン改訂委員会/編），診断と治療社，2018

<小川竜一>

第8章　腎臓疾患

1. 腎不全（慢性腎不全）

症例　35歳，男性（第8章3. 糸球体腎炎との共通症例）

B型肝炎ウイルスのキャリアーであり，B型肝炎ウイルスが原因で，15歳頃から血尿，蛋白尿が出現し，高血圧（165/92 mmHg）も認めるようになった．その後，腎機能障害が徐々に進行して慢性糸球体腎炎を併発．25歳の時に腎生検を施行し，膜性増殖性糸球体腎炎と診断された．通常は，プレドニゾロン（プレドニン®），蛋白尿と高血圧に対してアンジオテンシン変換酵素（angiotensin converting enzyme：ACE）阻害薬のイミダプリル塩酸塩（タナトリル®），カルシウム拮抗薬のニトレンジピン（バイロテンシン®）を内服している．このため，蛋白尿は軽減し，血圧は正常域に保たれている．

今回，顔色が悪く，尿量が少なく，下肢に浮腫も出現してきたため，血液検査・尿検査を施行したところ，以下であった．

【血液検査】WBC 6,800/μL，Hb 7.5 g/dL，MCV：82 fL，MCHC 32％，Plt 23 × 10^4/μL，BUN 49 mg/dL，Cr 5.1 mg/dL，Na 140 mEq/L，K 5.3 mEq/L，Cl 102 mEq/L，Ca 7.6 mg/dL，TP 6.2 g/dL，Alb 3.3 g/dL，Ccr 40 mL/分

【尿検査】尿潜血（3＋）（肉眼的血尿なし），尿蛋白（2＋）（1日蛋白量として0.8 g），尿比重 1.016（基準値：1.015～1.025），尿沈査に赤血球円柱が多数認められた．

point

❶ 慢性糸球体腎炎で処方されているプレドニゾロン（プレドニン®），イミダプリル塩酸塩（タナトリル®），ニトレンジピン（バイロテンシン®）の使用目的については，「第8章3. 糸球体腎炎」で詳しく説明する．

❷ 顔色が悪いのは，長年の慢性糸球体腎炎により腎障害が進行して腎不全の状態となり，腎臓で産生されるエリスロポエチンの産生低下によって，腎性貧血が生じたものと思われる．検査結果でも，Hb 7.5 g/dLと貧血を呈していて，しかも，この貧血はMCV（血球の大きさの指標），MCHC（血色素量の指標）とも正常であるため，正球性正色素性貧血（鉄貧血のパターンではない）であることからもわかる（詳しくは「第4章1. 貧血」を参照）．

❸ 尿量が少なく，下肢に浮腫が出現してきていることから，腎不全が進行してきている．検査値としては，BUN，Crが上昇し，高カリウム血症も出現してきている．また，Ccr値〔糸球体機能（濾過率）の指標となる〕もかなり低下してきている．

❹ 高カリウム血症があり，尿が少ないにもかかわらず，尿比重が高くないのは，尿細管機能障害も生じているためである．また，尿沈査で赤血球円柱が多数認められるのは，慢性糸球体腎炎（糸球体機能障害）の病勢を反映している．

❺ 血清総蛋白（TP）の低値，低アルブミン血症を認め，尿蛋白（2＋）であるが，ネフローゼ症候群の診断必須項目を満たしていない（「第8章2. ネフローゼ症候群」参照）．

❻ Ca 7.6 mg/dLであるため，本症例は低カルシウム血症を合併している．これは腎不全によるビタミンDの活性化障害によるためであると考えられる（Advice⑤参照）．

本症例は慢性糸球体腎炎から慢性腎不全に至り，慢性腎不全の諸症状が出現し，それに対する治療が必要となってきている．糸球体機能が低下してきたため，乏尿になり，BUNの上昇，水分貯留により下肢に浮腫が出現してきている．この水分貯留に対して，利尿薬（フロセミド）の投与が開始された．また，point❻で記したように，ビタミンDの活性化障害により低カルシウム血症も出現してきているため，活性型ビタミンD_3製剤（アルファカルシドール）の投与も開始された．

さらに，この症例は処方とは別に，浮腫が出現しているため，塩分制限・水分制限の指示，BUNの上昇のため，蛋白質制限の指示も出されている．出現してきた腎性貧血に対して，エリスロポエチン製剤（エポエチンアルファ）の皮下注も外来で開始されている．

処方例

▶フロセミド（ラシックス®錠40 mg）　1回1錠　1日1回（朝食後）　14日分
▶アルファカルシドール（ワンアルファ®錠1 μg）　1回1錠　1日1回（朝食後）　14日分
＊その他の投与薬と指示
① エポエチンアルファ（エスポー®）　初期1回6,000 IU（週1回皮下注）
　維持1回6,000～12,000 IU（2週に1回皮下注）
② 塩分制限・水分制限，タンパク質制限の指示

処方の解説と服薬指導

❶ 利尿薬（フロセミド）と高カリウム血症（症例）について

フロセミドのようなループ利尿薬はヘンレ係蹄上行脚に作用し，Na^+の再吸収を抑制して利尿を促す．また，副作用として低カリウム血症をきたすが，本症例では高カリウム血症をきたしているため，使用可能である．しかし，しばらく使用していると低カリウム血症の方向に傾く可能性があるため，電解質のチェックは行っておく必要がある．また，Ccrが20～30 mL/分以下の場合，サイアザイド系利尿薬は腎機能を悪化させるが，ループ利尿薬は腎機能低下時にも有効である〔時に大量（200 mg/日）の投与を行う場合もある〕．しかし，ループ利尿薬も尿細管に作用するため，腎不全によって尿細管の荒廃が進むと効かなくなる（人工透析に移行）．

❷ アルファカルシドールは活性型ビタミンD_3製剤である．腸管からのカルシウム吸収促進により低カルシウム血症を改善してくれる．また肝臓で側鎖の25位が水酸化されて活性体となる．また，骨形成作用もあるため，骨粗鬆症にも有効である．

知っておくべきこと

❶ 慢性腎不全に対する治療のまとめ（出現する症状に応じて治療を選択）

① 食事療法（タンパク質制限，塩分制限，水分制限，カリウム・リン制限）
② **薬物療法**（対症療法）**<重要！>**
　1）**乏尿** → 利尿薬（ループ利尿薬）の投与
　2）**高血圧** → 降圧薬（カルシウム拮抗薬など）の投与
　3）**電解質異常**
　　高カリウム血症 → カリウムイオン交換樹脂であるポリスチレンスルホン酸ナトリウム（ケイキサレート®），ポリスチレンスルホン酸カルシウム（カリメート®）などの投与
　　低カルシウム血症 → 活性型ビタミンD_3製剤のアルファカルシドール（ワンアルファ®），カルシトリオール（ロカルトロール®）などの投与

高リン血症 → 水酸化アルミニウムゲル（保険適用なし）の投与

4) **代謝性アシドーシス** → 炭酸水素ナトリウム〔重層（内服），メイロン®（点滴静注）〕による血液pHの補正

5) **高BUN血症** → 腎不全用アミノ酸輸液製剤（アミユー®，ネオアミユー®），ラクツロース（高アンモニア血症時に用いる）の投与

6) **高尿酸血症** → メイロン®による尿のアルカリ化，アロプリノール（ザイロリック®，サロベール®など）の投与

7) **貧血** → エリスロポエチン製剤〔エポエチンベータ（エポジン®）〕の投与

8) **骨粗鬆症** → 活性型ビタミンD_3製剤，カルシトニン製剤〔エルカトニン（エルシトニン®）〕の投与（骨粗鬆症における疼痛に用いる）

❷ さらに腎機能障害が進むと（血清Cr 8 mg/dL以上，BUN 100 mg/dL以上，K 6.5 mEq/L以上など），人工透析の対象となり，腎臓移植を考慮する必要が出てくる．

Advice

① **慢性糸球体腎炎について**

血尿，蛋白尿，高血圧などの症状を呈し，腎機能障害が徐々に進行する症候群名である（詳しくは「第8章3. 糸球体腎炎（慢性糸球体腎炎）」参照）．

② **慢性腎不全について**

数年～十数年の経過で腎機能が徐々に荒廃し，やがては乏尿となって，人工透析，腎移植が必要となる不可逆性の腎不全状態をいう．

③ **急性腎不全について**

数時間～数日のうちに急激に腎機能の低下を起こし，乏尿，血清BUNの上昇，代謝性アシドーシスなどを引き起こす症候群である．原因として以下のものがある．

1）**腎前性**（腎臓に入るまでの原因によって起こり，血流や血管の異常によるもの）

i）出血，ショック（血圧低下による糸球体濾過圧の低下），ii）心疾患（心拍出量の低下）

2）**腎性**（腎自体の障害によって起こるもの）

i）腎血管閉塞，ii）糸球体疾患（糸球体腎炎など），iii）急性尿細管壊死，iv）腎毒性物質（抗菌薬，免疫抑制薬，重金属，有機溶剤など）

3）**腎後性**（尿管以下の尿路の閉塞によるもの）

i）尿管結石，ii）前立腺肥大，iii）膀胱腫瘍，iv）尿道狭窄

④ **B型ウイルス肝炎後の糸球体腎炎について**

病理組織学的には，メサンギウム増殖性糸球体腎炎，膜性腎症（小児に多い），膜性増殖性糸球体腎炎，IgA腎症などがある．この症例は膜性増殖性糸球体腎炎を発症している．

⑤ **ビタミンDの活性化機構について**

活性型ビタミンD_3（$1\alpha,25(OH)_2D_3$）の生合成においては，まず，コレステロールが代謝を受けて7-デヒドロコレステロール（プロビタミンD_3）となり，皮膚で紫外線を受けてステロイド核のB環が開き，プレビタミンD_3となる．さらにプレビタミンD_3は異性化してビタミンD_3（コレカルシフェロール）となり，**肝臓**の25位水酸化酵素で$25(OH)D_3$となり，腎臓の近位尿細管で$25(OH)D_3$ 1-α位水酸化酵素により活性型ビタミンD_3（$1\alpha,25(OH)_2D_3$）に合成される．この活性型ビタミンD_3は小腸でのカルシウムの吸収を促進したり，腎臓でのカルシウムの吸収を亢進させる．

<鈴木　孝>

2. ネフローゼ症候群

症例　18歳，女性（身長156 cm，体重45 kg）

特に既往歴に特記すべきことはなかったが，体のだるさとともに，突然，両側の上下眼瞼と両下肢に浮腫が出現してきた．血圧は145/95 mmHgで，血液検査・尿検査を施行したところ，結果は以下であった．

【血液検査】WBC 5,800/μL，Hb 14.1 g/dL，Plt 21.0 × 10^4/μL，BUN 28 mg/dL，Cr 1.8 mg/dL，Na 140 mEq/L，K 4.3 mEq/L，Cl 101 mEq/L，Ca 8.9 mg/dL，LDL-C 190 mg/dL，TP 5.3 g/dL，Alb 2.4 g/dL，Ccr 90 mL/分

【尿検査】尿潜血（+）（肉眼的血尿なし），尿蛋白（4+）（1日の蛋白量として3.8 g），尿比重1.018（基準値：1.015～1.025），尿沈査に異常は認められなかった．

プレドニゾロン（プレドニン®）を1カ月間内服したところ，症状（低蛋白血症，蛋白尿，高コレステロール血症，浮腫）が改善した．今後の治療方針決定のため，腎生検をしたところ微小変化型（minimal change）であった．

point

❶ 主訴は，体のだるさ，両側の上下眼瞼と両下肢の浮腫であり，軽度の高血圧がある．

❷ Ccrは正常域内にあるが，BUN，血清Crの上昇があり，腎機能障害がある．

❸ 1）血清総蛋白（TP）5.3 g/dL，アルブミン定量 2.4 g/dL ⇒ **低蛋白血症**がある．
2）尿蛋白（4+）（1日蛋白量として3.8 g）⇒ **蛋白尿**がある．
3）両側の上下眼瞼と両下肢に**浮腫**がある．
4）血清LDLコレステロール 190 mg/dL ⇒ **高LDLコレステロール血症**がある．

以下に示すネフローゼ症候群の診断基準（ただし，小児はAdvice①参照）に照らし合わせると，必須項目である①②を満たしている．したがって，この症例はネフローゼ症候群を呈していると診断される．また，③④は必須項目ではないが，ネフローゼ症候群に伴う症状である．

<ネフローゼ症候群の診断基準>（ネフローゼとは以下の症状が出現する**症候群名**）

① **蛋白尿**：1日尿蛋白量3.5 g以上が持続する．
② **低蛋白血症**：低アルブミン血症：血清アルブミン値3.0 g/dL以下，血清総蛋白量6.0 g/dL以下も参考になる．
③ **浮腫**
④ **脂質異常症**：高LDLコレステロール血症
＊ ①と②はネフローゼ症候群診断のための必須条件

微小変化型ネフローゼ症候群とは

わが国の一次性ネフローゼ症候群の約40％（小児では70～80％）が，症例のような微小変化型（病理組織学的に有意な変化を認めないかまたは軽微な変化のみ）で，副腎皮質ステロイドに対する反応性がよいのが特徴である（90％以上の反応率）．しかし，再発しやすいので注

意を要する．また，患者の約20%は症例のように微小血尿や軽度な高血圧を認める．症例は18歳であるが，好発年齢は2～6歳で，男児に多い（男女比2：1）．発見動機は突発的に出現する眼瞼と下肢の浮腫で，蛋白尿はアルブミンが主体である．

症例は腎生検で微小変化型と病理組織学的診断がついたが，ネフローゼ症候群を呈しているため，副腎皮質ステロイドの内服（プレドニゾロン0.8～1 mg/kg/日で投与するため1日40 mgが投与されている）が開始された．結果的に微小変化型であったために，治療が奏効している．

また，微小変化型でネフローゼ症候群を合併しなければ，薬物を投与せずに，経過観察だけの場合もある．

処方例

プレドニゾロン（プレドニン®錠5 mg） 1日8錠（3，3，2錠で分服） 1日3回（朝昼夕食後）14日分

処方の解説と服薬指導

❶ 微小変化型ネフローゼ症候群は，副腎皮質ステロイドに対する反応性がよいため，プレドニゾロン（プレドニン®）は4週間内服し，2週間くらいかけて5 mg/日ずつ減量し，5～10 mg/日に達したら，最小量で1～2年程度継続中止する（長期漸減方式）．

❷ 長期服用後に中止する時は，上記のように**漸減しながら中止する**．

❸ 再発例では，初回治療と同等の量と投与期間で治療を行う．

❹ 長期に副腎皮質ステロイドを服用する場合の副作用（易感染性，高血圧，骨粗鬆症による骨折，糖尿病，中心性肥満，消化性潰瘍，脂質異常症，白内障など）を知っておく．例えば，易感染性に対して，副腎皮質ステロイドの量が多い時は原則入院であるが，通院している時はマスクをさせる，他児と接しないよう配慮するなどの対応が重要である．また，内服がはじまると食欲がかなり増すので，食事の摂り方にも注意を払う必要がある．

❺ 成長発育期（特に思春期）は，免疫抑制薬などを併用して再発をできるだけ防止し，副腎皮質ステロイドの投与を最小限にとどめるようにする．

知っておくべきこと

ネフローゼ症候群は前記の診断基準に適合した場合に診断される症候群名である．Advice②に示すように，病理組織学的な腎臓の変化によって，予後のよいものから不良のものまである．治療は以下のものが組み合わせて使用される．なお，再発時には副腎皮質ステロイドの再投与や，ステロイド抵抗性があらわれた場合には免疫抑制薬の投与が行われる．

❶ 糸球体基底膜のタンパク質透過性の抑制を目的として

1）副腎皮質ステロイド：プレドニゾロン（プレドニン®）など

2）免疫抑制薬：シクロホスファミド水和物（エンドキサン®），シクロスポリン（サンディミュン®），タクロリムス水和物（プログラフ®），ミコフェノール酸モフェチル（セルセプト®），ミゾリビン（ブレディニン®）など

3）抗血小板薬（血小板凝集抑制薬）：ジピリダモール（ペルサンチン®），チクロピジン塩酸塩（パナルジン®）など

4）抗凝固薬：ワルファリンカリウム（ワーファリン）など

❷ 対症療法

1）低アルブミン血症に対して：血清アルブミン 3.0 g/dL 以下のときにアルブミンを補充
2）浮腫に対して：利尿薬（フロセミド，ヒドロクロロチアジドなど）の投与
3）血栓形成予防：ジピリダモール（ペルサンチン®）の投与

Advice

① 小児におけるネフローゼ症候群の定義について：表1に示す．
② ネフローゼ症候群の原因疾患（以下の順で予後が不良となる）について
1）微小変化群（完全寛解率：94.8％）
2）巣状分節性糸球体硬化症（71.1％）
3）膜性腎症（67.8％）
4）膜性増殖性糸球体腎炎など（60.6％）
③ ネフローゼ症候群の症状発症メカニズムについて
尿に蛋白質（アルブミン）の排泄が多くなると，低蛋白（アルブミン）血症をきたす．この低アルブミン血症は，肝におけるアルブミンの合成を促進すると同時に肝の脂質合成も促進するため，**高コレステロール血症が発症**する．また，低アルブミン血症によって血漿浸透圧が低下し，水は組織に移行するため，眼瞼と下肢に**浮腫が生じる**．
④ ネフローゼ症候群の治療効果判定基準について：表2に示す．

表1　小児におけるネフローゼ症候群の定義

1. ネフローゼ症候群：高度蛋白尿（夜間蓄尿で 40 mg/ 時 /m² 以上）＋低アルブミン血症（血清アルブミン 2.5 g/dL 以下）
2. ステロイド感受性ネフローゼ症候群：プレドニゾロン連日投与４週間以内に寛解に至るもの
3. 再発：寛解後尿蛋白 40 mg/ 時 /m² 以上あるいは試験紙法で早朝尿蛋白 100 mg/dL 以上を３日間示すもの

（文献１より転載）

表2　ネフローゼ症候群の治療効果判定基準

治療効果の判定は治療開始後１カ月，６カ月の尿蛋白量定量で行う．
・完全寛解：尿蛋白＜0.3 g/ 日
・不完全寛解Ⅰ型：0.3 g/ 日≦尿蛋白＜1.0 g/ 日
・不完全寛解Ⅱ型：1.0 g/ 日≦尿蛋白＜3.5 g/ 日
・無効：尿蛋白≧3.5 g/ 日

注：1）ネフローゼ症候群の診断・治療効果判定は24時間蓄尿により判断すべきであるが，蓄尿ができない場合には，随時尿の尿蛋白/尿クレアチニン比（g/gCr）を使用してもよい．
2）6カ月の時点で完全寛解，不完全寛解Ⅰ型の判定には，原則として臨床症状および血清蛋白の改善を含める．
3）再発は完全寛解から，尿蛋白 1g/日（1g/ g Cr）以上，または（2＋）以上の尿蛋白が2～3回持続する場合とする．
4）欧米においては，部分寛解（partial remission）として尿蛋白の50％以上の減少と定義することもあるが，日本の判定基準には含めない．

（文献１より転載）

＜参考文献＞

1）「エビデンスに基づくネフローゼ症候群診療ガイドライン 2017」〔丸山彰一／監，厚生労働科学研究費補助金難治性疾患等政策研究事業（難治性疾患政策研究事業）難治性腎疾患に関する調査研究班／編〕，東京医学社，2017

＜鈴木　孝＞

3. 糸球体腎炎（慢性糸球体腎炎）

症例　35歳，男性（第8章1. 慢性腎不全との共通症例であるが，検査の時期・所見は異なる）

B型肝炎ウイルスのキャリアーである．ときどき健康診断で蛋白尿を指摘されることはあったが，3～4年健診を受けずにいた．今回，健康診断で血圧が165/92 mmHgで，尿検査にて蛋白尿に加えて血尿も指摘された．施行した血液検査・尿検査は以下であった．また，治療法の選択・予後の推定のため，腎生検を施行した．病理組織学的診断の結果，膜性増殖性糸球体腎炎であった．

【血液検査】WBC 5,800/μL，Hb 13.0 g/dL，Plt 27.1 × 10^4/μL，BUN 39 mg/dL，Cr 3.1 mg/dL，Na 143 mEq/L，K 5.0 mEq/L，Cl 102 mEq/L，Ca 8.8 mg/dL，TP 6.3 g/dL，Alb 3.8 g/dL，Ccr 55 mL/分

【尿検査】尿潜血（2＋）（肉眼的血尿なし），尿蛋白（2＋）（1日蛋白量として0.5 g），尿比重 1.016（基準値：1.015～1.025），尿沈査に赤血球円柱が認められた．

point

❶ 検査値の異常としては，BUN，Crが上昇し，Ccr値〔糸球体機能（濾過率）の指標となる〕も低下している．

❷ 尿潜血（2＋），尿蛋白（2＋）で，尿沈査で赤血球円柱が認められるのは，慢性糸球体腎炎の病勢を反映している．進行すれば，尿潜血，尿蛋白の程度はさらに悪化する．

❸ 血清総蛋白（TP）の低値，低アルブミン血症を認め，尿蛋白（2＋）（1日蛋白量として0.5 g）であるが，ネフローゼ症候群の診断必須項目を満たしていないため，本症例はネフローゼ症候群を呈しているとはいえない（診断項目は「第8章2. ネフローゼ症候群」参照）．

慢性糸球体腎炎とは，血尿，蛋白尿，高血圧などの症状を呈し，腎機能障害が徐々に進行する**症候群名**である．本症例はB型肝炎ウイルスによって併発した慢性糸球体腎炎で，しかも，腎生検の結果，膜性増殖性糸球体腎炎と診断がついている．膜性増殖性糸球体腎炎の予後は比較的良くない（Advice①参照）．

処方例

▶プレドニゾロン（プレドニン®錠5 mg）
　1日8錠（3，3，2錠で分服）　1日3回（朝昼夕食後）　14日分
▶イミダプリル塩酸塩（タナトリル®錠5 mg）　1回1錠　1日1回（就眠前）　14日分
▶ニトレンジピン（バイロテンシン®錠5 mg）　1回1錠　1日1回（就眠前）　14日分

処方の解説と服薬指導

❶ プレドニゾロン（プレドニン®）は1日40 mgを内服している．長期副腎皮質ステロイド（ステロイド）を服用する場合の副作用（易感染性，高血圧，骨粗鬆症による骨折，糖尿病，中心性肥満，消化性潰瘍，脂質異常症，白内障など）を知っておく（「第8章2. ネフローゼ症候群」参照）．

❷ 蛋白尿と高血圧に対してアンジオテンシン変換酵素（angiotensin converting enzyme：ACE）阻害薬のイミダプリル塩酸塩（タナトリル®），カルシウム拮抗薬のニトレンジピン（バイロテンシン®）を内服している．改善しなければ，それぞれ10 mg/日（1回投与）に増量することも考えられる．

知っておくべきこと

❶ プレドニゾロン初期量の投与期間は1～2カ月間で，その後，1～2週ごとに5 mg/日ずつ減量し，10～15 mg/日を維持量として1～2年継続内服し，中止になることが多い．しかし，この症例は結果的に継続投与となっている．症例は膜性増殖性糸球体腎炎と比較的予後が良くなく，ステロイドに抵抗性を示すためである．

❷ 病理組織学的な腎臓の変化によって，予後が良好のものから不良のものまであるため，他に諸種の治療薬が加わることがある（治療薬については「第8章2. ネフローゼ症候群」参照）．

例えば，微小変化群は経過観察し，巣状糸球体腎炎はジピリダモール（ペルサンチン®）の投与を行う．そのほか症例によって，ステロイド単独投与，ステロイド＋免疫抑制薬，免疫抑制薬＋ジピリダモール（ペルサンチン®）＋ワルファリンカリウム（ワーファリン），ステロイド・パルス療法〔メチルプレドニゾロン（メドロール®）500～1,000 mg/日 点滴静注3日間〕などが選択される．

Advice

①慢性腎臓病（chronic kidney disease：CKD）について

CKDの診断基準は，① 腎障害［アルブミン尿（尿中アルブミン排泄率：≧ 30 mg/24時間，尿アルブミン比：≧ 30 mg/gCr），尿沈渣の異常，尿細管障害による電解質異常やその他の異常］，病理組織検査による異常，画像診断による形態異常，腎移植，② GFRの低下（GFR ＜ 60 mL/分/1.73 m^2）で，①②のいずれかが3カ月を超えて存在するものをいう．

CKDの診断がついたら，原因，腎機能（GFR），蛋白尿（アルブミン尿）から重症度分類を行う（表）．表の右側，下側になるに従って心血管疾患，腎機能低下のリスクが増すため，腎臓専門医へのすみやかな紹介が必要になってくる．CKDの原因としては糖尿病性腎症や高血圧性良性腎硬化症が多く，慢性糸球体腎炎は減少してきている．腎機能の評価はGFRで行うが，血清Cr値と年齢から算出されるeGFR値を用いてもよい．蛋白尿は，尿蛋白濃度（定量）または微量アルブミン濃度（定量）で行う．CKDは腎臓の異常を発見して評価し，永続的に管理していくことが重要である．

腎生検や画像診断で確定診断が得られた場合にはその疾患に適した治療を行うことになるが，高血圧，糖尿病の合併がある場合にはその管理が重要であることは言うまでもない．腎機能低下を根本的に改善する治療はないので，以下のⓒの考慮を含めた，ⓐⓑの集学的治療が必要となってくる．

＜CKDに対する治療について＞

ⓐ 食事療法，運動療法など：合併する疾患（高血圧，糖尿病，脂質異常症など）に沿った食事療法と減塩・タンパク質摂取制限・カリウム制限（高カリウム血症を伴う場合）・リン制限など，管理栄養士のアドバイスも必要となってくる．また，適切な体重の維持，適度な運動，禁煙・アルコール摂取の適正化なども必要である．

ⓑ 薬物療法の選択と内服薬の確認：治療は出現する症候によるが［使用薬物に対しては，「第8章1. 腎不全」参照］，また，他に内服している薬物がある場合には腎排泄型のものであれば，減量が必要になってくる場合がある．さらに，貧血を伴う場合にはエリスロポエチン製剤（エスポー®，エポジン®など）の投与，代謝性アシドーシスがある場合には重炭酸ナトリウム（メイロン®）などの投与が必要となってくる．

ⓒ 人工透析・腎移植の導入：ⓐⓑの集学的治療でも，血清Cr値 10～16 mg/dL以上，高度の代謝性アシドーシス，コントロール困難な高カリウム血症などになってきた場合には，人工透析の導入，社会的制約などの点から腎臓移植などを考慮する必要がでてくる．

② 慢性糸球体腎炎の病理組織型について

いくつかの病理組織型があり，それによって治療・予後が異なるため，腎生検による組織診断を行う．

1）予後が比較的良好のもの（15年生存率：80〜95％以上）

i）微小変化群（小児に多く，副腎皮質ステロイドが効くタイプ），ii）巣状糸球体腎炎，iii）膜性腎症

2）予後が比較的不良のもの（15年生存率：60〜80％）

i）巣状分節性糸球体硬化症，ii）メサンギウム増殖性糸球体腎炎（IgA腎症，非IgA腎炎），iii）膜性増殖性糸球体腎炎

3）予後がきわめて不良のもの　i）半月体形成性糸球体腎炎，ii）硬化性糸球体腎炎

③ 慢性腎不全について

本症例において，今後，数年〜十数年の経過で腎機能が徐々に荒廃してくると，やがては乏尿となって，人工透析，腎移植が必要となる．この不可逆性の腎不全状態のことを慢性腎不全という（同じ症例の進行した場合を記している「第8章1．腎不全」参照）．

④ B型肝炎ウイルス感染後の糸球体腎炎

病理組織学的には，メサンギウム増殖性糸球体腎炎，膜性腎症（小児に多い），膜性増殖性糸球体腎炎，IgA腎症などがある．この症例は膜性増殖性糸球体腎炎を発症している．

表　かかりつけ医から腎臓専門医・専門医療機関への紹介基準

<table>
<tr><th>原疾患</th><th colspan="3">蛋白尿区分</th><th>A1</th><th>A2</th><th>A3</th></tr>
<tr><td rowspan="2">糖尿病</td><td colspan="3" rowspan="2">尿アルブミン定量（mg/日）
尿アルブミン/Cr比（mg/gCr）</td><td>正常</td><td>微量アルブミン尿</td><td>顕性アルブミン尿</td></tr>
<tr><td>30未満</td><td>30〜299</td><td>300以上</td></tr>
<tr><td rowspan="2">高血圧
腎炎
多発性嚢胞腎
その他</td><td colspan="3" rowspan="2">尿蛋白定量（g/日）
尿蛋白/Cr比（g/gCr）</td><td>正常
（−）</td><td>軽度蛋白尿
（±）</td><td>高度蛋白尿
（+〜）</td></tr>
<tr><td>0.15未満</td><td>0.15〜0.49</td><td>0.50以上</td></tr>
<tr><td rowspan="6">GFR区分
（mL/分/
1.73 m²）</td><td>G1</td><td>正常または高値</td><td>≧90</td><td></td><td>血尿＋なら紹介，蛋白尿のみならば生活指導・診療継続</td><td>紹介</td></tr>
<tr><td>G2</td><td>正常または軽度低下</td><td>60〜89</td><td></td><td>血尿＋なら紹介，蛋白尿のみならば生活指導・診療継続</td><td>紹介</td></tr>
<tr><td>G3a</td><td>軽度〜中等度低下</td><td>45〜59</td><td>40歳未満は紹介，40歳以上は生活指導・診療継続</td><td>紹介</td><td>紹介</td></tr>
<tr><td>G3b</td><td>中等度〜高度低下</td><td>30〜44</td><td>紹介</td><td>紹介</td><td>紹介</td></tr>
<tr><td>G4</td><td>高度低下</td><td>15〜29</td><td>紹介</td><td>紹介</td><td>紹介</td></tr>
<tr><td>G5</td><td>末期腎不全</td><td><15</td><td>紹介</td><td>紹介</td><td>紹介</td></tr>
</table>

上記以外に，3カ月以内に30％以上の腎機能の悪化を認める場合は速やかに紹介．
上記基準ならびに地域の状況等を考慮し，かかりつけ医が紹介を判断し，かかりつけ医と腎臓専門医・専門医療機関で逆紹介や併診等の受診形態を検討する．
〈作成：日本腎臓学会，監修：日本医師会〉
（文献1より転載）

＜参考文献＞

1）「エビデンスに基づくCKD診療ガイドライン2018」（日本腎臓学会/編），東京医学社，2018
▶日本腎臓学会ホームページより閲覧できる　http://www.jsn.or.jp/guideline/guideline.php
2）「日常診療に活かす診療ガイドラインUP-TO-DATE2018-2019」（門脇 孝ほか/監），pp846-851，メディカルレビュー社，2018

＜鈴木　孝＞

4. 糖尿病性腎症

症例　60歳，女性（身長152 cm，体重72 kg，BMI 31.2）

以前より2型糖尿病で総合病院の内科で経過観察されている．最初の頃は，食事療法，さらにスルホニル尿素薬のグリベンクラミド（オイグルコン®）を内服したが，血糖のコントロールがうまくいかず，現在はインスリンの皮下注射をして治療を継続している．定期検査を施行したところ以下であった．

【血液検査】空腹時血糖値190 mg/dL，ヘモグロビンA1c（HbA1c）8.0％（NGSP値），TP 6.1 g/dL，Alb 3.2 g/dL，Ccr 60 mL/分

【尿検査】　尿潜血（－），尿蛋白（2＋）（1日蛋白量として1.5 g）

point

❶ 身長に対して体重がかなりあり，BMIが31.2と肥満2度に相当する（Advice①を参照）．食事療法がうまくいっていないことが想定される．また，諸種の治療を試みているにもかかわらず，血糖のコントロールが悪い．おそらく，服薬（皮下注射）のコンプライアンスがかなり悪いことが想像される．

❷ 空腹時血糖値190 mg/dL，HbA1c 8.0％（NGSP値）であり，血糖のコントロールはきわめて不良である（表）．

❸ 尿蛋白（2＋），低蛋白血症（アルブミン定量3.2 g/dL）があり，ネフローゼ症候群を呈する一歩手前であることもわかる（診断については，「第8章2. ネフローゼ症候群」参照）．

糖尿病における血糖のコントロールが悪く，糖尿病性腎症が発症してきている．このような患者に対しては，糖尿病性腎症の薬を考える前に，栄養指導を含め，現在行っているインスリン治療が血糖コントロールのために適切であるか，また，適切な服薬指導が行われているかが問題となる（糖尿病の管理については，「第7章1. 糖尿病」参照）．

表　血糖コントロール目標

（65歳以上の高齢者については「高齢者糖尿病の血糖コントロール目標を参照）

目標	コントロール目標値[注4]		
	血糖正常化を目指す際の目標[注1]	合併症予防のための目標[注2]	治療強化が困難な際の目標[注3]
HbA1c（％）	6.0未満	7.0未満	8.0未満

治療目標は年齢，罹病期間，臓器障害，低血糖の危険性，サポート体制などを考慮して個別に設定する．

注1）適切な食事療法や運動療法だけで達成可能な場合，または薬物療法中でも低血糖などの副作用なく達成可能な場合の目標とする．

注2）合併症予防の観点からHbA1cの目標値を7％未満とする．対応する血糖値としては，空腹時血糖値130 mg/dL未満，食後2時間血糖値180 mg/dL未満をおおよその目安とする．

注3）低血糖などの副作用，その他の理由で治療の強化が難しい場合の目標とする．

注4）いずれも成人に対しての目標値であり，また妊娠例は除くものとする．

（文献1より転載）

それでも糖尿病性腎症が進行するようなら，1型糖尿病に伴う糖尿病性腎症にしか保険適用はないが，以下を処方する．なお，1型糖尿病の方が腎症を起こしやすいといわれている（1型糖尿病の患者の50％が発症）．

処方例

イミダプリル塩酸塩（タナトリル® 錠5 mg）　1回1錠　1日1回（就眠前）14日分

※イミダプリル塩酸塩はアンジオテンシン変換酵素（ACE）阻害薬であるが，糖尿病患者において糸球体血管内圧を上昇させる糸球体血管の輸出細動脈に対して，アンジオテンシンⅡ生成阻害作用によって血管を拡張させ，血管内圧を低下させて腎症の発症や進展を予防する．

処方の解説と服薬指導

前述の通り，この患者の血糖コントロールはきわめて悪い．血糖コントロールを今後きちんとしないと，網膜症（目が見えなくなる），末梢神経障害（しびれ，疼痛）などのそのほかの合併症が進行し，さらに，細動脈硬化の進行による循環障害で壊疽（足が腐るなど）が起こることをはっきりと伝える．

＊ 糖尿病ではタンパク質の糖化反応，ポリオール経路（ブドウ糖にアルドース還元酵素が働いてソルビトールを生成する経路）が亢進し，細胞内にソルビトールが蓄積して，腎症，網膜症，神経症の3大合併症が出現する．糖尿病性末梢神経障害（しびれ，疼痛）の改善に対して，アルドース還元酵素阻害薬のエパルレスタット（キネダック®）が使われることがある．

知っておくべきこと

❶ 上記のような状況にならないよう，しっかりとした糖尿病の知識を患者に持ってもらう必要がある．そのためには，医師，看護師，栄養士，さらに，薬剤師も医療チームの一員として果たすべき役割は大きい．

❷ 糖尿病の病態把握は言うまでもなく，糖尿病性腎症が出現すると，ネフローゼ症候群の発症，さらにひどくなれば，人工透析にまで至ることをはっきりと認識しておく（現在，人工透析を受けている患者の多くがこの糖尿病からの合併によるもの）．

＊ 高血糖が続くと，血漿浸透圧が上がり，糸球体濾過量が正常の1.5倍となり，アルブミンが尿に漏れ出す．この病態が長期間続くと，低アルブミン血症が出現し，ネフローゼ症候群を呈するようになる．さらに，細動脈硬化が進展してくると，腎障害が悪化する．

Advice

① **BMIについて**：体重（kg）/［身長（m）］^{2}で求められ，肥満の診断に用いられる．＜18.5（低体重），18.5≦～＜25（普通），25≦～＜30（肥満1度），30≦～＜35（肥満2度），35≦～＜40（肥満3度），≧40（肥満4度）

② **ヘモグロビンA1c（HbA1c）について**：HbA1は，赤血球中のヘモグロビンが糖化（タンパク質と糖の非酵素的結合反応）を受けたHbA1（グリコヘモグロビン）の中の主成分で，赤血球の寿命が120日であることから，過去1～2カ月間の血糖のコントロールの状況を示す．

＜参考文献＞

1）「糖尿病治療ガイド2018-2019 血糖コントロール目標改訂版」（日本糖尿病学会/編・著），p29，文光堂，2018

＜鈴木　孝＞

第8章　腎臓疾患

5. 薬剤性腎症

症例　25歳，女性（骨肉腫）

骨肉腫と診断され，抗がん剤のメトトレキサート（MTX：メソトレキセート®）12 g/m^2の超大量療法を行った．治療開始前のクレアチニン・クリアランス（Ccr）は95 mL/分で，治療終了後のCcrも75 mL/分であった．さらに，72時間後のMTX血中濃度は0.1 μmol/L以下でホリナートカルシウム（ロイコボリン®）補充の必要はなかった．しかし，尿検査で尿中β_2ミクログロブリン 4,400 μg/L，尿中N-acetyl-β-D-glucosaminidase（NAG）20 U/Lとともに上昇してきた．

point

❶ Ccrは主に糸球体機能（糸球体濾過率を反映）を調べる検査であり，MTX治療前後のCcrは正常域にあることから，糸球体はあまり障害を受けていないことがわかる．

❷ しかし，尿中β_2ミクログロブリン 4,400 μg/L（基準値：230 μg/L以下），尿中NAG 20 U/L（基準値：7 U/L以下）がともに上昇している．これは中等度の尿細管障害が出現していることを意味している（Advice①②を参照）．

以上のことから，患者はMTXの超大量療法により腎機能障害が出現したが，その障害は特に尿細管障害であったことになる．

果たして治療はどうしたらよいであろうか？

処方例

① しばらく，Ccr，尿中β_2ミクログロブリン，尿中NAGの検査を継続して，尿細管障害の推移をチェックすると同時に，新たに糸球体障害が出てこないか（Ccrのチェックを通して），経過観察をする必要がある．

② 数時間〜数日のうちに急激に腎機能の低下を起こし，乏尿，血清BUNの上昇，代謝性アシドーシスなどを引き起こす症候群が急性腎不全である．このような症候が出現してきた場合には，その症候に応じて以下の治療を考慮する（対症療法）．また，腎障害が高度（血清Cr値 8 mg/dL以上，血清BUN 100 mg/dL以上，血清 K 値 6.5 mEq/L以上）であれば，人工透析が必要となる．

1）循環血漿量の増大に対して：塩分・水分制限，利尿薬の投与
2）低ナトリウム血症に対して：水分制限（希釈性低ナトリウム血症に対して）
3）高カリウム血症に対して：食事カリウムの制限，炭酸水素ナトリウム（メイロン®）投与，グルコン酸カルシウム（カルチコール®）投与，ブドウ糖＋インスリン投与，Kイオン交換樹脂〔ポリスチレンスルホン酸ナトリウム（ケイキサレート®）など〕
4）低カルシウム血症に対して：グルコン酸カルシウム（カルチコール®）の投与
5）代謝性アシドーシス〔$CO_2 + H_2O \rightleftarrows HCO_3^- + H^+$において酸（$H^+$）の増加により平衡が左に移行して$HCO_3^-$が低下する〕：炭酸水素ナトリウム（メイロン®）投与
6）原因物質の除去（MTXが原因であれば，MTXの血中濃度を測定しながら，しばらくロイコボリン®の救援療法を続ける．また，輸液を行ってMTXの尿への排出に努める）

表　急性腎不全を起こしやすい薬剤・金属

腎前性	非ステロイド性抗炎症薬（NSAIDs）
腎性	・抗菌薬［アミノグリコシド系〔アミカシン（AM），ゲンタマイシン（GM）など〕］ ・抗がん剤（シスプラチン※，シクロホスファミド水和物，メトトレキサートなど） ・免疫抑制薬（シクロスポリン※，タクロリムス水和物※など） ・造影剤 ・重金属（ヒ素，水銀）
腎後性	尿酸，シュウ酸など（結石を形成することによって）

※シスプラチン，シクロスポリン，タクロリムス水和物は腎障害（尿細管障害）によって**低マグネシウム血症**をきたすことがある．

処方の解説と服薬指導

MTXのほか急性腎不全を起こしやすい薬物・物質には表のものがあり，記憶しておく必要がある．

知っておくべきこと

腎機能障害を起こす薬物を知るばかりではなく，その出現機序も知っておく必要がある．例えば，NSAIDsであれば，腎臓に分布するCOX-1の阻害によりプロスタグランジン（PG）の合成が低下して腎血管拡張系が劣勢となるが，他方，アンジオテンシンやノルエピネフリンなどであれば腎血管収縮系が優位となって，腎前性急性腎不全や急性尿細管壊死などが起こる．

また，アミノグリコシド系抗菌薬（AM，GMなど）の使用にあたっては，2週間以上の投与は避ける．MTXや免疫抑制薬（シクロスポリン，タクロリムス水和物）などは，血中濃度測定（TDM）を行って，体内にいつまでも残っていないか，過剰投与になっていないか確認を行うのも1つの解決手段となる（MTXならロイコボリン®救援療法を継続する，免疫抑制薬なら投与量を減量するなど）．

上記の症例のように，腎症といっても，薬剤によっては糸球体障害でなく，尿細管障害をきたすことがある．また，腎障害が出現した場合，腎排泄型の薬は肝排泄型に変えるなどの配慮が必要である．

Advice

① 血清・尿中β_2ミクログロブリン濃度の意味するもの

β_2ミクログロブリンは糸球体で濾過され，そのほとんどが尿細管で再吸収される．したがって，薬剤などで尿細管障害が生じると，再吸収が障害されて，尿中β_2ミクログロブリンが上昇する．

また，血清β_2ミクログロブリンは糸球体の機能を，尿中β_2ミクログロブリンは尿細管の機能を反映している．

基準値：血清β_2ミクログロブリン 1.0～1.9 mg/L
　　　　尿中β_2ミクログロブリン 230 μg/L 以下

② 尿中NAG（N-acetyl-β-D-glucosaminidase）の意味するもの

近位尿細管に存在する酵素で，尿細管細胞の破壊によって，尿中に逸脱してくる．基準値：7 U/L 以下．

＜鈴木　孝＞

6. 高ナトリウム血症，低ナトリウム血症

症例　45歳，女性（身長153 cm，体重43 kg）

小細胞肺がんの化学療法〔PE療法：シスプラチン×1(day1)＋エトポシド×3(day1〜3)〕のため入院している．化学療法終了後，検査を施行したところ，以下の電解質異常が出現した．

【検査結果】Na 125 mEq/L，K 4.2 mEq/L，Cl 103 mEq/L，Ca 9.5 mg/dL
血漿浸透圧は正常で，尿検査でも尿浸透圧は正常であった．

point
● 検査は電解質のチェックを目的として行っている．異常を示している電解質はNaである．Naの場合，低ナトリウム血症は135 mEq/L以下，高ナトリウム血症は150 mEq/L以上をいうが，この症例は低ナトリウム血症をきたしている．

低ナトリウム血症は原因によって対応が異なる

この症例は**Na不足**（Naの消失，食物水分摂取低下によるNa摂取量の減少）による低ナトリウム血症であると考えられる．

しかし，低ナトリウム血症はADH不適合分泌症候群（syndrome of inappropriate secretion of ADH：SIADH）などでも出現する．これはADH（antidiuretic hormone = vasopressin）により集合管からの水の再吸収が亢進するために出現する**希釈性低ナトリウム血症**で，血漿浸透圧は低く（275 mOsm/L未満），尿浸透圧は高値（100 mOsm/L以上）となる．したがって，治療は水制限が基本である．また，浮腫性疾患（ネフローゼ症候群など）では，低蛋白血症によって出現する**血漿浸透圧低下**による低ナトリウム血症となるため，利尿薬とNa制限（Naは貯留した状態にある）が原則となる．

では，この症例のように，血漿浸透圧と尿浸透圧ともに正常な場合（Na^+の喪失が主体）の低ナトリウム血症はどのように補正したらよいのだろうか？

処方例

本症の場合の低ナトリウム血症の補正は以下のように行う．不足Na量と1日に必要なNa量によって補正量が決まる．

A（不足量）＝〔理想Na値（135くらいに設定）－ 測定Na値〕×体重(kg)×(男性：0.6，女性：0.5)※
＝(135－125)×43（kg)×0.5（女性)＝215 mEq
※体液量の係数

B（1日に必要な量）＝2〜3 mEq/kg/日（計算上，以下では3 mEq/kg/日として計算）
＝3×43（kg）＝129 mEq

☆ A×1/2（不足量の1/2を補充)＋Bを1日で投与する．(1 mEq/kg/時を超えないように投与)

10％NaCl　1 mL＝1.7 mEq

■この症例における低ナトリウム血症の補正

☆ 215 mEq × 1/2 + 129 mEq = 236.5 mEq

236.5 mEq ÷ 1.7 mEq = 139 mL

よって，この患者には10％ NaCl 約140 mLを1日かけて投与すればよいことになる．

処方の解説と服薬指導

❶ 急激な血清Naの上昇は橋中心髄鞘崩壊を招く恐れがあるため，Naが**1 mEq/kg/時を超えないように投与すること**（橋中心髄鞘崩壊症は，脳細胞が浸透圧の変化により脱水，脱髄を生じて発症するが，低ナトリウム血症の症状が改善した後，数日して仮性球麻痺，四肢麻痺が出現して，非可逆性となって，さらには昏睡状態に至って致命的になる）．1日何回かの電解質のチェックをする（高度の低ナトリウム血症は1～2時間ごとにチェック）．そこで，再びNaが足りなければ，上記のように補正して投与量を決定することになる．

❷ もちろんNaの投与量は，**維持輸液中に含まれるNaの量を差し引いて計算する**．

❸ 軽度ないし中等度の低ナトリウム血症は，一般には緊急治療を必要としないが（したがって，補正は1日かけて行う），120 mEq/L以下になると中枢神経症状（昏睡，けいれん）が出現するため，この場合は，短時間（3～4時間）での補正が必要である．

知っておくべきこと

❶ 低ナトリウム血症をきたしている病態を知ること（高ナトリウム血症の場合も同様）．その病態に応じて，Naの補充が必要か，他の治療が必要かが決まってくる（すべての低ナトリウム血症にNaを補充するのではない）．

❷ 低ナトリウム血症はNa値125 mEq/L以下とかなり下がらないと症状が出現してこないので，検査データをしっかりとつかんでおくことが大切である．

❸ 化学療法を開始後48時間以内に低ナトリウム血症が出現すると，細胞外の水が細胞内に急速に移動して，細胞浮腫あるいは細胞融解が生じやすくなり，脳浮腫による意識障害が出現する．

Advice

① 高ナトリウム血症の病態と治療について

細胞外液が減少して起こっている（水分消失↑）高ナトリウム血症の場合には，5％ブドウ糖液（Naを含まない輸液製剤）などで輸液を行い，細胞外液の補充を行う．Na過剰の場合には，利尿薬の投与を行う．

② シスプラチン（CDDP）による低マグネシウム血症について

本症例では検査を施行していないが，シスプラチン（CDDP）投与後に低マグネシウム血症をきたすことがあるので血清Mg（基準値：1.8～2.6 mg/dL）もチェックしておく必要がある．低マグネシウム血症の出現を防ぐため，CDDP投与前と後に硫酸Mg補正液を用いて補充しておく．低マグネシウム血症をそのままにしておくと患者はけいれんを起こすことがある．低マグネシウム血症は臓器移植時に用いるシクロスポリン（サンディミュン®）でもきたすことがある．

③ 抗がん剤のビンクリスチン（オンコビン®）の副作用に，SIADHによる低ナトリウム血症がある．この場合は，血漿浸透圧が低下して尿浸透圧が高くなる．治療は水制限である．

<鈴木　孝>

7. 高カリウム血症，低カリウム血症

症例　60歳，男性（身長163 cm，体重55 kg）

食道がんの化学療法〔FP療法：シスプラチン70 mg/m^2 × 1（day1）持続点滴＋フルオロウラシル700 mg/m^2 × 5（day1～5）持続点滴〕のため入院している．化学療法中（特にシスプラチン投与中）は腎毒性回避のため，投与前は1,000 mL/4時間の輸液を，投与後も1,500～3,000 mL/6時間の輸液を行った．また，100 mL/時間以上の尿量を目安として，必要に応じて，フロセミド（ラシックス®）の投与を行って尿量の確保に努めた．治療後に検査を施行したところ，以下であった．
【検査結果】Na 142 mEq/L，K 2.8 mEq/L，Cl 104 mEq/L，Ca 9.3 mg/dL

point

❶ 食道がんの患者に化学療法（FP療法）を行い，シスプラチンの腎障害回避のために投与前後に十分量の輸液を行い，尿量確保のために，フロセミド（ラシックス®）の投与を行っている．
❷ 上記の治療中，なぜ，電解質異常のうち，低カリウム血症が出現してきたのであろうか？
❸ 低カリウム血症は3.5 mEq/L以下，高カリウム血症は5.0 mEq/L以上をいう．

このようなケースはしばしば起きる．原因を考えてみよう！

① 原因はおそらく，利尿薬のフロセミドにある．その副作用に低カリウム血症が出現することがあり（低ナトリウム・低カルシウム血症も出現することがある），この症例のように，尿量を確保するために，短時間に頻回にフロセミドを使用すると低カリウム血症が出現してくることに注意をする必要がある．

② 低カリウム血症は消化管や尿中へのK喪失によって生じるが，細胞内へのKの移動によっても出現する（原因については，Advice①を参照）．**この症例はフロセミドによる尿中へのK喪失により，低カリウム血症が出現してきている．**

低カリウム血症はある程度までは無症状であるが，3 mEq/L以下になると，筋力低下，多尿，口渇などが出現する．また，不整脈は自動能の亢進と再分極の遅延により，心房ブロック，心房性・心室性期外収縮，心室細動（≒心停止）が出現する．したがって，低カリウム血症が出現してきたら，できるだけ心電計を装着する．心電図所見としては，低カリウム血症が高度なほど，QT延長，T波の平坦化，U波の増高がみられ，さらには，心房性期外収縮，心室性期外収縮，房室ブロック，心室性頻拍，最終的に致死的な心室細動まで起こりうる．

③ では，低カリウム血症に対してどのように対応したらよいのであろうか？

処方例

体内のK量は約50 mEq/kgで，そのほとんどが細胞内に存在するため，血清K濃度から欠乏量は推定できない．そのため，経験的に投与量の目安は以下の①～③のようになる．

① 投与速度：20 mEq/時以下
② 投与濃度：40 mEq/L以下
③ 投与量：100 mEq/L/日以下

実際には，Kが3.5 mEq/Lの時には100～200 mEqの欠乏が，2.5 mEq/Lの時は400 mEqの欠乏が考えられる．これを1日で補正するのではなく，低カリウム血症の程度に応じて，Kの投与速度を10～20 mEq/時で行い，3～4時間後に再度電解質チェックを行って，その時のKの改善度に応じて，再度，維持液内に加えるKの量を調節して投与速度を決めるようにするとよい．

また，尿量がある程度確保されていないと，体内にKが蓄積して高カリウム血症を起こす危険性があるため，尿量は0.5 mL/kg/時以上を確保するように努める．

補正には，塩化カリウムK.C.L® 点滴液15％：1 mL＝2 mEq，L-アスパラギン酸カリウム（アスパラ® カリウム注10 mEq）：1 mL＝1 mEqなどを用いて行う．また，補正する時には，維持液に含まれるKの量も考慮する必要がある．

■ 実際の投与を考えてみよう

維持液としてソリタ®T3号500 mLを5時間で点滴をしているとする．このときに低カリウム血症が出現した場合，どう考えたらよいだろうか．

① 輸液の目的は血清K値の正常化ではなく，臨床症候（不整脈など）の改善にある．
② Kの投与にあたっては，上記の投与速度・濃度・量の目安を元に行うことが重要である．
③ 1 mEq/Lの低下は，200～300 mEqの欠乏と推定され，この推定量に安全係数0.5をかけたものを1日の補充量とする．
④ 高濃度の糖液は希釈液に用いない．ブドウ糖がインスリン分泌を促し，細胞内へKを移行させてしまう．

したがって，維持液のソリタ®T3号500 mLは一時中止として，以下の点滴を1時間以上かけて投与し，Kの補正を行う．その後，再度，電解質チェックを行ってKの補正を行う．

処方例）

＊ 生理食塩液500 mL ＋ 7.5％塩化カリウム20 mL（20 mEq）（1時間以上かけて点滴）

処方の解説と服薬指導

❶ 低カリウム血症は，程度によっては生命に危険な状態をもたらすが，だからといって，低カリウム血症を早急に改善しようとして，塩化カリウムを急速に静注するのは禁忌である．必ず20 mEq/時以下を目安とする．

❷ 末梢血管から投与する場合は，投与速度は0.2 mEq/kg/時を超えないようにする．濃度の高い輸液はしばしば静脈炎を起こす原因となる．

❸ Kの補充によって，逆に高カリウム血症が出現してくることがあるので，尿量は0.5 mL/kg/時以上出ていることを確認する（Kを補充中，尿量の低下は高カリウム血症になりやすいため）．

❹ Kは心機能への影響が大きいため，K投与中は心電計を装着して心電図によるモニタリングをする．

❺ Kの電解質異常をきたしている時は，経時的にK濃度のチェックを行う必要がある．

知っておくべきこと

❶ 低カリウム血症も高K血症も危険．いずれの場合でも，極端にK値が低下したり，高くなったりすれば，心室細動（≒心停止）が出現する危険な状態となる．必ず心電計を装着して，心電計によるモニターを行う．心電図上，低カリウム血症はT波の平坦化，高カリウム血症はT波の増高の程度がその目安となる．

❷ 低カリウム血症の補正はこまめに，4時間くらいおきに電解質を検査しながら行う．
❸ 低カリウム血症の原因をつかむ必要がある（特に薬剤性の場合は薬剤師が主導となる）．

Advice

① 低カリウム血症の原因について

1）細胞内へのK移行の増加：アルカローシス，**アドレナリンβ受容体刺激薬**，**インスリン**，低カリウム型周期性四肢麻痺

2）消化管からのK喪失：下痢，嘔吐など

3）尿中へのK喪失

i）鉱質コルチコイドの過剰：原発・二次性アルドステロン症，クッシング症候群

ii）尿細管性アシドーシス

iii）**薬物**：ⓐ **利尿薬（ループ系，サイアザイド系）**，ⓑ 抗菌薬（ペニシリン，アムホテリシンBなど）

4）K摂取量の減少

5）大量の発汗

② 高カリウム血症の原因と治療について

<原因>

1）K摂取量の増加：K製剤の過剰投与，輸血

2）細胞内へのK移行の減少，細胞内からのK放出の増加

i）**アシドーシス**

ii）**インスリンの欠乏**（糖尿病）

iii）組織破壊による細胞外へのK放出の増加：**溶血**，消化管出血，**横紋筋融解症**など

iv）高カリウム型周期性四肢麻痺

3）尿中K排泄の減少

i）腎不全

ii）アルドステロン作用不全（原発性副腎不全，低アルドステロン症など）

iii）薬物（**ACE阻害薬**，**NSAIDs**，**K保持性利尿薬**など）

＊ 血清K値が6～7 mEq/L以上になると，心電図上T波の尖鋭化が起こり，7～8 mEq/L以上になると，脱分極の遅延が起こって，QRS幅が広がり，P波が消失する．やがて，QRS波とT波が接合したサインカーブとなり，致死的不整脈の心室細動（≒心停止）となっていく．

<治療>

高カリウム血症は原因の如何を問わず，緊急に対処する（特に血清K値が8 mEq/L以上の時や心電図異常のある時など）．

1）Caの投与：グルコン酸カルシウム水和物（カルチコール®）8.5％注射液5～10 mLを2分以上かけて静注する．効果がなければ，5分後に再度静注する）．ジギタリス製剤投与中は禁忌．Caの投与は血清Kを低下させる効果はないが，その毒性に拮抗する．

2）炭酸水素ナトリウム（メイロン®）の投与：細胞外のpHを上げ，Kを細胞内に移行させて血清Kを低下させる．通常，45 mEqを5分以上かけて静注する．心不全のある時は注意を要する．

3）グルコース・インスリンの投与：細胞内にKを移行させる（インスリンによりグルコースとKを細胞内に移行させる）．

4）陽イオン交換レジンの投与：ポリスチレンスルホン酸ナトリウム（ケイキサレート®），ポリスチレンスルホン酸カルシウム（カリメート®）を経口あるいは直腸内投与する（消化管から食物に含まれるK流入の阻止）．

5）透析：腹膜透析，血液透析（Kの除去）

<鈴木　孝>

8. 高カルシウム血症，低カルシウム血症

症例　50歳，女性（悪性リンパ腫）

悪性リンパ腫（腹部リンパ節原発のホジキン病で，骨髄転移を認める）のため，抗がん剤による化学療法を行っている．CHOP療法〔シクロホスファミド水和物点滴静注＋ダウノルビシン塩酸塩静注＋ビンクリスチン硫酸塩静注＋プレドニゾロン〕を2クール施行したが，骨髄中の腫瘍細胞は残存している．経過中，体がだるく，嘔吐が出現してきた．検査を施行したところ，以下であった．

【検査結果】Na 144 mEq/L，K 4.4 mEq/L，Cl 104 mEq/L，Ca 13 mg/dL，PTH-rP 25 pmol/L（基準値：1.1 pmol/L以下）

point

❶ CHOP療法施行中ではあるが，骨髄に転移している悪性リンパ腫細胞が残存している．

❷ 検査では，高カルシウム血症をきたしている．血清Ca値が10.5 mg/dL以上で高カルシウム血症，8.5 mg/dL以下で低カルシウム血症である．

❸ 副甲状腺ホルモン関連タンパク（parathyroid hormone related protein：PTH-rP）が高値である（1.2～10 pmol/L：軽度～中等度上昇，10 pmol/L以上：高度上昇）．

❹ 何が原因で高カルシウム血症が出現してきているのであろうか？

悪性リンパ腫による高カルシウム血症とその症状

悪性リンパ腫の細胞が骨髄に残存していることを考えると，これらの残存腫瘍が化学療法後に増殖し，これらの細胞が産生するPTH-rPによって，高カルシウム血症をきたしている（Advice②参照）．

症状は血清Ca上昇そのものによる場合と，随伴する脱水によるものとがあるが，血清Ca濃度が11 mg/dL以下では無症状である．12～13 mg/dLになると，易疲労感，全身倦怠感，食欲低下，悪心が認められ，13～15 mg/dLになると，思考力低下，傾眠が生じ，15 mg/dL以上になると意識混濁や昏睡を呈するようになる．

症例では，高カルシウム血症の症状としては，体がだるい（易疲労感，全身倦怠感），嘔吐（悪心）が認められている．

処方例

症例は高カルシウム血症をきたしているので，以下の治療（経静脈的治療）が行われる．

① 輸液療法

生理食塩液の点滴100～200 mL/時間（3,000～4,000 mL/日）

＊ 尿量チェック：時間尿1～2 mL/kg/時（膀胱カテーテル留置，中心静脈圧のモニターを行う）

② 利尿薬

フロセミド（ラシックス®）1回20～40 mgの静注（1日2～5回）

＊ 低カリウム血症に注意！（「第8章7. 高カリウム血症，低カリウム血症」参照）

③ ビスホスホネート製剤（骨吸収抑制作用をもつ）
パミドロン酸二ナトリウム水和物（パミドロン酸二Na）15～90 mg（血清Ca値によって以下の量で投与する）を500 mLの生理食塩液に溶解し，4時間以上かけて点滴静注する．

血清Ca 12 mg/dL以下 → パミドロン酸二Na 15～30 mg
血清Ca 12～14 mg/dL → パミドロン酸二Na 30～60 mg
血清Ca 14～16 mg/dL → パミドロン酸二Na 60～90 mg
血清Ca 16 mg/dL以上 → パミドロン酸二Na 90 mg

④ カルシトニン製剤（骨吸収抑制作用をもつ）
エルカトニン（エルシトニン®）を1回40単位を1日2回筋注または点滴静注する．
⑤ 副腎皮質ステロイド（腸管からのCa吸収抑制を目的として）
プレドニゾロン（プレドニン®）20～40 mgの内服か，水溶性プレドニン®の静注を行う．
⑥ 人工透析
急性腎不全を伴う高カルシウム血症クリーゼ（Ca 16 mg/dL以上，特に無尿の場合）などの時に行われる．

処方の解説と服薬指導

❶ このような悪性腫瘍に伴う高カルシウム血症は，腫瘍によって産生されるPTH-rPにより起こるため，腫瘍に対する治療も行わないと改善しない．
❷ 高度の高カルシウム血症は，上記のような諸種の治療によって改善される（投薬により血中カルシウム濃度を下げることが重要であるから，服薬指導の徹底が求められる）．
❸ 高カルシウム血症が放置され，血清Caが15 mg/dL以上になると，意識混濁や昏睡を呈するようになる．

知っておくべきこと

高カルシウム血症を治療しないと，思考力低下，傾眠が生じ，やがては，意識混濁や昏睡を呈するようになる．高カルシウム血症の病態把握と治療法の十分な理解が必要である．また，低カルシウム血症に関しても同様である．

第8章 腎臓疾患

Advice

① 副甲状腺ホルモン関連タンパク（質）（PTH-rP）について
このタンパク質は，副甲状腺ホルモン（PTH）と同じように骨吸収作用があるため，高カルシウム血症をきたす．特に，白血病（adult T cell leukemia：**ATL**）など，**悪性リンパ腫**，**多発性骨髄腫**などの悪性腫瘍細胞が産生する．したがって，これらの疾患では，初診時，経過中（再発時など）に高カルシウム血症をきたすことがある．
ATLはHTLV-1感染者の1,000人に1人くらいが発症し，高カルシウム血症をきたしてそれが改善しないと死亡することがある．
② 高カルシウム血症をきたす疾患について
1）**悪性腫瘍**（ATL，**悪性リンパ腫**，**多発性骨髄腫**など）
2）内分泌疾患：原発性副甲状腺機能亢進症，甲状腺機能亢進症，副腎不全，褐色細胞腫，先端肥大症など
3）肉芽腫性疾患：結核，サルコイドーシス

4）**薬物**：ビタミンD製剤，サイアザイド系利尿薬，リチウム製剤など

③ **低カルシウム血症（8.5 mg/dL以下）の原因・症状と治療について**

＜原因＞

1）副甲状腺機能低下症

2）偽性副甲状腺機能低下

3）ビタミンD欠乏：低栄養，腎不全，**抗けいれん薬の使用**

4）その他：急性膵炎，横紋筋融解症，頻回の輸血，低マグネシウム血症（PTHの分泌不全と腎・骨での作用不全をきたす），高リン血症など

＜症状＞

1）顔面筋の攣縮

2）強直性けいれん発作

3）テタニー：呼吸困難，喘鳴を伴う喉頭けいれん，気管支攣縮を起こし緊急治療が必要となる．

＜治療＞

急激な低カルシウム血症に対しては，8.5％グルコン酸カルシウム水和物（カルチコール®5 mL/アンプル，85 mg/mL，Ca量として7.85 mg/mL）10～20 mLを10～15分かけて静注する．カルチコール®の静注で一時的にテタニーは治まるが，引き続きカルチコール®50～100 mLを500 mLの基本輸液に入れて数時間かけて点滴する．

＜鈴木　孝＞

9. アシドーシス，アルカローシス

病態としてはアシドーシスの症例が多いため，代謝性アシドーシスを症例提示する．

症例　10歳，女児（身長138 cm，体重32 kg）

全身倦怠感，体重減少，多飲，多尿が出現し，嘔吐，さらに意識も混濁してきた．高血糖（290 mg/dL）が認められ，尿検査にて，尿糖（4＋），尿ケトン体（4＋）のため，1型糖尿病と診断した（他の検査については省略）．意識混濁があるため，血液ガス（動脈血）検査を施行したところ，pH 7.25，$PaCO_2$ 40 Torr，PaO_2 80 Torr，HCO_3^- 12 mEq/L，base excess（BE）－10 mmol/L，SpO_2 90％であった．

point

❶ 1型糖尿病によってケトアシドーシスをきたし（尿にケトン体が出現），意識混濁を呈している（Advice①を参照）．

❷ 他の検査としては，タンパク質分解亢進による血清尿素窒素（BUN）上昇，高カリウム血症（インスリン不足による細胞内へのK移行の減少による）が出現する．また，膵臓ランゲルハンス島抗体（＋），血中・尿中C-ペプチドの低下などが認められる．

1 血液ガス（動脈血）分析

表に血液ガス（動脈血）の基準値を示した．検査結果はpH 7.25，$PaCO_2$ 40 Torr，PaO_2 80 Torr，HCO_3^- 12 mEq/L，base excess（BE）－10 mmol/Lであるから，pHが低くアシドーシスを呈している．また，HCO_3^-とBEが低いので，重炭酸（HCO_3^-）が消費される代謝性アシドーシスを呈していることがわかる．

＊ PaO_2：動脈血酸素分圧．肺における血液酸素化能力の指標となる

$PaCO_2$：動脈血炭酸ガス分圧．肺の換気と相関する指標となる

SpO_2：動脈血酸素飽和度．血液中のヘモグロビンの酸素結合部位が実際に酸素で占められる割合（％）を酸素飽和度（O_2 saturation）といい，動脈血の場合をSpO_2という

BE：血液を37℃，$PaCO_2$ 40 Torrに平衡させた状態でpHを7.40に滴定するのに必要なアルカリの量（pH 7.40より高値から滴定する場合は酸の量となり，BEはマイナスとなる）

表　血液ガス（動脈血）の基準値と緊急治療適応値

検査項目	基準値	緊急治療適応値	
		低　値	高　値
pH	7.36～7.44	7.25	7.60
$PaCO_2$（Torr）	35～45	20	60
PaO_2（Torr）	80～100	50	－
HCO_3^-（mEq/L）	22～26	14	40
BE（mmol/L）	－2～2	－10	20
SpO_2（％）	96～99	80	

BE：base excess

＊ 代謝性アシドーシスでは，$CO_2 + H_2O \rightleftarrows H^+ + HCO_3^-$の平衡式で，糖尿病による脂肪の代謝亢進による$\beta$－ケト酸の産生によって，酸（$H^+$）が産生されて平衡は左に傾くため，重炭酸イオン（$HCO_3^-$）は減少する．

意識混濁があり，血液ガス分析から，PaO_2が低下し，SpO_2が低下しているため，酸素の投与も必要である．

2 糖尿病におけるケトアシドーシスについて

糖尿病は血液中に糖があっても，インスリンの不足（1型）または反応性の低下（2型）によって，肝臓，筋肉などで糖が利用（ブドウ糖からのエネルギー産生，ブドウ糖からグリコーゲンへの合成など）されないため，エネルギー源として脂肪やタンパク質の分解が起こる．**脂肪の分解産物としてアセト酢酸，β－オキシ酪酸，ケトンなどのケトン体（ケトアシドーシスを引き起こす）が出現したり**，タンパク質の分解産物としてBUNが上昇する．

処方例

■代謝性アシドーシスの改善（補正）

<重炭酸イオン（HCO_3^-）補正の実際>

HCO_3^-が15 mEg/Lを下回ったら補充する．

▶欠乏している重炭酸イオン(mEq)＝(25－実測HCO_3^-)×0.5×体重(kg)
＝(25－12)×0.5×32(kg)＝208 mEq

▶7％重炭酸ナトリウム（メイロン®）：1 mL ＝ 0.83 mEqであるから，
208 ÷ 0.83 ≒ 250 mL

このメイロン®250 mLの1/2～1/3量を1～2時間かけて点滴する．さらに，投与後は，再度血液ガス（動脈血）を測定して，改善してきているか確認をする．確認は適時行い，不足していれば，適時上記の計算によって補正していく．

■その他の治療

① 多呼吸による不感蒸泄，嘔吐，意識消失による水分摂取不足により，脱水を起こしていることが多いので，水分の補充を行う（細胞外液の脱水をきたしているため，ブドウ糖は投与できないので，点滴には生理食塩液20 mL/kg/時を用いる）．

② 高血糖の是正（速効型インスリンの持続投与）．

③ PaO_2の低下があるため，酸素投与を行う．

処方の解説と服薬指導

❶ まずは，1型糖尿病が発症すると，どのような病態が出現するか理解する必要がある．

❷ その病態に応じた治療が行われるため，検査値を含め，病態把握ができないと，医療チームの一員として治療に参加することができない．

❸ 重炭酸イオン（HCO_3^-）などのアルカリ製剤の投与では，HCO_3^-を正常化することを目標とせず，全身状態を改善させる補正にとどめる．また，HCO_3^-投与はNa負荷にもなり，心不全を誘発・悪化させる．

❹ 急激なアシドーシスの是正は，低カリウム血症，テタニーなどを生じる．

知っておくべきこと

❶ 呼吸性アシドーシスについて

生体内では，CO_2をはじめとして種々の酸が産生されているが，この酸を円滑に代謝する必要がある．また，生体は水素イオン（H^+）を一定に保って，血液pHを一定の状態にしておく必要がある（恒常性の維持）．生体内にはこの水素イオンを限界内に維持する体液の緩衝系があって，酸とアルカリの平衡を保ってpHを一定に保っている．

酸塩基平衡の調節系（緩衝系） $CO_2 + H_2O \rightleftarrows H^+ + HCO_3^-$

しかし，換気不全によってCO_2がたまって，緩衝系が破綻すると，平衡は右に傾き，H^+が増してアシドーシス（**呼吸性アシドーシス**）となる．この時には重炭酸（HCO_3^-）も増加するため，この場合は重炭酸を補充する必要はない（人工換気によってCO_2の排出を考える：これによって反応は左に移行してアルカローシスは改善されていく）．代謝性アシドーシスについては，前述 **1** **2** を参照のこと．

❷ 血液ガスの値とアシドーシス・アルカローシスの関係

	pH	HCO_3^-	$PaCO_2$	BE	Cl	K
代謝性アシドーシス	↓	⇓	↓	⇓	↑～→	↑～→
呼吸性アシドーシス	↓	↑	⇑	↑	↓	↓
代謝性アルカローシス	↑	⇑	↑	⇑	↓	↑
呼吸性アルカローシス	↑	↓	⇓	↓	↑	↓

＊⇑⇓：はじめに起こる変化　↑↓：2次的変化

Advice

① 1型糖尿病について

インスリンの絶対的欠乏によって生じる糖尿病で，生活習慣病（肥満など）から生じるインスリンの反応性の低下によって生じる2型糖尿病（中年以降に発症することが多く，わが国には患者は750万人いるといわれている）とは異なる．20歳以下に発症し，コクサッキーB4ウイルスなどの感染が発症に関与するといわれ，また，特定のHLA型（DR4-DR53-DQw4，DR9-DR53-DQw9など）と相関して，自己免疫が関与するともいわれている．このため，膵臓ランゲルハンス島（膵ラ島）抗体が認められ，この抗体により膵ラ島のβ細胞（インスリンを産生）が破壊される．これによって，血中インスリンは著減するため，インスリン投与が生存に絶対不可欠となる．

② アニオンギャップ（anion gap）について

血中にはNa^+，Cl^-，HCO_3^-などの陽イオンと陰イオンが存在し，電気的平衡を保っている．しかし，アルブミンやリン酸塩，その他測定できない陰イオンが存在し，その陰イオンの総計を**アニオンギャップ**という．

アニオンギャップ $= (Na^+ + K^+) - (Cl^- + HCO_3^-) \fallingdotseq (Na^+) - (Cl^- + HCO_3^-)$

正常値は12±4 mEq/Lである．

糖尿病ではβ-ケト酸などが産生されるため，アニオンギャップは増加する．

＜鈴木　孝＞

第8章 腎臓疾患

1. 頭　痛

症例　22歳，女性

【主　訴】片側性の拍動性頭痛

【現病歴】20歳の頃から片側性の拍動性頭痛が生じるようになった．頭痛の発作には特に前兆症状はなく，月1回程度の頻度で再発している．発作が生じると6時間程度持続する．発作中は，嘔気が生じ，光や音に敏感となるため外出せず治るまで寝ていることが多い．疲れたりストレスがたまると生じやすいように感じる．現在，生理直後であるが，これまで発作と生理との間に一定の関係は自覚していない．発作時に発熱や麻痺などを生じたことはない．発作のないときには食欲は正常，呼吸器，消化器症状はない．

【既往歴】特になし

【生活歴】大学4年生，週2回程度アルバイトをしている，最近卒業論文が追い込みにかかり睡眠時間が不足気味

【身体所見】身長158 cm，体重50 kg，血圧120/70 mmHg，脈拍70拍/分，体温36.6℃，神経学的診察：脳神経異常なし，四肢反射正常，頭頸部：特に異常なし，胸部：異常なし，腹部：異常なし，下肢：異常なし

【検査所見】WBC 5,600/μL，Hb 12.5 g/dL，CRP 0.1 mg/dL，Na 140 mEq/L，K 4.0 mEq/L，BUN 18 mg/dL，Cr 0.8 mg/dL，尿検査：異常なし，妊娠反応 陰性，便検査：異常なし

【画像診断】脳CT検査で異常なし

【心電図】正常，虚血性変化なし

point

❶ 片側性の拍動性頭痛で4～74時間持続し，悪心と生活障害度が高いものは片頭痛の典型的な症状である．若年から中年の女性に多く，日本人の年間有病率は5～10％と高い．古典的な片頭痛の前兆症状のないものが60％を占める．

❷ 古典的な前兆症状（アウラ，aura）は，視野の中心付近からはじまるキラキラ光る境界をもつ暗点（閃輝暗点）である．前兆から約1時間後に発作が生じることが多い．

❸ 急性の激しい頭痛の原因は，片頭痛のほかに頭頸部血管障害（特にくも膜下出血），髄膜炎，頭部外傷など緊急処置を必要とする疾患も多い．病歴，全身症状（発熱など），神経症状（麻痺など）に注意しよう．

処方例

▶スマトリプタンコハク酸塩（イミグラン® 注）　3 mg 皮下注

▶スマトリプタンコハク酸塩（イミグラン® 錠50）1回1錠　1日1回　経口，次回発作時

処方の解説と服薬指導

❶ 片頭痛発作の急性期治療には，軽度～中等度なら，アセトアミノフェンや非ステロイド性抗炎症薬（NSAIDs）が適応となる．嘔気があれば制吐薬も用いられる．

❷ 発作により日常生活が著しく障害される中等度～重症の発作には，セロトニン 5-$HT_{1B/1D}$ 受容体作動薬である**トリプタン系薬が第1選択**である．発作早期に投与すると最も効果が大きい．前兆症状の時点での使用による効果は確立していない．すでに外来での注射剤投与の効果が確認されており，重症発作で嘔吐などにより薬物の経口投与ができず，発作時の来院も困難な場合にはスマトリプタンの在宅自己注射が認可されている．エルゴタミン製剤（クリアミン配合錠など）も利用可能であるが，悪心・嘔気の副作用が多いため，第2選択である．トリプタン系薬とエルゴタミン製剤は妊婦に禁忌であることは忘れないようにしよう．

❸ トリプタン系薬の剤型は，錠剤，口腔内速溶錠・崩壊錠，点鼻液，皮下注射薬の4種類がある．**点鼻液，皮下注射薬は効果発現が速いので，悪心・嘔吐があり経口薬を使用できない場合や急激に頭痛が増強した場合によい適応**となる．

❹ ストレス，空腹，疲労，月経，天候の変化，温度差，アルコール，チーズ，チョコレートなどは片頭痛誘発因子である．除去できるものがないか検討しよう．

❺ **トリプタン系薬の投与タイミングと適正使用**

頭痛が長時間持続すると痛みの閾値が下がり（敏感になり），軽度の刺激でも痛みを感じるようになる現象をアロディニア（異痛症）という．片頭痛の患者の75％に認められるとされ，頭痛だけでなく皮膚の痛覚も過敏となり，顔や手足，毛根の知覚過敏を生じることがある．アロディニアを予防するために，発作早期に薬物服用するように患者に説明しよう．一方，トリプタン系薬を乱用すると（3カ月以上，月に10回以上使用），むしろ頭痛が悪化することがあるので過度の使用も控えるように説明しよう．

知っておくべきこと

❶ **トリプタン系薬の禁忌を知ろう**

片頭痛治療薬は，トリプタン系薬もエルゴタミン製剤も血管収縮作用がある．妊娠，授乳，心筋梗塞の既往歴，狭心症，特に異型狭心症（冠動脈攣縮），脳血管障害や一過性脳虚血性発作の既往（末梢血管障害症状悪化の可能性），管理されていない高血圧症，重篤な肝機能障害（両薬物は肝臓で代謝されるため），MAO阻害薬投与中あるいは投与中止後2週間以内は禁忌である．

❷ **片頭痛予防薬についても知ろう**

片頭痛発作が月に2回以上あるいは6日以上ある場合には予防療法が検討される．片頭痛の予防薬としてカルシウム拮抗薬であるロメリジン塩酸塩（ミグシス®），その他，バルプロ酸ナトリウム（デパケン®Rなど），プロプラノロール塩酸塩（インデラル®），エルゴタミン酒石酸塩・無水カフェイン・イソプロピルアンチピリン合剤（クリアミン配合錠A，S）が使用できる．三環系抗うつ薬では，アミトリプチリンが有効性を検証されているが日本では保険適用が認可されていない．

❸ **トリプタン系薬の剤型について知ろう**

トリプタン系薬には，点鼻（スマトリプタン），皮下注射（スマトリプタン），錠剤（スマトリプタン，ゾルミトリプタン，エレトリプタン臭化水素酸塩），口腔内速溶（RM）錠（ゾルミトリプタン），口腔内崩壊（RPD）錠（リザトリプタン安息香酸塩）などがある．口腔内速溶または崩壊錠は，水なしで服用できるので外出時には便利である．製薬企業によるとRMはrapid meltの意味とのこと，RPDについて製薬企業のコメントは見当たらないが，ウェファー状の口腔内崩壊剤形なのでrapid dissolutionを意味するものとして，命名されたものと思われる．

<参考文献>

1）「慢性頭痛の診療ガイドライン2013」（日本神経学会 日本頭痛学会／監，慢性頭痛の診療ガイドライン作成委員会／編），医学書院，2013

▶日本頭痛学会ホームページで閲覧できる　http://www.jhsnet.org/guideline.html

<越前宏俊>

2. 脳卒中（脳血管障害）

症例　75歳，男性

【主　訴】 右片麻痺，失語
【現病歴】 60歳頃から高血圧の治療を受けていたが，家庭血圧は測定せず血圧管理は不良であった．生来右利きであるが，1カ月前頃からときどき右手の細かな動きが悪く，物を落としたりする症状が5分程度続くことが数回あった．今朝，7時頃起床した後に右半身の麻痺が出現し次第に悪化した．また，家人の言葉は理解でき，言いたいことはあるようだが明瞭な発語にならないとのこと．嚥下障害はない．救急車で同日8時に家人とともに来院した．
【既往歴】 高血圧症（アムロジピン2.5 mg/日服用）
【生活歴】 農業．子供1男1女は独立，妻70歳 健在，喫煙（－）
【身体所見】 身長160 cm，体重55 kg，血圧165/95 mmHg，心拍65拍/分（整），呼吸数20回/分，眼底：乳頭浮腫（－），意識：傾眠状態，呼名覚醒あり．右上下肢麻痺・筋緊張低下，顔面麻痺（－），右下肢に病的錐体路反射 陽性〔バビンスキー反射：右（＋）〕
【検査所見】 WBC 8,000/μL，Hb 16 g/dL，CRP 0.5 mg/dL，Na 152 mEq/L，K 4.5 mEq/L，BUN 20 mg/dL，Cr 1.1 mg/dL，尿検査：正常，心電図：洞調律
【画像診断】 発症後2時間でCT撮影実施，脳出血の所見（－），早期虚血変化（白質と皮質の境目が不明瞭，レンズ核不明瞭）が中大脳動脈領域の約1/4に陽性

point

❶ この患者でみられるような一時的な四肢の動きの悪さ（**一過性脳虚血発作**，transient ischemic attack：**TIA**）が脳梗塞の発作に先行することがある．TIAを疑った場合には可及的すみやかに原因を追求し予防措置をとる．アスピリン160～320 mg/日の経口投与が有効である．喫煙習慣があれば禁煙を指導する．
❷ 脳梗塞は就寝中，休息中，起床時などに発症することが多く，**症状が段階的に進行すること**，**CT検査で出血像がない**ことなどが特徴である．
❸ 片麻痺の症状がある患者では，麻痺側と反対側の大脳半球に病変がある（運動神経は延髄部で左右が交差するので）．
❹ 右利きの人の優位半球は左であり，言語中枢も左半球にあるので，左半球の病変には失語症を伴うことが多い．

1 脳卒中（脳血管障害）は臨床症状が類似した多数の病態の総称である

2017年人口動態月報年計によれば脳卒中は日本人の死因第3位の疾患である．日本人の脳卒中（stroke）の病態は，多い順にアテローム性脳梗塞24％，ラクナ梗塞23％，心原性脳塞栓症19％，高血圧性脳出血14％，一過性脳虚血発作（TIA）6％，くも膜下出血6％，その他である．ラクナ梗塞，高血圧性脳出血は減少し，アテローム性脳梗塞と心原性脳塞栓症が増加する傾向にある．

2 脳卒中の原因病態の鑑別はCTやMRI所見が重要

発病早期の脳梗塞は，CTで病巣が明らかでないことも多い．超急性期には白質と皮質の境目が不明瞭，レンズ核不明瞭などの所見しかみられない．24時間以内にCT画像で低吸収域が出現し，MRIの拡散強調画像では3～4時間以内に病巣にほぼ一致する高信号域が出現する．脳出血では早期から出血部位がCTの高吸収域として観察される．

処方例

▶アルテプラーゼ（アクチバシン®注）
34.8万IU/kg（0.6 mg/kg）の総量の10％を急速投与（1～2分）し，残りを1時間で点滴静注
▶アムロジピンベシル酸塩（アムロジン® OD錠2.5 mg） 1回1錠 1日1回（朝）

処方の解説と服薬指導

❶ 脳卒中の治療は原因病態により異なる

血栓溶解療法は新鮮な脳血栓症に適応となる．出血性病変（脳出血，くも膜下出血）には禁忌である．血栓溶解薬の適応は発症（発見ではなく）から**4.5時間以内**の脳梗塞で，出血性合併症リスクの低い患者である（禁忌条項については後述）．ただし，効果が認められる患者は40％であり，5％ではむしろ悪化することを理解してもらったうえで治療すべきである．

❷ 脳血栓症の血栓溶解療法に適応のある遺伝子組換え組織プラスミノーゲン活性化因子（rt-PA）はアルテプラーゼのみである

アルテプラーゼは半減期が短いため（分布相6分，消失相1.4時間），一定時間効果を持続するために，まず総量の10％を負荷投与し，残りの用量を持続点滴する必要がある．rt-PAは血栓のフィブリンに親和性が高いため，全身的に静注投与しても，作用は主として血栓が形成されている脳動脈部分で発揮させることができる．ただし，本法による閉塞部位再開通率は30～40％である．

❸ rt-PAの主要な禁忌

活動性出血がある患者，くも膜下出血の疑いがある患者，脳梗塞に脳出血を続発する確率が高い患者〔降圧療法にもかかわらず血圧が185/110 mmHg以上の高血圧，血糖値が400 mg/dL以上，評価CTで早期虚血性変化が広範に認められる患者，頭蓋内出血の既往または頭蓋内腫瘍のある患者，脳梗塞の既往患者（3カ月以内），頭蓋内あるいは脊髄の手術または傷害を受けた患者（3カ月以内）〕，消化管出血または尿路出血の既往患者（21日以内），大手術後などで禁忌ある．きわめて多数の臨床状況が禁忌となっているので使用前に確認しよう．

❹ 超急性期の脳梗塞患者に過度の降圧治療は禁物

超急性期脳梗塞の患者では，著しい高血圧（＞220/120 mmHg）や大動脈解離，心筋梗塞などの合併がない限り降圧薬により収縮期血圧を160 mmHg以下に下げない．これは，梗塞病変周囲では脳の血流自動調節能が失われているため，全身血圧を下げすぎると梗塞周囲の低酸素領域の血圧が下降し病変が拡大する可能性があるためである．血栓溶解薬を使用する場合には185/110 mmHg以上の場合に，静脈投与による降圧治療を行うことが推奨されている．この患者では，現在明らかな嚥下障害はないが，誤嚥を回避するため降圧薬の剤型は口腔内崩壊（OD）錠に変更された．一方，脳出血患者では血圧を180/130 mmHg未満に管理するべきであるとされる．

知っておくべきこと

❶ 脳血管障害の重症度の（半定量的）評価にはスコア法が使用される

重症度の評価には，**NIHSS（米国NIH脳卒中スコア）**や日本脳卒中学会の**日本脳卒中スケー**

ル法が使用される．包括的な神経学的評価を数値化して行う方法である（スコアが大きいほど重症である）．rt-PA投与時とその後の経過の客観的な評価が可能となるためrt-PA使用時には必須観察事項である．ICUまたはSCU（脳卒中ケアユニット）研修があれば実物を見ておこう．

❷ 予後不良の徴候を知ろう

広範囲の脳梗塞では脳浮腫による脳圧亢進症状が生じ，予後不良の転帰をとる．症状としては高度の意識障害，呼吸異常，脳幹障害の徴候（瞳孔散大，対光反射消失，「人形の目」現象消失，前庭反射の消失，毛様脊髄反射の消失），除脳硬直，除皮質硬直，中枢性高熱，四肢麻痺などである．高張（10％）グリセロールの静脈内投与は急性期死亡率を僅かに低下させる．マンニトール，副腎皮質ステロイド性薬には有効性のエビデンスはない．

❸ rt-PAの相互作用

投与中および投与24時間は他の抗凝固薬（ヘパリン，ワルファリンカリウムなど）は使用しないように注意する．

❹ rt-PA投与後の副作用モニター

血管穿刺（カテーテルなど）部位，尿道カテーテル部位，経鼻胃管の挿入部位からは出血の可能性が高い．上記局所をベッドサイドでは常に観察するようにしよう．

❺ 急性期の抗血小板療法と脳保護療法

心原性脳塞栓症を除く脳血栓症に対して抗血小板薬であるオザグレルナトリウム（発症後5日以内）とアスピリン（48時間以内）は機能的な予後を改善することが示されている．抗トロンビン薬のアルガトロバン水和物も発症後48時間以内の急性期脳卒中に効果が認められている．エダラボン（抗酸化薬）を脳梗塞発症72時間以内に投与すると予後改善が示されたため承認されたが，その後の市販後調査で肝不全・腎不全，血液障害の多発が報告されており使用中の頻回血液検査が必要とされている．

❻ 再発予防

血圧は治療開始後1～3カ月かけて140/80 mmHg以下とする．降圧薬の作用機序による予防効果の差異はないとされる．血糖管理，脂質異常症治療は動脈硬化性変化の進行を遅延化する目的で使用される．頸動脈の動脈硬化が原因で狭窄率が70％なら，頸動脈内膜剥離術（CEA）が適応であるが，手術ができない場合には，頸動脈ステントの留置術が適応となる．

Advice

血管内治療（機械的血栓回収療法）とは？

近年，脳血管の閉塞部位に到達できるマイクロカテーテルの開発により，アルテプラーゼが適応できない，あるいは投与したが無効の患者で血栓閉塞部位が前方循環系の主幹脳動脈（内頸動脈または中大脳動脈M1部）である患者に対して発症から6時間以内に経皮経管的脳血栓回収療法（未溶解の血栓を絡めて取り出すあるいは吸引する）を実施すると社会復帰が約14％，自宅復帰が約20％増加することが確認された（保険適用上は発症8時間以内）．現在，機器としては**ステントリトリーバー**が主流である．ただし，安全な実施には高度な技術が必要とされるため，現時点では「経皮経管的脳血栓回収用機器 適正使用指針 第3版」（日本脳卒中学会ほか，2018年）に準拠した実施環境の完備された施設で適切な臨床適応条件をもつ患者に対して脳血管内治療専門医が実施することが求められている．

＜参考文献＞

1）「脳卒中治療ガイドライン2015［追補2017対応］」（日本脳卒中学会 脳卒中ガイドライン委員会/編），協和企画，2017
▶「追補2017」（改訂部分のみ）は，日本脳卒中学会ホームページで閲覧できる
http://www.jsts.gr.jp/img/guideline2015_tuiho2017.pdf

＜越前宏俊＞

3. てんかん

症例　9歳，女児

【主　訴】　けいれんを伴う意識消失発作
【現病歴】　6歳頃から月1回程度のてんかん発作を起こすようになった．家人によると発作はまず意識消失が生じ，数十秒ほど歯を食いしばり全身を弓なりに反らせ四肢を伸展させて倒れる．その後四肢を間欠的に引きつけるようなけいれんを2分程度生じるという．発作時には失禁がみられる．発作停止後は，深い眠りに入り10分程度で意識が戻るが，もうろうとしている．患者本人には発作時前後の記憶はない．学業成績は優秀で，発熱時やテレビを見ているときに発作が起こったことはない．
【既往歴】　出生前の妊娠経過は良好で分娩も正常．出生時のアプガースコアは9点
【生活歴】　身体および精神発達は良好
【身体所見】身長130 cm，体重31 kg（いずれも同年代の平均値），神経学的検査異常なし，血圧110/70 mmHg，脈拍70拍/分（整）
【検査所見】WBC 6,000/μL，Hb 12.0 g/dL，CRP 0.1 mg/dL，Na 150 mEq/L, K 4.0 mEq/L, Mg 2.0 mEq/L，Ca 9.0 mg/dL，血糖90 mg/dL，BUN 15 mg/dL，Cr 0.8 mg/dL，空腹時血糖90 mg/dL，尿検査：異常なし
【画像検査】脳CTおよびMRI画像検査で大脳に器質病変なし．外来受診時の非発作時に記録した脳波は正常であったが，精査のため入院して実施したビデオ脳波同時記録検査では，両側同期対称性の棘波（スパイク）が出現し「全般発作の強直間代性けいれん」であることが確定した．

point

❶「けいれん」とは，慢性の脳の病気の症状で，大脳の神経細胞の過剰興奮により，発作的かつ不随意に骨格筋が収縮したり，異常な身体症状（身体がピクッとする），意識（ボーッとする），運動（意識がないまま動き回る），感覚の変化など多彩な臨床症状からなる．
❷「けいれん」の原因は，脳の病変だけではなく，全身的な代謝異常（低血糖など）が原因となることもある（表1）．
❸ てんかんの病型診断は，主に**発作症状と脳波**により行う．発作症状は家族などの目撃者から聴取したり，録画映像等を利用して確認する．また，小児では予後が良い特発性部分てんかんが多いため発作が2回以上出現してから薬物治療を開始するが，高齢者では症候性のものが多く初回発作後に治療を開始することが多い．

1 けいれんの原因は中枢性と非中枢性がある

「けいれん」の原因には，本患者のように特に脳に外傷や腫瘍などの器質的病変が検出されない特発性てんかんのほかに，脳にCTなどの画像診断で検出できる器質的障害（外傷，感染症，腫瘍，脳炎など）が存在する症候性てんかんや，脳には一次的な病変はないが全身的な代謝異常（低血糖，高アンモニア血症，低酸素血症，電解質異常など）によるものがある（表1）．

表1　けいれんを生じる代表的な疾患

病　態	原因病変
Ⅰ　脳自体の病態	
A. 特発性てんかん	画像的に器質病変が確認できない，いわゆる「てんかん」
B. 症候性てんかん	脳腫瘍，脳血管障害，髄膜炎，脳炎，外傷などの原因器質病変がある
Ⅱ　全身性病態による脳の二次的障害	
A. 代謝異常	・電解質異常（低Ca，低Mg，低Naなど） ・低血糖，低酸素血症，肝不全，腎不全，中毒（自然毒，薬物），過呼吸症候群など
B. その他	・熱性けいれん，ヒステリーなど

けいれんを発症した患者のカルテでは，炎症所見，電解質異常，低血糖，肝臓・腎臓に障害はないか丁寧に読もう．

2 てんかんの病型診断は，発作の症状と脳波所見により行う

本患児は，家人から聴取した発作症状と病歴により典型的な大発作（全般性強直間代発作）であると推測される．また，外来検査時には異常が観察されなかったが，入院して実施したビデオ脳波同時記録で大発作に合致する両側性の棘波（スパイク）が観察された．脳波異常を検出するためビデオ脳波同時記録や光誘発試験を行うことがある．てんかん発作の分類は表2（ILAE分類）を参照のこと．

処方例

バルプロ酸ナトリウム（デパケン®R錠200 mg）　1回1錠　1日2回（朝夕食後）

処方の解説と服薬指導

❶ 治療開始にあたっては，薬物治療は70％の患者で有効であることと，起こりうる副作用について，十分説明しておくことが大切である．発作頻度が少ない場合には薬物服用の動機づけが低いので服薬遵守（アドヒアランス）が低い．服薬意義を丁寧に説明しよう．入浴や駅のホームなどでてんかん発作が生じると致命的な事故に結び付くこともある．

❷ **皮膚過敏症状は服薬開始1カ月以内に生じることが多い**．薬疹については十分説明しよう．抗てんかん薬には副作用として皮疹を生じるものがあり（特に，フェニトイン，カルバマゼピンなど），見逃すと重症化し〔スティーブンズ（ス）・ジョンソン症候群や中毒性表皮壊死症〕致命的な転帰をたどることがある．

❸ 脳に器質的疾病が検出できない特発性てんかんでは，抗てんかん薬による薬物治療が第1選択である．**原則として単剤**で開始する．部分発作にはカルバマゼピン，バルプロ酸ナトリウムまたはレベチラセタム（イーケプラ®）が，全般発作にはバルプロ酸ナトリウムが第1選択薬として推奨されている．この患者では，バルプロ酸ナトリウムの徐放剤が処方された．デパケン®R（Rはretard，徐放性の頭文字）の消失半減期は12時間程度なので，1日1〜2回の投与が合理的である（通常剤型のデパケン®では半減期が9時間程度なので1日2〜3回投与）．小児欠神てんかんではバルプロ酸ナトリウムよりエトスクシミド（エピレオプチマル®散，ザロンチン®シロップ）を勧めることがある．

表2　てんかん発作の国際分類（ILAE分類）

発作型大分類		小分類	解　説
Ⅰ	部分（焦点，局所）発作	A. 単純部分発作（意識は障害されない） 1. 運動徴候を有するもの 2. 知覚徴候を有するもの 3. 自律神経症状ないし徴候を有するもの 4. 精神症状を有するもの	部分発作はてんかん症状も脳波の棘波も，ともに脳のある部位に限局するので意識障害はない．運動野に焦点があれば四肢，顔面などに突然の瞬間的な収縮運動（ミオクローヌス）がみられる．後頭葉の視覚中枢に焦点があれば異常視覚（閃光，図形など）などを訴え，側頭葉の焦点では異常音を聴いたり，側頭葉鉤回皮質の焦点では異常嗅覚などを訴えることがある．
		B. 複雑部分発作（側頭葉，精神運動発作：意識が障害される） 1. 単純部分発作に意識障害が続発する a. 単純部分発作で発症し，意識障害が次に続く，b. 自動症を伴う 2. 意識障害で発症 a. 意識障害のみ，b. 自動症を伴う	従来，側頭葉てんかんまたは精神運動発作と呼ばれた病型である．側頭葉や大脳辺縁系に焦点があり，感情障害や幻覚，記憶の錯誤による既視感（デジャビュ）など脳波異常が局所の連関をもって生じる発作である．前頭から側頭葉の脳波異常に伴い意識障害があるにもかかわらず秩序だった複雑な運動（自動症）（舌打ち，ボタン掛けなど）を数分持続することがある．
		C. 部分発作で続発性全般発作（強直間代性，強直性あるいは間代性）に進展するもの 1. 単純部分発作で全身発作に進展 2. 複雑部分発作で全身発作に進展 3. 単純部分発作で複雑部分発作，全身発作へと進展	発症時の脳波異常は局所であるが，いずれ脳全体に異常が広がる場合．
Ⅱ	全般発作（けいれん性あるいは非けいれん性）	A. 欠神（小発作）	あたかもビデオが一時停止するように，それまでの動作を突然数秒～10数秒間停止し，また元の状態に戻る発作である．発作時には脳波に3Hzの棘徐波結合が皮質全体に観察される．
		B. ミオクローヌス発作	四肢，顔面などに突然の瞬間的な収縮運動発作
		C. 間代発作	強直性けいれんの後などに，四肢の激しい収縮と弛緩が律動的に交代するてんかん発作
		D. 強直発作	全身の筋肉を左右対称的に収縮させる発作で，眼はつり上がり，上下肢は伸展し，胴体は弓なりに反り返る．この時失禁を生じる．
		E. 強直間代発作	強直から間代発作に移行する，いわゆる大発作
		F. 脱力発作	全身の筋緊張が突然急激に低下し倒れる転倒発作が有名
Ⅲ	未分類てんかん（不完全なデータのため）		

同分類は2010年に新版が提案されているが，いまだに広くは旧分類が使用されているためここでは旧分類と示す．
（文献1を参考に作成）

従来は薬物治療でコントロールが不良な場合に「難治性てんかん」の用語を用いていたが，薬物応答性が不良でも外科手術治療や植え込み型電気刺激装置による迷走神経刺激療法により発作の抑制が期待できることもあるため，2018年版のてんかん診療ガイドラインでは，正しい病型診断がなされ，その病型に対して適切な抗てんかん薬を単剤あるいは多剤併用で有効血中濃度域を得る投与量で2剤試みても一定時間（1年もしくは治療前の最長発作間隔の3倍いずれかの長い方）以上発作を抑制できない場合を「薬剤抵抗性てんかん」と定義している．脳に器質的病変がある場合には薬剤抵抗性てんかんのリスクが高い．

❹ 2006年以降，ガバペンチン（ガバペン®），トピラマート（トピナ®），ラモトリギン（ラミクタール®），レベチラセタム（イーケプラ®），ラコサミド（ビムパット®），スチリペントール（ディアコミット®），ルフィナミド（イノベロン®），ビガバトリン（サブリル®），ペランパネル水和物（フィコンパ®）などの新規抗てんかん薬が承認された．保険診療上単独投与ではなく，従来の薬剤の単剤治療に対しては薬剤抵抗性を示すてんかんに対しての併用でのみ用いられるものも多い．（表3）．

知っておくべきこと

❶ 大発作や小発作などのてんかんは，薬物応答性が良く，生命予後は良いことを理解してもらう．原則として，通常の日常生活，学校生活の継続が可能であることも説明する．

❷ **単剤治療が基本**．多剤併用投与では，効果は増強せず副作用頻度が増加する．また，薬物相互作用が生じることも問題である．各薬剤の特徴と適応を知ろう（表3）．

❸ 抗てんかん薬の投与量の個別化には薬物血中濃度モニタリング（therapeutic drug monitoring；TDM）が利用できる．TDMは服薬のアドヒアランスを確認したい時，臨床症状から中毒作用の可能性がある時，フェニトインの増量を行う時に有効である（フェニトインの消失クリアランスは治療域で飽和し，投与量の増加に伴い非線形的に増加するため）．有効濃度域を調べてみよう．

❹ 中国人などではカルバマゼピンによる重篤な皮膚過敏症（スティーブンズ・ジョンソン症候群）発症リスクに特定のHLA抗原型が関係していることが報告された（詳細は添付文書を読んでみよう）．日本人には該当するHLA抗原型をもっている人はきわめて少ないので臨床応用はできないが，将来は日本人でも過敏症などのように稀だが重篤な薬物の副作用回避にHLA抗原のゲノム情報が役立つものと期待される．

❺ **抗てんかん薬治療の中止**

無発作期間が3年以上で，脳波が正常化し，神経症状の異常がなく，本人と保護者の同意があれば薬物投与量を3～4カ月間隔で25％程度減量することを試みてもよい．

Advice

熱性けいれん（いわゆる「ひきつけ」）は小児で頻度の高い「けいれん性疾患」で，てんかんとの鑑別が重要である．38℃以上の発熱に伴って発生するけいれん，または非けいれん性発作（脱力など）で，発作の原因が中枢神経感染症，電解質異常，先天代謝異常あるいは脳血管障害などでないものである．5％の小児で生じる．特に1歳代に最も多い．発熱に伴い5分程度までの左右対称的な全身性強直間代性けいれんを生じるが，予後は良好で重篤な後遺症を残すことはない．

小児のてんかん症候群では，比較的予後が良い部分てんかん症候群が60～70％と多い．部分てんかん症候群のなかで多いのが中心・側頭部に棘波をもつ良性小児部分てんかん（benign epilepsy of childhood with centro-temporal foci：BECCT）である．大脳の中心溝またはローランド溝付近に焦点があるのでローランドてんかんともいう．意識があるのに口がガクガク動くといった特徴的な部分発作がみられる．自然に治ることが多い．

2010年から薬剤抵抗性てんかんで開頭手術の適応とならない患者に，胸部皮下に植え込むパルスジェネレーターによる迷走神経刺激療法が発作頻度を低下させる補助的な治療法として保険適用となった．

表3　代表的な抗てんかん薬の適応と注意する副作用

薬物名	適 応	対 象	副作用	有効濃度（μg/mL）	備 考
カルバマゼピン	部分発作（精神運動発作，二次性に全般化したものを含む），全般強直間代発作	成人，小児	めまい，複視，運動失調，眠気，皮疹（重症化しうるので注意）．長期投与で骨粗鬆症	5～10	肝代謝型，CYP3A4を酵素誘導し他の肝代謝型薬物の濃度を低下させる
フェニトインナトリウム，ホスフェニトインナトリウム水和物（静注のみ）	部分発作（二次性に全般化したものを含む），全般強直間代発作	成人，小児	めまい，複視，運動失調，眠気，皮疹（重症化しうるので注意）．長期投与で多毛，歯肉増殖，骨粗鬆症	7～20	肝代謝型，CYP2C9の遺伝多型の欠損者（PM）では中毒症状のリスク増，治療量で代謝が飽和するので，投与量の増加に対応する血中濃度増加が非線形的であるので注意
バルプロ酸ナトリウム	部分発作（二次性に全般化したものを含む），全般強直間代発作	成人，小児	体重増加，振戦，低ナトリウム血症，高アンモニア血症，膵炎	50～100	グルクロン酸抱合酵素誘導により，ラモトリギン代謝を促進するためラモトリギン必要量を増加させる
ゾニサミド	部分発作（精神運動発作，二次性に全般化したものを含む），全般強直間代発作	成人，小児	食欲低下，眠気，発汗減少，尿路結石	10～30	肝代謝型
エトスクシミド	欠神発作	成人，小児	皮疹，眠気	50～100	肝代謝型
ガバペンチン※1	部分発作（二次性に全般化したものを含む）	成人，小児	眠気（27％）	明らかになっていない 2～20※2	腎消失型薬物のため，高齢者，腎機能障害者では要減量
トピラマート※1	部分発作（二次性に全般化したものを含む）	成人のみ	腎・尿路結石（3％），代謝性アシドーシス（2％），発汗減少	5～20※2	投与開始を少量（50 mg/日）から開始し増量すると副作用が少ない．腎消失型薬物のため，高齢者，腎機能障害者では要減量
ラモトリギン	部分発作（二次性全般化発作を含む），全般強直間代発作，Lennox-Gastaut症候群における全般発作	成人，小児	眠気（19％），めまい（15％），肝機能障害（8％），発疹（6％，スティーブンズ・ジョンソン症候群例もあるので注意），複視（5％）	2.5～15※2	バルプロ酸ナトリウムと併用する場合は減量が必要
レベチラセタム	部分発作（二次性に全般化したものを含む）	成人，小児	易刺激性，錯乱，焦燥，興奮，攻撃性などの精神症状があらわれ自殺企図に至ることもある	12～46※2	腎消失型薬物のため，高齢者，腎機能障害者では要減量
ラコサミド	てんかん患者の部分発作（二次性全般化発作を含む）	成人，小児	めまい，傾眠，振戦，PR時間延長，薬剤性過敏症候群，スティーブンズ・ジョンソン症候群	10～20※2	腎・肝ほぼ50％ずつ消失．重症腎障害および肝障害Child－Pugh B群患者で血中は50％増加
スチリペントール※1	クロバザムおよびバルプロ酸ナトリウムで十分な効果が認められないDravet症候群患者における間代発作または強直間代発作に対して上記薬物との併用療法	小児，成人	傾眠，運動失調，不眠，激越，申請，食欲減退・体重減少，悪心・嘔吐，白血球・血小板減少	8～12※2	食事により消化管吸収が増加するので必ず食後に服用．CYP阻害作用がありクロバザムおよびバルプロ酸ナトリウムの血中濃度を増加させる

（次頁へつづく）

（表3つづき）

薬物名	適　応	対　象	副作用	有効濃度（μg/mL）	備　考
ルフィナミド※1	他の抗てんかん薬で十分な効果が認められないLonnox Gastaut症候群における強直発作および脱力発作に対する抗てんかん薬との併用療法	小児，成人	薬剤過敏性症候群，スティーブンズ・ジョンソン症候群，QT短縮，食欲減退，悪心，体重減少，傾眠，自殺念慮	30～40※2	バルプロ酸ナトリウム併用で本剤の血中濃度が増加
ビガバトリン	点頭てんかん	小児，成人	1/3の患者で不可逆的視野狭窄が生じる．本剤処方登録システムに登録された医師・薬剤師の下でのみ使用可能．傾眠，めまい，激越，脳症症状，てんかん重積状態，自殺念慮	未確立	腎消失型薬物なので腎機能障害患者では慎重投与

※1　保険適用は単独投与ではなく，他の抗てんかん薬で効果が不十分な場合の併用投与である．
※2　有効濃度は十分に確立されておらず，アドヒアランスを確認する参照濃度と考えるべきである．

<参考文献>

1）Commission on Classification and Terminology of the International League Against Epilepsy. Proposal for revised clinical and electroencephalographic classification of epileptic seizures. Epilepsia, 22：489-501, 1981
2）「てんかん診療ガイドライン2018」（日本神経学会／監，「てんかん診療ガイドライン」作成委員会／編），医学書院，2018
▶日本神経学会のホームページで閲覧できる　https://www.neurology-jp.org/guidelinem/tenkan_2018.html
また日本てんかん学会のホームページ（http://square.umin.ac.jp/jes/）から各種てんかんガイドラインが閲覧できる．

<越前宏俊>

4. パーキンソン病

症例　75歳，男性

【主　訴】　手の震えと歩行困難

【現病歴】　65歳頃から安静時に右の指先が震えるようになり，細かい仕事がしにくくなった．字を書くときには症状はやや軽快する．症状は徐々に進行し，右足にも生じるようになった．現在は左手にも症状が出現してきている．ここ2年ほどは日常動作が遅くなり，前屈みの姿勢で歩幅が小さい「よちよち歩き」になった．歩行開始が困難で，歩き始めると前のめりになり，たたらを踏んで転ぶこともある．家人は表情がなくなったとも言っているが，認知機能障害を疑う言動や行動はないと言う．

【既往歴】　特になし，子供1男2女 健康，妻68歳 健康，父70歳の時に胃がんで死亡，母76歳の時に脳梗塞で死亡

【生活歴】　表具職人，喫煙30本/日，飲酒毎日晩酌1合

【薬　歴】　常用薬なし，薬物アレルギーなし

【身体所見】身長165 cm，体重60 kg，血圧140/85 mmHg，，脈拍70拍/分（整），意識清明，認知障害なし，ややうつ傾向の言動がある．上下肢に安静時振戦（右>左），徒手筋力試験で筋力低下ないが，筋固縮あり．脳神経検査：異常なし，上下肢の深部腱反射正常，病的反射認めず
頭頸部：正常，胸部：異常なし，腹部：異常なし

【検査所見】WBC 6,200/μL，Hb 12.0 g/dL，CRP 0.1 mg/dL，ALT 25 IU/L，AST 20 IU/L，BUN 18 mg/dL，Cr 0.9 mg/dL，推定Ccr 64 mL/分（Cockcroft & Gault法），尿検査：異常なし，便検査：潜血（−）

【画像検査】頭部CTおよびMRIで病的所見なし

【認知機能スクリーニング検査】改訂長谷川式簡易知能評価スケール（HSD-R）検査で24点（20点以下は認知機能障害あり）

point

❶ 特徴的な症状は，安静時振戦，筋固縮，姿勢異常，すくみ足，突進現象，仮面様顔貌などの錐体外路症状である．自律神経障害では便秘や脂漏性顔貌がある．

❷ パーキンソン病の振戦などの錐体外路系症状は**発症時は片側性で，進行すると両側性となる**．最初から両側性の場合には薬物誘発性を考える．

❸ 臨床症状の重症度を簡便に表現する尺度は**ホーン・ヤール重症度**である．

❹ パーキンソン病自体は臨床検査異常を示さない．30％の患者で認知障害を合併するが，高齢者におけるアルツハイマー病との合併，レビー小体型認知症などである．この患者では認知機能は正常であった．

❺ パーキンソン病患者は高齢者が多い．治療に腎消失型薬物（アマンタジン塩酸塩）を投与することもあるので，**必ずクレアチニン・クリアランスは評価する**．

表　薬物誘発性パーキンソン症候群の代表的原因薬

<table>
<tr><th>治療薬物群</th><th>ドパミン受容体遮断作用</th><th>頻　度</th><th>薬　物</th></tr>
<tr><td>抗精神病薬</td><td rowspan="4">あり</td><td rowspan="4">高い</td><td>定型薬：ハロペリドール，クロルプロマジン，スルピリドなど
非定型薬：リスペリドンなど</td></tr>
<tr><td>制吐薬</td><td>メトクロプラミド塩酸塩，ドンペリドンなど</td></tr>
<tr><td>ドパミン枯渇薬</td><td>レセルピン</td></tr>
<tr><td>抗うつ薬</td><td>スルピリド，三環系抗うつ薬</td></tr>
<tr><td>カルシウム拮抗薬</td><td rowspan="2">なし</td><td rowspan="2">低い</td><td>ベラパミル塩酸塩，アムロジピンベシル酸塩など</td></tr>
<tr><td>その他</td><td>アミオダロン塩酸塩，リチウムなど</td></tr>
</table>

1 ホーン・ヤール重症度を理解しよう

米国の神経医ホーンとヤールが提唱したパーキンソン病の重症度に関する評価尺度である．パーキンソン症状が一側にとどまる状態をⅠ度，両側性となった状態をⅡ度，症状が進行し姿勢反射障害（突進現象など）が加わった状態をⅢ度，さらに症状が進行し日常生活に部分的な介助が必要となった状態をⅣ度，日常生活全般に介助が必要な状態をⅤ度としている．

2 薬物誘発性パーキンソン症候群の原因薬物を理解しよう

パーキンソン病の病態は黒質線条体系のドパミン細胞の変性壊死である．したがって，ドパミン受容体遮断作用のある薬物はパーキンソン症候群様の症状を生じることがある．ただし，**両側性であることが特徴である**．該当薬は多数あるが（表），ドパミンD_2受容体遮断作用のある精神病治療薬（頻度はハロペリドールなどのブチロフェノン系，フェノチアジン系抗精神病薬，ベンザミド系の順に高い）が重要である．スルピリドなどは胃腸運動調整薬として消化器症状をもつ患者に使用されるので注意が必要である．

処方例

レボドパ・カルビドパ水和物（ネオドパストン® 配合錠100）　1回1錠　1日3回（毎食後）

処方の解説と服薬指導

❶ なぜレボドパ・カルビドパ合剤か

パーキンソン病は中脳黒質のドパミン神経細胞が変性脱落するため，神経投射部位である線条体を中心として神経伝達物質であるドパミンが欠乏し錐体外路系の機能異常を示す．したがって，ドパミンの補充療法としてはドパミン前駆体（レボドパ）の投与が有効である．カルビドパは末梢組織のレボドパ脱炭酸酵素の阻害薬であり，**経口投与されたレボドパの末梢代謝を阻害するため脳内移行率を増加させる**．カルビドパ自体は血液・脳関門を通過しないため，レボドパの脳内での作用を妨げない．一方，線条体のドパミン受容体を直接刺激するドパミン受容体作動薬も治療に用いられる．

❷ ドパミン受容体作動薬の副作用

嘔吐中枢である化学受容器引き金帯にはドパミン受容体が豊富なので，ドパミン受容体作動薬は嘔気・嘔吐を生じる作用が強い．したがって，レボドパ・カルビドパ合剤であれば投与は上記のように少量から開始し，副作用に注意しながら最終的な維持量である1回200～250 mgを1日3回程度まで増量する．

❸ パーキンソン病治療薬の使い分け

患者が非高齢者で認知機能が正常であれば，副作用としてジスキネジアなどの運動合併症発症率の低いドパミン受容体作動薬より開始する．高齢者，認知障害合併例，運動障害が強い場合は，運動障害改善効果が強いレボドパ製剤で開始することが多い．ドパミン受容体作動薬には，麦角製剤としてはブロモクリプチンメシル酸塩（パーロデル®）などがあり，非麦角薬としては，タリペキソール塩酸塩（ドミン®），プラミペキソール塩酸塩水和物（ビ・シフロール®）などがある．麦角製剤は嘔気・嘔吐などの消化器症状が多く，長期投与でまれに心臓弁膜症，漿膜線維症を生じる報告がある．非麦角薬では突発的睡眠（0.8％）や日中過眠（29％）が問題となるので，自動車運転，重量機械の操作，高所作業には従事しないよう指導する．また，ドパミン作動薬は高齢者，認知障害がある患者で幻覚，妄想を生じることがあるので注意が必要である．

❹ 補助的な治療薬物を理解する

レボドパ開始時に**モノアミン酸化酵素B（MAOB）阻害薬**であるセレギリン塩酸塩（エフピー®）またはラサギリンメシル酸塩（アジレクト®）を併用すると，長期のレボドパ使用により効果の日内変動が大きくなる**wearing off（擦り切れ）現象**の抑制が期待できる．レボドパ治療で振戦症状に対する効果が不十分なら**抗コリン薬**〔トリヘキシフェニジル塩酸塩（アーテン®）〕を併用する．イストラデフィリン（ノウリアスト®）はアデノシンA_{2A}受容体拮抗薬でありGABA抑制系を介してドパミン神経を賦活化し運動症状を改善するのでレボドパ投与患者に対する追加投与として使用する．ドパミン遊離促進薬のアマンタジン塩酸塩（シンメトレル®）は軽症症例でレボドパ使用開始を遅らせることを期待して使用することが多い．wearing off 症状が生じた場合に，末梢カテコールアミンの代謝酵素の1つである**COMT（catechol-O-methyl transferase）の阻害薬**であるエンタカポン（コムタン®）を投与すると，レボドパの消失半減期を延長することで効果の持続時間を延長し有効である．レボドパ・カルビドパ水和物・エンタカポンの配合剤（スタレボ®配合錠）も使用できる．ノルアドレナリン前駆物質であるドロキシドパ（ドプス®）はパーキンソン病のすくみ足の改善と起立性低血圧の改善作用がある．レボドパ投与下で更なる運動症改善を目的としてゾニサミド（トレリーフ®）を投与することがある．

❺ パーキンソン病の外科的治療

薬物治療で運動障害改善効果が不十分であったり，日内変動が強く日常生活に支障を生じたり，ジスキネジア症状が強い場合には，定位脳外科手術により植え込んだ電極による深部脳電気刺激法（deep brain stimulation）が選択されることがある．1990年代から薬物治療で症状改善不十分な患者に対してドパミン細胞を含む胎児脳細胞を移植する試みが行われているが，ランダム化プラセボ対照比較試験では有効性が示されていない．ES/iPS細胞移植への期待が待たれている．

知っておくべきこと

❶ パーキンソン病治療薬の消失経路

アマンタジン塩酸塩のみが腎消失型である．腎機能低下患者に常用量を処方すると幻覚，けいれんなど神経症状を生じることがあるので注意が必要である．

❷ ドパミン受容体作動薬における，稀だが重要な副作用

ドパミン受容体作動薬共通の副作用は嘔気だが，麦角系製剤（特にペルゴリドメシル酸塩とカベルゴリン）では，**心臓弁膜線維症**が生じることが報告され，投与中に心雑音等を生じた患

者では心エコー検査が必要である．一方，非麦角系ドパミン受容体作動薬では，日常生活中に眠気を感じることなく突然入眠する**突発性睡眠**が問題となっている．

❸ ドパミン受容体作動薬服用中の幻覚と悪性症候群

ドパミン受容体作動薬の効果が不十分なため増量すると，時に幻覚などのドパミン受容体過剰刺激症状が出現することがあるが，そのために急激にドパミン受容体作動薬を減量または中止すると悪性症候群を誘発し，合併症として横紋筋融解症を生じることがあるので注意しよう．

❹ パーキンソン病のoff症状の新規改善薬

2013年からレボドパ含有製剤の頻回投与や他の抗パーキンソン病薬の増量などを行っても十分に効果が得られない場合のレスキュー治療にアポモルヒネ塩酸塩注射液（アポカイン® 皮下注）を1回1～6 mgを専用電動注射器を用いて自己注射できるようになった．

<参考文献>

「パーキンソン病診療ガイドライン2018」（日本神経学会/監，パーキンソン病診療ガイドライン作成委員会/編），医学書院，2018
▶日本神経学会ホームページより閲覧できる　https://www.neurology-jp.org/guidelinem/parkinson_2018.html

<越前宏俊>

第9章 神経・筋疾患

5. アルツハイマー病

症例　82歳，男性

【主　訴】 物忘れと見当識障害

【現病歴】 2年ほど前から記銘力低下（物忘れ）に本人も気づいていた．最近，買い物に行くとおつりを間違えることが多く，銀行に行ってもお金の引き出しができなくなるなどの症状が出現した．最近は自信喪失のためかふさぎ込んで外出しなくなり，日時や曜日の認識も曖昧になったため精査を求めて家人とともに来院した．

【既往歴】 高血圧（治療中）

【生活歴】 公務員であったが現在無職，妻を3年前に病気で亡くした．

【身体所見】 身長165 cm，体重55 kg，血圧135/85 mmHg，神経学的検査で上下肢に麻痺など異常所見なし

【検査所見】 WBC 7,800/μL，Hb 15.2 g/dL，CRP 0.1 mg/dL，Na 152 mEq/L，K 4.5 mEq/L，BUN 25 mg/dL，Cr 1.2 mg/dL，TC 220 mg/dL，LDL-C 130 mg/dL，尿検査：正常，便検査：潜血（−）

【画像検査】 脳MRIでは脳内に腫瘍なし，出血または梗塞病変なし，広汎な皮質の萎縮（＋），脳室拡大あり，側頭葉内側の海馬付近の萎縮が強い．

【認知機能スクリーニング検査】 改訂長谷川式簡易知能評価スケール（HSD-R）検査で14点（20点以下は認知機能障害あり）

point

❶ 記銘力（短期記憶）の低下，失見当識（現在の自分がおかれている時間・空間的状況を理解する能力の消失），失語，失行，失認，計画行動能力の低下は認知症の代表的な症状であり，中核症状とも言われる．

❷ 認知障害を基盤として発症する周辺症状には，せん妄，幻覚妄想状態，興奮，焦燥，攻撃的行動，徘徊や不安，抑うつ状態，睡眠障害などの行動・心理症状（behavioral and psychological symptoms of dementia：BPSD）がある．

❸ 認知症の原因として，**アルツハイマー型認知症**は50％を占める．特徴的なCT所見は広範な皮質萎縮，脳室拡大である．一方，広範な脳梗塞や多発脳梗塞型，または海馬などの認知機能と関連ある領域に限局した脳梗塞病変により認知障害を生じる**血管性認知症**は全体の20％を占める．他の原因としては**レビー小体型認知症**，前頭側頭型認知症，正常脳圧水頭症，薬物中毒，アルコール中毒などがある．

❹ 患者と家族の生活の質（QOL）を考えると，薬物治療の以前に非薬物治療が重要である．特に，BPSDについてはデイケア等の介護保険サービスを利用することを支援する．

処方例

ドネペジル塩酸塩（アリセプト®D錠3 mg）　1回1錠　1日1回（朝食後）

処方の解説と服薬指導

❶ ドネペジル塩酸塩の作用機序を説明できるようになろう

アルツハイマー型認知症患者の脳には**βアミロイドタンパク**が蓄積しており，老人斑，神経原線維変化，神経細胞脱落の原因となっている．その結果，脳内コリン作動性神経の活性低下が生じていると想定されている．ドネペジル塩酸塩はアセチルコリンを加水分解するコリンエステラーゼ（ChE）を可逆的に阻害することにより，低下している脳内アセチルコリン量を増加させると考えられている．同様の作用をもつ新規医薬品としてガランタミン臭化水素酸塩（レミニール®錠）とリバスチグミン経皮吸収型製剤（イクセロン®パッチ）がある．これらの薬物の効果に優劣はない．副作用は嘔気・嘔吐，食欲低下などの消化器症状が多い（10～15％）．また，N-メチル-D-アスパラギン酸（NMDA）受容体拮抗薬のメマンチン塩酸塩（メマリー®錠）も発売された．アルツハイマー病では興奮性グルタミン酸のサブタイプであるNMDA系の過剰興奮が生じていると想定されているので，メマンチンはNMDA受容体拮抗作用により薬効を発揮すると考えられている．副作用はめまい，便秘，体重減少などである．

❷ ドネペジル塩酸塩の作用の限界も正しく理解しよう

ドネペジル塩酸塩はアルツハイマー型認知症症状の進行速度をわずかに遅延させるが，病態進行を完全抑制したり逆転させるという成績は得られていない．効果が乏しい場合には漫然と投与せず他薬への変更や薬物療法の中止も考える．

❸ ドネペジル塩酸塩の剤型と投与方法を知ろう

ドネペジル塩酸塩には通常の錠剤，口腔内崩壊錠（D），細粒がある．この患者では服用を確実にするために口腔内崩壊錠が選択された．また，この薬物は嘔吐中枢のコリン作動性神経を刺激するため**嘔気**の副作用が強い．このため，初期2週間前後は3 mg/日で開始し，以後ゆっくりと応答性をみながら最大限10 mg/日まで増量する．

知っておくべきこと

❶ 失認と失行とは何かを知ろう

失認とは，視覚や聴覚は正常であるにもかかわらず空間や物体が正しく理解できない症状である．半側視空間失認（半側無視）が多い．例えば左側のものや空間が認識できないため左前の障害物にぶつかったり，食事のときに自分の左側に置いたご飯が認識できないため手をつけないなどがある．失行とは，服を上手く着られなくなる着衣失行や歩行失行などのほか，一連の順序だった動作（やかんに水を入れてから火にかけるなど）が困難になる観念失行などもある．

❷ 認知症の症状は治ることがある？

慢性硬膜下血腫，腫瘍，脳炎，正常圧水頭症，甲状腺機能低下症などでは認知症と類似した症状を生じることがある．これらの疾患が正しく診断されれば，それぞれ特異的な治療により認知障害が消失することがある．

❸ 簡便な認知症評価法である改訂長谷川式簡易知能評価スケールを知ろう

臨床試験ではより詳細なADAS-Jcogスコア法などがあるが，日常診療では患者への質問による簡便な改訂長谷川式簡易知能評価スケール（HDS-R，表），MMSE（mini-mental scale examination）などが使用される．HDS-Rでは合計点数30点満点中20点以下が「認知症疑い」と判定される．

❹ レビー小体型認知症（DLB）

認知症患者のなかで，変動のある認知症状，パーキンソン病様症状，人や動物などのありありとした幻視を中核症状とし，レム期の睡眠行動異常，抗精神病薬過剰応答，SPECTなどで大

表　改訂長谷川式簡易知能評価スケール

1	お歳はいくつですか？（2年までの誤差は正解）		0　1
2	今日は何年の何月何日ですか？何曜日ですか？（年，月，日，曜日が正解でそれぞれ1点ずつ）	年 月 日 曜日	0　1 0　1 0　1 0　1
3	私たちが今いるところはどこですか？（自発的に答えられたら2点　5秒おいて，家ですか？　病院ですか？　施設ですか？の中から正しい選択をすれば1点）		0　1　2
4	これから言う3つの言葉を言ってみて下さい．あとでまた聞きますのでよく覚えておいてください． （以下の系列のいずれか1つで，採用した系列に○印をつけておく） 1：a）桜　b）猫　c）電車　2：a）梅　b）犬　c）自動車		0　1 0　1 0　1
5	100から7を順番に引いてください． （「100引く7は？それからまた7を引くと？」と質問する．最初の答えが不正解の場合は打ち切る）	(93) (86)	0　1 0　1
6	私がこれから言う数字を逆から言って下さい． （6－8－2，3－5－2－9を逆に言ってもらう．3桁逆唱に失敗したら打ち切る）	2－8－6 9－2－5－3	0　1 0　1
7	先ほど覚えてもらった言葉をもう一度言ってみて下さい． （自発的に回答があれば各2点．もし回答がない場合，以下のヒントを与え，正解であれば1点） a）植物　b）動物　c）乗り物		a：0　1　2 b：0　1　2 c：0　1　2
8	これから5つの品物を見せます．それを隠しますので何があったか言って下さい． （時計，鍵，タバコ，ペン，硬貨など必ず相互に無関係なもの）		0　1　2 3　4　5
9	知っている野菜の名前をできるだけ多く言って下さい． （答えた野菜の名前を右欄に記入する．途中で詰まり，約10秒間待っても出ない場合にはそこで打ち切る） 0～5＝0点，6＝1点，7＝2点，8＝3点，9＝4点，10＝5点		0　1　2 3　4　5
		合計点数	

30点満点中20点以下の場合に認知症疑いと判定する．
（文献2より引用）

脳基底核のドパミントランスポーターの取り込み低下を特徴とする一群の患者が存在する．病理的にはαシヌクレインを主要な構成成分とするレビー小体が出現する．薬物治療ではコリンエステラーゼ阻害薬がよく効く．

❺ 認知症様症状を誘発する薬物

強い抗コリン作用をもつフェノチアジン系抗精神病薬が最多であるが，ベンゾジアゼピン系抗不安薬，三環系抗うつ薬，抗パーキンソン病薬，オピオイド系鎮痛薬，NSAIDsや副腎皮質ステロイドなども原因となる．詳細な情報は日本老年学会HP（http://www.jpn-geriat-soc.or.jp/）で「高齢者の安全な薬物療法ガイドライン2015」が閲覧できる．また，高齢者のうつ病やせん妄に代表される軽度の意識障害が抗ヒスタミン薬などで誘発されることもある．薬物誘発性の認知症類似症状は薬物中止で消失するので患者の服用薬に注意しよう．

<参考文献>

1）「認知症疾患診療ガイドライン2017」（日本神経学会／監，認知症疾患診療ガイドライン作成委員会／編），医学書院，2017
▶日本神経学会ホームページより閲覧できる　https://www.neurology-jp.org/guidelinem/nintisyo_2017.html
2）加藤伸司：改訂長谷川式簡易知能評価スケールの作成．老年精神医学雑誌，2：1339-1347，1991

<越前宏俊>

6. 重症筋無力症

症例　32歳，女性

【主　訴】物が二重に見える（複視）
【現病歴】生来健康であったが，半年ほど前から夕方になると「物が二重にみえる」，そしてまぶたが自然に下がってくるようになった．また，長く話すと鼻声になり上手く話せなくなる．少し休むと症状は良くなる．視力に変化はなく，痺れや痛みはない．食欲，体重に変化なし．
【既往歴】特にない
【生活歴】大学卒業後会社の経理を担当．既婚，夫 35歳，子供 2男子 健康
【身体所見】身長158 cm，体重52 kg，血圧120/70 mmHg，起立性低血圧なし，心拍数65拍/分，意識清明，眼瞼を開閉させる動作の反復で眼瞼下垂と複視が誘発できる．瞳孔径正常で左右差なし，対光反射正常，小脳症状なし，四肢の神経学的検査で知覚，振動覚正常，病的反射なし．胸腹部：正常，四肢：浮腫なし，尿・便検査：正常
【血液検査】WBC 6,000/μL，Hb 12.5 g/dL，Plt 24.0×10^4/μL，ESR 2 mm/時，AST 24 IU/L，BUN 18 mg/dL，Cr 0.9 mg/dL，抗アセチルコリン受容体（AChR）抗体 陽性，抗MuSK抗体 陰性
【特殊検査】テンシロン（エドロホニウム）テストとアイスパック試験いずれも陽性（投与により筋症状改善あり），胸部CT検査で胸腺腫瘍なし

point

❶ 重症筋無力症（myasthenia gravis：MG）は比較的稀（10万人に対して約12人）な疾患で，骨格筋の運動神経終板のアセチルコリン受容体（AChR）に対する自己抗体出現が原因である．
❷ 運動による筋肉の易疲労性が特徴で，外眼筋や咽頭・喉頭筋が初発部位であることが多い．エドロホニウム（アセチルコリン分解酵素阻害薬）の投与で症状が一時的に回復するのが特徴である．
❸ AChR 抗体陽性で自己抗体産生胸腺異常（過形成または胸腺腫）が関係することが多い（80～85％）．患者の数％で筋特異的受容体型チロシンキナーゼ（MuSK）抗体が陽性となる．
❹ 合併症がなければ特に一般生化学検査値に異常を認めない．
❺ 重症筋無力症で障害される筋は，顔面および咽頭部（外眼筋，咬筋など）と四肢の近位筋が中心である．重症の全身型では呼吸困難（クリーゼ）に陥ることがある．
❻ 軽症の眼筋型の治療は，副腎皮質ステロイドとコリンエステラーゼ阻害薬の投与であるが，胸腺腫を合併する全身型では副腎皮質ステロイドと免疫療法（シクロスポリン，タクロリムスなど）との併用や胸腺摘出術も考慮する．

処方例

▶プレドニゾロン（プレドニン® 錠5 mg）　1回1錠　1日1回（朝）
▶ピリドスチグミン臭化物（メスチノン® 錠60 mg）　1回1錠　1日2回（朝・夕食後）

処方の解説と服薬指導

❶ 本症例は軽症の眼筋型なので副腎皮質ステロイドは，少量から開始する．**長期投与となるので，感染症，糖尿病，精神症状，高血圧，消化性潰瘍，骨粗鬆症などの発症に注意が必要**である．到達目標は減量後，維持量として経口プレドニゾロン1日5 mg以下で生活に支障がない程度の症状におさめることである．

❷ コリンエステラーゼ阻害薬は作用時間の短い（3～6時間）ピリドスチグミン臭化物（メスチノン®）から開始し，症状の改善が不十分な場合，作用時間の長い（4～8時間）アンベノニウム塩化物（マイテラーゼ）に変更する．

❸ コリンエステラーゼ阻害薬の過量投与は，原因疾患の急性増悪による筋力低下と，呼吸困難（クリーゼ）と症状が類似したコリン作動性クリーゼを生じる．鑑別にはエドロホニウム塩化物（アンチレクス®）を静注し，症状改善がなければコリンエステラーゼ阻害薬の過量投与による脱分極性ブロックと考え，薬物を一時中止する．エドロホニウムとしてテンシロン®の製剤（発売中止）が使用されたので「テンシロンテスト」として知られている．

知っておくべきこと

❶ 抗菌薬（特にアミノグリコシド系，ポリペプチド系），抗不整脈薬（キニジン，プロカインアミド），β遮断薬（プロプラノロールなど），抗精神病薬，抗けいれん薬は症状を悪化するので，併用は避けるように患者の処方をモニターする．また，電解質異常（低カリウム血症や高マグネシウム血症）も症状を悪化させるので検査値にも注意しよう．

❷ 重症筋無力症と類似する症状を示す疾患としてイートン・ランバート症候群がある．この疾患は神経終末のCaチャネルを標的とする抗体による自己免疫性疾患であり，四肢近位筋の易疲労性と脱力を主症状とする．重症筋無力症と異なり，反復運動により症状が軽快する特徴がある．さらに，半数以上の例で悪性腫瘍（特に小細胞肺がん）を合併する．

❸ **副腎皮質ステロイド以外の免疫療法**

副腎皮質ステロイドで十分な効果が得られなかったり，副腎皮質ステロイドの投与量を減らし副作用を軽減する目的で免疫抑制薬（シクロスポリン，タクロリムス）の併用を行うことがある．難治例や症状が急激に悪化するクリーゼでは，二重膜ろ過法や免疫吸着カラムなどを用いて自己抗体を低下させる血液浄化療法や免疫グロブリンの大量投与を用いることもある．

❹ **胸腺摘除術**

CT画像などで胸腺腫の存在確認された患者では胸腺摘除術が適応となる．観察研究のデータしかないが効果は間違いないと考えられている．胸腺腫が確認できない全身型重症筋無力症患者における手術適応の有効性については結論が出ていない．

<参考文献>

1）「重症筋無力症診療ガイドライン2014」（日本神経学会／監，重症筋無力症診療ガイドライン作成委員会／編），南江堂，2014
▶日本神経学会ホームページより閲覧できる　https://www.neurology-jp.org/guidelinem/mg.html

<越前宏俊>

7. 髄膜炎

症例　6歳，男児

【主　訴】発熱と嘔吐

【現病歴】3日前から38℃前後の発熱が出現した．市販の解熱薬（アセトアミノフェン含有）で様子を見ていたが，頭痛を訴えるようになり，嘔吐もくり返すようになったので母親が心配になり受診した．

【既往歴】特にない．予防接種はBCG，三種混合ワクチン（DPT），麻疹・風疹（MR）混合ワクチン，日本脳炎ワクチンを受けている．水痘，ムンプス，b型インフルエンザ桿菌（Hib），肺炎球菌ワクチンは未接種．

【家族歴】両親とも健康，妹3歳 現在無症状

【生活歴】小学1年生，学童保育

【身体所見】発達正常，身長115 cm，体重20 kg，血圧110/60 mmHg，脈拍90拍/分（整），皮膚：皮疹（−），出血斑（−），神経所見：意識状態は傾眠，眼底：乳頭浮腫（−），出血（−），項部硬直（＋），ケルニッヒ徴候（＋），胸腹部：正常，四肢：浮腫なし

【血液検査】WBC 12,000/μL（分画に左方移動あり），Hb 12.5 g/dL，Plt 20.0 × 10^4/μL，CRP 8 mg/dL，ESR 25 mm/時，AST 24 IU/L，BUN 18 mg/dL，Cr 0.9 mg/dL，血液培養検体が採取された．

【特殊検査】腰椎穿刺により脳脊髄液採取．初圧180 mmH_2O，外見混濁，細胞数600/μLと高度増加（正常値：＜5/μL）で主体は好中球．蛋白濃度200 mg/dLと増加（正常値：15～45 mg/dL），グルコース濃度は30 mg/dLと低下（正常値：50～75 mg/dL），塗抹標本でグラム陰性桿菌陽性，髄液中b型インフルエンザ菌抗原陽性，髄液検体の細菌培養がオーダーされた．

point

❶ 小児に**発熱，頭痛，嘔吐**（頭痛と嘔吐は脳圧亢進を示す），意識障害，けいれんがあれば髄膜炎を疑い，**項部硬直**や**ケルニッヒ徴候**などの髄膜刺激症状（後述）があれば，脳圧亢進がないことを確認したうえで確定診断のために腰椎穿刺で脳脊髄液を採取し検査する．

❷ 病原体はウイルス性，細菌性，結核性，真菌性がある．鑑別は髄液所見でつける（後述）．**ウイルス性は予後が良いが，細菌性は早期に適切な治療を開始しないと致命的**である．

❸ 小児の細菌性髄膜炎の原因菌は，生後4カ月未満と以後で異なる．前者ではB群連鎖球菌（40～50％）と大腸菌（20～25％）が多い．後者では従来インフルエンザ菌（70％）と肺炎球菌（20％）が多かったが，2013年にHibと肺炎球菌ワクチンが定期接種となり発症は激減した．この患者ではHibと肺炎球菌ワクチンが未接種であることに注意する．この患者では髄液のグラム染色所見と抗原検査でインフルエンザ桿菌が疑われた．日本での発症は稀であるが髄膜炎菌が原因の場合は皮疹（紫斑など）や出血斑が見られることがあるので患者の皮膚所見を丁寧に見よう．

1 細菌性髄膜炎は医学的な緊急事態である

細菌性髄膜炎は適切な治療が遅れると短時間で致命的となるか（小児で50%，成人で20%の死亡率），救命しても重大な後遺症を残す（20%）ため，培養結果を待たずに診察時の所見に基づいて経験的治療を開始する必要がある．3歳以下の小児では患児が自覚症状を表現できず，食欲不振や不機嫌のみが症状のこともあるので母親に症状をよく聞こう．

2 原因微生物の鑑別は髄液所見で行う

髄膜炎があれば髄液中に炎症細胞が増加する．細菌性では細胞数増加が大きいので髄液の外観は混濁する．また，増加した細胞の主体は好中球であり，蛋白が増加し，糖濃度が低下する．髄液のグラム染色で原因菌が推測できることも多い．髄液中の細菌抗原（肺炎球菌，b型インフルエンザ菌，B型溶連菌）を免疫学的に迅速検査できるキットが利用できる．一方，ウイルス性ではリンパ球が主体で，蛋白濃度増加は少なく，糖濃度も低下しない．結核性ではクロールイオン濃度が低く，フィブリン濃度が高いのが特徴である．

3 細菌性髄膜炎の予防にはワクチンが有効である

かつて日本は欧米よりも肺炎球菌とb型インフルエンザ桿菌（Hib）ワクチン（2008年に認可）の接種率が低かったが，現在では接種率90%以上となっている．2013年以後Hibと肺炎球菌髄膜炎の発症はそれぞれ90%と70%減少した．患者の予防接種歴は診断上重要なので慎重に問診しよう．

4 無菌性髄膜炎とは？

無菌性髄膜炎は，臨床的には髄膜炎所見はあるが髄液中に細菌が検出されない病態である．ウイルス性，真菌性，結核性などの病態があるが，ウイルス性が最多で原因はエンテロウイルスが85%を占める．髄液の細胞増加の程度は弱く，主体はリンパ球である．髄液蛋白も濃度は正常，糖濃度も正常であることが多い．次いでムンプスウイルスが多い．これらのウイルス性髄膜炎に対しては，抗ウイルス薬がないので保存的治療が行われるが予後は良好である．単純ヘルペスウイルス，水痘帯状疱疹ウイルスによるものはアシクロビルが治療薬として選択される．

処方例

- ▶デキサメタゾンリン酸エステルナトリウム（デカドロン® 注射液）
  1回0.15 mg/kg を1日4回，抗菌薬投与前に静注　4日間
- ▶セフトリアキソンナトリウム水和物（ロセフィン® 注）　1回50 mg/kgを1日2回　静注　7日間
- ▶メロペネム水和物（メロペン®）　1回40 mg/kg を1日3回　点滴静注　7日間

処方の解説と服薬指導

❶ 副腎皮質ステロイドの投与は死亡率と後遺症を減少させる

2歳以下の小児を除いて，副腎皮質ステロイドの投与は細菌性髄膜炎の死亡率や後遺症を減らすことが証明されている．副腎皮質ステロイドが炎症性サイトカインを抑制し，脳浮腫などの障害を減じるためである．投与は抗菌薬投与前に行う．

❷ 抗菌薬の選択は菌種と耐性の動向を考慮して行う

インフルエンザ桿菌はβラクタマーゼ非産生性のアンピシリン耐性株（BLNAR）が増加したため（分離株の60%を占める），第3世代セフェム系薬のセフトリアキソン単独，またはメロペ

ネムとの併用が第1選択である．肺炎球菌に対してはペニシリン耐性肺炎球菌（PRSP）が増加しており，カルバペネム系薬の選択が必要となっている．髄液培養の結果，インフルエンザ桿菌が原因に確定した時点でメロペネムは中止してよい．

❸ 細菌性髄膜炎の治療薬選択には血液脳関門（blood-brain barrier：BBB）通過性を考慮する

試験管内でのMIC（最小発育阻止濃度）が低くても，BBBを通過できなければ髄膜炎には無効である．天然型ペニシリン系薬やアミノグリコシド系薬は水溶性が高いのでBBB透過性は低いため選択されない．**セフェム系薬では第3世代のBBB透過性が高い**．また，髄膜に炎症があるとBBB透過性は増すので，髄膜炎治療薬が成功して炎症が減少すると薬物のBBB透過性は減少する．したがって，**治療薬はたとえ効果が良好でもいたずらに減量すべきでない**．

❹ 抗菌薬の投与期間は？

日本の細菌性髄膜炎のガイドラインでは抗菌効果が観察されることを前提として，インフルエンザ菌が原因の場合は7日間，肺炎球菌が原因なら10～14日間とされている．

知っておくべきこと

❶ 髄膜炎の予防には肺炎球菌とインフルエンザ菌のワクチンが有効である

b型インフルエンザ桿菌（Hib）に対するワクチン（アクトヒブ®）が2008年に承認され，2013年から定期接種となった．髄膜炎に対する予防効果は高い．

❷ 髄膜刺激症状を知ろう

項部硬直とは，仰臥位の患者の頭部を軽く持ち上げて前方へ屈曲させようとしても頸部筋の緊張により顎が前胸部に近づけられない現象である．ケルニッヒ徴候とは，患者の大腿を伸展した状態から検者が患者の片方の股関節を屈曲させると自然に他方の膝関節が屈曲する現象である．髄膜炎局所は炎症性サイトカインにより知覚過敏となっているため，髄膜を伸展させようとする動作に敏感に反応するために生じる現象である．

<参考文献>

1）「細菌性髄膜炎診療ガイドライン 2014」（日本神経学会，日本神経治療学会，日本神経感染症学会／監，細菌性髄膜炎診療ガイドライン作成委員会／編），南江堂，2014
▶日本神経治療学会ホームページより閲覧できる　https://jsnt.gr.jp/guideline/index.html

<越前宏俊>

8. 一過性脳虚血発作（TIA）

症例　66歳，男性

【主　訴】 左手に力が入らなくなる状態がくり返し起こる
【現病歴】 2週間ほど前に，夕食時に急に左手に力が入らなくなり茶碗を落としてしまった．30分程度するとまた動くようになったので放置していたが，昨日の朝に同じ症状が生じたので心配になって受診した．TIAの疑いで緊急入院し精査を行った．
【既往歴】 高血圧（50歳から）で，現在アムロジピン服用中
【家族歴】 父が脳血管障害で死亡，妻60歳，子供1男1女 健康
【生活歴】 個人営業の輸入代理店経理．喫煙20本/日
【薬　歴】 アスピリン服用で喘息誘発歴あり
【身体所見】 身長175 cm，体重80 kg，血圧150/95 mmHg，心拍数65拍/分（整），意識清明，神経学的検査：脳神経正常，握力左右差なく低下なし，四肢筋力正常，病的反射なし，右左頸動脈雑音（＋），心雑音なし，呼吸音正常，腹部正常，四肢：浮腫なし
【検査所見】 WBC 5,600/μL，Hb 16.5 g/dL，Plt 24.0 × 10^4/μL，TC 260 mg/dL，LDL-C 160 mg/dL，HDL-C 30 mg/dL，TG 300 mg/dL, HbA1c（NGSP値）8.9%，AST 26 IU/L，BUN 20 mg/dL，Cr 0.9 mg/dL，尿・便検査：正常
【特殊検査】 心電図：洞調律でST部に虚血性変化なし，頸動脈超音波検査で右頸動脈狭窄30%，心臓超音波検査で心房内血栓なし，脳CTで数カ所の陳旧性梗塞所見，MR血管造影検査（MRA）で脳血管に強い動脈硬化病変あり，動脈瘤なし

point

❶ 一過性脳虚血発作（transient ischemic attack：TIA）では，脳の局所的機能脱落症状が突然生じ，24時間以内（通常1時間）に機能障害を残さず消失する．本症例では左手の麻痺が生じた．MRIを行うと約50%の患者で新鮮虚血部位が検出される．
❷ 一過性脳虚血発作発症患者は，初回発症後1カ月以内に15～30%の確率で後遺症の残る脳血管障害を発症するので，TIAは「切迫脳血管障害」として治療する．脳梗塞発症リスク予想には年齢，血圧，臨床症状，TIAの持続時間，糖尿病などの因子にもとづく$ABCD^2$スコアなどが使用される．
❸ 病歴ではTIAのリスク因子に注目しよう．脳血管障害の家族歴，喫煙，頸部血管雑音，高血圧，脂質異常症，糖尿病，多血症，心房細動である．

1 一過性脳虚血発作の病態を知ろう

微小血栓が大脳皮質の血流を支配する**内頸動脈支配領域**を塞栓すると，閉塞局所の機能障害として運動障害（上下肢麻痺，巧緻性喪失，構語障害），視力低下，失語，感覚障害（痺れなど）などを生じ，脳幹や小脳を支配する**椎骨脳底動脈支配領域**に生じると，上記症状のほかに失調，めまい，平衡障害などが生じる．血栓塞栓が原因なので，症状は発症後2分程度で極期

に達する．血栓が小さいと内因性の組織線溶系が活性化し，比較的短時間で血栓を溶解するため神経症状は完全に回復する．

2 微小血栓の発症部位を知ろう

微小血栓の大多数は頭蓋内外の比較的太い動脈のアテローマ（粥腫）上に形成される．頸動脈は最好発部位であるので，頸動脈雑音，超音波検査による壁不整や肥厚（アテローマ）を検査する．脳内血管病変は核磁気共鳴（MRI）により血管壁不整を描出するMR血管造影（MR angiography：MRA）が利用される．心房細動や洞不全症候群が合併する場合には心房内血栓による心原性塞栓血栓の可能性もあるので，心電図や心臓超音波検査（経食道心超音波検査を含む）も行う．

3 動脈壁の動脈硬化病変のリスク因子を知ろう

本患者では，リスク因子として脳血管障害の家族歴，喫煙，頸部血管雑音，高血圧（治療中），肥満，脂質異常症，糖尿病，多血症（血液粘度が上昇し血栓を生じやすい）がある．頸動脈超音波検査で頸動脈壁肥厚による30%狭窄と不整があること，脳CTで無症候性の陳旧性梗塞があることも重要である．

処方例

- 禁煙指導，食事指導による減量
- 高血圧，脂質異常症，糖尿病の治療（処方は割愛）
- クロピドグレル硫酸塩（プラビックス® 錠75 mg） 1回1錠 1日1回（朝食後）

処方の解説と服薬指導

❶ TIAの原因となる微小血栓の発生母地が動脈硬化によるアテローム病変の場合は抗血小板薬が適応である

抗血小板薬は，発症から48時間以内にアスピリン，クロピドグレル硫酸塩，チクロピジン塩酸塩のいずれかを選択する．通常はアスピリン160～320 mg/日が推奨されるが，この患者ではアスピリン喘息の既往があるのでクロピドグレル硫酸塩を選択した．チクロピジン塩酸塩も選択可能だが，副作用（稀だが顆粒球減少症と血栓性血小板減少症が生じる）の点でクロピドグレル硫酸塩に劣る．

❷ クロピドグレル硫酸塩の用法・用量に注意する

クロピドグレル硫酸塩の抗血小板作用は，この薬物自体よりも薬物代謝酵素CYP2C19により代謝されて生成する活性代謝体が関係する．したがって，代謝物の蓄積による効果発現を急ぐ状況（経皮的冠動脈形成術後）などでは，**初回に300 mgの負荷投与**を行い，その後維持量の1日75 mgを投与する．また，CYP2C19には遺伝多型があり，日本人では酵素活性が低いpoor metabolizer（PM）が15%前後存在するが，それらの患者ではクロピドグレル硫酸塩の効果が不足する可能性がある．外国の添付文書には丁寧な説明があるが，日本の添付文書では「その他の注意」で言及されているのみである．CYP2C19の阻害薬（オメプラゾールなど）の併用により抗血小板効果が減少するとの意見もあるが，その臨床効果への影響については否定的な報告も多い．

❸ 抗血小板薬投与の目的を十分説明しよう

予防目的の薬物治療は服用中に自覚症状の改善があるわけではないので，患者の服薬動機づけが重要である．TIAが後遺症を残す脳血管障害の前触れ病態であることを十分説明しよう．

❹ **TIAの予防には抗血小板薬だけでなくリスク因子の改善が重要である**

本患者でも減量，禁煙，他の合併症治療が並行して行われるべきである．

知っておくべきこと

❶ **チエノピリジン系抗血小板薬の副作用モニタリング**

チクロピジン塩酸塩と（頻度はより低いが）クロピドグレル硫酸塩は，稀に顆粒球減少症や血栓性血小板減少性紫斑病（thrombotic thrombocytopenic purpura：TTP）を生じることがあるので，投与開始2カ月間は2週間に1回程度の血液検査を実施する．

❷ **クレッセンド（crescendo）TIA**

TIAの発作の頻度が増え，持続時間が延長する病態はクレッセンドTIAと呼ばれ，特に脳梗塞に移行する危険が高いので，入院してヘパリンによる抗凝固療法を行うことが勧められている．また，心房細動などがあり，心原性血栓がTIAの原因として疑われる場合には，血栓サイズが大きいので抗血小板療法よりもワルファリンカリウムやダビガトランなどの抗凝固薬が適応となる．

❸ **内頸動脈内膜剥離術（CEA）または経皮的内頸動脈拡張とステント留置術（CAS）**

頸動脈の画像検査で70％以上の狭窄がある場合には，薬物治療よりも内膜摘除術（carotid endarterectomy：CEA）の適応となる．術法は，血管を切開し血栓・内膜を剥離するCEAと，バルーンで狭窄部位を拡張した後に再閉塞予防のために金属ステントを留置するCAS（carotid artery stenting）がある．患者の状態や閉塞局所の状態によりいずれかの方法を選択する．

❹ **心原性血栓塞栓症の治療薬は抗凝固薬である**

心房細動を有する患者では左心房内（特に心耳内）に血栓が形成されやすく，心原性の血栓塞栓症によるTIAが生じる．非弁膜性心房細動（NVAF）によるTIAでは，ビタミンK拮抗薬であるワルファリンカリウム，直接トロンビン阻害薬であるダビガトランエテキシラートメタンスルホン酸塩（プラザキサ® カプセル），経口直接Xa阻害薬アピキサバン（エリキュース®），リバーロキサバン（イグザレルト®）が適応となる．

＜参考文献＞

1）「脳卒中治療ガイドライン2015［追補2017対応］」（日本脳卒中学会　脳卒中ガイドライン委員会/編），協和企画，2017
▶［追補2017］（改訂部分のみ）は、日本脳卒中学会ホームページで閲覧できる
http://www.jsts.gr.jp/img/guideline2015_tuiho2017.pdf

＜越前宏俊＞

1. 統合失調症

症例　19歳，男性

【主　訴】自分を非難する声が聞こえる

【現病歴】2カ月程前から周囲の人が自分のことを陰で非難するようになったと訴える．また，自分の考えが電波で周囲に知られてしまうので，どこに行っても監視されているとも言う．頭の中に自分の行動を非難したり，行動を命令する声がするので自分の行動が操られてしまうとも訴える．家族は上記症状の発症時期から患者が周囲に無関心となり，最近は身なりも乱れてきたので心配となり，本人はいやがったが同行して本日受診した．

【既往歴】特になし

【家族歴】両親に精神病の発症なし，姉（23歳）は健在

【生活歴】自宅から通学の私立大学生，薬物乱用なし，飲酒なし

【身体所見】身長180 cm，体重70 kg，血圧120/75 mmHg，脈拍60拍/分，神経学的検査：正常，胸腹部：異常なし，四肢：異常なし

【臨床検査】WBC 4,500/μL，Hb 15 g/dL，Plt 26.0 × 10^4/μL，AST 22 IU/L，ALT 25 IU/L，BUN 20 mg/dL，Cr 0.9 mg/dL，空腹時血糖95 mg/dL，尿検査：異常なし，便検査：異常なし，心電図：正常，脳波：異常なし

point

❶ 統合失調症は思春期後期から青年期に発症ピークがあり，有病率は人種や地域に影響されず人口の１%弱と決して少なくない疾患である．片親が統合失調症の場合の発症リスクは12%，一卵性双生児の発症リスクは47%と遺伝素因が関与する．家族歴にも注意しよう．

❷ 急性期や再発初期の特徴的な症状として，徐々に進行する性格の変化，幻覚・幻聴の出現，被害妄想，させられ体験，精神運動性興奮，昏迷，わざとらしい表情，姿勢（緊張病症状）などがある．これらを**陽性症状**という．この患者では，「被害妄想」，誰かに見張られているという「注察妄想」，自分の考えが知られてしまうという「思考伝播」，自分の考えや行動について口だしする「注釈幻声」，「操られ体験」などが観察された．

❸ **本人には病識がない**のが特徴である．治療に対する恐怖心や不信感から医療を拒否することもある．治療初期にはアドヒアランスを確認しよう．

❹ 主として慢性期にみられる社会的引きこもり，思考の貧困，感情平板化，意欲の低下などを**陰性症状**と言う．

❺ 覚醒剤，アルコール精神病などの薬物嗜癖により，統合失調症に類似した症状が生じることがある．家族から病歴や最近の行動をよく聞くことが重要である．

1 統合失調症の病因論と治療薬の変遷を知ろう

従来，統合失調症の薬物治療には，古典的（定型）抗精神病薬と呼ばれるドパミンD_2受容体遮断薬（ハロペリドール，クロルプロマジンなど）が用いられた．これらの薬物のドパミン

D_2受容体遮断活性と臨床投与量の間には良好な負の相関関係があるため，統合失調症の病因として中脳辺縁系や中脳皮質系のドパミンD_2受容体の過剰興奮が想定された（ドパミン仮説）．しかし，その後，非定型抗精神病薬と呼ばれる，セロトニン・ドパミン拮抗薬（serotonin dopamine antagonist：SDA）であるリスペリドン，またセロトニン，ドパミンだけでなく，他のコリン・ヒスタミン受容体などにも作用する多受容体作用抗精神病薬（multiacting receptor targeted antipsychotics：MARTA）であるオランザピンや，ドパミンシステム安定化薬（dopamine system stabilizer：DSS）と呼ばれるドパミン部分作動作用をもつアリピプラゾールの有効性が確認されるに至り，現在では統合失調症は単純なドパミン仮説で説明できないと考えられている．麻酔薬として開発されたフェンサイクリジンは発売後に幻覚，妄想などの統合失調症類似の症状を副作用として生じたため発売中止となった．しかし，後にこの薬物が神経伝達物質であるグルタミン酸の受容体（NMDA受容体）を遮断する作用を有することが判明したため，グルタミン酸の関与する神経活動の異常が統合失調症の病因として注目されている．

2 定型抗精神病薬と非定型抗精神病薬

従来使用されたドパミンD_2受容体遮断薬である定型抗精神病薬は，陽性症状に有効であるが陰性症状には効果が低い．一方，非定型抗精神病薬は，陽性症状だけでなく陰性症状にもある程度有効であるとされる．長期間投与中の再発症や副作用による脱落率でも非定型抗精神病薬が優るので，初発患者では非定型抗精神病薬が選択される．抗精神病薬の治療目標は，再発を防止し社会復帰をめざすことである．統合失調症患者は病識がないため，自己判断で服薬を中断することが多く，服薬アドヒアランスを維持するために家族や周囲の支援体制を構築することも重要である．

3 定型抗精神病薬の副作用

定型抗精神病薬には，中枢性ドパミン受容体遮断作用によるパーキンソン病様症状，ジスキネジア，アカシジア，急性ジストニアなどの錐体外路系症状（特にブチロフェノン系のハロペリドールなどでみられる），ヒスタミン受容体遮断作用を介した鎮静効果（特にフェノチアジン系のクロルプロマジンなどでみられる），末梢ムスカリン受容体遮断作用による口内乾燥，視力調節障害，便秘，排尿困難が生じ，血管のαアドレナリン受容体遮断作用により起立性低血圧が生じる（特にフェノチアジン系薬でみられる）．これらの症状は減量や中止により可逆的であるが，パーキンソン病様症状の予防と治療に抗コリン性抗パーキンソン病薬などを使用することもある．長期投与では不可逆的な遅発性ジスキネジアを生じる．定型抗精神病薬に特徴的な副作用を表にまとめたので覚えよう．

処方例

リスペリドン（リスパダール®OD錠 1 mg） 1回1錠 1日2回（朝夕食後） 7日間
以後漸時増量

処方の解説と服薬指導

❶ 非定型抗精神病薬は複数の薬物が選択できる

現在，リスペリドン（リスパダール®），パリペリドン（インヴェガ®），ペロスピロン塩酸

表　定型抗精神病薬の代表的な副作用と対策

副作用名称	症状と対策
錐体外路系症状	
パーキンソン様症状	振戦，筋固縮など．対策は減量，抗コリン薬併用，非定型抗精神病薬への変更
急性ジストニア	投与数日以内に発現する頸部の後屈，舌の突出，眼球上転などの症状．対策は減量，非定型薬への変更
アカシジア（静坐不能）	体が落ちつかずじっとしていられない．対策は減量，非定型薬への変更
遅発性ジスキネジア	長期投与時に口部周囲や舌に出現する不随意運動．対策は減量，非定型抗精神病薬への変更
悪性症候群	突然の高熱，意識障害，筋強剛，CPK上昇，嚥下困難，頻脈，血圧変動が生じる重篤な副作用．対策は原因薬物中止，補液，ダントロレン投与
抗利尿ホルモン不適合分泌症候群（SIADH）	低ナトリウム血症，頭痛，嘔吐，脳浮腫．対策は原因薬物中止，飲水制限
高プロラクチン血症	女性化乳房，無月経，性欲低下．対策は原因薬物減量・中止

塩水和物（ルーラン®），オランザピン（ジプレキサ®），クエチアピンフマル酸塩（セロクエル®），アリピプラゾール水和物（エビリファイ®）が利用できる．非定型抗精神病薬間の優劣については十分なデータがない．また，剤型的には口腔内崩壊錠（OD錠），細粒，液剤（内用液）などが利用できるので調べてみよう．急性期治療は効果判定まで4～6週間を要する．症状が寛解あるいは回復した後は6カ月程度は急性期用量を維持し，その後再発予防のために最低1年間は薬物服用を続ける．

❷ 非定型抗精神病薬には特有の副作用がある

非定型抗精神病薬のなかでも**オランザピンとクエチアピンは，食欲亢進による体重増加や，耐糖能低下による糖尿病患者における高血糖やケトアシドーシスの発症例が報告されており，糖尿病合併患者への投与は禁忌と**なっている．家庭および来院時の体重測定と血糖，HbA1cのモニターを実施するよう気をつけよう．高血糖の自覚症状を復習しよう．

❸ 難治例にはクロザピンを使用することがある

クロザピン（クロザリル®）は他の抗精神病薬で効果が不十分な場合（全体の20～30%）にも効果が期待できるため難治例で適応となる．ただし，1%程度の頻度で無顆粒球症を生じ，心筋炎，糖尿病悪化などの副作用があるため，厚生労働省の定めた**クロザリル患者モニタリングサービス（CPMS）**[1]に登録した医師，医療機関（2019年3月末で全国496箇所），薬局の下でのみ血液検査などを受けながら使用しなければならない．適応となる患者のごく一部しか利用できていないのが実情である．

❹ 頻回再発例などでアドヒアランス不良の可能性がある場合

アドヒアランス不良による経口投与が難しい場合，持効型の注射剤型（デポ製剤）が利用できる．筋肉注射すると局所から緩徐に放出されるため，長期間安定した薬物量を維持できる．4週間持効型のハロペリドールデカン酸エステル（ネオペリドール®注），フルフェナジンデカン酸エステル（フルデカシン®筋注）とアリピプラゾール水和物（エビリファイ®持続性水懸筋注用），および2週間持効型のリスペリドン（リスパダール コンスタ®筋注用）がある．

❺ 患者の家族に病気の正しい知識をもってもらおう

統合失調症は不治の病ではなく，薬物で治療可能な病気であること，患者の治療に家族は最大の援助者であること，再発防止には症状が良くなっても服薬継続が重要であることを理解してもらおう．不用意に強く励ましたりして患者にストレスを与えないよう，医療者とともに焦らず見守るよう説明しよう．また，患者によっては家族にしか病名を告知されていないこともあるので事前に確認しよう．

❻ 家族に再発のサインを知ってもらおう

生活リズムが崩れ昼夜逆転した生活になったり，落ち着きがなくなったり，食欲が低下したり，自室に引きこもったりするのが再発の徴候であることを説明しよう．

知ってておくべきこと

❶ 統合失調症に対する社会的偏見に配慮しよう

統合失調症は，旧称である精神分裂病が社会的な差別や偏見を受けやすい名称であることから改称された歴史がある．現在でも患者の家族や周囲の人達に偏見がないとは言えない．患者の治療にあたっては，そのような社会的要因も考慮して行う．

❷ 抗精神病薬の薬物治療の原則

多剤併用は，過鎮静状態あるいは二次性の陰性症状および身体的随伴症状の可能性があり好ましくない．また注射製剤は，投与に伴う心理的恐怖や疼痛などの身体的侵襲を伴うため好ましくない．経口薬はこのようなことが少なく，治療動機づけの観点からも望ましい．

❸ 持効型抗精神病薬

定型抗精神病薬の持効性注射製剤としては，従来から4週間ごとの投与が可能なハロペリドールデカン酸エステルとフルフェナジンデカン酸エステルがあったが，非定型抗精神病薬でもアリピプラゾール水和物（エビリファイ®）とパリペリドンパルミチン酸エステル（ゼプリオン®）が利用できる．

経口抗精神病薬から持効性注射薬に切り替える場合には，新たに開始する持効性注射薬の徐放動態が異なることを考慮し，つなぎ期間に先行薬を投与する必要があるかを判断せねばならない．例えば，経口薬から2週間ごとのリスペリドン筋注製剤（リスパダールコンスタ®）へ切り替える場合には同注射製剤の投与後，血中濃度が最高値となるのは約1カ月後なので，つなぎ期間に経口薬の併用が必要となる．一方，4週間ごと投与のパリペリドンパルミチン酸エステル（ゼプリオン®水懸筋注シリンジ）では最初の2回に高用量の負荷投与を行うこともあり投与開始2週間後には最大血中濃度となるので，つなぎ期間の経口薬併用はむしろ抗精神病薬の過量投与となる危険があるので併用は不可である．持効性注射薬を使用するときには，添付文書を見て薬物血中濃度の時間推移を頭に入れて患者をモニターしよう．

＜参考文献＞

1）ノバルティスファーマ ホームページ：CPMSについて
https://drs-net.novartis.co.jp/dr/products/product/clozaril/cpms/

2）日本神経精神薬理学会：統合失調症薬物治療ガイドライン 2017年改訂
▶日本神経精神薬理学会のホームページより閲覧できる　http://www.asas.or.jp/jsnp/csrinfo/03.html

＜越前宏俊＞

2. 大うつ病性障害

症例　30歳，女性

【主　訴】朝起きられず，仕事に行けなくなった

【現病歴】生来健康であったが，1カ月ほど前から肩こりが強くなり，仕事に集中できなくなった．仕事上の失敗でくよくよ悩み，夜眠ってもすぐ目が覚めて眠れない．次第に朝に起きられなくなり仕事を休みがちになった．気分が沈み，何もかもわずらわしく，疲れやすいので日中はベッドを出られない．最終生理は2週間前．食欲も減退して体重も4 kg減少したので，家族が心配して本日同伴して病院を受診した．

【既往歴】家族からの聞き取りでは，最近「死にたい」「生きていても仕方がない」などの言動はなく，過去にうつ病または躁病を示唆するような症状は発症していない．

【家族歴】特になし

【服薬歴】飲酒（－），サプリメントを含め常用薬（－），経口避妊薬（－）

【身体所見】身長 165 cm，体重 55 kg，血圧 120/72 mmHg，心拍数 80拍/分，神経学的検査：異常なし，頭頸部：異常なし，胸腹部：異常なし，四肢：異常なし

【臨床検査】WBC 6,400/μL，Hb 12.5 g/dL，Plt 25.0×10^4/μL，ALT 20 IU/L，AST 25 IU/L，BUN 16 mg/dL，Cr 0.7 mg/dL，尿検査：正常，便検査：正常

【心電図】洞調律，70 bpm，虚血所見（－），QTc間隔正常

point

❶ この患者ではうつ病性障害の症状として，肩こり，集中困難，ささいなことに対するくよくよ感，不眠（特に早朝覚醒），意欲低下，食欲減退，体重減少などがある．

❷ 重症のうつ病性障害では希死念慮や自殺企図を抱き，自殺することがあるので，患者とのコミュニケーションで早期の診断と治療開始が必要である．自殺念慮・企図がある場合には入院加療の適応である．

❸ うつ病性障害患者の自覚症状として，不眠，食欲減退，体重減少，肩こり，易疲労感，性欲低下，月経異常などの身体症状（いわゆる不定愁訴）が主体となることがあるので注意しよう．

❹ 器質的身体疾患をもつ患者では二次的にうつ病を発症するリスクが高い．心疾患，脳血管疾患，悪性腫瘍，アルツハイマー病，慢性疼痛を伴う疾患ではうつ病を20～30％合併する．甲状腺機能低下症，パーキンソン病なども注意しよう．治療可能な身体疾患があれば平行して治療する．この患者では特に関連ある疾患は検出できなかった．

❺ 医薬品（インターフェロン，副腎皮質ステロイド，レセルピンなど）や嗜好品（アルコール），違法薬物（アンフェタミン，コカインなど）が気分障害の原因となることもある．家族にも聞き取りをして確かめよう．

1 大うつ病性障害の診断基準

操作的診断基準であるDSM-5®（Advice参照）では，9つの主要症状（①抑うつ気分，②興味または喜びの喪失，③体重減少，④不眠，⑤焦燥または制止，⑥易疲労性または気力の減退，⑦無価値感または罪責感，⑧思考力や集中力の減退または決断困難，⑨希死念慮，自殺企図）のうち5つが同時に2週間存在し，かつ少なくとも①と②のいずれかが含まれた場合に大うつ病性障害と診断される．希死念慮や日常生活に支障をきたすほどの重症症状があれば入院治療の対象となる．生涯有病率は6％と高く，女性は男性の2倍罹患率が高い．

2 うつ病の分子生物学および神経化学的病態

うつ病性障害の病態はいまだに明らかではない．現在使用されている代表的なうつ病治療薬の薬理作用から，モノアミン（セロトニンおよびノルアドレナリン）神経系の機能異常の関与（モノアミン仮説）やモノアミン受容体の遺伝変異などが推測されているが，診断や治療に応用できるレベルにはない．

3 双極Ⅱ型障害について

大うつ病性障害（エピソード）をくり返す患者のなかには，経過中のうつ病症状のエピソードの間に軽度の躁状態または混合エピソードを生じる双極Ⅱ型障害の患者が隠れていることがある．双極Ⅱ型障害患者は，うつ病症状で発症することが多いため，正しい診断を得るまでに10年程度を要するとされる．患者自身は調子が良い状態として認識しているので問診でも聞き出すのが難しい．最近の報告では，双極Ⅱ型障害の有病率は高く5～8％とも言われている．双極Ⅱ型障害の患者では，抗うつ薬ではなく気分安定化薬（リチウムなど）が薬物選択となる．不用意な抗うつ薬投与は，精神症状がうつ状態から急激に強い精神興奮を呈する躁状態へと移行する，いわゆる「躁転」を生じることがあるので注意が必要である．

処方例

- パロキセチン塩酸塩水和物（パキシル®錠20 mg）　1回1錠　1日1回（夕食後）
- フルニトラゼパム（サイレース®錠1 mg）　1回1錠　1日1回（就寝前）

処方の解説と服薬指導

❶ 大うつ病性障害の薬物治療

うつ病の薬物治療の基本は正しい薬を十分量，十分な期間服用することである．

第1選択薬は，副作用の少なさから選択的セロトニン再取り込み阻害薬（selective serotonin reuptake inhibitors：SSRI）またはセロトニン・ノルアドレナリン再取り込み阻害薬（serotonin & norepinephrine reuptake inhibitors：SNRI）である．SSRIとしてはパロキセチン塩酸塩水和物（パキシル®），フルボキサミンマレイン酸塩（デプロメール®，ルボックス®），塩酸セルトラリン（ジェイゾロフト®），エスシタロプラムシュウ酸塩（レクサプロ®）が，SNRIとしてはミルナシプラン塩酸塩（トレドミン®），デュロキセチン塩酸塩（サインバルタ®），ベンラファキシン塩酸塩（イフェクサー®SR）が利用できる．どの**抗うつ薬でも，その効果発現が最大となるのは約1カ月かかる**ことを知ろう．うつ病治療後の回復過程で，いわゆる「アクチベーション症候群」として自殺企図が出現することがあるので，少量から開始し，家族にも経過観察を指導する．また，症状が改善しても，再発予防のために初発例では**最低半年は服用を継続する**よう患者に説明しよう．再発例では2年間服薬すべきであるとされている．維持期は長期となるためアドヒアランスに注意する．

❷ **患者の症状によっては併用薬を投与することがある**

患者によっては，うつ症状よりも不安焦燥感が強く，いらいら感や易怒性の症状が前面に出ることもある．不安・焦燥の強い場合には，初期にベンゾジアゼピン系抗不安薬を，不眠が強い場合にはベンゾジアゼピン系鎮静薬（ゾルピデムなど）を併用することがある．

❸ **薬だけではうつ病性障害は改善しない**

治療者による精神療法・認知行動療法と休息の必要性は十分説明しよう．患者の症状や訴えはよく聞いて受容的に接するよう心がける．患者に対する激励や説得は逆効果である．最近の大規模試験では標準的な薬物治療および強化療法を行っても1年後の寛解率は70％弱でしかなかった．薬物治療は有効であるが，休息によりストレスを軽減することも重要であることを共感的に説明しよう．

❹ **治療効果が不十分な場合（難治性うつ病）の対応も知ろう**

標準的な投与量の第1選択薬（SSRIなど）で効果がみられない場合，まずその薬物の増量を試み，それでも効果不十分な場合には他の薬理作用機序をもつ三環系抗うつ薬を考える．それでも効果が不十分な場合はリチウム（保険適用なし），甲状腺ホルモン（保険適用なし）などによる増強療法や修正型電気けいれん療法（保険適用あり）などを考える．

知っておくべきこと

❶ **SSRIとSNRIの副作用**

SSRIとSNRIは，三環系抗うつ薬と比較すると，抗コリン作用（口渇，便秘，尿閉，視力障害など）や抗ヒスタミン作用（眠気等）が少ないが，投与初期に嘔気・嘔吐などの消化器症状が多い．また，稀に精神症状（激越，錯乱，幻覚），神経症状（振戦，戦慄，反射亢進，ミオクローヌス）や自律神経症状（発汗，頻脈，下痢など）を主症状とするセロトニン症候群が生じることがある．特に**モノアミン酸化酵素（MAO）阻害作用をもつ薬物（塩酸セレギリンなど）と併用すると危険**である．治療は薬物中止，全身冷却，シプロヘプタジン塩酸塩水和物（ペリアクチン®）の投与である．

❷ **SSRIの薬物相互作用**

SSRIのフルボキサミン，パロキセチンは薬物代謝酵素CYP2D6を阻害する作用を有するので併用薬に注意する．特に，チオリダジン（2005年に発売中止）とピモジドとの併用では，両薬の濃度が上昇し，QT延長症候群やトルサード型の心室頻拍（torsades de pointes）を生じた．

Advice

①DSM-5®とは？

DSM-5®（diagnostic and statistical manual of mental disorders-5, 2013）は，米国精神医学会が作成した精神神経疾患の診断統計マニュアルの最新版である（2019年6月現在）．診断基準でチェックする症状が系統的であるため，診察する医師の経験によらずほぼ一致した診断に到達するため，世界中に広まっている．

②DSM-5®における変更点

DSM-Ⅳまでは，うつ病性障害と双極性障害は気分障害としてまとめられていたが，DSM-5®では，うつ病性障害と双極性障害に分割された．うつ病性障害の下位分類は，破壊的気分調節不全障害（18歳未満でコントロールできない不機嫌や怒り，暴力を振るうもの），大うつ病性障害（従来のうつ病），持続性抑うつ障害（DSM-Ⅳの慢性大うつ病性障害と気分変調性障害を統合したもの），月経前不快障害（月経前の気分不安定）に再編された．双極性障害と関連障害は下位分類として，双極Ⅰ型障害（躁病エピソード），双極Ⅱ型障害（軽躁病エピソードと大うつ病エピソードからなるもの），気分循環性障害（躁または軽躁病・大うつ病エピソードは満たさないが，これらの症状が続くもの）となった．

双極Ⅰ型障害の有病率は従来から人口の１％前後とされるが，双極Ⅱ型障害の有病率はかつて考えられたよりも著しく高い（5～8％）とも言われている．軽い躁症状は本人および周囲の者，医師にも見逃されることが多い．

最近，主としてマスコミが作り上げた「現代型あるいは新型うつ病」という用語が流布している．DSM-5® を用いると症状的に憂うつ感や孤独感があり軽症うつ状態であるが，従来のうつ病の病前性格であるメランコリー型性格（几帳面で，責任感が強く，自責的である）をもたず，他罰的，自己中心的で，「仕事をしていないときは元気である」ような病態である．日本うつ病学会のガイドラインでは，この病態の存在を認めているものの「本来うつ病であるかどうかの学問的に裏打ちがあるものではない」として言及の対象としていない．

＜参考文献＞

1）日本うつ病学会治療ガイドライン　II. うつ病（DSM-5）/ 大うつ病性障害 2016（日本うつ病学会 気分障害の治療ガイドライン作成委員会 / 制作）
2）日本うつ病学会治療ガイドライン I. 双極性障害 2017（日本うつ病学会 気分障害の治療ガイドライン作成委員会 / 制作）
▶１）２）ともに日本うつ病学会ホームページより閲覧できる
https://www.secretariat.ne.jp/jsmd/iinkai/katsudou/kibun.html

＜越前宏俊＞

第10章　精神疾患

3. 強迫性障害

症例　24歳，女性

【主　訴】外出時にアパートの台所の火の用心が心配で，何度も確認に戻るので遅刻してしまう

【現病歴】元来，神経質なたちであった．大学院の学位研究が佳境に入った半年前頃から，朝アパートから出ると電気製品のスイッチの切り忘れやガスの消し忘れが心配になり，登校途中で帰宅するようになった．再度点検して出るのだが，やはり5分ほどすると不安になり衝動的に帰宅して確認する行動をくり返すようになった．自分でも不合理と思うが，不安感が募ると，いてもたってもいられなくなり，学校も遅刻や欠席がちとなっている．

【既往歴】特にない

【生活歴】就職は内定し，修士論文をまとめる段階である．独身

【身体所見】身長 160 cm，体重 48 kg，血圧 110/70 mmHg，心拍数 80拍／分，意識清明，認知障害なし．頭頸部：異常なし，胸腹部：正常，四肢：浮腫なし，尿・便検査：正常

【血液検査】WBC 6,100/μL，Hb 13.0 g/dL，Plt 24.0 × 10^4/μL，ESR 2 mm/時，AST 24 IU/L，BUN 18 mg/dL，Cr 0.9 mg/dL
顕在性不安検査（MAS）25点

point

❶ 特定な状況（家を空ける）の下で，特有な強迫的精神症状（点検衝動）が出現している．
❷ 身体所見や臨床検査値で客観的に器質性疾患を見出せない．
❸ 自分の行動が不合理であるとは自覚しており（正常な判断能力），感じる苦痛の感情は不安である．
❹ 顕在性不安検査（manifest anxiety scale：MAS）の値が高値（25点）であった．

1 強迫性障害とは？

強迫性障害を英語ではobsessive-compulsive disorderという．obsessionとは「頭にとりついて振り払えない観念＝強迫観念」のことで，compulsionとは「強いられて（いけないとは知りつつ）衝動的行動をせざるを得ない」ことである．つまり，患者は理性で抑制しきれない不安により不合理な行動を儀式的に強制させられ，社会生活に支障をきたしているのである．本患者の症状のほかにも，ドアのノブや電車のつり革などを不潔に感じ，1日中絶え間なく手を洗ってしまうなどの症状をもつ患者もいる．かつては強迫神経症とも呼ばれた．強迫性障害の生涯有病率は2％と高く，青年期に発症することが多い．程度の軽い強迫性障害の症状は多くの人が日常的に経験しており，問題はその症状が日常生活に支障をきたすほどに強いか否かである．

2 強迫と関連障害

強迫性障害は従来，神経症（ノイローゼ）とも呼ばれた疾患概念の1つである．DSM-5®（米国精神医学会が作成した精神疾患の診断・統計マニュアル第5版）では，前版からの変更点として，強迫と関連障害およびPTSD（心的外傷後ストレス障害）が不安障害から独立した．

強迫と関連障害は，下位分類として強迫性障害（従来の強迫性障害），身体醜形障害，溜め込み障害（いわゆるゴミ屋敷の住人），抜毛癖，皮膚掻きむしり障害が設置された．その結果，不安障害は下位分類として，分離不安障害，選択的緘黙（かんもく；何も言わないこと），特定の恐怖症，社交不安障害，パニック障害，広場恐怖（パニック障害から独立），全般的不安障害に分類された．

3 MASとは？

顕在性不安検査（MAS）は不安度の強さを質問票により評価する手法である．ミネソタ多面人格目録の質問から抽出した不安評価尺度の50項目の質問に，妥当性尺度（虚偽尺度ともいう）15項目を加えた65項目に対して，患者が「はい」か「いいえ」で答え，点数を計算する．男性で19点，女性で22点以上で不安が高いと評価される．

処方例

- フルボキサミンマレイン酸塩（ルボックス®25 mg錠） 1回1錠 1日2回（朝夕食後）
- 精神科医によるカウンセリング

処方の解説と服薬指導

❶ 強迫性障害の薬物治療ではSSRIが第1選択薬である

選択的セロトニン再取り込み阻害薬（selective serotonin reuptake inhibitors：SSRI）は50％の患者で効果があるとされるが，強迫性障害にはうつ病よりも高用量かつ長期間の服用が必要なことが多い．**投与初期には悪心・嘔吐の消化器症状が出やすい**ので，本薬では低用量から開始し，必要なら制吐薬を併用する．応答性により1日100 mgまでは増量可能である．ほかに，パロキセチン塩酸塩水和物（パキシル®）にも保険適用がある．

❷ 精神科的カウンセリングも併用する

患者の強迫行為は，不安感を一時的に緩和しても，その行為が次にさらに強い強迫観念を呼び起こすという悪循環の原理を理解させ，治療者の立ち会いの下で低レベルの刺激に曝露させて，それを自己制御する訓練を行ったりする．

❸ SSRIは薬物代謝酵素阻害作用があるので併用禁忌薬に注意する

フルボキサミンはCYP1A2，3A4，2D6，2C19分子種を阻害するが，特にCYP1A2の阻害作用が強い．フルボキサミンはMAO阻害薬〔セレギリン塩酸塩（エフピー®）など〕，ピモジド（オーラップ®），チザニジン塩酸塩（テルネリン®）の代謝を阻害し作用を増強するので，併用は禁忌である．

知っておくべきこと

❶ 多くの精神神経疾患と同様に，本疾患も薬物治療のみでは治療は不十分であるので，認知行動療法を継続する重要性を患者に理解してもらう．

❷ 患者は強迫行動の不合理さを理解しているので，自分の病状や悩みを他人に隠そうとすることがある．治療効果を正しく評価するためにも，共感的かつ支持的に患者に接して経過をフォローしよう．

❸ すべての精神神経疾患の治療には患者家族の協力と支持が必要である．病気の説明は患者だけでなく家族にも正しく理解してもらおう．

❹ SSRI，特にパロキセチンでは，海外で18歳以下の大うつ病を対象としたプラセボ対照試験で自

殺に関するリスクが増大するとの報告がある．**患者が18歳以下の場合にはリスクと利益を患者に説明したうえで使用するように注意しよう．**

＜参考文献＞

1）「強迫性障害治療ハンドブック」（原田誠一／編），金剛出版，2006
2）NICE：Obsessive-compulsive disorder and body dysmorphic disorder: treatment, Clinical guideline［CG31］，2005
▶意欲のある人は英国National Institute for Health and Clinical Exellence（NICE）の2005年のガイドラインがホームページから読めるのでチャレンジしてみよう
https://www.nice.org.uk/guidance/cg31

＜越前宏俊＞

4. 薬物依存症（禁煙指導）

症例　55歳，男性

【主　訴】自分で禁煙を何度も試みたが失敗した

【現病歴】20歳頃から喫煙をはじめて以来，1日40本の喫煙を以来継続している．起床するとまず1本吸いたくなる．父も喫煙者であったが，60歳で肺がんのため死亡した．50歳から一念発起して年に1度は禁煙を試みたが，開始するとイライラ感が生じ，集中力が低下するため仕事にならず，毎回失敗した．今度こそと思い，禁煙外来を受診した．

【既往歴】特にない

【生活歴】大学職員．妻50歳，子供2人，父60歳　肺がんで死亡

【身体所見】身長 170 cm，体重 62 kg，血圧 130/70 mmHg，頭頸部：正常，胸腹部：正常，四肢：浮腫なし，尿・便検査：正常

【血液検査】WBC 6,500/μL，Hb 15.0 g/dL，Plt 22.0 × 10^4/μL，ESR 2 mm/時，AST 24 IU/L，BUN 20 mg/dL，Cr 1.0 mg/dL

【特殊検査】心電図：異常Q波なし，ST部低下なし，胸部X線：両側とも肺気腫傾向，腫瘍陰影なし，呼気中の一酸化炭素濃度25 ppm（基準値：3 ppm以下），タバコ依存症スクリーニングテスト（the tobacco dependence screener：TDS）8点

point

❶ 禁煙により生じるイライラ感と集中力低下は，ニコチン依存症の離脱症状である．

❷ 呼気中の一酸化炭素濃度は，25 ppmとヘビースモーカーの値を示している．

❸ TDSスコア（表）は8点である．10点満点のうち5点以上の場合，タバコ依存症である可能性が高い（約80％）．

❹ 喫煙は冠動脈疾患や肺疾患のリスク因子である．幸いなことに本患者では現在両臓器に明らかな異常はない．

❺ 本人の禁煙の意志が確認できることは禁煙の必要条件である．

1 薬物依存症の診断

身体的薬物依存症は単なる心理学的依存現象とは異なる．国際疾病分類診断基準（ICD-10）による薬物依存症の診断は，① 薬物摂取に抑制できない欲求があり，② 摂取行動を統制困難で，③ 退薬症状があり，④ 耐性が増大し，⑤ 薬物中心性（薬物以外の娯楽や興味を失い，薬物摂取と薬物効果からの回復に時間を費やす），⑥ 罰効果への抵抗（精神的，身体的悪影響を知りながら薬物をやめられない）の6項目のうち，過去1年間に3項目以上が揃う時期があれば診断される．

表　タバコ依存症スクリーニング（TDS）

	1点	0点
① 自分が吸うつもりよりも，ずっと多くタバコを吸ってしまうことがありましたか.	はい	いいえ
② 禁煙や本数を減らそうと試みてできなかったことがありましたか.	はい	いいえ
③ 禁煙したり本数を減らそうとした時に，タバコがほしくてほしくてたまらなくなることがありましたか.	はい	いいえ
④ 禁煙したり本数を減らそうとした時に，次のどれかがありましたか（イライラ，神経質，落ちつかない，集中しにくい，憂うつ，頭痛，眠気，胃のむかつき，脈が遅い，手のふるえ，食欲または体重増加）	はい	いいえ
⑤ 上の症状を消すために，またタバコを吸い始めることがありましたか.	はい	いいえ
⑥ 重い病気にかかって，タバコはよくないとわかっているのに吸うことがありましたか.	はい	いいえ
⑦ タバコのために健康問題が起きていることがわかっていても吸うことがありましたか.	はい	いいえ
⑧ タバコのために精神的問題が起きているとわかっていても吸うことがありましたか.	はい	いいえ
⑨ 自分はタバコに依存していると感じることがありましたか.	はい	いいえ
⑩ タバコが吸えないような仕事や付き合いを避けることが何度かありましたか.	はい	いいえ

判定方法：10点満点のうち5点以上の場合，ICD-10診断によるタバコ依存症である可能性が高い（約80％）
感度：ICD-10タバコ依存症の95％が5点以上を示す.
特異度：ICD-10タバコ依存症でない喫煙者の81％が4点以下を示す．得点が高い者ほど禁煙成功の確率が低い傾向にある
（文献1を参考に作成）

2 薬物依存症の原因薬物

薬物依存症の原因薬物は，麻薬類，バルビツール酸系やベンゾジアゼピン系鎮静薬，アルコール，大麻，LSD，覚醒剤，ニコチン，カフェインなどがある.

処方例

▶経皮吸収ニコチン製剤（ニコチネル®TTS® 30 cm^2）　1日1回1枚　24時間貼付　4週間
次の2週間はニコチネル®TTS® 20 cm^2/枚/日，最後の2週間はニコチネル®TTS® 10 cm^2/枚/日を貼付（10週間を超えないこと）

処方の解説と服薬指導

❶ 薬物離脱には，依存薬物刺激を段階的に減少させることで離脱症状を緩和する

喫煙の場合は，喫煙により吸収されたニコチンによる中枢のニコチン受容体刺激を，貼付剤として投与したニコチンで代替し，徐々に減量していく.

❷ ニコチン製剤は禁忌事項に注意

ニコチンは胎児および乳幼児への悪影響のため**妊婦と授乳婦には禁忌**である．交感神経刺激，アドレナリン分泌促進作用のため**不安定狭心症，急性期の心筋梗塞（発症後3カ月以内），重篤な不整脈，経皮的冠動脈形成術直後，冠動脈バイパス術直後などの虚血性心疾患を合併する患者，脳血管障害回復初期の患者でも禁忌である**．この患者で禁忌事項がチェックされているか確認しよう.

❸ 禁煙補助薬を知ろう

現在，処方薬としての禁煙補助薬は，ニコチン補充薬である経皮吸収ニコチン製剤（ニコチネル®TTS®）とニコチンを含まない中枢の$\alpha_4\beta_2$ニコチン受容体の部分作動薬（刺激作用と拮抗作用の両方をもつ）であるバレニクリン酒石酸塩（チャンピックス®錠）が利用できる．非処方（OTC）薬としてはニコレット®パッチとニコレット®ガムが利用できる.

知っておくべきこと

❶ 喫煙は立派な薬物依存症であることを理解させる

タバコが止められないのは，意志の弱さではなく，ニコチンという薬物による身体依存症であることを理解してもらおう．喫煙で解消しているのは，ストレスではなくニコチン離脱症状であり，禁煙に成功すればイライラ感も1カ月程度でなくなることを知ってもらおう．

❷ 禁煙により一次的には食欲が亢進し太る（平均2 kg）かもしれないが，喫煙自体は冠動脈疾患，多数の悪性腫瘍のリスク因子であることを知ってもらおう．

<参考文献>

1）Kawakami N, et al：Development of a screening questionnaire for tobacco/nicotine dependence according to ICD-10, DSM-III-R, and DSM-IV. Addict Behav, 24：155-166, 1999

2）室原豊明 ほか：禁煙ガイドライン（2010 年改訂版）日本循環器学会 ほか，2010

▶日本循環器学会ホームページより閲覧できる　http://www.j-circ.or.jp/guideline/pdf/JCS2010murohara.h.pdf

<越前宏俊>

5. アルコール依存症

症例　65歳，男性

【主　訴】 興奮状態と「テーブルの上を蟻（アリ）が這っている」などの異常言動

【現病歴】 大手商社の営業に勤務していたが，55歳で関連企業に出向し，60歳で定年となった．その頃から酒量が増え，昼間から飲酒するため家族から嫌われるようになった．半年ほど前から，手が震えるようになり，ますます酒量が増え，日中でも酩酊するようになったため外来を受診し，肝機能異常を指摘されて2日前に入院となった．今日は朝からいらいらして病室を歩き回っていたため，ジアゼパム10 mgの経口投与が処方されたが，夜になり発汗，動悸，手の震えを訴え，興奮して主訴のような不穏な言動をするようになった．

【既往歴】 特になし

【家族歴】 妻60歳と息子夫婦と同居

【生活歴】 喫煙20本/日 40年，アルコールを退職前は週に4日は接待で飲酒しており，退職後は毎日5合（本人申告）

【身体所見】 身長165 cm，体重70 kg，血圧145/90 mmHg，心拍数98拍/分（整），発汗著明，興奮しており失見当識あり．結膜：貧血なし，黄疸なし，手指：両手に粗大な振戦あり，甲状腺：正常，胸部：呼吸音正常，心雑音なし，腹部：肝腫大あり，四肢：浮腫なし

【入院時検査所見】 WBC 12,000/μL，Hb 14.5 g/dL，ALT 120 IU/L，AST 150 IU/L，γ-GTP 200 IU/L，T-Bil 2.0 mg/dL，血糖140 mg/dL，Na 145 mEq/L，K 4.0 mEq/L，尿検査：正常，便潜血なし

【画像診断】 肝臓超音波で肝臓腫大（＋），脾腫（－），
上部内視鏡検査で胃粘膜びらん（＋），食道静脈瘤（－）

point

❶ アルコール多飲歴，肝腫大，AST＞ALTの肝細胞逸脱酵素高値，γ-GTP高値はアルコール性肝障害に合致した検査値異常．

❷ 患者の症状は断酒後2～3日後に出現する大離脱症候群（振戦せん妄）に合致した症状である精神運動興奮，手指振戦，発汗，幻覚，自律神経障害である．ジアゼパムを投与されたが症状が改善していない．

❸ 肝臓超音波と上部内視鏡検査所見から，肝萎縮と食道静脈瘤がなく肝硬変には進行していないので，精神神経症状は肝性脳症によるものではないと考えられる．

1 アルコール依存症の診断基準を知ろう

アルコール依存症は，飲酒への強い欲望があり，飲酒行動を自己抑制できず，離脱症状が生じ，飲酒以外の楽しみや興味を失い，精神身体的問題が悪化しても飲酒を続ける状態である．

2 アルコール離脱症状を知ろう

アルコール依存症の治療は，断酒が原則であるが，意図的または入院などによる強制的な完全断酒により**離脱症候群**を生じることがある．アルコール離脱症状には，断酒6時間頃から生じ，20時間頃にピークとなる小離脱症状（不快感，発汗，頻脈，振戦，一過性の幻視，けいれん）と，断酒後2～3日頃に生じる大離脱症状〔振戦せん妄とも言う：粗大振戦，精神運動興奮，生き生きとした幻覚（小動物視が多い），意識変容，失見当識，自律神経機能亢進〕がある．幻覚は夜間に顕著となる特徴がある．

3 アルコール依存症患者の意識障害の原因を知ろう

アルコール依存症患者が意識障害を生じる場合には，離脱症状による**振戦せん妄**と，アルコール性肝障害が進行して非代償性肝硬変に至った患者の肝不全症状として生じる**肝性脳症**がある．発症前の病態と患者の肝障害状態の評価と検査値異常の性状により鑑別する．

4 アルコール性肝障害を生じる飲酒量

男性では日本酒換算3合以上，女性では2合以上の飲酒を5年以上続けることが肝障害をきたす閾値である．日本酒1合はビールでは大瓶1本，ウイスキーではダブル1杯に換算される．女性は男性に比べて少ない飲酒量かつ短い飲酒期間（女性は平均12年，男性は20年）で肝硬変を発症するので注意．

処方例

- ハロペリドール（セレネース® 注） 5 mg 点滴静注
- 乳酸リンゲル（ラクテック®） 1,000 mL 12時間で持続点滴
- ビタミンB合剤（ビタメジン® 注 2バイアル）を上記輸液に混合して点滴

処方の解説と服薬指導

❶ アルコール離脱症候群の治療を知ろう

断酒早期に生じる小離脱症状にはベンゾジアゼピン（ジアゼパムなど）を投与する．1～3%の患者で生じる大離脱症状（振戦せん妄）が発症した場合には，抗精神病薬（ハロペリドールなど）の投与とともに十分な輸液，ビタミンB補充を行う．けいれんを生じた場合にはジアゼパムの静注で対処する．この患者ではすでにジアゼパムが投与されていたが量的に不足であった．振戦せん妄に進行しつつあると考えられる症状を生じたためハロペリドールを投与した．

❷ アルコール依存症には潜在的なビタミンB欠乏症がある

アルコール依存症患者は栄養不良状態にある患者が多く，特に潜在的なビタミンB_1（チアミン）欠乏がある．高度なチアミン欠乏は，記銘障害，作話，空間と時間に対する失見当識を特徴とする健忘症候群（ウェルニッケ脳症）を生じることがある．この患者ではこの病態を考慮して輸液にビタミンB合剤を添加した．

❸ アルコール依存症の治療は断酒しかないが，しばしば困難である

アルコール依存症の治療には断酒が必須であるが，成功するのは困難である．患者の自助グループ（断酒会，米国ではAlcoholics Anonymous®：AA）への参加を勧めたり，ソーシャルワーカーを介して保健所，福祉機関などと協力して家族と地域で支える体制をつくることが重要である．

❹ 薬物を利用した断酒は専門家が行う

飲酒欲求に対しては，シアナミド（シアナマイド），ジスルフィラム（ノックビン®）が使用されることがある．これらの薬物はアルコール（エタノール）の酸化反応により生じる毒性物質であるアセトアルデヒドを無毒化する脱水素酵素の活性を阻害する．そのため，これらの薬物を服用中に少量でもアルコールを摂取すると急性アルコール中毒症状（顔面潮紅，血圧下降，悪心，頻脈，めまい，呼吸困難，視力低下）などが生じることを利用して，患者の断酒を促進することを目的としている．しかし，不用意に使用するとむしろ肝障害を生じたり，飲酒後に重大な中毒作用を生じることがあるので，専門家が使用すべき薬物である．

2013年から新規断酒補助剤としてアカンプロサートカルシウム（レグテクト®錠）が発売された．この薬物の作用機序はアルコールの代謝経路の阻害ではなく，エタノール依存で亢進した中枢のグルタミン酸作動神経活動を抑制するものと考えられている．国内の24週間のプラセボ対照試験で完全断酒率はアカンプロサート投与群で47％（プラセボ投与群36％）であった．頻度の高い副作用は下痢（14％）であるが，海外での1年間の臨床試験で本剤服用者の自殺率が2.4％とプラセボ群に対して相対リスク比が3.2と高かった．

知っておくべきこと

❶ 飲酒量に関する患者の自己申告は当てにならない

アルコール依存症患者は，飲酒欲求や自分の飲酒問題を否認することが多い．家族などから情報を収集することが重要である．アルコール依存症の秀逸な描写は，「おたんこナース第5巻」（佐々木倫子／作，小林光恵／原案，小学館文庫）のカルテ27「命の水」が参考になる．

❷ 「せん妄」を知ろう

せん妄は意識障害の特殊な型である．単に意識状態が低下・混濁するだけでなく，錯覚，幻覚，失見当識が加わるため，患者は困惑し興奮状態となる．高齢者に多く，原因病態は，脱水，電解質異常，脳疾患，アルコール離脱症，感染症（敗血症など），薬物，環境変化への適応障害を原因として生じる．

<参考文献>

1）全日本断酒連盟ホームページ　https://www.dansyu-renmei.or.jp
▶図書案内があるので，みてみよう

2）Alcoholics Anonymous® ホームページ　http://aajapan.org
▶米国の断酒連盟であるAA（Alcoholics Anonymous®）の日本語版

<越前宏俊>

6. 睡眠障害（不眠症・過眠症）

症例　75歳，女性

【主　訴】 入眠困難，日中の眠気

【現病歴】 生来健康で若い頃は寝つきがよかったが，ここ数年次第に寝つきが悪くなったのを感じていた．いつも夜10時には床につくが，なかなか眠れない．眠れないかもしれないと思うと不安になりますます目が冴えて眠れない．朝6時には起床する習慣であるが，日中に強い眠気が襲うのでぼんやりしてしまう．集中できずイライラすることも多い．娘に相談したところ病院受診を勧められたので本日受診した．

【既往歴】 現在，治療中の疾患はない．

【家族歴】 配偶者が昨年脳卒中で他界．子供は2女で別居．

【生活歴】 自宅で一人暮らし．貯金もあり経済的には心配ない．娘宅への行き来には電車で1時間程度かかる．

【服薬歴】 一時，近隣の薬局でOTC医薬品の睡眠改善薬（ドリエル®）を勧められて服用していたが，現在は服用していない．サプリメントなども使用していない．コーヒー，紅茶は飲まず，夜はお茶も飲まない．アルコール飲料も飲まない．

【身体所見】 身長155 cm，体重50 kg．血圧135/80 mmHg，心拍数70拍/分，脈拍不整なし，呼吸数16回/分．意識清明，見当識良好．脳神経正常．四肢に麻痺はなく，振戦を認めない．胸部・腹部診察で異常所見なし．四肢に浮腫なく，変形，腫脹，炎症所見なし．腱反射正常．

【臨床検査】 WBC 6,000/μL，Hb 13.5 g/dL，肝機能，腎機能正常．空腹時血糖98 mg/dL，尿検査正常．

point

❶ 適切な時間帯に寝床で過ごす時間が確保されているにもかかわらず，夜間に入眠困難があり，日中の生活の質が損なわれる状態を睡眠障害という．この患者では入眠および起床時間は適切であり，寝床での時間も8時間程度確保されているので睡眠障害と診断される．

❷ 成人の23％は一過性の不眠を訴える．高齢者では約30％が慢性的な不眠を訴えるとされる．本来，高齢者では持続睡眠時間が6～7時間に短縮しているため，睡眠障害を自覚しやすい面もある．睡眠障害がうつ病によることもあるので見逃してはいけない．この患者では配偶者との死別がストレスではあるものの経済的な困窮はなく直接的な原因ではないようである．重要なイベント（旅行，試験）や悩みに付随して生じるものは病的ではない．

❸ 睡眠障害の原因が睡眠中の四肢の異常感覚（むずむず脚症候群）や呼吸困難（心不全，喘息など），関節炎などによる痛みが原因であることがある．この患者ではそのような随伴症状はなく，身体所見，神経所見上も異常はなかった．

❹ カフェインやアルコールの摂取が睡眠障害の原因となることがあるので問診では忘れずに質問する．非処方薬（OTC薬）やサプリメントにも抗不安作用や鎮静・睡眠作用をもつ薬物はある．処方薬との併用が問題とならないよう薬歴は慎重にとろう．

❻ ベンゾジアゼピン受容体に作用する薬物に共通の禁忌として，重症筋無力症患者への投与（呼吸抑制作用と筋弛緩作用のため），急性閉塞隅角緑内障（弱い抗コリン作用のため）がある．

＜参考文献＞

1）「睡眠薬の適正な使用と休薬のための診療ガイドライン」（厚生労働科学研究・障害者対策総合研究事業「睡眠薬の適正使用及び減量・中止のための診療ガイドラインに関する研究班」および日本睡眠学会・睡眠薬使用ガイドライン作成ワーキンググループ／編），2013

▶日本睡眠学会ホームページより閲覧できる　http://www.jssr.jp/data/guideline.html

＜越前宏俊＞

第11章　感染症

1. ウイルス性腸炎・細菌性腸炎

症例　8歳，女児（身長126 cm，体重 28 kg）

昨日より下痢（水様便1日2回）が出現した．本日，血便は認められなかったが，水様便が頻回（1日10回以上）となり，嘔吐も出現してきたため，近医（小児科）を受診した．熱はないが，嘔吐のため水分摂取ができない．特別なもの（生魚貝類，生肉など）は食べてないという．腹部聴診でグル音が亢進し，腹部X線検査（立位）にて腸閉塞像（ニボー像）が認められた．本日の検査では，WBC 4,900/μL，CRP 1.5 mg/dL，Na 143 mEq/L，K 4.3 mEq/L，Cl 102 mEq/Lであった．また，便培養検査を提出した〔後日（1週間後），検査にて病原性細菌は検出されなかった〕．

point

❶ 小児の感染性腸炎で最も多いのが，ウイルス性腸炎である（細菌性腸炎についてはAdvice①を参照）．**ロタウイルス，ノロウイルス，アデノウイルス**，エンテロウイルスなどが多い．ロタウイルスによる腸炎は，乳幼児に多く，また冬期に流行し，便が白色を呈することから**冬期白色便下痢症**といわれている．ノロウイルスは嘔吐下痢症を起こす代表的なウイルスである（Advice③を参照）．また，ロタウイルス，アデノウイルスに関しては，最近，ラテックス凝集反応を用いて便中抗原を検出できるようになり，診断がつくようになっている．さらに，ロタウイルスに対する経口弱毒生ワクチン（ロタリックス®，ロタテック®）も乳児に対して任意接種で使用できるようになっている．

❷ ウイルス性腸炎を疑わせる所見としては（確実なものではないが），① 発熱，血便がない（細菌性腸炎で出現しやすい），② 特別なもの（生魚貝類，生肉など）を食べてない，③ 血液検査で白血球増多になることが少なく，CRPは軽度上昇などである（細菌性なら，白血球増多，CRPの中〜高度上昇となる可能性がある）．

❸ 下痢・嘔吐による電解質異常はない．

❹ 下痢のために，腹部聴診ではグル音（お腹がゴロゴロする音）が亢進している．また，腹部X線検査（立位）で腸閉塞像（ニボー像：水面形成像）が生じるのは，腸炎の時には，腸管で蠕動運動が激しい部分（グル音も激しい）とほとんど動かない部分が出現するため，腸ガスが動かない部分で停滞して，立位でX線を撮ると腸閉塞像を呈するためである．

❺ 嘔吐もしていて，水分摂取ができないため脱水への対応が必要となる．

細菌性腸炎，ウイルス性腸炎の鑑別

1週間前後経たないと便培養の結果が出ないため，この時点では細菌性腸炎と診断することはできない．このため，上記のように，問診（生ものなどの食歴，家族に同症状の者がいないかなど），患児の示す症候，検査結果などから，ウイルス性腸炎（特にノロウイルスによる）が疑われる．

しかし，生ものを食べていたり，家族のなかに同症候の者がいたり，発熱・血便，白血球増多・CRP上昇（中等度以上）などがある場合には，細菌性腸炎が疑わしい．この場合には，**細**

菌培養の結果が出るまでは，抗菌薬〔ホスホマイシンカルシウム水和物（ホスミシン®）など〕の投与が必要となる．細菌培養の結果が出たら，感受性のある抗菌薬に変更することになる．

処方例

① 下痢，嘔吐のために水分摂取ができない，脱水（電解質異常がないので等張性脱水，つまり水も電解質も消失する脱水）が生じている可能性がある．以下に小児の脱水の診断と程度の目安をまとめた．

<脱水の診断と脱水の程度の目安>

1）1日の水分摂取量と尿量の測定（水分摂取>尿量）

2）体重減少の程度（5％減：軽度脱水，10％減：中等度脱水，15％減：高度脱水）

3）身体症状（言葉を発しない乳児の場合）：大泉門の陥凹，涙の出具合，唇の乾き具合，腹部皮膚の緊張度（ツルゴール）を観察する．

4）全身状態の程度

上記より判断をして，脱水の程度が中等度以上で，全身状態が悪ければ，以下のように点滴を行う．

1）排尿があるまで（細胞外液に近い輸液で補充）
ソリタ®T1（またはソルデム®1）100～200 mL/時から開始する．

2）上記で排尿があったら（利尿がついたら）
K^+を含む維持液のソリタ®T3（またはソルデム®3A）に変更する．

上記の点滴にて全身状態が改善しなければ，入院治療が必要となる．

② 全身状態が改善すれば，以下の処方となる．

1）ビフィズス菌製剤（ラックビー®微粒N）　1回0.8 g（ビフィズス菌として8 mg）
天然ケイ酸アルミニウム（アドソルビン®原末）　1回0.8 g　1日3回（朝昼夕食前）

2）ドンペリドン（ナウゼリン®坐剤30 mg）　1回3/4個使用　1日2～3回（頓用　2個）

処方の解説と服薬指導

❶ 本日，児は全身状態が悪いために，点滴を受けていることを念頭においておく．

❷ 処方例②の1）は，ビフィズス菌製剤（ラックビー®）（生菌）によって，腸内で増殖した菌が乳酸を産生して腸内細菌叢を正常化すること，天然ケイ酸アルミニウム（アドソルビン®）によって，胃・腸管内の異常有害物質，過剰の水分・粘液の吸着，除去を行い，腸炎の症状を改善することを理解する．

❸ 下痢の回数が多い場合，腸蠕動運動抑制薬（止瀉薬）のロペラミド塩酸塩（ロペミン®），収斂薬のタンニン酸アルブミン（タンナルビン）を投与することがあるが，下痢はどうして起こっているのかをよく理解しておくと，投与の必要性がわかる．つまり，下痢は腸管内で増殖した病原微生物（ウイルス，細菌など）を早期に排出させたいという生体防御機構が働いて起こっており，上記の薬物を投与することによって**腸管の動きは止まり便の回数は減るが，腸管内で産生された毒素は停滞して吸収され，溶血性尿毒症症候群（hemolytic uremic syndrome：HUS）などの状態はさらに悪化する**ことを念頭におく〔細菌非進入型（腸管内毒素産生型）の場合：Advice①参照〕．したがって，薬の投与による症状改善効果が不利益を上回る時に，投与を考慮することになる．また，**ロペラミド塩酸塩は腸管の動きを強力に止めてしまうため，腸閉塞などを起こす可能性があるので，新生児や6カ月未満の乳児には禁忌**である．

❹ ドンペリドンはドパミン受容体拮抗薬であり，交感神経系を抑制して副交感神経系を優位にし，腸管運動を活発化し，また，CTZ（chemoreceptor trigger zone）に作用して嘔吐を止める．しかし，小児に多い，自家中毒（周期性嘔吐症）のように，糖代謝から脂肪代謝に片寄ってケトン体が産生される病態では，ブドウ糖を含む輸液が効果的であり，ドンペリドンによる制吐は

一時的であることを知っておく．ドンペリドンは坐剤で使用するため，その使い方（肛門への入れ方，3/4個の取り方など）をしっかりと服薬指導する．

知っておくべきこと

❶ 腸炎の多くがウイルス性であるが，患者の示す症候，食歴，家族歴，検査（便検査を含む）などを総合して細菌性腸炎を否定しておく必要がある．

❷ ノロウイルスの感染予防法をよく知っておくこと（Advice③を参照）．

❸ 細菌性腸炎のうち，感染型のものは原則隔離し（自宅隔離を含む），排菌がなくなるまでは〔他人（児）への〕感染の危険性は消えていないことに注意を要する．

❹ 抗菌薬投与時の下痢の予防：**抗菌薬使用時の腸内異常発酵の治療や菌交代現象の予防に用いられる乳酸菌製剤は，多種の抗菌薬に耐性をもつものを使用する（薬剤名の“R”は耐性をもつことを示している）．**

＊ 耐性乳酸菌：ビオフェルミン®R（antibiotic resistant lactobacillus），ラックビー®R，エンテロノン®Rなど

Advice

① **細菌性腸炎（食中毒）について**

細菌性腸炎には，以下のように，毒素型と感染型がある．

1）**毒素型**：細菌が産生した毒素（エンテロトキシンなど）によって腸炎を起こす．**黄色ブドウ球菌，ボツリヌス菌，ウエルシュ菌**など．

2）**感染型**

i）細菌進入型：大腸粘膜に進入して増殖することにより腸炎を起こす．**細菌性赤痢，サルモネラ菌**，病原性大腸菌，**腸チフス**，エルシニア，キャンピロバクターなど

ii）細菌非進入型（腸管内毒素産生型）：腸管内で増殖した細菌が毒素を産生して腸炎を起こす．**コレラ**，腸炎ビブリオ，腸管出血性大腸菌など

・毒素型は対症療法（輸液，止痢薬の投与など）が中心となるが，感染型には，これらの治療に加えて抗菌薬の投与が必要となる．

・原則として，症状が改善し，菌が確定するまでは他人（児）との接触は禁じる．また，感染型のものについては，最終的には排菌のないことを確認する．感染力が強く，重症化する細菌感染症に関しては，「感染症の予防及び感染症の患者に対する医療の法律」（感染症法2008年改正）において以下のように取り扱われる．

1）1類感染症（ペスト，エボラ出血熱，ラッサ熱など）：**感染伝播性が高く，重症**で致死率が高い．原則として必ず入院が必要！

2）2類感染症（ポリオ，ジフテリアなど）：**感染伝播性が高く，重症**となる可能性がある．状況に応じて（全身状態が悪いなど）入院が必要！

3）3類感染症〔腸チフス，パラチフス，コレラ，細菌性赤痢，**腸管出血性大腸菌感染症**（Advice②を参照）〕：職業的にその感染のリスクが高いものであれば，就業制限の措置が必要となる．

<各細菌性腸炎の治療>

1）**細菌性赤痢**

輸入（東南アジアなどから）感染症の1つで，菌が大腸粘膜に侵入して増殖して腸炎を起こす．発熱，膿性血便，腹痛が出現する．良吸収性のニューキノロン系薬の単独投与か，難吸収性のカナマイシン（内服）との併用が推奨されている（ペニシリン系薬・テトラサイクリン系薬は耐性菌の頻度が高い）．投与は5日間，その後7日目に再排菌がないか便培養を施行する．

2) コレラ

コレラ菌が産生するエンテロトキシンによって下痢（米のとぎ汁様）が出現する．保菌者の糞便やそれで汚染された水や食物により経口感染する．激しい嘔吐が出現するが，発熱，腹痛を起こすことは少ない．対症療法が中心となるが，ニューキノロン系薬，テトラサイクリン系薬の投与は排菌の期間を短縮するといわれている．

3) 腸チフス

Salmonella typhi が原因で，発熱，下痢が出現する．現在でも，クロラムフェニコールの経口投与が第1選択となるが，グラム陰性桿菌に抗菌力のあるものなら有効である．

② 腸管出血性大腸菌感染症について

ベロトキシン（verotoxin）を産生する腸管出血性大腸菌の感染によって起こる．腹痛，水様性下痢（血便を伴う），嘔吐，38℃台の高熱が出現する．ベロトキシンによって，溶血性貧血，急性腎不全をきたして，**HUS**を引き起こす．小児や高齢者では，HUSの発症によって，けいれん，昏睡，脳症など，重篤な症状を引き起こすことがある．

この菌は細菌非進入型であるから，**HUSを発症している時は抗菌薬を投与しない**（抗菌薬により菌が破壊され，そこから流出したベロトキシンによって，さらにHUSが悪化してしまう）．HUS発症時は，症状に合った対症療法が中心となる．

③ ノロウイルス（Norovirus）に対する対応について

ノロウイルスに対する抗ウイルス薬やワクチンによる予防法はない．対症療法が中心となる．しかし，感染力は非常に強く，急速に広がるため，手洗いを徹底する．また，汚染物（便，吐物など）の処理は使い捨てのマスクと手袋をして行う（ノロウイルスは乾燥すると容易に空気に漂う）．汚染物を拭き取る時は，消毒液〔次亜塩素酸ナトリウム（ハイター®）〕を用いるようにする（消毒用アルコール，逆性石鹸は無効）．**ウイルスは85℃以上，1分間以上の加熱で死滅する**．

潜伏期は24～48時間で，曝露から12時間くらいで症状が出現する．下痢や嘔吐（これらによる脱水）がひどくなければ，通常は2～3日くらいで軽快してくる．また，臨床検査キット（糞便中のノロウイルス抗原を検出）：クイックナビ™-ノロがあり，15分以内に判定ができる．

＜鈴木　孝＞

第11章　感染症

2. 麻疹・風疹・突発性発疹・水痘・流行性耳下腺炎・伝染性紅斑・手足口病

症例1：麻疹　5歳，女児（身長 107 cm，体重 18 kg）

受診前日より発熱が出現した．受診時39℃で，軽度の鼻汁と咳嗽があった．近医（小児科）は咽頭発赤（コプリック斑を認めない）があったため，抗菌薬〔アモキシシリン水和物（サワシリン®）〕と解熱薬〔アセトアミノフェン（カロナール®）〕を処方して帰宅させたが，その後も発熱が続いた．一度解熱したが，すぐに再び発熱し，体幹に発赤疹が出現し，咳嗽も増強してきたため，再度，近医を受診した．小児科医は口腔頬粘膜にコプリック斑を認めたため，麻疹と診断した．

なお，麻疹，風疹の予防接種は1回行っていた．

point

❶ **麻疹（measles：はしか）**は，熱の経過と発疹の出方に特徴がある．一度熱が出て下がり，再び発熱する時（**2峰性熱型**）に発赤疹が出現する．

❷ 受診時はなかったが，発熱して1～2日後，発疹出現の1～2日前に口腔頬粘膜に**コプリック斑**（Koplik spot）を認める．**コプリック斑は麻疹にしか出現しないため，麻疹と診断された．**

❸ 発熱，鼻汁，咳嗽などが出現する時期を**カタル期**といい，発疹の出ている時期を**発疹期**，解熱して発疹の退色時期を**回復期**という．また，皮疹は増えて一部癒合するが，健康皮膚面（発赤疹が癒合しない部分）を残すのが特徴で，やがて，皮疹はしばらく色素沈着を残すが，カタル症状とともに回復していく．潜伏期は10～12日で，咳嗽，鼻汁により飛沫感染する．

❹ 咳嗽が出現しているが，特に5歳以下の乳幼児の場合には肺炎を合併するため，咳嗽がひどい場合などは，胸部X線写真を撮って，肺炎の状態を確認しておく．肺炎がひどければ，入院を考慮する．

❺ 合併症として，上記の**肺炎**（1/1,000～2,000人の割合で発症して，15%は死亡）以外に，**SSPE**（subacute sclerosing panencephalitis：**亜急性硬化性全脳炎**：1/10万人の発症）がある．感染後5～8年して発症して（**slow virus infection**），予後がきわめて悪い（知能低下が出現する）．

❻ 上記患者のように，予防接種をしていても，それによる抗体の産生が悪ければ，流行時に感染をしてしまう．

＊ 2006年4月より，麻疹と風疹は，**麻疹・風疹の2種混合**を2回（1歳時，5歳時に）接種することになった．

麻疹について

上記のように，口腔頬粘膜に**コプリック斑**を認めたため，麻疹（はしか）と診断された．麻疹はウイルス疾患であるため，予防（生ワクチンの接種）が主体となるが，発症した場合は，対症療法が中心となる．全身状態が悪ければ，入院による治療が必要となる．入院となった場合（重症の場合）は，補液をしながら，抗体補充のためγ-グロブリンを投与したり，二次感染（細菌感染）などを合併している場合は抗菌薬の投与を行ったり，肺炎が重症で呼吸状態が悪ければ，人工呼吸器にて呼吸管理が必要となる．

重篤でなければ，以下が処方される．また，処方時に医師は，今後重篤な合併症を併発する可能性があること，児の状態が悪くなったらすぐに再受診すること，今後の経過について伝えることが重要である．

処方例

■ 発熱に対して（解熱薬の処方）

女児は体重18 kg（アセトアミノフェンは1回10 mg/kgで処方）

▶アセトアミノフェン（カロナール® 細粒20％）
　1回0.9 g（アセトアミノフェンとして180 mg）　頓用　8回分

■ 咳嗽に対して

▶チペピジンヒベンズ酸塩（アスベリン® 散10％）
　1回0.1 g（チペピジン塩酸塩として11 mg）　1日3回（朝昼夕食後）　4日分

▶シプロヘプタジン塩酸塩水和物（ペリアクチン® 散1％）
　1回0.1 g（シプロヘプタジン塩酸塩として1 mg）　1日3回（朝昼夕食後）　4日分

▶ツロブテロール（ホクナリン® テープ1 mg）　1日1枚（皮膚に貼付）　4日分

処方の解説と服薬指導

❶ 咽頭炎のために処方されていた抗菌薬〔アモキシシリン水和物（サワシリン®）〕は麻疹と診断がつけば，中止となる．解熱薬のアセトアミノフェンは，38.5℃以上で，児がぐったりしたり，元気がない時に使用する（P.224 風疹の項Advice②を参照）．

❷ 上記の処方は，あくまでも対症療法のためのものである（麻疹ウイルスに対する抗ウイルス薬はない）．チペピジンヒベンズ酸塩（アスベリン®）は中枢性非麻薬性鎮咳薬，シプロヘプタジン塩酸塩水和物（ペリアクチン®）は，**鼻水に対して用いている抗ヒスタミン薬である**．しかし，このシプロヘプタジン塩酸塩は，**錯乱，幻覚，けいれんなどを起こすことがあるので，熱性けいれんなどの既往のある患児には使えない**（「第18章1. 熱性けいれん」参照）．ツロブテロール（ホクナリン®）テープ（1 mg）はアドレナリンβ受容体刺激薬で，気管支拡張作用がある．1日1回貼り替えるが，汗のかかない所に貼る（生後6カ月以上3歳未満は0.5 mg，3歳以上9歳未満は1 mg，9歳以上は2 mgのテープを胸部，背部，上腕部に貼付する）．

❸ 薬は児を同伴せずに，父親か母親のみが取りにくるようにする（感染力が強く，感染すると大人でも重篤な合併症を引き起こすため）．

知っておくべきこと

❶ **麻疹は重篤な合併症が生じるため，1歳を過ぎたら，まず最初にやるべき予防接種**である．

❷ 熱型（2峰性），この熱の出方と発疹の出方に特徴があり，また，コプリック斑によって麻疹という診断がつく．

❸ 麻疹患者に接触した場合，曝露後72時間以内であれば，麻疹ワクチン接種を行い，曝露後6日以内の場合には，γ-グロブリンの投与を行う．曝露後7日以上経過しているときは，感染を免れるため（あるいは重症化するリスクを考慮して）麻疹ワクチン接種を考慮する．

表　学校で予防すべき感染症（学校感染症）および出席停止の期間の基準

	対象疾病	出席停止の期間の基準
第1種	・エボラ出血熱 ・クリミア・コンゴ出血熱 ・ペスト ・マールブルグ病 ・ラッサ熱 ・急性灰白髄炎（ポリオ） ・ジフテリア ・重症急性呼吸器症候群（SARS） ・鳥インフルエンザ（H5N1型）	治癒するまで
第2種	・インフルエンザ	発症した後5日を経過し，かつ，解熱した後2日（幼児は3日）を経過するまで ＊解熱した日ではなく，1日熱が下がっている日から換算する．
	・百日咳	特有の咳が消失するまで又は5日間の適切な抗菌性物質製剤による治療が終了するまで
	・麻疹	解熱した後3日を経過するまで
	・流行性耳下腺炎	耳下腺，顎下腺又は舌下腺の腫脹が出現した後5日を経過し，かつ，全身状態良好になるまで
	・風疹	発疹が消失するまで
	・水痘	すべての発疹が痂皮化するまで
	・咽頭結膜熱	主要症状が消退した後2日を経過するまで
	・結核	伝染のおそれがなくなるまで
第3種	・コレラ ・細菌性赤痢 ・腸チフス ・パラチフス ・腸管出血性大腸菌感染症 ・流行性角結膜炎 ・急性出血性結膜炎 ・その他の伝染病	病状により学校医その他の医師において感染のおそれがないと認めるまで

（学校保健安全法施行規則18条，19条より）

Advice

① 学校で予防すべき感染症と出席停止の期間について

学校保健安全法施行規則による各感染症は表のように，出席停止期間が決まっている．表より，麻疹は**解熱した後3日を経過するまで**は通園，登校ができないことになる．

② 予防接種について（生ワクチンと不活化ワクチン）

1）生ワクチン

病原性はなくしているが，増殖性をもっているので，接種された後に生体内でワクチン株が増殖して，体内で抗体をつくらせる．このため，熱は接種後7～10日後に出現することがある．また，感染症（ウイルス感染）を発症している時には，ウイルスがお互いに干渉作用をするため，この干渉作用を避けるため，麻疹などのウイルス感染症に罹患した場合には，ワクチン接種は1カ月（4週間）程度あけた方がよい．**生ワクチン同士の接種を4週間あけるのはこのためでもある**（現在は生ワクチン同士を同時接種する場合もある）．以下のものが生ワクチンである．

・麻疹ワクチン

・風疹ワクチン：**現在は麻疹・風疹の2種混合ワクチンとなっている**．

・おたふく（ムンプス）ワクチン

・水痘ワクチン
・BCG
・ロタウイルスワクチン（経口）

2）不活化ワクチン

増殖性がないため，接種したもの（量）で免疫をつける．このため，ブースター効果を期待して，複数回接種することが多い．また，発熱は接種した日か次の日くらいに出ることが多い．増殖性はないため，他の予防接種を行う場合は，1週間あければよい．以下のものが不活化ワクチンである．

・4種混合〔3種混合（ジフテリア，百日咳，破傷風）＋不活化ポリオワクチンの4種混合ワクチンとなった〕
・インフルエンザワクチン
・B型肝炎ワクチン
・日本脳炎ワクチン
・肺炎球菌ワクチン
・インフルエンザ菌b型ワクチン

③ 感染の確定診断（抗体検査）

風疹，麻疹，水痘，ムンプスで，確定診断をつけるためには，各疾患の抗体検査（IgM，IgG）を行う必要があるが，初感染であれば，3～4週後に初期抗体のIgM抗体が上昇する．既感染であれば，終生免疫を獲得しているのでIgG抗体が高値である．しかし，IgM抗体の上昇は3～4週後であるから，その疾患にしか出現しない症状（麻疹のコプリック斑など），熱と発疹の出方，発疹の形状などをみて，小児科医は診断をつけている．

症例2：風疹　7歳，女児（身長121 cm，体重24 kg）

発熱，それとほぼ同時期に前胸部に発赤疹が出現してきた．その後，発赤が増えてきたため，近医（小児科）を受診した（学校で風疹が流行っていた）．頸部にはリンパ節腫脹を認め，小児科医は風疹と推定した．薬は解熱薬〔アセトアミノフェン（カロナール® 細粒）〕のみを処方して帰宅させた．4日後，受診時は解熱し，発疹も消失したため，登校を可とした．

point
❶ 学校で**風疹（rubella：三日はしか）**が流行っている．周囲の感染状況を知ることが重要である．
❷ **発疹の出方はほぼ熱と同時（風疹の重要な特徴）**，発疹は顔面からはじまって，全身に広がる．麻疹より薄く，癒合傾向も少ない．また，頸部リンパ節腫脹を認めている．発疹，発熱の経過が3日間である（三日はしかといわれるのはこのため）．

風疹について

風疹の流行，風疹の経過から，小児科医は風疹と確信をした．しかし，最終的に確定診断をするためには（費用がかかるため，必要があれば），上記の麻疹の項の「Advice③ 感染の確定診断（抗体検査）」で記したように，風疹IgM抗体の上昇を確認する．予防が中心となり（生ワクチン接種），効果的な抗ウイルス薬はない．

潜伏期は12～24日（主には16～18日），咳嗽，鼻汁などにより飛沫感染する．合併症には，特発性血小板減少性紫斑病（idiopathic thrombocytopenic purpura：**ITP**，1/3,000人），**脳炎**（1/3,000～6,000人），関節炎，**先天性風疹症候群**（妊娠2カ月以内の感染で起こる．感染妊婦の10～50％で発症）などがあるため，予防接種が推奨される．現在では，麻疹・風疹の2種混合を2回（1歳時，5歳時に）接種している．

処方例

■ 発熱に対して

女児は体重24 kg（アセトアミノフェンは1回10 mg/kgで処方）

▶アセトアミノフェン（カロナール® 細粒 20％）

1回1.2 g（アセトアミノフェンとして240 mg）頓用　6回分

処方の解説と服薬指導

❶ 解熱薬の使い方について，十分な説明をする（Advice②を参照）．

❷ 風疹の経過，合併症，他児への感染など，予備知識を十分にもっておくことが必要である．

知っておくべきこと

❶ 登園・登校は，**発疹が消失すれば可**とする（P.222表参照）．

❷ **解熱薬の使用にあたっての注意**

もし，保護者が熱を下げることのみに注意が向いている時には，解熱が病気の改善を示唆する所見ではなく，感染症が治らない限りは解熱しないことをよく説明する．また，保護者の要求に従って安易に強い解熱薬を処方すると，児が**低体温**になったり，アスピリン（NSAIDsの1つ）などでは，肝機能障害，脳障害，種々の代謝異常（急性のミトコンドリア障害による）をきたす**Reye症候群**を引き起こす危険性もあることも，念頭においておく必要がある．

Advice

① **先天性風疹症候群について**

トキソプラズマ（**T**oxoplasmosis），風疹（**R**ubell），サイトメガロウイルス（**C**ytomegalovirus），単純ヘルペス（**H**erpes simplex）は，妊婦が初期感染を起こすと，胎盤を経由して胎児に感染する．この感染によって，種々の先天奇形が出現する．このため，それぞれの英語の頭文字を取って，**ToRCH症候群**といわれている．具体的にその先天奇形を下記に示す．

風疹：聴力障害，心奇形（心室中隔欠損症，ファロー四徴症），白内障，小頭症など

サイトメガロウイルス：聴力障害，水頭症など

単純ヘルペス：小頭症，小眼球症など

トキソプラズマ：脈絡膜炎，水頭症，脳内石灰沈着など

② **解熱薬の使用にあたって（熱があるとは，生体はどんなことを訴えているだろうか？）**

体温上昇によって免疫担当細胞（リンパ球，マクロファージなど）が活性化し，さらに，これらから産生されたサイトカインがT細胞やB細胞を介して免疫能を高め（抗体産生により），また，好中球を増加させてその走化性を高めて，細菌（ウイルス）に対する貪食能を高める．これによって，細菌（ウイルス）の増殖を抑えている．この機能を言い換えれば，**発熱は1つの生体防御機構の役割を演じているともいえる．したがって，安易に解熱薬を使用することは，この生体防御を妨げることになる**．

小児に第1選択として使用されるのは，**アセトアミノフェン**（カロナール®）と**イブプロフェン**（ブルフェン®）の2薬である．これら薬物の使用にあたっては，**上記の発熱による生体防御機構をよく説明し，38.5℃以上で，しかも，児がぐったりする時，水分がとれない時などに使用するように指導する**．

症例3：突発性発疹　9カ月，男児（体重9 kg）

受診前日より39℃台の発熱が出現した．はじめての発熱だったので，心配になり近医（小児科）を受診した．小児科医は口蓋垂の両側に発赤を認めたため，突発性発疹の可能性が高いことを伝え，解熱薬〔アセトアミノフェン（アンヒバ® 坐剤）〕を処方して帰宅させた．3日後に解熱し，前胸部から腹部にかけて発赤疹が出現してきたため，経過より突発性発疹であることを確認した．

point

● **突発性発疹**（exanthem subitum）は，熱が3～4日続いた後解熱し，その後，発赤疹が体幹に出現してくるのが特徴である．また，その後に発熱することはない．口蓋垂の両側に発赤を認めているが，これを**永山斑**といって，突発性発疹で認められる所見である．

突発性発疹について

医師は経過から突発性発疹と診断した．この疾患もウイルス感染によって起こるが，効果的な抗ウイルス薬はない．また，あまり重篤な合併症（無菌性髄膜炎以外）も出現しないため，予防接種もない．したがって，治療は熱に対する対症療法（水分補給，頭・腋の下を冷やす，解熱薬の使用など）が中心となる．

処方例

男児は体重9 kg（アセトアミノフェンは1回10 mg/kgで処方）

▶アセトアミノフェン（アンヒバ® 坐剤100 mg）　1回3/4個（75 mg）　頓用　4個

処方の解説と服薬指導

❶ 解熱薬の使い方について十分な説明をする（P.224 風疹の項のAdvice②を参照）．

❷ 突発性発疹は生後6～12カ月の乳児に好発するため，児のはじめての熱に保護者がうろたえてしまうことが多々ある．そのため，薬剤師は突発性発疹の経過，対応の仕方などをよく知っておく必要がある．

知っておくべきこと

❶ 解熱薬の使用にあたって，注意事項をよく理解しておく（P.224 風疹の項のAdvice②を参照）．

❷ 突発性発疹は，解熱後に発赤疹が出現する．

Advice

突発性発疹について

原因ウイルスはhuman herpes virus（HHV）6型あるいは7型で，生後6～12カ月の乳児に好発する．原因ウイルスが2種類あるため，2回罹ることもある．潜伏期は約10日で，既感染成人の唾液を介する感染と患児からの水平感染がある．

症例4：水痘　6歳，男児（体重20 kg）

幼稚園の年長児，体幹に小発赤疹が2～3個出現し，次の日にはさらに増えてきた．近医（小児科）受診時は，発赤疹は少し大きくなり，大きくなった一部の発赤疹は水疱をもっている．幼稚園では水痘が流行している．また患児は水痘の予防接種を受けていない．小児科医は水痘と診断し，アシクロビル（ゾビラックス® 顆粒）5日分と塗布薬のフェノール・亜鉛華リニメント（カチリ）を処方し，自宅安静とした．3日後，熱もなく元気なため，近医を受診した．水疱は破れて痂皮化（“かさぶた”になること）してきたが，水疱疹はまだ残っている．小児科医はまだ自宅安静とし，すべての皮疹が痂皮化するまでは自宅で待機するように伝えた．

point

❶ **水痘（varicella：水ぼうそう）**の原因ウイルスは，水痘帯状疱疹ウイルス（varicella zoster）で，特にimmunocompromised host（易感染性の患者）が感染すると重症化する．

❷ 幼稚園での流行がある．また，水痘の予防接種（生ワクチン）を受けていない．

❸ 発赤疹は，頭，顔面，体幹，四肢のどこからでも出現し，発赤は少し大きくなって水疱をもつようになり，さらに，膿痂疹様となって痂皮化する．

　すべての皮疹が痂皮化しないと，他人に感染させる．したがって，本症例は，すべての皮疹が痂皮化しないうちに（皮疹のできる経過が異なるため，皮疹は一斉に痂皮化する訳ではない）再度受診しているため，登園を許可されなかった．表（P.222）をみてもわかるように，**水痘はすべての発疹が痂皮化するまで**となっている．

❹ 小児科医は幼稚園での流行と皮疹（水疱疹）をみて，水痘と診断している．最終的な確定診断は，P.223 麻疹の項のAdvice③で記したように，水痘IgM抗体の上昇を確認して行うが，上昇するのは3～4週後のため，実際には，皮疹の経過で診断している．

水痘について

予防接種（生ワクチン接種）による予防が第一であるが，水痘には効果的な抗ウイルス薬〔アシクロビル（ゾビラックス®）〕がある．

アシクロビルのプロドラッグで，生物学的利用率が高いバラシクロビル塩酸塩（バルトレックス®）が処方される場合もある．体重10 kg未満であれば，1回25 mg/kg　1日3回，10 kg以上であれば1回25 mg/kg　1日3回（最大100 mg/回）の処方となる．40 kg以上の小児は1回1,000 mg，1日3回で処方される．

処方例

男児は6歳，体重 20 kg（アシクロビルは80 mg/kg/日で処方）

▶アシクロビル（ゾビラックス® 顆粒40％）　1回1 g（アシクロビルとして400 mg）　1日4回（朝昼夕食後，就眠前）　5日分

▶フェノール・亜鉛華リニメント（カチリ）　30 g　皮疹に塗布（薬がはがれたら再塗布）

処方の解説と服薬指導

❶ アシクロビルは半減期が短いため（内服で2.5時間），4回に分服．

❷ 公的医療保険では，5日間の投与しか認められていない．

❸ フェノール・亜鉛華リニメントは清潔な綿棒で塗布する．乾燥するとはがれてしまうため，痂皮化するまでは塗布を続ける．
❹ 熱がある時は解熱薬も処方されることがあるが，その服薬指導は風疹の際と同様，発熱の生体防御機構とあわせ使い方を十分に説明する．
❺ 水疱疹が口内にできた場合，口内炎に対して，口腔内軟膏のトリアムシノロンアセトニド（オルテクサー®）などが処方される．この時には，綿棒に軟膏を5 mmくらい付けて舌の上にのせて，口腔内全体に広げるよう指導する．

知っておくべきこと

❶ 水痘は感染力が強いこと，免疫不全児（抗がん剤投与中の児，副腎皮質ステロイド投与中の児などのimmunocompromised host）は感染すると重篤化する．
❷ **すべての発疹が痂皮化するまでは**，登園・登校はできない．

Advice

① 水痘と帯状疱疹との関係について

水痘帯状疱疹ウイルスの初感染像が水痘で，体内で増殖したウイルスが知覚神経節に潜伏感染して，再活性化した像が帯状疱疹である．

② 水痘について

潜伏期は2～3週間（主には14～16日）で，感染は唾液あるいは水疱内容液で，飛沫もしくは接触感染する．水疱が痂皮化するまで感染する．帯状疱疹は濃厚接触感染がなければ，感染力は弱い．全身播種すると，脳炎，肺炎，肝炎などを合併する〔特にimmunocompromised hostが感染すると重症化する〕．予防接種（生ワクチン）は任意接種である．

症例5：流行性耳下腺炎　5歳，男児（体重18 kg）

幼稚園の年中児，幼稚園で流行性耳下腺炎（ムンプス）が流行っている．左の耳下部が腫れ，痛みも伴ってきたため，ムンプス感染が心配になり，近医（小児科）を受診した．発熱，頭痛，嘔吐，腹痛，睾丸炎（睾丸腫脹）はない．小児科医は，鎮痛薬〔アセトアミノフェン（カロナール® 細粒）〕とシップ薬のケトプロフェン（モーラス®）テープを処方して，他児への感染の危険性，合併症（髄膜炎，急性膵炎，睾丸炎など）などの諸注意をして帰宅させた．3日後，元気で合併症が出現しなかったため，外来を受診した．しかし，診察したところ，耳下腺腫脹は消失したが，両顎下腺の腫脹を新たに認めた．この時点では耳下腺腫脹後5日を経過していないため，登園許可を出さなかった．さらに，その3日後の再診時も両顎下腺の腫脹が認められたが，全身状態は良好のため登園を許可した．

なお，児はムンプスの予防接種を受けていない．

point

❶ **流行性耳下腺炎〔ムンプス（mumps）：おたふくかぜ〕**が幼稚園で流行っている．また，ムンプスの予防接種を受けていない．
❷ ムンプスの合併症である頭痛・嘔吐（髄膜炎），腹痛（膵炎），睾丸炎はない．
❸ 耳下腺炎（腫脹）があるだけでは流行性耳下腺炎とはいえない．他のウイルス（パラインフルエンザやエンテロウイルス）による耳下腺炎，（特発性）反復性耳下腺炎などもある．この症例は幼稚園で流行っているということで，ムンプスの疑いにて経過観察となった．また，細菌感

染による耳下腺炎もあるため，血液検査を行い，白血球増多やCRPの上昇があれば細菌感染による耳下腺炎の可能性があり，この場合は抗菌薬の投与も考慮する．

❹ ムンプスはウイルス感染症であるが，抗ウイルス薬はなく，予防接種（生ワクチン）による予防処置が重要となる．

❺ ムンプスウイルスは唾液腺（耳下腺，顎下腺，舌下腺）に感染を起こしやすく，感染すると増殖してその部位に炎症（耳下腺炎，顎下腺炎，舌下腺炎）を起こす．唾液腺の腫脹が出現した後５日を経過し，全身状態が良好であれば，登園・登校は可となる（p.222表）．

❻ 最終の確定診断は，p.223 麻疹の項のAdvice③で記したように，ムンプスIgM抗体の上昇を確認して行うが，上昇するのは３～４週間後のため，現実には，流行の状況，経過などで判断している．腫脹直後の抗体検査で，ムンプスIgGが上昇していれば，ムンプスに関しては既感染であることがわかる（つまり，症状の原因がムンプスではないことがわかる）．

流行性耳下腺炎について

本症例は，幼稚園で流行していること，予防接種歴がないことなどから，ムンプスの可能性があるということで，経過観察となった．ムンプスに対する効果的な治療薬（抗ウイルス薬）はないので，対症療法が主体となる．

処方例

■ 耳下腺腫脹・耳下腺痛に対して

男児は体重 18 kg（アセトアミノフェンは1回10 mg/kgで処方）

▶アセトアミノフェン（カロナール® 細粒20％）
　1回0.9 g（アセトアミノフェンとして180 mg）　頓用　6回分

▶ケトプロフェン（モーラス® テープ20 mg）　1日1回（1枚）患部に貼付

処方の解説と服薬指導

上記の処方はともに，耳下腺腫脹・耳下腺痛に対応する処方薬である．アセトアミノフェンは痛みがある時に使用するが，続けて内服するときは痛みにもよるが，4～5時間（半減期2.8～3.3時間）はあけること．

知っておくべきこと

❶ ムンプスは唾液腺の腫れがあっても5日間の経過をみれば，他児との接触は可となる．

❷ 合併症として，髄膜炎，膵炎，睾丸炎があり，抗体が低下している大人にも感染して発症する可能性がある．

Advice

流行性耳下腺炎（ムンプス）について

潜伏期は12～25日（主には16～18日）で，耳下腺，顎下腺の腫脹は数日～10日間，感染は唾液や咽頭分泌液中のムンプスウイルスの飛沫感染による．合併症として，髄膜炎，膵炎，睾丸炎がある．予防接種（生ワクチン）は任意接種である．

症例6：伝染性紅斑　12歳，女児

受診前日より顔面（頬）が赤くなり（蝶形紅斑様），熱などの症状はなかったが，心配になって母親と近医（小児科）を受診した．四肢を見ると，両側前腕部と下腿にレース様（網目状）の発赤が認められた．小児科医は，伝染性紅斑と診断した．薬は特に処方せず，いくつかの諸注意を伝えて（Advice参照）帰宅させた．また，登校も可とした．

point

伝染性紅斑（erythema infectiosum：リンゴ病）の場合，多くの場合，熱がなく，顔はリンゴのホッペのようになるため，俗称としてリンゴ病ともいわれる．症例のように，他に，両側前腕部，下腿にレース様（網目状）の発赤が認められれば，伝染性紅斑といえる．

伝染性紅斑について

症例は，典型的な伝染性紅斑である．パルボウイルス（DNAウイルス）感染で起こるが，効果的な抗ウイルス薬はない．また，重篤な合併症もあまり生じないため，予防接種もない．紅斑出現前の時期に，全身倦怠感，発熱が出現することがあり，その時は解熱薬などが処方されることがある．

処方例

伝染性紅斑の診断後に，特別に処方される薬はない．

処方の解説と服薬指導

したがって，伝染性紅斑の児が調剤薬局に来ることは少ないが，「知っておくべきこと」の記載事項については，医療従事者の一員として，知っておく必要がある．

知っておくべきこと

❶ 伝染性紅斑はパルボウイルスB19によって起こり，紅斑が出現する時期は回復期で，ウイルスの排泄はないため，登校は可である．

❷ ヒトパルボウイルスは，骨髄細胞，特に赤芽球系細胞に感染して，その増殖・産生を抑えるため（この赤血球のみが減少する疾患を赤芽球癆（ろう）という），2～3カ月後に貧血を起こすことがある．

Advice

伝染性紅斑について

原因ウイルスはヒトパルボウイルスB19で，骨髄の赤芽球系細胞に感染を起こして2～3カ月後に貧血を起こすことがある（合併症）．紅斑発症時は回復期で，ウイルスの排泄はない．潜伏期はウイルスが排泄される前駆症状までの7～11日，発疹出現までは17～18日である．

症例7：手足口病　3歳，女児（体重15 kg）

保育園に通園中である（保育園では，手足口病，ヘルパンギーナが流行っている）．昨日よりよだれが多くなり，あまり水分を摂らなくなったため，近医（小児科）を受診した．熱はなく，口腔内に数個の口内炎，足底部～大腿部・手掌～前腕部に小発赤疹が多数出現してきた．小児科医は手足口病と診断し，口内炎に対する薬を処方して諸注意を述べ（「知っておくべきこと」参照），特に児の全身状態が悪くなければ通園は可とした．

point

❶ 保育園で手足口病が流行っている．

❷ よだれが多いのは口腔内の水疱疹（口内炎）のため，痛くて唾が飲み込めないために起こっている．

❸ 口腔内以外に，足底部～大腿部・手掌～前腕部に小発赤疹が多数出現している．まさに，口，足，手にあることから，手足口病である．この発赤疹は水痘疹より小さく，あまり痂皮化することは少ない（水痘との違い）．

手足口病について

小発赤疹のできている場所，保育園で流行っていることなどを考慮して，小児科医は手足口病と診断をした．効果的な抗ウイルス薬による治療，予防接種はない．対症療法が中心となる．

処方例

■ 口内炎に対して

トリアムシノロンアセトニド（オルテクサー® 口腔内軟膏）　1日3～4回患部に塗布　1本（5 g）

処方の解説と服薬指導

❶ トリアムシノロンアセトニド（オルテクサー®）口腔内軟膏の使い方については，水痘の項（p.227）を参照のこと．

❷ 解熱薬が処方されたら，その使い方についてしっかりと服薬指導をする（p.224 風疹の項のAdvice②を参照）．

知っておくべきこと

❶ 手足口病，ヘルパンギーナ，咽頭結膜熱（プール熱）は夏風邪といわれるが，いずれも他児に感染させる．手足口病，ヘルパンギーナに関して，重篤な合併症は無菌性髄膜炎以外にあまりないので，登園を禁じてはいない（ただし，他児には感染させる）．エンテロウイルス（Advice参照）が原因である場合には，しばらくの間（2週間程度）便にも排泄されるため，おむつを変えた後はよく手洗いをする必要がある（他児への感染させないためにも）．ただし，咽頭結膜熱は感染力がかなり強いため，表（p.222）より，**主要症状が消退した後2日を経過するまで**となっている．

❷ 手足口病，ヘルパンギーナはあまり重篤とはならないといっても，無菌性髄膜炎を起こす可能性もあるし，口内炎のために，乳幼児は水分摂取できなくなる場合があることにも注意する．

Advice

① **手足口病**（hand-foot-mouth disease）

原因ウイルスはコクサッキーA16，エンテロウイルス71であるが，エンテロウイルス71は**無菌性髄膜炎**を起こすことがある．潜伏期は約5日間で，治癒してもしばらくはウイルスの排出がある（便に2週間程度）．

② **ヘルパンギーナ**（herpangina）

原因ウイルスはコクサッキーA群，B群，エコーウイルスで，口峡部付近に水疱性丘疹〜小潰瘍を形成する．経過は高熱が1〜5日以内，口内疹も4〜5日で消退する．60%が顕性感染である．潜伏期は約5日間で，感染は発病2日前より発病1週間の間に，唾液（よだれ），糞便に接触した人の手から口への糞口感染であるが，飛沫感染もある．不顕性感染状態の人からも感染する．合併症として**無菌性髄膜炎**を起こすことがある．効果的な抗ウイルス薬による治療，予防接種はない．対症療法が中心となる．

③ **咽頭結膜熱**（pharyngoconjunctival fever：プール熱）

原因ウイルスはアデノウイルス3型で，発熱（39〜40℃），咽頭炎，結膜炎を起こし，感染力が強い（手洗いを徹底する）．このため，**主要症状が消退した後2日を経過するまで**は他人と接触できない．潜伏期は5〜7日で，感染経路は，飛沫感染，接触感染によるが，プールでは直接接触や水を介して結膜から直接，あるいは経口的にも感染する．現在，迅速診断キットがあり，これにより診断をつけることもできる．効果的な抗ウイルス薬による治療，予防接種はない．対症療法が中心となる．

<鈴木　孝>

3. A群溶連菌感染症

症例　13歳，女児（身長155 cm，体重48 kg）

受診2日前より発熱が出現し，体幹に発赤疹（掻痒感なし）が出現してきたため，近医（小児科）を受診した．咽頭発赤（特に軟口蓋部が赤い）があり，体幹と下肢の所々に発赤疹が認められた．学校で溶血性連鎖球菌（溶連菌）感染症が流行っていたという．医師は溶連菌の診断キット（咽頭スワブによる）を用いて検索をしたところ，陽性であった．このため，注意事項を伝えて（本文参照），アモキシシリン水和物とアセトアミノフェンを処方した．

point

❶ すでに，学校で溶連菌感染症が流行っている．溶連菌の診断キットで陽性だったことから，溶連菌感染症と診断された．

❷ 症状から，溶連菌感染は推測できないだろうか？

① 発熱，体幹に発赤疹（掻痒感なし）がある．

② 咽頭発赤（特に軟口蓋部が赤い）がある．

① は，溶連菌が増殖して発熱し，その産生する毒素（トキシン）によって発赤疹が出現している可能性がある．また，② は溶連菌感染では咽頭がそれほど赤くなく，軟口蓋部が赤くなることがあるので，流行がなくても，溶連菌感染症が疑わしい．

溶連菌感染症に対する治療について

本症例では診断キットで溶連菌感染症と診断がついた．高熱が続き，咽頭炎のために水分・食物摂取ができず，検査で白血球増多，CRPの高度上昇などがある場合は，点滴（＋点滴静注による抗菌薬の投与）が必要であるので，入院治療を考慮する．

全身状態が悪くなければ，以下の処方（抗菌薬，解熱薬）で自宅療養とする．**抗菌薬は，溶連菌感染後の糸球体腎炎を合併しないように，菌を完全に死滅させるため（菌が陰性になるまで），感受性のあるペニシリン系，セフェム系抗菌薬を10日～2週間服用する**．服用後，再度の咽頭培養を行い，菌が検出されなければ抗菌薬は中止し，尿検査を行って，急性糸球体腎炎発症のないことを確認する．急性糸球体腎炎はすぐ発症する訳ではないので，1カ月後に再度尿検査を行う．

処方例

▶アモキシシリン水和物（サワシリン® カプセル250 mg）
　1回1カプセル　1日3回（朝昼夕食後）　10日分

▶アセトアミノフェン（カロナール® 錠200 mg）　1回2錠　頓用　6回分

処方の解説と服薬指導

❶ 抗菌薬は溶連菌感染後の糸球体腎炎の合併を避けるため，10日～2週間きちんと内服することを伝える．

❷ 抗菌薬内服により，以前に下痢を起こしたことがないか聞いておく（対応については，「第11章1. ウイルス性腸炎・細菌性腸炎」の“知っておくべきこと❹”を参照）．

❸ 解熱薬の使用に関する服薬指導は，第11章2の風疹の項（p.223～224）を参照のこと．

知っておくべきこと

❶ 溶連菌と診断されたら，なぜ，10日～2週間，抗菌薬を内服しないといけないかを説明できるようにしておく．

❷ 有効な抗菌薬を24時間以上内服すれば（＋熱がないこと），登校は可とする．

Advice

① **溶連菌感染後の急性糸球体腎炎について**

小児に好発し，上気道感染（咽頭炎，扁桃炎）後，10日くらいの潜伏期を経て血尿，蛋白尿，乏尿，浮腫，高血圧などが急性に発症する．**A群β溶連菌**に対する抗体が免疫複合体を形成して，これが糸球体の基底膜やメサンギウム細胞に沈着して，腎炎を発症する（**Ⅲ型アレルギー反応**による）．

現在，溶連菌感染の診断は，咽頭スワブによるキット（A群β溶連菌を検出）による判定が可能で，15～20分くらいで結果が出る．溶連菌感染症では，血清**ASO**（anti-streptolysin O），**ASK**（anti-streptokinase）上昇，血清補体価の低下が起こる．

急性糸球体腎炎が発症していないかどうかは，尿検査を行っていくが，尿検査は3～6カ月間経過観察する必要があるといわれている．上記の糸球体腎炎症状が出現したら，ベッド上安静として，乏尿に対しては利尿薬の投与，高血圧に対しては降圧薬を用いる．

② **A群溶連菌について**

A群α，γ溶連菌は咽頭の常在菌で，**A群β溶連菌**が感染症を起こす．

<溶血性連鎖球菌（*Streptococcus pyogenes*）の種類>

A群： α：部分溶血（溶血＝羊の赤血球を溶血）
β：完全溶血
γ：非溶血

B群：GBS（Group B *Streptococcus*），新生児の2大敗血症原因菌（もう1つは大腸菌）

③ **猩紅熱（しょうこうねつ）（scarlet fever）について**

学童に好発し，発熱，咽頭炎，イチゴ（苺）舌，首・上胸部・体幹・四肢などに小丘疹が出現し，全身に広がる．また，口の周囲には発疹を認めない口囲蒼白が出現する．A群溶連菌によって起こり，かつては法定伝染病に含まれていたが，抗菌薬の普及によって，患者の隔離の法的規制があまり意味がなくなった．

④ **リウマチ熱（rheumatic fever）と血管性紫斑病（vascular purpura）**

いずれも溶連菌感染後に発症するが，リウマチ熱は数週間後に心炎，多関節炎，輪状紅斑，皮下結節，小舞踏病などが出現する．特に心炎による心内膜炎の発症で後遺症として弁膜症が出現することがあるが，これも抗菌薬の十分な内服によって出現はほとんどなくなった．また，血管性紫斑病はアレルギー性紫斑病，Schönlein-Henoch紫斑病ともいわれ，上気道感染後1～3週間後に血管炎として，紫斑や点状出血，関節痛，腎炎などが出現する．消化管の血管炎がひどい時には，血便となることもある．したがって，このような重篤な症状の出現を避けるためにも，10日前後の抗菌薬の内服は重要である．

<鈴木　孝>

4. 淋病・梅毒

症例　40歳，男性

排尿時に痛みを感じ，その後，膿性分泌物が出現してきたため，総合病院泌尿器科を受診した．この膿性分泌物のグラム染色を行ったところ，グラム陰性双球菌が認められた〔後の分離培養で淋菌（*Neisseria gonorrheae*）が検出された〕．また，尿検査では，白血球（好中球）が多数認められた．

受診5日前に，異性間交渉があったという．

point

❶ 受診5日前（潜伏期は2～7日）に異性間交渉があり（女性の咽頭に存在する淋菌がオーラルセックスを介して男性の尿道に感染をする），排尿痛があることから，性感染症による尿路感染（尿道炎）が疑われる．

❷ 膿性分泌物からグラム陰性双球菌が検出されていることから（最終的には分離培養で淋菌が検出されているが），淋菌感染によることが想定される．

❸ 尿検査では好中球が多数認められていることから，細菌感染によるものであることが想定される（ウイルス感染ならリンパ球増多の場合が多い）．

淋菌感染に対する治療

淋菌感染による尿道炎を起こしている可能性が高い．このままにしておくと，前立腺炎，腎盂腎炎などに進行してしまう．そこで，抗菌薬の処方が以下のようにされた．また，抗菌薬の投与は，淋菌，尿検査で白血球（好中球）が認められなくなるまで続ける．テトラサイクリン系，ニューキノロン系に耐性獲得率が高いため，第3世代セフェム系を用いる．特に注射用第3世代セフェム系〔セフトリアキソンナトリウム水和物（CTRX，第1選択薬），セフォジジムナトリウム（CDZM），スペクチノマイシン（SPCM）〕が用いられる．

＊経口であれば，第3世代セフェム系で広い抗菌スペクトルをもっていて，βラクタマーゼに安定なセフィキシム（セフスパン®）が推奨される

＊マクロライド系のアジスロマイシンは，淋菌感染症に対して治療不成功例がみられるので推奨されない．

処方例

■ 外来で点滴静注治療を行う場合

セフトリアキソンナトリウム水和物（ロセフィン®）　1回1 g　1日1回（夕方点滴静注投与）

■ 経口投与を行う場合

セフィキシム水和物（セフスパン® カプセル100 mg）

1回1カプセル　1日2回（朝夕食後）　4日分

処方の解説と服薬指導

❶ 外来通院で淋菌による尿道炎に対して抗菌薬を点滴静注で行う場合，セフトリアキソンナトリウム水和物（ロセフィン®）1ｇを1日1回点滴静注で行う．症状が良くなり，排菌がなくなるまで，しばらくは通院が必要である．

❷ 淋菌による尿道炎をくり返す場合には，本人ばかりでなく，セックスパートナー（妻など）の治療も必要である．

知っておくべきこと

❶ **性感染症（sexually transmitted disease：STD）**に関する知識をもっておく必要がある（Advice参照）．

❷ 同じ性感染症をくり返す場合は，セックスパートナーの治療も必要となる．

❸ 女性においては妊娠・出産に影響が及ぶため，徹底した治療が必要になってくる．例えば，淋菌感染は子宮頸管炎，子宮内膜炎，卵管炎を起こし，特に卵管炎は卵管の癒着を起こして不妊症の原因となる．また，梅毒感染は先天奇形が問題になる．一方，妊婦に性器ヘルペスがある場合は児に産道感染が起こり，新生児ヘルペス感染症を引き起こす．妊婦の性器ヘルペスが分娩2週間前までに治療が完了しない場合は，経膣分娩はあきらめて帝王切開による娩出を考える必要が出てくる．

Advice

① 腎・尿路感染症について

腎臓から尿道に至る腎・尿路の感染をいい，多くの場合，尿が逆流することによって起こる．この逆流の原因としては，腎・尿管・（膀胱）結石，前立腺肥大症，膀胱尿管逆流現象（vesicoureteral reflux：VUR），腫瘍，尿道狭窄などがある．

尿路感染症を起こすとき，基礎疾患がないものを**単純性**といい，基礎疾患のあるものを**複雑性**という．

1）**急性単純性尿路感染症**：大部分が**大腸菌感染**による．

2）**急性複雑性尿路感染症**：尿路結石，尿路・生殖器腫瘍，前立腺肥大症など，尿路感染を起こしやすい基礎疾患がある．

いずれにしても，起炎菌としては**大腸菌が8割を占める**．その他，緑膿菌，肺炎桿菌，変形菌，黄色ブドウ球菌などがある．中間尿（新鮮尿）を用いて尿培養検査を行う（小児の場合はカテーテルを導尿して尿を採取する）．起炎菌とは，その菌が**1×10^5個/mL以上**検出された場合にいう．

また，炎症の起こる部位によって症状が異なる．

1）**急性腎盂腎炎（acute pyelonephritis）：発熱，背部痛（腰痛）**

2）**膀胱炎（cystitis）：頻尿，血尿**

3）**尿道炎（urethritis）：排尿痛**

<治療>

1）菌が検出されるまでは，広域性のペニシリン系，セフェム系を用いる．起炎菌が確定したら，感受性のある抗菌薬に変更する（緑膿菌の場合はアミノグリコシド系を用いる）．

2）VURがある時は，予防的に少量の抗菌薬の持続経口投与を行う．尿路感染をくり返す時には，逆流防止の手術を行う．

② 性感染症について

STDへの危機感のなさがコンドームの無使用・無防備の性交を一般化し，これがまた，HIV（human immunodeficiency virus）などの感染の広がりを助長している．

1）梅毒（syphilis）：*Treponema pallidum*（TP：梅毒トレポネーマ）が皮膚や粘膜（特に小さな傷口）から進

入して，血行性に広がり，以下のさまざまな症状が出現する．
・第１期梅毒（3～6週目）：性器や足の付け根にしこり（初期硬結）が出現．
・第２期梅毒（3カ月以降）：全身に赤い斑点（丘疹性梅毒疹，梅毒性バラ疹，扁平コンジローマなど）が出現．
・第３期梅毒（3年以降）：結節性梅毒疹，皮下組織にゴム腫が出現．
・第４期梅毒：動脈瘤，進行性麻痺（神経梅毒）などの症状が出現．
・母体内で胎児が感染すると（感染は妊娠の全経過を通じて起こる），梅毒に特徴的な症状（鼻炎，貧血，体重減少）や奇形〔鞍鼻，**Hutchinson 3徴候**（内耳性難聴，角膜炎，永久歯のM型欠損）〕が出現する（先天梅毒）．妊娠可能な女性の治療もきわめて重要である．児が感染しているかどうかは，梅毒IgM- fluorescent treponemal antibody absorption test（FTA-ABS）検査を行う．

また，通常，感染しているかどうかの検査は，梅毒血清反応のRPR（rapid plasma reagin）とTPHA（treponema pallidum hemagglutination assay法）を組み合わせて行う．なお，RPRはカルジオリピン（感染細から放出される脂質）を抗原とする抗体検査で，TPHAはTP抗原を用いる検査である．

RPR（－），TPHA（－）：非梅毒（治療の必要なし），稀に梅毒感染初期
RPR（＋），TPHA（－）：生物学的擬陽性（治療の必要なし），稀に梅毒感染初期
RPR（＋），TPHA（＋）：梅毒（治療が必要），または梅毒の治療後の抗体保有者（治療の必要なし）
RPR（－），TPHA（＋）：梅毒治療後の抗体保有者（治療の必要なし）

・生物学的擬陽性は，妊婦やSLE（全身性エリテマトーデス）などの自己免疫疾患の患者で認められる．

＜治療＞　ペニシリン系抗菌薬が効果を発揮する．

ベンジルペニシリンベンザチン水和物（バイシリン®G）1回40万単位　1日3回（朝昼夕食後）
小児：～1歳（20万単位/日），～3歳（30万単位/日），～12歳（80万単位/日）で，4～6回分服

第1期梅毒では2～4週間，第2期梅毒では4～8週間，第3期梅毒以降では8～12週間内服をする．治療効果はSTS法で8倍以下になることを確認する．

2) **性器ヘルペス（genital herpes）**：**単純ヘルペスウイルス**（herpes simplex virus：HSV）1型または2型が性器に感染を起こして，水疱または潰瘍性病変を形成する．免疫能が低下していると，脊髄や中枢神経，全身感染を引き起こす．性的接触後2～10日間の潜伏期を経て発症してくる．また，HSVの1型は口唇に，2型は性器に再発をくり返す（2型が主として性行為で感染をする）．女性の方が重症化して，発熱，リンパ節腫脹，排尿痛，帯下などを訴える．初感染の場合，7～10日以降にIgM抗体が上昇する．

＜治療＞　① または ② が処方される．

① アシクロビル（ゾビラックス® 200 mg）　1回1錠　1日4回（朝昼夕食後，就眠前）　5日分
　＊ アシクロビルは半減期が短い（内服2.5時間）ため，1日4回で処方し，初発性器ヘルペスは10日間まで処方が可能である．
② バラシクロビル塩酸塩（バルトレックス® 500 mg）　1回1錠　1日2回（朝夕食後）　5日分
　＊ アシクロビルのプロドラッグで，生物学的半減期が長いので1日2回投与でよい．初発性器ヘルペスなら10日まで投与が可能である．

3) **尖圭コンジローマ**：**ヒト乳頭腫ウイルス**（human papilloma virus：HPV）が性器感染して，その感染細胞が増殖し（尖圭コンジローマは主としてHPVの6型，11型），視診で乳頭状腫瘍として観察できるまでに3週～8カ月を要する．初感染の無症候の時期よりウイルスは産生されて，感染源になりうる．男性では，陰茎の亀頭部，陰嚢部に，女性では，大小陰唇，膣前庭，子宮口，肛門周囲部に腫瘍が認められる．また，HPVの16型，18型は子宮頸がんの高リスクウイルスである〔これらのウイルスに対するワクチンが開発されて使用されている：サーバリックス®（ヒトパピローマウイルス16，18型），ガーダシル®（ヒトパピローマウイルス6，11，16，18型）〕．

4) **クラミジア感染**（「第11章7. クラミジア感染症」参照）：淋菌感染に合併していることがある．

＜鈴木　孝＞

5. HIV感染症・AIDS

症例　40歳，男性

現在まで独身で婚姻歴はない．不特定の女性（国籍はまちまち）と性関係をもつことが多く，特に症状はないが，HIV検査を目的に近医を受診した．検査の結果，以下であった．

WBC 4,300/μL（そのうちリンパ球35％），Hb 13.5 g/dL，Plt 25.2×10^4/μL，CRP 0.5 mg/dL，細胞表面マーカー（cluster of differentiation：CD）による白血球分画：CD4細胞41％（基準値：25.0～54.0％），CD8細胞32％（基準値：23.0～56.0％）（CD4/CD8比1.28，基準値：0.40～2.3），HIV-1およびHIV-2抗体ともに陰性であった．

その後（5年後），1年前から体重が減り，口唇・口腔内の単純ヘルペス感染症が1カ月以上持続するため，近医より大学病院感染症科へ紹介となった．外来で行った検査では，WBC 3,300/μL（そのうちリンパ球40％），CD4細胞18％，CD8細胞55％（CD4/CD8比0.32），CRP 1.5 mg/dL，HIV-1抗体陽性，HIV-2抗体陰性，HIV-1抗原（p24）陽性，HIV-1-RNA定量 1.2×10^5コピー/mL　であった．

HIV：human immunodeficiency virus，ヒト免疫不全ウイルス
AIDS：acquired immunodeficiency syndrome，後天性免疫不全症候群

point

❶ 初診時，HIV感染のスクリーニング検査であるHIV-1・HIV-2の抗体は，いずれも陰性である．しかし，HIVに感染しても抗体が産生されるまでの期間（6～8週間）があり，これを**ウインドウ期（ウインドウピリオド）**といって，この間に抗体検査をしても陽性とならない．この患者のようにHIV感染の危険性が高い患者は，このことを考慮して，2カ月後くらいに再度，抗体検査をしておいた方がよい．また，他の検査値を見ても，この時期のCD4細胞の割合（41％），CD4/CD8比（1.28）は低下していない．

❷ この患者は初診時にすでにHIVに感染していたか，その後感染したかは不明であるが，5年後の再受診時に1年前からの体重減少と1カ月以上持続する口唇・口腔内の単純ヘルペスよりAIDSの発症が疑われている．スクリーニング検査でHIV-2抗体（HIV-2は西アフリカ地域に限局して発生）は陰性であるが，HIV-1抗体が陽性となり，HIV感染が確認された．現在では，スクリーニング検査の中でHIV-1抗原（p24）も同時に検査できるようになり，ウインドウ期が最短で15～17日間となり，初診時の抗体検査による長いウインドウ期を待つことがなくなった．さらに確認検査として，HIV抗体をWestern blot法で確認し，HIV-1 RNAを核酸増幅検査法（RT-PCR）で定量することが推奨されている．本症例は後者を行い，1.2×10^5コピー/mLとかなりの量のウイルスが検出されている（RT-PCRによる検査では，HIV感染後10～12日頃より検出される）．
また，CD4細胞数が $3,300 \times 0.4(40\%) \times 0.18(18\%) = 237$/μLと，基準値となる350/μL以下に低下している（CD4/CD8比も0.32に低下）．免疫能がかなり低下していることも想起させる検査所見である．

❸ HIVの感染はHIV RNA量が多くなる程，感染が高くなる．RNA量が1,500コピー/mL未満の場合には，感染が成立しない．**また，HIVの母児感染成立にはHIVのウイルス量が重要である**（表1）．

HIVに伴う感染症とその治療について

① 本症例は，Pointに記述した通りHIV感染が確認され，CD4細胞数の低下が認められるが，これが認められなくても表2に示す23種類のAIDS指標疾患（日和見感染，悪性腫瘍）が発症した時点でAIDS発症と定義される．

② 現在では，CD4細胞数のいかにかかわらず，HIV感染者に対して早期に抗HIV薬治療を開始することが推奨されている（AIDS発症やHIV感染に関連した罹患率・死亡率を減少させて，他者への伝播も防止できる）．

表1　母親のHIVウイルス量と児への感染率

母親のHIVウイルス量	感染率
1,000コピー/mL未満	0％
1,000～10,000コピー/mL	16.6％
10,001～50,000コピー/mL	21.3％
50,001～100,000コピー/mL	30.9％
100,000コピー/mL以上	40.6％

表2　AIDS指標疾患

分類	疾患
A. 真菌症	1. カンジタ症（食道，気管，気管支，肺） 2. クリプトコッカス症（肺以外） 3. コクシジオイデス症※1 4. ヒストプラズマ症※1 5. ニューモシスチス肺炎
B. 原虫感染症	6. トキソプラズマ脳症（生後1カ月以後） 7. クリプトスポリジウム症（1カ月以上続く下痢を伴ったもの） 8. イソスポラ症（1カ月以上続く下痢を伴ったもの）
C. 細菌感染症	9. 化膿性細菌感染症※2 10. サルモネラ菌血症（再発をくり返すもので，チフス菌によるものを除く） 11. 活動性結核（肺結核または肺外結核）※1, 3 12. 非結核性抗酸菌症※1
D. ウイルス感染症	13. サイトメガロウイルス感染症（生後1カ月以後で，肝，脾，リンパ節以外） 14. 単純ヘルペスウイルス感染症※4 15. 進行性多巣性白質脳症
E. 腫瘍	16. カポジ肉腫 17. 原発性脳リンパ腫 18. 非ホジキンリンパ腫（a. 大細胞型・免疫芽球型，b. Burkitt型） 19. 浸潤性子宮頸がん※3
F. その他	20. 反復性肺炎 21. リンパ性間質性肺炎/肺リンパ過形成：LIP/PLH complex（13歳未満） 22. HIV脳症（痴呆または亜急性脳炎） 23. HIV消耗性症候群（全身衰弱またはスリム病）

※1　a：全身に播種したもの，b：肺，頸部，肺門リンパ節以外の部位に起こったもの
※2　13歳未満で，ヘモフィルス，連鎖球菌等の化膿性細菌により以下のいずれかが2年以内に，2つ以上多発あるいはくり返して起こったもの
　a：敗血症，b：肺炎，c：髄膜炎，d：骨関節炎，e：中耳・皮膚粘膜以外の部位や深在臓器の膿瘍
※3　C11活動性結核のうち肺結核，およびE19浸潤性子宮頸がんについては，HIVによる免疫不全を示唆する症状または所見がみられる場合に限る
※4　a：1カ月以上持続する粘膜，皮膚の潰瘍を呈するもの
　b：生後1カ月以後で気管支炎，肺炎，食道炎を併発するもの
（文献1より引用）

治療の原則は，表3に示すように**バクボーンドラッグ**〔核酸系逆転写酵素阻害薬（NRTI）〕2剤と**キードラッグ**〔インテグラーゼ阻害薬（INSTI），プロテアーゼ阻害薬（PI），非核酸系逆転写酵素阻害薬（NNRTI）のなかから1剤〕を選択する．以下にEVG（INSTI）/cobi（CYP3A阻害薬）/TDF（NRTI）/FTC（NRTI）合剤の処方例を示す（選択薬についてはAdvice④ 表5を参照）．

処方例

エルビテグラビル/コビシスタット/エムトリシタビン/テノホビル アラフェナミドフマル酸塩配合錠（ゲンボイヤ®） 1回1錠 1日1回（食後）

処方の解説と服薬指導

❶ ゲンボイヤ®（2NRTI＋INSTIの合剤）1回1錠 1日1回（食後）

ゲンボイヤ®は，EVG（INSTI）：エルビテグラビル150 mg + cobi（CYP3A阻害薬）：コビシスタット150 mg + TAF（NRTI）：テノホビルアラフェナミドフマル酸塩11.2 mg + FTC（NRTI）：エムトリシタビン200 mg含有の合剤である．cobiがCYP3A阻害薬として含まれているため，この酵素で代謝されるカルバマゼピン，トリアゾラム，リファンピシンは併用禁忌である．TAFはTDFの腎機能や骨代謝に対する影響を軽減した新規プロドラッグである．表3の“EVG/cobi/TAF/FTC（BI）”の組合せを示している．

❷ その他の組合せ合剤の選択

▶コムプレラ®（2NRTI＋NNRTIの合剤） 1回1錠 1日1回（食事中または食直後）

コムプレラ®は，

①NNRTI：リルピビリン塩酸塩（RPV）25 mg，②NRTI：テノホビルジソプロキシフマル酸塩（TDF）300 mg，③NRTI：エムトリシタビン（FTC）200 mgの合剤である．

表3 初回治療として選択すべき抗HIV薬の組み合わせ

推奨される組み合わせ
DTG/ABC/3TC＊1,2（AI）
DTG＋TAF/FTC＊3（AII）
RAL＊4＋TAF/FTC＊3（AII）
EVG/cobi/TAF/FTC＊1,3（BI）
BIC/TAF/FTC＊1,3（BI）
RPV/TAF/FTC＊1,3,5（BII）
(DRV+rtv or DRV/cobi)＋TAF/FTC＊3（BII）

代替の組み合わせ
DTG＋TDF/FTC＊6（AI）
RAL＊4＋TDF/FTC＊6（AI）
EVG/cobi/TDF/FTC＊1,6（BI）
RPV/TDF/FTC＊1（BI）
(DRV+rtv or DRV/cobi)＋TDF/FTC＊6（BI）

注(1)：RPVは血中HIV-RNA量が10万コピー/mL未満の患者にのみ推奨．
注(2)：RAL 400 mg錠以外はすべてQD（1日1回内服）．RAL 600 mg錠は，1,200 mgを1日1回内服．
注(3)：以下の薬剤は妊婦にも比較的安全に使用できる（DHHS perinatal guidelines 2018）：
TDF/FTC，ABC/3TC，DRV+rtv，RAL．
薬剤の略称は表5を参照，+rtv：少量のrtvを併用．
＊1 DTG/ABC/3TC，EVG/c/TAF(TDF)/FTC，BIC/TAF/FTC，RPV/TAF(TDF)/FTCは，1日1回1錠の合剤である．
＊2 HLA-B*5701を有する患者（日本人では稀）ではABCの過敏症に注意を要する．ABC投与により心筋梗塞の発症リスクが高まるという報告がある．
＊3 TAF含有製剤の投与開始時にはクレアチニンクリアランスが30 mL/分以上であることを確認すること．
＊4 RALはRAL 600 mg錠の2錠（1,200 mg）を1日1回内服か，RAL 400 mg1錠を1日2回内服が可能である．
＊5 RPVはプロトンポンプ阻害剤内服者には使用しない．
＊6 TDF含有製剤の投与開始時にはクレアチニンクリアランスが70 mL/分以上であることを確認すること．
（文献1より引用）

表4　各抗HIV薬の有害作用

	有害作用
ゲンボイヤ®	悪心，下痢，頭痛，腎障害，乳酸アシドーシス，膵炎
コムプレア®	悪心，下痢，頭痛，腎障害，乳酸アシドーシス，膵炎
デシコビ®	悪心，下痢，頭痛，腎障害，乳酸アシドーシス，膵炎
プレジコビックス®	悪心，下痢，頭痛，中毒性表皮壊死融解症，肝障害，膵炎，高TG血症

▶ 2NRTI合剤とPIの併用

デシコビ®LT　1回1錠　1日1回

プレジコビックス®　1回1錠　1日1回食後

上記処方のうち，デシコビ®LTはエムトリシタビン（TFC）200 mg＋テノホビルアラフェナミド（TAF）10 mgの合剤（ともにNRTI）で，プレジコビックス®はPIのダルナビルエタノール付加物（DRV）867.28 mgとCYP3A阻害薬のコビシスタット150 mgの合剤である．

＊長期作用型注射剤レジメン：有効な抗HIV薬内服治療を先行させた後に，長期作用型注射剤であるカボテグラビル（INSTI）とリルピビリン（NNRTI）の2剤を1カ月に1回筋注することにより，経口薬継続と同等のウイルス抑制効果が得られることが証明されている（2019年6月現在，第Ⅲ相試験中）．

❹ いずれの組合わせの合剤も，1日1回の内服で飲み忘れがないように工夫されている．

❺ 確実な治療効果を得るためには，飲み忘れのない内服が重要であり，内服を徹底させる（実物を見せて服薬指導することが重要である）．

❻ 患者には予測される有害事象に関する情報（表4）を与え，体調の変化はすぐに（電話連絡などで）知らせるように伝えておく．

知っておくべきこと

❶ HIV感染者は，CD4細胞数にかかわらず，表2に示す23種類のAIDS指標疾患のいずれかを発症した時点でAIDS発症と定義される．

❷ 2016年の抗HIV治療ガイドラインから，CD4細胞数にかかわらず，すべてのHIV感染者に抗HIV治療を開始することが推奨されている．

❸ HIV感染患者の寿命は延びたとはいえ，患者は常に，病気，薬に関する不安をもっている．薬剤師ができることは，薬を通じた心のケアである．また，副作用に関する情報を伝えるばかりでなく，医師ともども，この副作用を早期にキャッチできるようにしておくことが必要である．

Advice

① HIV感染者数

世界的には約3,670万人のHIV患者が存命していて，年間約100万人がAIDS関連死をしている（2016年）．国内の2016年末までの累積感染者数は27，400人で，新規HIV患者は1,500人前後で推移している．

② HIVの感染経過

1）**急性期**：HIVに感染すると，まずウイルス血症を起こし，発熱，咽頭発赤，関節痛，リンパ節腫脹などの伝染性単核球症に似た急性症状が50%の患者に生じる．この症状は数週間で消失する．

表5　抗HIV薬の分類

一般名	略　号	商品名（®は省略）
核酸系逆転写酵素阻害薬（NRTI）		
ジドブジン	AZT	レトロビルカプセル
ラミブジン	3TC	エピビル錠
アバカビル硫酸塩	ABC	ザイアジェン錠
テノホビルジソプロキシルフマル酸塩	TDF	ビリアード錠
エムトリシタビン	FTC	エムトリバカプセル
非核酸系逆転写酵素阻害薬（NNRTI）		
ネビラピン	NVP	ビラミューン錠
エファビレンツ	EFV	ストックリン錠
エトラビリン	ETR	インテレンス錠
リルピビリン塩酸塩	RPV	エジュラント錠
プロテアーゼ阻害薬（PI）		
ネルフィナビルメシル酸塩	NFV	ビラセプト錠
リトナビル	rtv	ノービア錠/内用液
ロピナビル（少量リトナビル含有）	LPV/r	カレトラ錠/内用液
アタザナビル硫酸塩	ATV	レイアタッツカプセル
ホスアンプレナビルカリウム水和物	FPV	レクシヴァ錠
ダルナビル	DRV	プリジスタナイーブ錠（800 mg）
		プリジスタ錠（600 mg）
インテグラーゼ阻害薬（INSTI）		
ラルテグラビルカリウム	RAL	アイセントレス錠（400 mg, 600 mg）
ドルテグラビルナトリウム	DTG	テビケイ錠
侵入阻害薬（CCR5阻害薬）		
マラビロク	MVC	シーエルセントリ錠
合剤		
2NRTI＋NNRTI		
リルピビリン，エムトリシタビン，テノホビルジソプロキシルフマル酸塩	RPV/TDF/FTC	コムプレラ配合錠
リルピビリン，エムトリシタビン，テノホビルアラフェナミド	RPV/TAF/FTC	オデフシイ配合錠
2NRTI＋INSTI		
エルビテグラビル，エムトリシタビン，テノホビルアラフェナミド，コビシスタット	EVG/cobi/TAF/FTC	ゲンボイヤ配合錠
エルビテグラビル，エムトリシタビン，テノホビルジソプロキシルフマル酸塩，コビシスタット	EVG/cobi/TDF/FTC	スタリビルド配合錠
ドルテグラビル，アバカビル，ラミブジン	DTG/ABC/3TC	トリーメク配合錠
ビクテグラビル，エムトリシタビン，テノホビルアラフェナミド	BIC/TAF/FTC	ビクタルビ配合錠
NRTI＋INSTI		
ドルテグラビル，リルピビリン　注：抗HIV薬既治療患者に使用	DTG/RPV	ジャルカ配合錠
2NRTI		
エムトリシタビン，テノホビルジソプロキシルフマル酸塩	TDF/FTC	ツルバダ配合錠
エムトリシタビン，テノホビルアラフェナミド	TAF/FTC	デシコビ配合錠LT・HT
ジドブジン，ラミブジン	AZT/3TC	コンビビル配合錠
アバカビル硫酸塩，ラミブジン	ABC/3TC	エプジコム錠
その他		
ダルナビル，コビシスタット	DRV/cobi	プレジコビックス配合錠

2）**無症候期**：急性期以後ウイルスの増殖は患者の免疫機構によって抑えられて，一定のウイルス量で安定した無症候期となる．しかし，無症候期でもウイルスはさかんに増殖をしており，10^9～10^{10}コピー/日増殖しているといわれている．もちろん，この時期の患者は感染源となりうる．個人差はあるがこの時期は５～７年前後といわれている．

3）**AIDS関連症候群（AIDS related complex）の発症**：リンパ節腫脹，持続する発熱，下痢，全身倦怠，体重減少などのpre-AIDS状態が生ずる．CD4細胞が減少してくる．

4）**AIDSの発症**：重症の日和見感染（表2）を起こし，悪性腫瘍（カポジ肉腫，悪性リンパ腫）の発生をみるHIV感染の終末像である．

③ AIDS発症時の日和見感染と悪性腫瘍の発生

1）**日和見感染**：免疫能が低下したときに，通常では病原性を発揮しない真菌，原虫，細菌，ウイルスなどの微生物が宿主に感染して発症する場合をいう．以下のような感染症が発症してする．

i）真菌感染症（カンジダ，クリプトコッカス，ニューモシスチスなど）

ii）原虫感染症（トキソプラズマ，クリプトスポリジウムなど）

iii）細菌感染症　・活動性細菌感染症，サルモネラ感染症など
　　　　　　　　・活動性結核，非定型抗酸菌感染症

iv）ウイルス感染症（サイトメガロウイルス，単純ヘルペスなど）

v）その他（反復性肺炎，HIV脳症など）

2）**悪性腫瘍**（カポジ肉腫，悪性リンパ腫など）：非上皮性の悪性腫瘍（肉腫）や悪性リンパ腫などの増殖性の腫瘍が発生する．

④ 抗HIV薬について

抗HIV薬は下記の５つに大きく分類される．各薬剤については，表5（p.241）にまとめる．

1）**逆転写酵素阻害薬**

i）**核酸系逆転写酵素阻害薬**（nucleoside/nucleotide reverse transcriptase inhibitor：NRTI）：逆転写酵素が転写するときに化合物中の塩基を誤って取り込み，逆転写酵素の転写機能が阻害される．

ii）**非核酸系逆転写酵素阻害薬**（non-nucleoside reverse transcriptase inhibitor：NNRTI）：HIVに特異的に抗ウイルス作用発揮する．

2）**プロテアーゼ阻害薬**（protein inhibitor：PI）：HIVは３つの主要遺伝子（gag，pol，env）をもち，これらの遺伝子はポリプロテイン（前駆タンパク質）をコードする．プロテアーゼはgagおよびpolのポリプロテインを機能タンパク質に分解する．以下の薬剤はプロテアーゼを阻害することで，ポリプロテインのプロセッシングが阻害されて，未熟で逆転写酵素活性の低下したウイルス粒子となる．

3）**インテグラーゼ阻害薬**（integurase inhibitor：INSTI）：HIVがヒトCD陽性細胞に感染後，環状DNAが核内に入り，宿主DNAに融合（インテグレーション）する時に必要なインテグラーゼを阻害する．

4）**侵入阻害薬（CCR5阻害薬）**：HIVが細胞に侵入する際に利用する補助レセプターのC-Cケモカイン受容体５（CCR5）を阻害する薬剤である．

5）**合剤**　i）2NRTI＋NNRTIの合剤　ii）2NRTI＋INSTIの合剤　iii）NRTI＋INSTIの合剤　iv）2NRTIの合剤

⑤ HIV感染者の寿命

抗HIV薬の進歩（より少ない錠数，より有害作用の少ない製剤が登場）によって疾患のコントロールが可能となり，20歳で感染をしたとすると，プラス約40年の寿命といわれている．

<参考文献>

1）「抗HIV治療ガイドライン2019年3月」（H30年度厚生労働行政推進調査事業費補助金エイズ対策政策研究事業 HIV感染症及びその合併症の課題克服する研究班），2019
▶上記研究班のホームページより閲覧できる　https://www.haart-support.jp/guideline.htm

<鈴木　孝>

第11章　感染症

6. 百日咳・破傷風・ジフテリア

症例は感染例の多い百日咳を例にしており，破傷風・ジフテリアについては，Adviceを参照のこと

症例　3歳，女児（身長 95 cm，体重 15 kg）

発熱，咽頭痛，鼻汁，乾性咳があったが，市販薬で様子をみていた．しかし，乾性咳が次第に強くなってきて，咳のために眼球結膜に充血も認められるため，近医（小児科医）を受診した．胸部聴診では湿性ラ音は聴取されなかったが，胸部X線像では軽度の気管支炎像が認められた．血液検査では，WBC 29,000/μL，白血球分画ではその75％がリンパ球で，CRP 1.5 mg/dLであった．また，小児科医は連続性の発作性の咳が続くため，抗菌薬としてクラリスロマイシンと，鎮咳薬としてチペピジンヒベンズ酸塩，カルボシステイン，ツロブテロールを処方し，百日咳抗体検査を追加した〔後日，結果は，東浜株（ワクチン株）4倍，山口株（流行株）8倍であった〕．解熱傾向ではあったが，4日後受診時も同様の咳が続いていた．近医は前回と同じ薬を処方した．さらにその7日後，熱はなく，咳は出るものの，連続性の発作性の咳は消失したため，抗菌薬は中止し，鎮咳薬のみとした〔この時に再度（前回の検査から約2週間後），百日咳抗体検査を提出した（東浜株4倍，山口株（流行株）256倍であった）〕．

予防接種は3種混合（DPT）1期を1回しか受けていない．

point

❶ 百日咳（*Bordetella pertussis*：グラム陰性桿菌）の感染を起こしているが，その症状は次の3期に分けられる．

1）**カタル期**（1～2週間）：通常は，咽頭痛，鼻汁，咳（乾性）などの上気道感染症状，結膜充血などが出現する．百日咳菌が増殖する時期である．

2）**痙咳期**（2～4週間）：百日咳特有の咳が出現する．発作性に連続性の短い咳（**スタッカート**）が起きた後，急に吸気に入ることで笛声音を発する．このような発作がくり返される（**レプリーゼ**という）．息を詰めて咳発作が起きるため，顔面が怒張して，顔面の浮腫，点状出血，眼球結膜の充血が出現する．特に乳幼児は，息を止めることが続くため，チアノーゼ，けいれん，呼吸停止を呈するので，注意を要する．

3）**回復期**：激しい咳の発作は稀となり，軽い咳のみとなる．

この1）～3）の経過が2～3カ月（約100日）であることから，百日咳といわれる．

症例は上気道症状が出現した時期がカタル期で，外来に受診した，乾性咳が次第に強くなってきて，咳のために眼球結膜に充血が認められていた時期は，痙咳期に入ってきている．

❷ 胸部聴診では湿性ラ音は聴取されなかったが，胸部X線像では軽度の気管支炎像が認められた．このことから，軽度の気管支炎はあるが，肺炎はない．

❸ 血液検査では，WBC 29,000/μLと高く，白血球分画ではその75％がリンパ球で基準値を上回り，CRP 1.5 mg/dLであった．CRPは軽度上昇しているが，**百日咳に特徴的なのはリンパ球優位の白血球増多（時に数万になることもある）である**．

❹ 百日咳抗体検査が，初診時，東浜株（ワクチン株）4倍（基準値10倍未満），山口株（流行株）8倍（基準値10倍未満）で，2週間後の再検査で，東浜株4倍，山口株（流行株）256倍であった．山口株（流行株）が32倍の上昇があるため（診断的にはペアー血清で10倍以上の上昇），百日咳と診断される．また，ワクチン株の東浜株は上昇していないため，DPTの予防

接種が効果を示していない（抗体産生がない）こともわかる（児はDPTを１期の１回しか接種していないことによる）.

＊３種混合ワクチン（DPTワクチン）：ジフテリア（Diphtheria），百日咳（Pertussis），破傷風（Tetanus）に対する不活化ワクチンである．１期は生後３カ月以降に３～８週間隔で３回接種，２期は１年後に１回，その後，DTワクチン（百日咳は入っていない）を11歳の時に１回接種する．現在では，不活性ポリオワクチン（IPV）が入った４種混合ワクチンとなっている.

❺ 百日咳は**特有の咳が消失するまで**，他児への感染の危険性はあるが，連続性の咳の発作が消失すれば登園・登校は可となる（p.222 第11章2．の表参照）．また，抗菌薬（クラリスロマイシン）は２週間投与によって完全に百日咳の再発を予防できる.

百日咳感染症に対する予防と治療

百日咳菌感染による典型的な症状を示した症例である．治療はマクロライド系抗菌薬のクラリスロマイシン（クラリス®，クラリシッド®）が用いられる.

1970年代のワクチン接種率の低下によって百日咳が流行したり，近年も接種が十分でなかった青年からの発症が報告されている．スケジュールに沿ったDPTワクチンの接種が大切である.

処方例

■ 抗菌薬の投与（クラリスロマイシン 10～15 mg/kg/日，2～3回分服）

▶クラリスロマイシン〔クラリス® ドライシロップ10％〕
　1回0.9 g（クラリスロマイシンとして90 mg）　1日2回（朝夕食後）　4日分

■ 咳に対して

▶チペピジンヒベンズ酸塩（アスベリン® シロップ0.5％）
　1回2 mL（チペピジンヒベンズ酸塩として11.1 mg）　1日3回（朝昼夕食後）　4日分

▶カルボシステイン（ムコダイン® シロップ5％）
　1回3 mL（カルボシステインとして150 mg）　1日3回（朝昼夕食後）　4日分

▶ツロブテロール（ホクナリン® テープ1 mg）　1日1枚（皮膚に貼付）　4日分

処方の解説と服薬指導

❶ 百日咳が疑われたのであるから（後に診断），マクロライド系抗菌薬はきちんと2週間内服すること（内服の徹底）．また，2週間内服後も咳は続くが，これは菌の産生するトキシンによるものであり，百日咳菌によるものでないことをよく理解させる.

❷ 咳があまりにひどい時は，中枢性麻薬性鎮咳薬のコデインリン酸塩水和物（リン酸コデイン）の処方も医師に考慮してもらう.

❸ 登園・登校の基準は，**特有の咳が消失するま**では不可である.

知っておくべきこと

❶ 百日咳の病態（カタル期，痙咳期，回復期があることなど）を知り，抗菌薬の投与はどのくらいするのか，どのような状態になったら登園・登校が可能か，服薬指導にも関係することなので，よく知っておくことが必要である.

❷ 百日咳・破傷風・ジフテリアは，何といっても，3種混合（DPT）ワクチン接種が重要であり，

この接種方法についても知っておくことが大切である．DPTは定期接種されているため，現在では，百日咳，破傷風，ジフテリアをあまり見ることはなくなったが，それぞれ感染を起こすと重篤な状態を引き起こすので，感染経過，治療に関しては知識としてもっておく必要がある（破傷風，ジフテリアについてはAdviceに記載）．

Advice

① 破傷風（tetanus）について

破傷風菌（*Clostridium tetani*）の感染によるが，この菌は，土壌中や動物の腸管に存在する嫌気性のグラム陽性桿菌である．芽胞をもち〔芽胞は煮沸・消毒薬に安定であるが，オートクレーブ（121℃，15～20分）で破壊される〕，これが傷口から進入すると，嫌気的条件下で発育して，神経毒素（tetanospasmin）を産生する．この毒素は，神経筋接合部より吸収されて軸索に沿って神経行性に上行するか，血行性に中枢神経に達して神経症状（不穏，頭痛・倦怠感，咬筋のけいれんによる開口障害，項部硬直，嚥下障害など）が出現する．その後，進行すると，全身の強直性けいれんを起こすようになる．また，このけいれんは視覚・触覚などの刺激で誘発され（したがって，音，視覚，知覚による刺激は極力避ける），次第に持続性・程度とも重症化していく．

潜伏期は受傷後３～21日（最短１日，長い例では数カ月）で，症状は３～７日で進行し，２週間くらい病勢を維持して徐々に改善していく．

予防は４種混合（DPT-IPV）ワクチン（前述）の定期的接種であるが，外傷時に破傷風発症の危険性があるときは，創傷部位を切除して破傷風トキソイド（沈降破傷風トキソイド）の接種をするか，抗破傷風ヒト免疫グロブリン（テタガム®Pなど）の筋注を行って組織の毒素を中和する．

② ジフテリア（diphtheria）について

ジフテリア菌（*Corynebacterium diphtheriae*）が産生する外毒素によって起こる．上気道粘膜が進入門戸となることが多く，気道粘膜の炎症，破壊が起こって偽膜を形成するようになる．感染部位によって，鼻ジフテリア，咽頭・扁桃ジフテリア，喉頭ジフテリアと呼ばれる（皮膚ジフテリア，耳ジフテリア，目ジフテリアなどもある）．特に喉頭ジフテリアでは，発熱，嗄声，犬吠様咳，吸気性喘鳴，吸気性呼吸困難など，いわゆる**クループ**症状が出現する（ジフテリアで起こる場合を**真性クループ**という）．さらに進行すると気道閉鎖で死亡する．また，毒素が血中に入ると，心筋障害（心筋炎による不整脈，心肥大など），神経症状（末梢神経炎による眼筋麻痺など）を呈したりする．予防は４種混合（DPT-IPV）ワクチン（前述）の定期的接種であるが，治療はジフテリアトキソイド（成人用沈降ジフテリアトキソイド）を皮下注射するか，ペニシリン系，マクロライド系抗菌薬を10日～２週間投与する．

＜仮性クループについて＞

ジフテリアで起きるのは真性クループであるが，他の病原微生物でも，発熱，嗄声，犬吠様咳，吸気性喘鳴，吸気性呼吸困難などのクループ様症状を起こす．その原因として，細菌（*Haemophilus influenzae*），マイコプラズマ，ウイルス〔パラインフルエンザ，インフルエンザ A，麻疹，アデノウイルス，RS（respiratory syncytial）ウイルス（細気管支炎を起こす），エンテロウイルスなど〕があげられる．この時起こるクループを真性に対して，**仮性クループ**という．

＜鈴木　孝＞

7. クラミジア感染症

症例　25歳，女性

最近，帯下（おりもの）が多くなり，その後，37℃後半の発熱，下腹部痛が出現し，夫がクラミジアによる尿道炎のため治療中であることもあり，心配になり，近医（産婦人科）を受診した．血液検査ではWBC 12,900/μL，CRP 4.5 mg/dL，子宮頸管内の擦過標本からクラミジアが検出された．

point

❶ 夫がクラミジアによる尿道炎のため治療中であり，子宮頸管内の擦過標本からクラミジアが検出されたことから，クラミジア（*Chlamydia trachomatis*）による性感染症（sexual transmitted disease：STD）が起こっている．これによって，子宮頸管炎を起こして帯下が増え，さらに，クラミジアが卵管から腹膜に広がり，腹膜炎を起こしている．

❷ WBC 12,900/μL，CRP 4.5 mg/dLは，白血球増多，CRPの上昇を示し，炎症所見を示している．

クラミジアによって，子宮頸管炎，卵管炎，腹膜炎を発症している症例である．したがって，以下のように，クラミジアに感受性の高い，テトラサイクリン系もしくはマクロライド系抗菌薬が処方された．最近は，ニューキノロン系薬が処方されることがある．

処方例

▶ミノサイクリン塩酸塩（ミノマイシン®錠100 mg）　1回1錠　1日2回（朝夕食後）　7日分

または

▶クラリスロマイシン（クラリス®錠200 mg）　1回1錠　1日2回（朝夕食後）　7日分

* クラミジアによる結膜炎を起こしている場合は，ニューキノロン系の抗菌点眼薬〔オフロキサシン（タリビッド®）〕を治癒するまで使用する．

処方の解説と服薬指導

❶ 本症例では，パートナー（夫）はすでに治療を受けているが，治療を受けていない場合は，このパートナーの治療も重要である．そうでないと，妻はこのクラミジア感染をくり返すことになる．

❷ クラミジア感染によるSTDであることをよく理解してもらい，2週間の徹底した内服により完治を目指すことを目的とする．中途半端な内服をすると，後遺症として卵管癒着による不妊症の原因となったり，分娩時に児へ感染を起こしたりして問題を残す．

❸ テトラサイクリン系抗菌薬はミノサイクリン塩酸塩のほかドキシサイクリン塩酸塩水和物（ビブラマイシン®）がある．マクロライド系抗菌薬はクラリスロマイシンのほか，アジスロマイシン水和物（ジスロマック®），レボフロキサシン水和物（クラビット®）がある．

❹ 内服のニューキノロン系抗菌薬として，トスフロキサシントシル酸塩水和物（オゼックス®），

シタフロキサシン水和物（グレースビット®）がある．

知っておくべきこと

❶ セックスパートナーの治療の必要性を知る．
❷ クラミジア感染は，菌種によって異なる部位に感染を起こす（Advice参照）．
❸ 内服薬服用の徹底を図る．
❹ 経過をみて，CPRの上昇（炎症の悪化），腹膜炎の悪化があれば入院の可能性がある．

Advice

クラミジア感染症について

クラミジアは細胞内に寄生して増殖するが，クラミジアの種類としては，上記症例のように，性感染症（STD）や眼疾患（トラコーマ）の原因となる*C. trachomatis*，オウム病の原因となる*Chlamydophila psittaci*，呼吸器感染症を起こす*Chlamydophila pneumoniae*などがある．

1）*C. trachomatis*による性感染症について

最近，性感染症として増えてきており，淋菌感染に合併していることがある．オーラルセックスにより咽頭炎や扁桃炎を起こし，そこからまた感染が広がる．男性では，感染後1～3週間で尿道炎を発症するが，それまでは自覚症状がないため，セックスパートナー（妻など）に感染を引き起こす．女性は感染を受けると，帯下の増加など以外はあまり症状を示さないが，子宮頸管炎，さらに，卵管炎，腹膜炎へと進行していく．特に卵管炎は後に卵管癒着を起こして，不妊の原因となる（卵管性不妊の50％以上を占めるといわれている）．また，妊婦が感染すると，分娩後（生後30～90日くらい），新生児が結膜炎，副鼻腔炎，肺炎などを起こすことがあるので，妊婦に対する治療も重要である（治療については処方例を参照）．

2）*C. psittaci*によるオウム病について

オウムやインコなどの病鳥から排泄されるクラミジア（*C. psittaci*）を吸引することによって起こる**人畜共通伝染病**の1つである．潜伏期は1～2週間で，高熱，筋肉痛，頭痛などインフルエンザ様の症状を呈する．また，咳（乾性）を認め，肺炎にまで進行する．診断は，血清補体結合反応により*C. psittaci*抗体価検査を行う．治療は1）と同様に，テトラサイクリン系，マクロライド系の抗菌薬を投与する．

3）*C. pneumoniae*による呼吸器感染症について

潜伏期は3～4週で，人から人へ飛沫感染（咳による）するのが特徴である．熱が出ることは少なく，咳が遷延することが多い．肺炎を起こすが，免疫能が低下している高齢者に認められることが多い．診断はenzyme-linked immunosorbent assay（ELISA）により，*C. pneumoniae*の抗体価検査を行う．治療は他のクラミジア感染と同様に，抗菌力の優れているテトラサイクリン系，マクロライド系の抗菌薬を最低2週間投与する．

<鈴木　孝>

8. トキソプラズマ症

症例　28歳，女性

今月の来るべき週に月経（生理）がなく，3週間待ってもないため，妊娠検査のため総合病院産婦人科を受診した．妊娠検査〔尿ヒト絨毛性ゴナドトロピン（hCG）〕にて妊娠が確定したが，自宅で猫を飼っていて，トキソプラズマ感染が心配とのことで，その検査を希望した．医師はenzyme-linked immunosorbent assay（ELISA）によるトキソプラズマ抗体（IgM，IgG）検査をすることを勧め，その検査でIgM，IgGとも陰性であった場合，初診時と1カ月後（4週後）のペアー血清でIgM抗体検査を行うことを話して同意を得た．検査結果は，初診時のトキソプラズマIgM抗体0.8未満，IgG抗体6 IU/mL未満，1カ月後のトキソプラズマIgM抗体0.8未満であった．

医師は感染していないと判断をして，治療を行わなかった．

＊治療を行うケースについては以下に記載

point

❶ トキソプラズマ（原虫）は猫の排泄物に含まれる接合子嚢（oocyst：オーシスト）の経口感染によって感染を引き起こし，妊婦の場合，胎児に感染を起こして先天性トキソプラズマ症を発症させる（詳しくはAdvice①を参照）．

❷ このため，患者（妊婦）はトキソプラズマの検査を希望したわけだが，検査の意義と結果をどのように解釈したらよいだろうか？

1）まず，健康な者であれば，トキソプラズマに感染したとしても，多くは不顕性感染で終わってしまい，治療の必要はほとんどない（症状が出たとしても，リンパ節腫脹，発熱，筋肉痛などの感冒様症状で，数週間で回復する）．しかし，妊婦の場合は，その感染が先天性トキソプラズマ症につながる．

2）検査結果をみてみよう．

① 初診時のトキソプラズマ抗体検査：IgM抗体0.8 IU/mL未満（基準値：0.8 IU/mL未満），IgG抗体 6 IU/mL未満（基準値：6 IU/mL未満）でいずれも上昇していない．したがって，IgM抗体の上昇がないことから，少なくとも受診前3〜4週の急性感染はない．また，IgG抗体の上昇もないことから，過去にトキソプラズマにも感染したことがないと判断される．

② 1カ月後のトキソプラズマ抗体検査：1カ月後のペアー血清でIgM抗体0.8 IU/mL未満（基準値：0.8 IU/mL未満）と，抗体上昇がない．したがって，少なくとも，受診時点でトキソプラズマには感染していない．

IgM，IgG抗体の値で感染の有無と時期がわかる

Pointの❶❷より，医師は現時点ではトキソプラズマには感染していないと判断し，治療薬は処方しなかった．

では，治療を必要とするケースはどのような場合であろうか？

① 妊婦が感染している場合

1) 初診時の抗体がIgM抗体1.0 IU/mL以上（基準値：0.8 IU/mL未満），IgG抗体6 IU/mL未満（基準値：6 IU/mL未満）の場合：受診3～4週くらい前にトキソプラズマに感染している．

2) 1カ月後のペアー血清でIgM抗体1.0 IU/mL以上：受診時にトキソプラズマに感染をしている．

上記1)，2) の場合は，妊婦の初感染が確認されたため，以下の通り処方される．

② 新生児の先天性トキソプラズマ症に対する治療としては，ピリメタミン（Daraprim®，国内未承認），スルファジアジン（sulfadiazine，国内未承認），ホリナートカルシウム（ロイコボリン®）などが使用される．

処方例

■ 妊婦が感染している場合

▶ スピラマイシン酢酸エステル（アセチルスピラマイシン錠200 mg）
1回1錠　1日4回（朝昼夕食後，就寝時）　14日分

処方の解説と服薬指導

患者には以下のことをきちんと話しておく．

1) **スピラマイシン酢酸エステルはトキソプラズマ症には適応外使用となり，保険適用がない．** 通常は梅毒トレポネーマなどに使用する．

2) 早期の内服は胎内感染を減らすため，また，感染が胎児死亡の原因となるため，早期に治療を開始し，分娩時まで投与する必要がある．

知っておくべきこと

❶ 特に初感染の危険性がある妊娠可能な女性に対して注意が必要である．そのためトキソプラズマの感染経路をよく知っておく．

1) ネコを飼っている場合，特にネコの排泄物処理には手袋を使用すること，手洗いの徹底などに注意を払う．

2) ローストビーフやハンバーグは十分加熱する（フランスでは生肉，加熱不十分な肉を食べるためか，トキソプラズマに感染している人が85％といわれている）．

❷ 先天性トキソプラズマ症について知り，治療が必要となるのはどんな時かをよく理解する．

❸ 内服となった場合，長期間の服用となるため（21日間投与，14日間休薬を1クールとして，分娩まで継続する），副作用（過敏症，胃腸障害など）の出現には注意を払っておく．

❹ 適応外使用の薬があるため，医師ともども，投与に際してはしっかりとしたインフォームド・コンセントをとることが重要である．

Advice

① トキソプラズマ症について

原虫のトキソプラズマ（*Toxoplasma gondii*）によって起こるが，多くの動物（哺乳類，鳥類）間で感染が認められる．ネコが最終宿主となる人畜共通伝染病の1つである．人への感染はネコの糞（排泄されたoocystの摂取による），ブタ，ウシ，ヒツジなどの感染生肉（cystの摂取による）で起きるが，ヒトからヒトへの感染

は起こらない．通常，感染の大部分は不顕性感染（Advice②に記載）であるが，human immunodeficiency virus（HIV）感染者などでは日和見感染（脳炎）が問題となるため，ピリメタミン，スルファジアジン（サルファ剤）＋葉酸（いずれも本邦未承認）が投与される．また，妊婦が初感染すると，その約30％が経胎盤感染し，胎盤を介して増殖型成虫（tachyzoido）が胎児に移行して数%〜20％に顕性感染が起こって，眼の網脈絡膜炎，水頭症，脳内石灰沈着，精神運動障害などの先天性トキソプラズマ症（ToRCH症候群については，P.224第11章2. 風疹の項のAdvice①を参照）を発生する．したがって，上記のように，**初感染妊婦に対する治療が必要となる**．

② 不顕性感染について

一般に感染が起こって，何らかの症状が現れるものを**顕性感染**といい，症状が現れる前にウイルスが増殖を止めて排除された場合を**不顕性感染**という．これは病原微生物と宿主の抵抗力や特異性との力関係で決まる．不顕性感染が続くとしばしば保因者（キャリアー）となり，病原微生物の排染源となるので疫学上問題となる（B型肝炎ウイルスキャリアーなどがこれに相当する）．顕性感染になるか，不顕性感染になるかは，病原微生物によって異なり，日本脳炎ウイルス，ポリオウイルスは不顕性感染が多く，発症は稀だが，一方で，水痘は70％が顕性感染である．水痘－帯状疱疹ウイルスは，顕性・不顕性にかかわらず，長い間，潜伏感染をしていて，宿主の免疫能が低下してきたときに帯状疱疹として発症する（これを**回帰感染**という）．

＊ 病原微生物（ウイルスなど）が細胞に感染すると，生体の免疫能が働いてウイルスを排除しようとする．このようにウイルスが感染をしているが，生体の免疫能によって防御されて発症しない期間を**潜伏期**という．

<鈴木　孝>

9. 輸入感染症

※本項ではマラリアの症例をあげ輸入感染症の概要を解説する

症例 40歳，男性

熱帯（アフリカ）に技術指導のため半年間出張に出かけていた．帰国後，1週間経ち，発熱（熱発作が反復）を認めた．熱帯病の可能性があるため，総合病院感染症科を受診した．患者は顔色が悪く，眼瞼結膜は貧血様で（Hbは6.8 g/dL），腹部触診にて脾腫が認められた．血液塗抹標本をギムザ染色したところ，赤血球内に2～3個の虫体（輪状体）を認め，また，赤血球の外まで飛び出た半月形の生殖母体も認められた．

point

❶ アフリカなどの熱帯地域に滞在した後に熱が出ているため，何らかの熱帯病（エボラ出血熱，クリミア・コンゴ熱，マールブルグ熱，ラッサ熱（以上は「感染症法」の1類感染症），黄熱，デング熱，マラリア（この3つは4類感染症）などを疑う必要がある．エボラ出血熱，クリミア・コンゴ熱，マールブルグ熱，ラッサ熱は臨床症状とウイルス分離により診断をつける．黄熱，デング熱も同様であるが，黄熱は蚊を媒介とした人から人への感染があるが，デング熱は人から人への直接感染はない（したがって，1類感染症には入らない）．

❷ 海外からの帰国者の発熱を見たら，輸入マラリアが増加していること，デング熱は熱帯・亜熱帯の諸国に広く分布していることを考えて，常にマラリアとデング熱は念頭においておく．

❸ 発熱（熱発作の反復），貧血，脾腫を認めている（診断の根拠とはならないが，マラリアの主症状である）．

1 輸入感染症の分類

輸入感染症とは，海外で感染して国内に持ち込まれる感染症で，主にコクシジオイデス症，コレラ，細菌性赤痢，腸チフス，パラチフス，デング熱，ヒストプラスマ症，ブルセラ症，マラリア，ラッサ熱などがある．日本では他の輸入感染症も含め，感染症法において以下の1～5類と指定感染症に分類している（上記のものは本文中で太字で示している）．届出の要否，届出方法，法に基づく入院勧告の可否，就業制限通知の可否などが分類により異なる．

＊1～5類は，医師が最寄りの保健所長を経由して都道府県知事に届けることになっている．また，届け出の時期は，1～4類は診断後直ちに，5類は7日以内（一部は直ち）となっている．

① 1類感染症

感染力や罹患した場合の重篤性などに基づく総合的な観点からみた危険性がきわめて高い感染症（強制的に入院，就業規則制限があり，対物処置：感染が疑われる場所や物の消毒が必要となる）．

対象疾患：エボラ出血熱，クリミア・コンゴ出血熱，痘そう，南米出血熱，ペスト，マールブルグ病，**ラッサ熱**

② **2類感染症**

1類と同様に感染力や罹患した場合の重篤性などに基づく総合的な観点からみた危険性がきわめて高い感染症〔強制的に入院（ただし2類では無症状病原体保有者は強制入院の勧告はない），就業規則制限があり，対物処置（感染が疑われる場所や物の消毒）が必要となる〕.

対象疾患：急性灰白髄炎（ポリオ），結核，ジフテリア，重症急性呼吸器症候群（病原体がSARSコロナウイルスのものに限る），中東呼吸器症候群（病原体がMERSコロナウイルスのものに限る），鳥インフルエンザ（H5N1，H7N9）

③ **3類感染症**

特定の職業への就業によって集団発生を起こしうる感染症〔就業規則制限があり，対物処置（感染が疑われる場所や物の消毒）が必要となる〕

対象疾患：**コレラ**，**細菌性赤痢**，腸管出血性大腸菌感染症，**腸チフス**，**パラチフス**

④ **4類感染症**

人から人への感染はほとんどないが，動物，飲食物などの物件を介して人に感染し，国民の健康に影響を与える恐れのある感染症（強制入院，就業規則制限はない）.

対象疾患：E型肝炎，ウエストナイル熱（ウエストナイル脳炎を含む），A型肝炎，エキノコックス症，黄熱，オウム病，オムスク出血熱，回帰熱，キャサヌル森林病，Q熱，狂犬病，**コクシジオイデス症**，サル痘，ジカウイルス感染症，重症熱性血小板減少性症候群（病原性がフレボウイルス属SFTSウイルスであるものに限る），腎症候性血熱，西部ウマ脳炎，ダニ媒介脳炎，炭疽，チクングニア熱，つつが虫病，**デング熱**，東部ウマ脳炎，鳥インフルエンザ〔鳥インフルンザ（H5N1およびH7N9）を除く〕，ニパウイルス感染症，日本紅斑熱，日本脳炎，ハンタウイルス肺症候群，Bウイルス病，鼻疽，**ブルセラ病**，ベネズエラウマ脳炎，ヘンドラウイルス感染症，発しんチフス，ボツリヌス症，**マラリア**，野兎病，ライム病，リッサウイルス感染症，リフトバレー熱，類鼻疽，レジオネラ症，レプトスピラ症，ロッキー山紅斑熱

⑤ **5類感染症**

国が感染症発生動向調査を行い，その結果に基づき必要な情報を国民や医療関係者などに提供・公開していくことによって，発生拡大を予防すべき感染症.

1）全数把握疾患

アメーバ赤痢，ウイルス性肝炎（E型肝炎およびA型肝炎を除く），急性脳炎（日本脳炎などを除く），後天性免疫不全症候群，侵襲性インフルエンザ菌感染症，水痘（入院に限る），クリプトスポリジウム症，クロイツィフェルト・ヤコブ病，水痘（入院に限る），先天性風疹症候群，百日咳，風疹，麻疹，破傷風，バンコマイシン耐性黄色ブドウ球菌感染症，バンコマイシン耐性腸球菌感染症，薬剤性アシネトバクターなど

2）定点把握疾患

RSウイルス感染症，咽頭結膜熱，A群溶血性レンサ球菌咽頭炎，感染性腸炎，水痘，手足口病，伝染性紅斑，突発性発しん，ヘルパンギーナ，流行性耳下腺炎，インフルエンザ（鳥インフルンザおよび新型インフルンザ等感染症を除く），急性出血性結膜炎，流行性角結膜炎，性器クラミジア感染症，性器ヘルペスウイルス感染症，尖圭コンジローマ，淋菌感染症，感染性胃腸炎（病原体がロタウイルスであるもの），クラミジア肺炎（オウム病を除く），細菌性髄膜炎（髄膜炎菌，肺炎球菌，インフルエンザ菌を原因として同定され

た場合を除く），ペニシリン耐性肺炎球菌感染症，マイコプラズマ肺炎，無菌性髄膜炎，メチシリン耐性黄色ブドウ球菌感染症，薬剤耐性緑膿菌感染症

※ヒストプラズマ症

ヒストプラズマ（*Histoplasma capsulatum*）により引き起こされ，鳥やコウモリの糞で汚染された土壌や塵埃中の真菌（糸状菌）が産生した胞子を吸入することで発症する，急性肺炎．HIV陽性患者ではさらに髄膜炎や脳症，凝固障害を引き起こす．イトラコナゾール，ボリコナゾールなどの抗真菌薬が治療に用いられる．輸入感染症の分類には含まれていないが，おさえておこう．

⑥ 指定感染症

1～3類および新型インフルエンザ等感染症に分類されない既知の感染症のなかで，1～3類に準じた対応の必要が生じた感染症（政令で指定，1年間の限定だが延長も可能）．

例）・中東呼吸器症候群：2014年7月26日施行
　　・鳥インフルエンザ（H7N9）：2013年5月6日施行

渡航国別の輸入感染症報告数は，渡航先の感染症の流行の程度や，渡航者数によって影響を受けるため，渡航国別の日本人渡航者数は，日本政府観光局（JNTO：https://www.jnto.go.jp/jpn/statistics/）等の情報源が参考になる．また，世界の感染症流行については，厚生労働省検疫所（FORTH：https://www.forth.go.jp/），外務省海外安全ホームページ（https://www.anzen.mofa.go.jp/），WHOのウエブサイト（https://www.who.int/）にとりまとめられている．最近の輸入感染症の現況を知りたければ，国立感染症研究所ホームページ（https://www.niid.go.jp/niid/ja/route/transport.html）にまとめられている．

旅行者が発展途上国を1カ月間訪れた際に罹患する疾患は，圧倒的に**旅行者下痢症**が多く（30～60％），次いで**マラリア**，急性気道感染症，A型肝炎，**デング熱**，動物咬傷，B型肝炎，淋病の順となる．旅行者下痢症の原因として，**毒素原性大腸菌**（30～70％），腸管付着性大腸菌（5～10％），**細菌性赤痢**（5～10％），サルモネラ（5％以下），カンピロバクター（5％以下），ロタウイルス（5％以下），**コレラ**（0.001％以下）などで，原因不明が20～30％を占める．**毒素原性大腸菌**は，水様性の下痢，腹痛，嘔吐，発熱などが出現し，排菌期間は1週間程度である．補液療法が中心となるが，ニューキノロン系やホスホマイシン系抗菌薬が有効である．**細菌性赤痢**，**コレラ**は，感染症法における3類感染症に分類される．細菌性赤痢は，下痢（水様～濃粘血便），発熱，腹痛が出現し，補液とニューキノロン系抗菌薬やホスミシン®の経口投与（5日程度）を行う．また，コレラは，米のとぎ汁様の下痢，発熱，腹痛が出現し，補液を行い，ニューキノロン系抗菌薬を用いる（**コレラ菌は，通常胃酸で大部分が死滅するが，胃切除者，胃酸分泌を抑制する薬を内服している人は発症しやすい**）．いずれにせよ，生水の飲水，サラダ，カットフルーツ，生の魚介類は避け，ミネラルウォーターか沸騰させた水を飲水し，加熱調理したものを食べるようにする．

本稿では，輸入感染症としては，旅行者下痢症の次に多いマラリア感染の症例を提示した．

2 マラリアについて

マラリアの確定診断は，血液塗抹標本によるギムザ染色を行う．冒頭の症例では，赤血球内に2～3個の虫体（輪状体），赤血球の外まで飛び出た半月形の生殖母体が認められたことから，熱帯熱マラリアである（Advice参照）．

そこで以下の処方がされた．

処方例

■ 治療は抗マラリア薬の①～④のいずれかが処方される

① メフロキン塩酸塩（メファキン「ヒサミツ」錠275）1回2錠　1日2回（朝夕食後）14日分

② アトバコン（A）・プログアニル塩酸塩（P）配合（マラロン® 配合錠 A：250 mg，P：100 mg，小児用配合剤 A：62.5 mg，P：25 mg）1回4錠　1日1回（食後）3日分

③ キニーネ塩酸塩水和物（塩酸キニーネ「ホエイ」）原末
1回0.5　1日3回（朝昼夕食後）　5～10日分

④ アルテメテル（A）・ルメファントリン（L）配合（リアメット® 配合剤A：20 mg，L：120 mg）
初回は1回4錠※ 1日1回．その後（初回投与後8時間）は1回4錠※ 1日2回（朝夕食後）2日分
※体重により投与量が変わる．成人（35 kg以上で）1回4錠

■ 三日熱マラリア・卵形マラリアに対しては，以下が処方される

⑤ プリマキンリン酸塩（プリマキン錠15 mg「サノフィ」）
1回2錠　1日1回（食間または食後）14日分

処方の解説と服薬指導

❶ メフロキン塩酸塩について

1）根治するためには，14日間連用する．

2）流行地で予防投与する場合は，1回1錠を1日2回，4週間内服する（服用は12週間まで）．

3）副作用として，**皮膚粘膜眼症候群**，**中毒性表皮壊死症**，**けいれん**，**幻覚**，**錯乱**などが生じることがある．

❷ キニーネ塩酸塩については，耐性株があるため，10日間内服しても，三日熱，四日熱マラリア原虫の完全駆除ができないことがある．

Advice

マラリア原虫について

マラリア症はハマダラカの刺咬により，原虫が体内に入り込んで生じる流行性熱性疾患である（熱帯～亜熱帯地区で起こる）．人マラリア原虫には，三日熱マラリア原虫，四日熱マラリア原虫，卵形マラリア原虫，熱帯熱マラリア原虫の４種が知られている．前３種によるものは比較的軽症であるが，熱帯熱マラリア症は致死的になることが少なくない（水様性下痢，肝機能障害，肺水腫，蛋白尿，乏尿などが出現する）．感染から発熱まで10～14日の潜伏期間があり，主症状は発熱（三日熱マラリア，卵形マラリアは48時間ごと，四日熱マラリアは72時間ごと，熱帯熱マラリアは不規則に発熱発作が反復する），貧血，脾腫が主症状であるが，熱だけのこともある．診断は血液塗抹標本のギムザ染色を行い，赤血球内の原虫を証明し，その赤血球内の原虫の特徴的な形態によって，４種が区別される（熱型も参考になる）．熱帯熱マラリアでは赤血球内に２～３個の虫体（輪状体）を認め，赤血球の外まで飛び出た半月形の生殖母体も認められる．

知っておくべきこと

❶ アフリカなどの熱帯地域（アジアの亜熱帯地域）に滞在し，帰国前後に熱が出たときには，何らかの熱帯病を疑って，診断がつくまでは入院（隔離）が必要である．

❷ 海外からの帰国者の発熱を見たら，常にマラリア，デング熱を念頭におく．

❸ マラリアは，血液塗抹標本のギムザ染色による赤血球内の原虫の検出によって診断される．

❹ 従来使用されていた薬物に耐性株が出現しているため，メフロキン塩酸塩（メファキン®）が

使用されるが，副作用の出現（前述）に注意を払う．

＜参考文献＞

1）国立感染症研究所ホームページ　日本の輸入感染症例の動向について：https://www.niid.go.jp/niid/ja/route/transport.html
2）東京大学医科学研究所先端医療研究センター・感染症分野　附属病院・感染免疫内科ホームページ：http://www.idimsut.jp/didai/kansensho_08.html

＜鈴木　孝＞

10. MRSA感染症

症例　22歳，女性

急性骨髄性白血病の治療で入院中で，2クール目の強化療法が終了して1週間が経過した．39℃以上の発熱（spike fever）が出現し，WBCは1,000/μL，白血球分画で好中球数は100/μLで，CRPが6.5 mg/dLであった．好中球減少による敗血症を疑い，血液，咽頭，便，尿の各培養を施行した．主治医はセフタジジム水和物（CAZ）（モダシン®），セフメタゾールナトリウム（CMZ）（セフメタゾン®），アミカシン硫酸塩（AMK）（アミカシン硫酸塩注射液）の投与を開始したが，その後，血液培養から，methicillin-resistant *Streptococcus aureus*（MRSA）が検出された．このため，抗菌薬を変更した．

point

❶ 抗がん剤投与中や放射線治療中の患者，自己免疫疾患，糖尿病患者，副腎皮質ステロイド投与中の患者，高齢者などは，一種の免疫能が低下したimmunocompromised host（易感染性の患者）であるといえる．これらの患者は院内感染を起こしやすい．

❷ 白血球数は1,000/μLと低下し，白血球分画で好中球数も100/μLと十分あるとはいえない．このような時には，細菌感染を併発して，熱（spike fever）が出て，CRPが上昇（6.5 mg/dL）する．しかも，敗血症（菌血症）を起こしている可能性がある．

❸ 主治医は起炎菌がはっきりするまで，CAZ，CMZ，AMKの投与を開始した．

❹ CAZは注射用第3世代セフェム系薬で，腸球菌属を除くグラム陽性・陰性菌，嫌気性菌やβラクタマーゼ産生菌・緑膿菌に有効，CMZは注射用第2世代セフェム系薬で，βラクタマーゼに対する抵抗性が強く，AMKはアミノグリコシド系薬で，緑膿菌などのグラム陰性桿菌に特に強い抗菌力を示すので用いた．

❺ 中心静脈カテーテル（カテ）を用いて中心静脈栄養などを行っている場合には，カテ先で増殖した菌が敗血症を起こすことも考えられる．このような時はカテを抜去し（必要なら再挿入する），カテ先を培養に提出する．

血液培養からMRSAが検出されたことから，MRSAによる敗血症を起こしている．このため，抗菌薬を以下のように変更した．

＊ 好中球減少もあるため，遺伝子組換えG-CSF製剤のフィルグラスチム（グラン®），レノグラスチム（ノイトロジン®），ナルトグラスチム（ノイアップ®）の投与も考慮する．

処方例

■ MRSA感染症に対して①～⑤のいずれかの治療を行う，ただし敗血症に対しては①か⑤が第1選択となる

① バンコマイシン塩酸塩（VCM）（塩酸バンコマイシン 点滴注射用）
　1回0.5 g　1日4回　1回60分以上かけて点滴静注．

② テイコプラニン（TEIC）（タゴシッド® 注射用）
　初回　1回400 mg　1日2回．以後，1回400 mg　1日1回．1回30分以上かけて点滴静注（敗

血症時）.

③ アルベカシン硫酸塩（ABK）（ハベカシン® 注射液）

1回150～200 mg　1日2回　1回30分～2時間かけて点滴静注.

④ ダプトマイシン（DAP）（キュビシン® 注射用）

1回6 mg/kg　1日1回. 生理食塩液で溶解（50 mg/mL）後生理食塩液で希釈, 24時間ごとに30分かけて点滴静注または緩徐に静注.

⑤ リネゾリド（LZD）〔ザイボックス® 錠600 mg, 注射液600 mg（300 mL）〕

12歳～成人：1回600 mg, 1日1回点滴静注か経口, MRSAに対しては治療効果に応じて7～21日間使用する.

処方の解説と服薬指導

❶ VCMはグリコペプチド系薬で, MRSAに有効性があり, 耐性化が低い. 最小発育阻止濃度（MIC）以上の血中濃度を維持することが重要で, トラフ値を5～15 μg/mL（重症では10～15 μg/mL), ピーク値を25～40 μg/mLに調整する. また, 急性腎不全を起こすことがあるため, 腎障害のある患者, 高齢者に対しては血中モニタリングを行う. 急速静注によるred neck（red man）症候群（Advice②参照）の発症を防ぐため, できるだけ点滴静注は60分以上かけて行う. VCMのMICが2 μg/mLの株では, MICが1 μg/mL以下のものに比べて予後が不良のため, MICが1 μg/mL以上の株に対してはDAPの方が有効性が高い.

＊ MRSA腸炎に用いる時には, VCM 1回0.5 gを1日4～6回内服する（図参照）. また, 透析時は1回0.125～0.5 g, 1日4回に減量する. なお, VCMは腸管非吸収性の抗菌薬である.

❷ TEICもグリコペプチド系薬で, MRSAに有効性があり, 耐性化が低い. 投与中はVCMと同様に, トラフ値5～10 μg/mL（重症感染症の場合は10 μg/mL以上）にする. 透析時には用量を変更する必要がある. また, 初日の投与は1日2回に分け, 以後は1日1回の投与でよい.

❸ ABK（70～80％が腎に排泄される）はアミノグリコシド系薬で, MRSAに対して強い抗菌力をもつ. やはり急性腎不全, 第8神経障害を起こすことがあるため, **投与期間は原則14日までである.**

❹ MRSA感染症に対する治療は, 各感染症によって図のように選択される.

知っておくべきこと

❶ 患者の状態を知り（immunocompromised hostでないかどうかなど), 手洗い, マスクを付け, ガウンを着て, 感染防御に配慮する. また, 中心静脈カテーテルの管理に注意を払い, いつでもMRSAの院内感染が起こることを想定しておく.

❷ 免疫能が低下した患者がMRSA感染を起こすと, 致死的になる.

❸ 特にVCM, TEICの投与にあたっては, トラフ値で血中濃度測定を行いながら, 常にMIC以上を維持し, 十分な時間をかけて投与することが重要である.

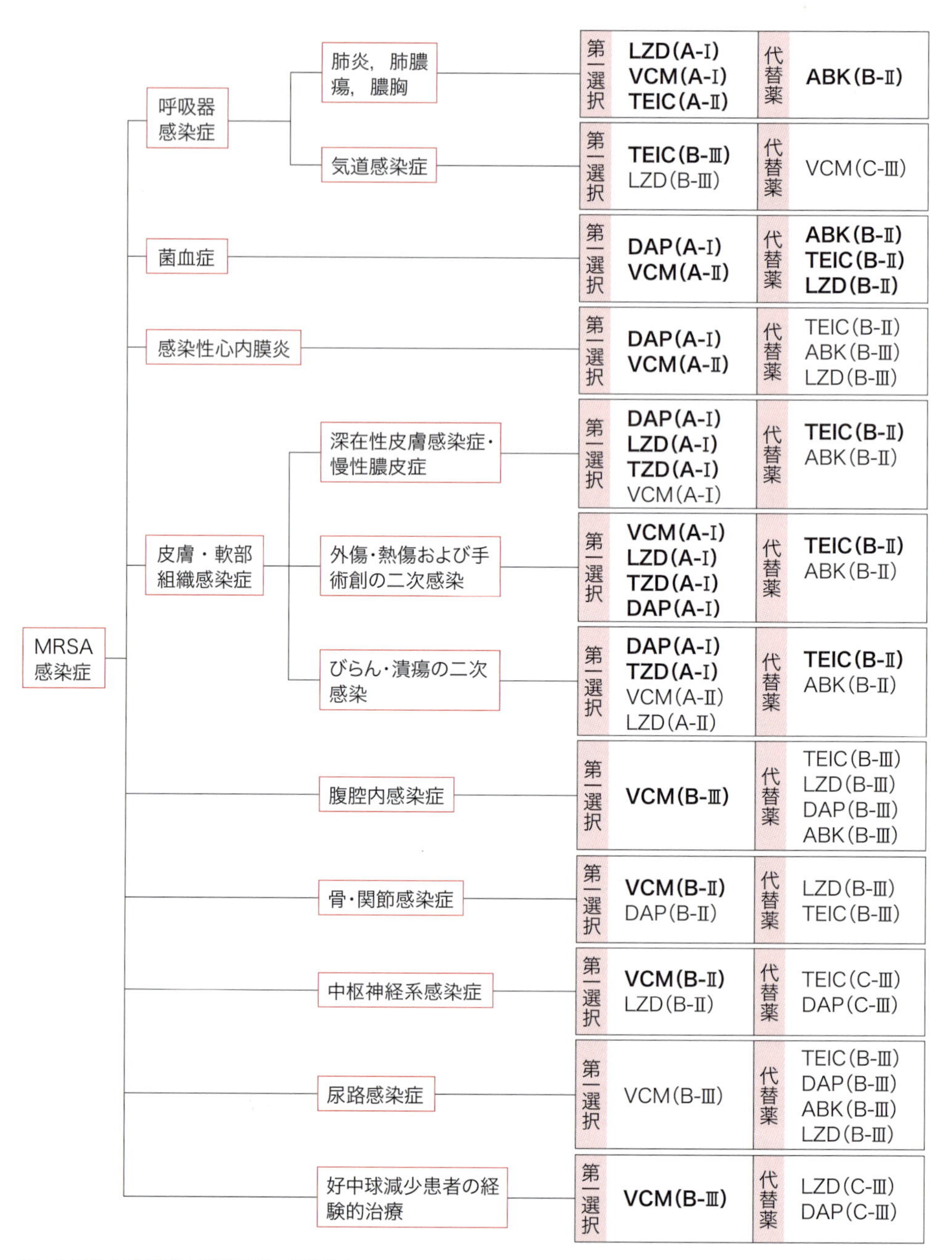

図　MRSA感染症の治療アルゴリズム

※**太字**は保険適用を有するもの
※（　）内は，エビデンスレベルと推奨グレードを示す
※VCM：バンコマイシン，TEIC：テイコプラニン，ABK：アルベカシン，DAP：ダプトマイシン，LZD：リネゾリド，TZD：テジゾリド
（文献1，p294，295を参考に作成）

Advice

① MRSAについて

通常の黄色ブドウ球菌（*Streptococcus aureus*）と同様に，人の皮膚，粘膜，腸管などに存在する．メチシリンに代表されるβラクタム系（ペニシリン・セフェム系）抗菌薬に耐性を示す黄色ブドウ球菌である．健康な者（医療従事者も含む）が保菌するだけなら問題はない（治療の必要もない）が，これらの者がimmunocompromised hostに接触をして感染させた時（院内感染時）に問題となる．しかも，重篤な感染症（敗血症）に移行する．

② red neck（red man）症候群

VCMやTEICを急速に点滴静注した時などに，ヒスタミンが遊離されて顔面や首に潮紅（紅斑性充血）・皮疹が生じるため，この名がつけられている．その他，随伴症状として，血圧低下，頻脈などが出現する．

<参考文献>

1）「MRSA感染症の治療ガイドライン 2019年改訂版」（MRSA感染症の治療ガイドライン作成委員会/編），日本化学療法学会・日本感染症学会，2019
▶日本化学療法学会ホームページより閲覧できる　http://www.chemotherapy.or.jp/guideline/
2）「日常診療に活かす診療ガイドラインUP-TO-DATE 2018-2019」（門脇 孝，他/監），pp57-62，メディカルレビュー社，2018

<鈴木　孝>

11. インフルエンザ

症例 20歳，男性（大学生）

昨日より39℃を超える発熱が出現し（咳嗽はない），本日も高熱が続き，関節痛，頭痛も出現してきたため，近医を受診した．大学でインフルエンザが流行っており，3～4人がそのために欠席をしている．本人はインフルエンザの予防接種を受けていない．鼻汁を採取し，インフルエンザ迅速診断キットによる検査を行ったところ，A型インフルエンザであった．

point

❶ インフルエンザ感染の場合，咳嗽などはあまりなく，全身症状（高熱），関節痛，頭痛が主体となる．

❷ インフルエンザが流行っていて，欠席者も出ている（潜伏期は1～3日と短い）．

❸ 診断キットによりA型インフルエンザと診断がついた．

＊ 検査は鼻腔または咽頭ぬぐい液を綿棒で採取し，**インフルエンザ迅速診断キット**（インフルエンザウイルス抗原を検出）を用いて行う．A型，B型を同時に診断することができる（10～15分で判定可能）．

診断はA型インフルエンザ感染症であり，処方は以下がされる．

処方例

■ インフルエンザに対して，以下の①～④のいずれかが処方される．

① オセルタミビルリン酸塩（タミフル® カプセル75 mg）
1回1カプセル　1日2回（朝夕食後）　5日分

② ザナミビル水和物（リレンザ®）　1回10 mg（2ブリスター）　1日2回 吸入　5日分

③ ラニナミビルオクタン酸エステル水和物（イナビル® 吸入粉末剤20 mg）40 mgを単回吸入

④ バロキサビルマルボキシル〔ゾフルーザ® 錠（10 mg，20 mg），顆粒（2％）〕40 mgを単回内服

処方の解説と服薬指導

❶ 上記処方のいずれかに解熱薬を投与する場合〔例えば，アセトアミノフェン（カロナール® 200 mg）2錠（頓用）で処方〕は，その使用上の注意についてきちんと説明しておく必要がある〔P.224 第11章2. 風疹の項のAdvice②を参照〕．

❷ 上記処方に関して，

1）**オセルタミビルリン酸塩（タミフル®）**はノイラミニダーゼ阻害薬で，A型，B型いずれのインフルエンザウイルスにも効果がある．保険適用は5日分まで処方可能である．また，小児に投与する場合，ドライシロップ（3％）を1回2 mg/kg（ドライシロップとして66.7 mg/kg）1日2回（5日分），用時懸濁して服用する（1回最高用量はオセルタミビルとして75 mg）．10歳以上の学童には，ハイリスク患者を除いて，原則として投与をしない（異常行動による事

故の報告があるため）．10歳以下の児については，投与にあたって，異常行動による事故防止のため，児を1人にしないことを配慮すること，また，インフルエンザ脳症でも同様の症状が出現することを患者・家族に説明する．1歳未満児は脳炎・脳症の発症が比較的少ないが，両親がどうしても投与させたい場合に使用上の注意を十分話して処方する．また，使用にあたっては，症状（発熱）出現から48時間以内に使用する．

2）**ザナミビル水和物（リレンザ®）**もノイラミニダーゼ阻害薬で，A型，B型いずれのインフルエンザウイルスにも効果がある．保険適用は5日分までである．吸入薬であり，呼吸困難，気管支けいれんを起こすことがある．このため，気管支喘息患者などには，短時間作用型の気管支拡張薬を所持させたうえ，処方する．オセルタミビルリン酸塩が10歳以上で原則として使用を差し控えることになっているが，10歳以上で薬を希望する場合は，成人と同量でこのザナミビル水和物を処方することがある．また，使用にあたっては，症状（発熱）出現から48時間以内に使用する．

3）**ラニナミビルオクタン酸エステル水和物（イナビル®）**もノイラミニダーゼ阻害薬で，A型，B型いずれのインフルエンザウイルスにも効果がある．10歳未満の児は20 mg，10歳以上・成人は40 mgを単回吸入する．異常行動の恐れ，慢性呼吸器疾患のある患者に慎重投与するのは，上記2剤と同様である．症状出現から48時間以内に投与する．また，慢性呼吸器疾患患者などの予防に用いる場合は患者接触後2日以内に投与する．

4）**バロキサビルマルボキシル（ゾフルーザ®）**はCap依存性エンドヌクレアーゼ阻害薬で，単回内服を行う．

知っておくべきこと

❶ 登園・登校は**解熱した後2日（幼児においては3日）を経過するまで**（解熱した日は含めない）は不可である（p.222 第11章2. 麻疹の項のAdvice①参照）．しかし，最近はノイラミニダーゼ阻害薬が投与されると解熱が早いため，解熱して2日を経過しても，体内には40％くらいまだウイルスが残っている．ノイラミニダーゼ阻害薬を服用した場合には，ウイルスの排出がなくなるのは解熱後5日をみる必要がある．

❷ 予防は何といっても，積極的に不活化ワクチン（2019年現在は，A型2種，B型2種が入っている）の接種をすることである（特に高齢者，1～5歳の脳炎発症の多い年齢の者，心疾患をもつ者，透析患者，糖尿病患者，副腎皮質ステロイド内服者などのハイリスクグループの者には積極的に接種する）．

❸ インフルエンザに対する抗ウイルス薬投与にあたって，前述の諸種の注意事項を熟知しておく．

❹ **その他のインフルエンザ治療薬**

1）アマンタジン塩酸塩（シンメトレル®）

M2イオンチャネル阻害薬で，**M2イオンチャネルのないB型インフルエンザには無効である**．症状出現後，48時間以内に使用し，症状消失後はすみやかに中止する（耐性ウイルスが出現するため）．しかし，**世界的に耐性が進んでいる**．パーキンソン病の治療薬（ドパミンの遊離促進作用で使用）でもあるため，小児では不眠を訴えたり，興奮したりするため，夜は投与せずに，1日2回（朝昼食後）で投与する．第1選択とならないため，現在では使用されることが少ない．

2）ペラミビル水和物（ラピアクタ®）

注射薬のノイラミニダーゼ阻害薬で，単回点滴静注をするが，重症化の恐れのある場合は，症状に応じて連日反復投与が可能である．

3）ファビピラビル（アビガン®）（経口薬）：国家備蓄用

ポリメラーゼ阻害薬で，パンデミックインフルエンザに対する薬剤で，国の判断で投与が決まる．

Advice

① インフルエンザの種類（A型，B型，C型の３種類ある）

A 型　赤血球凝集素（hemagglutinin：HA）H1～16：16種類（2005年にH16が報告されている）

ノイラミニダーゼ（neuraminidase：NA）N1～9：9種類

＊ 上記の組合せだと，A型には16×9＝144種類の亜型が存在することになるが，人に感染するのはH1N1，H2N2，H3N2，1997年流行したH5N1，中国で流行したH9N2の５種類である（1999年流行したH9N2は病原性が低い）．

＊ H5N1はトリインフルエンザ

B型　亜型なし

C型　亜型なし〔common cold（普通感冒）の原因ウイルス〕

② インフルエンザの疫学

1）インフルエンザの世界的流行

1918年：スペイン風邪（H1N1）

1957年：アジア風邪（H2N2）

1968年：香港風邪（H3N2）

1977年：ソ連風邪（H1N1）

2）インフルエンザの最近の流行

'98/'99 シーズン：H3N2（A 香港：猛威を振るい，老人や小児の脳炎により多数の死亡者が出た），B

'99/2000 シーズン：H3N2，H1N1

'00/'01 シーズン：H3N2，H1N1，B

'01/'02 シーズン：H3N2，H1N1，B

'02/'03 シーズン：H3N2，B

'03/'04 シーズン：H3N2，B

'04/'05 シーズン：H3N2，B（B型が主流）

'05/'06 シーズン：H3N2，B

'06/'07 シーズン：H3N2，B

'07/'08 シーズン：H3N2（主流），H1N1，B

'08/'09 シーズン：H3N2，H1N1（主流），B

'09/'10 シーズン：H1N1※（主流）

'10/'11 シーズン：H3N2，H1N1※（主流），B

'11/'12 シーズン：H3N2（主流），H1N1，B

'12/'13 シーズン：H3N2（主流），B

'13/'14 シーズン：H1N1※，H3N2，B

'14/'15 シーズン：H3N2（主流），H1N1※，B

'15/'16 シーズン：B，H1N1※，H3N2

'16/'17 シーズン：H3N2（主流），B，H1N1※

'17/'18 シーズン：B，H1N1※，H3N2

'18/'19 シーズン：H3N2，H1N1※，B

※H1N1は，'09/'10シーズンに新型インフルエンザとして世界的流行（パンデミック）した．最近では，この型が流行型となっている．

③ トリインフルエンザについて

トリインフルエンザはH5N1が感染の主体となるが，トリインフルエンザがヒトに感染をした例として，1999年に香港（H9N2），2003年にオランダ（H7N7：83名が感染して１名死亡），香港（H5N1），'03～'04年にベトナム（H5N1：22名感染して15名死亡），タイ（H5N1：12名感染し８名死亡）がある．また，ニワトリなどの家禽に致命的なインフルエンザを起こす病原性の高いウイルス株の流行は，'83～'84年に米国（H5N2），'92年にメキシコ（H5N2），'97年にオーストラリア（H7N4），イタリア（H5N2），'99～'01年にイタリア（H7N1），'03年に韓国（H5N1），タイ（H5N1），'04年には日本を含め，ベトナム，タイ，カンボジア，中国，ラオス，北米，欧州で異なるウイルス株が流行した．'13年に低病原性H7N9トリインフルエンザのヒトへの感染が中国で確認され，'17年に高病原性H7N9の感染者が２名発生している．今後この高病原性H7N9に対する対策が重要になってくる．

トリからヒトへ感染したケースはあるが，ヒトからヒトへの感染はごくわずかしか報告されていない．しかし，ヒトに感染をした毒性の強いトリインフルエンザが変異をして，毒性の強いウイルスとしてヒトからヒトに感染を起こしていくと，致死的に，パンデミック（世界的流行）となって広がっていく可能性がある．

④ インフルエンザ（H5N1）に関するガイドライン

日本医師会感染症危機管理対策室（新型インフルエンザ専門家会議）によるインフルエンザ（H5N1）に関するガイドライン（フェーズ3）が作成されている（2006年6月）．これによると，確定診断を待たず，直ちにノイラミニダーゼ阻害薬（オセルタミビル）の投与を開始することになっている．M2タンパク阻害薬（アマンタジン）には耐性であることが多いため第1選択とならない．

⑤ インフルエンザワクチン（不活化ワクチン）について

＊ '15～'16シーズンより3価（A型2種，B型1種）から4価（A型2種，B型2種）となった．

※'16～'17年シーズンのインフルエンザワクチン

A型：カリフォルニア（H1N1）と香港（H3N2）の2種類の流行株

B型：山形系統とビクトリア系統の2種類

1）あらゆるワクチンのなかで最も安全性の高いワクチンである．

2）対照：65歳以上の高齢者（肺炎の合併で死亡する可能性が高い），幼児（インフルエンザ脳炎になった者は全例ワクチン未接種で，脳炎・脳症の発症は1～5歳に多い）※他の成人・小児も接種対象となる．

3）2回接種（1～4週あけて）（アメリカ，日本では1回接種のこともある）※13歳未満は2回接種

4）インフルエンザは12～3月の4カ月に必ず流行（1月下旬～2月上旬がピーク）
接種のタイミング：11月に1回，12月に2回目を接種する．

⑥ インフルエンザの感染機序と抗ウイルス薬の作用機序

1）インフルエンザウイルスが細胞に感染する際，HAは細胞膜上の**シアル酸**をウイルスレセプターとして認識して結合する．

2）**エンドサイトーシス**によってウイルス粒子が細胞に取り込まれる．

3）**ウイルス遺伝子の放出機序**

Ⅰ ウイルス粒子内部のM1（マトリックスタンパク質1）は**遺伝子複合体と結合**

Ⅱ この結合をゆるめるために，M2の**イオンチャネル活性**が必要

Ⅲ **イオンチャネルの活性化**

ⅰ．弱酸性のエンドソームにウイルス粒子が取り込まれると，**M2イオンチャネルを通ってプロトン（H^+）が粒子内に流入してくる**．

ⅱ．**ウイルス粒子内が弱酸性となり**，遺伝子複合体とM1との結合がゆるみ，**遺伝子複合体が感染細胞の細胞質へ放出される**．

・アマンタジン（シンメトレル®）は，このM2のイオンチャネルの作用を阻害（脱殻阻止）する．

・B型ウイルスには，M2タンパク質がないため，アマンタジンは無効！

4）放出された遺伝子複合体（8本）を使って，**ウイルス粒子（RNAと構造タンパク質）の合成を開始する**．

5）ウイルス粒子は出芽し，ウイルスは細胞膜上のシアル酸と結合して**凝集塊**をつくる．

Ⅰ ノイラミニダーゼはシアル酸を糖鎖から切り離す活性をもつ．

Ⅱ ノイラミニダーゼが糖脂質や糖タンパク質上のシアル酸を切り取ることで，子ウイルスは出芽できる．

※ザナミビル（リレンザ®），オセルタミビル（タミフル®），ラニナミビルオクタン酸エステル水和物（イナビル®）は，ノイラミニダーゼ活性阻害作用によって，出芽した新生ウイルス粒子を細胞から遊離させなくする．

<鈴木　孝>

12. 深在性真菌症

症例　34歳，男性

急性リンパ性白血病の寛解後療法（強化療法）のために入院をした．強化療法が終了して10日が経過した．39℃以上の発熱（spike fever）が出現し，WBCは600/μL，白血球分画でも好中球数は120/μLと低下し，CRPは7.5 mg/dLと上昇してきた．主治医は好中球減少による敗血症を疑い，血液，咽頭，便，尿の各培養を施行し，セフタジジム水和物（CAZ：モダシン®），セフメタゾールナトリウム（CMZ：セフメタゾン®），アミカシン硫酸塩（AMK：硫酸アミカシン®）の投与を開始した．しかし，その後4日しても解熱せず，CRPは10.5 mg/dLに上昇し，血液中の（血漿）β-Dグルカンを測定したところ，38 pg/mL（基準値10 pg/mL以下）であった．その後，血液培養からは特定の細菌は検出されなかったが，真菌の*Candida albicans*が検出された．

point

❶ 抗腫瘍薬投与中や放射線治療中の患者，HIV患者（AIDS発症患者を含む），造血幹細胞移植中の患者，臓器移植中の患者，副腎皮質ステロイド投与中の患者，自己免疫疾患患者，糖尿病患者，（高齢者）などは，一種の免疫能が低下したimmunocompromised hostであるといえる．これらの患者は真菌感染を起こしやすい．

❷ 白血球数は600/μL（基準値3,900～9,800/μL），白血球分画で好中球数は120/μL（好中球減少：1,500/μL以下）と，感染防御に必要な好中球が十分あるとはいえない．このようなときには，何らかの病原微生物による敗血症を併発して，熱（spike fever）が出て，CRPが上昇している可能性がある．

❸ 主治医は起炎菌がはっきりするまで，CAZ，CMZ，AMKの投与を開始した．

❹ CAZは注射用第３世代セフェム系薬で，腸球菌属を除くグラム陽性・陰性菌，嫌気性菌やβラクタマーゼ産生菌・緑膿菌に有効，CMZは注射用第２世代セフェム系薬で，βラクタマーゼに対する抵抗性が強く，AMKはアミノグルコシド系薬で，緑膿菌に特に強い抗菌力を示すので用いた．しかし，抗菌薬使用にもかかわらず，さらに４日しても解熱せず，CRPは10.5 mg/dLと上昇しきている．抗菌薬が効果を示していない．

❺ 血漿中のβ-Dグルカン〔(1→3）β-Dグルカン〕を測定したところ38 pg/mLであったことから（基準値10 pg/mL以下，20 pg/dL以上の場合は深在性真菌症として治療の対象となる），カンジダ症による敗血症が考えられる．また，血液培養からも，*Candida albicans*が検出されている．しかし，β-Dグルカンは，血液製剤（アルブミン，グロブリン），グルカン製剤（サルノコシカケなど）の服用，ガーゼの使用，セルロース透析膜を用いた血液透析で測定値が高くなることがあるので注意を要する．また，多発性骨髄腫や高γ-グロブリン血症などの疾患では，非特異的反応を示す可能性があることも知っておく必要がある．

❻ 中心静脈カテーテル（カテ）を用いて中心静脈栄養などを行っている場合には，カテ先で増殖したカンジダが敗血症を起こすことも考えられる．このようなときはカテを抜去し（必要なら再挿入する），カテ先を培養に提出する．

深在性真菌症による敗血症について

寄生部位が皮膚の表皮や毛包に限局する場合を**表在性（浅在性）真菌症**といい，皮膚の真皮以下や肺，肝臓，腎臓などの深部に病巣をつくるものを**深在性真菌症**という．健康人であればあまり問題にならないが，症例のように白血病で化学療法中の患者（immunocompromised host）が日和見感染を起こして，敗血症を起すと重篤化する．診断の助けとなるのは血漿β-Dグルカン値で，上昇を伴えばカンジダ症による敗血症を考える（図参照）．培養でも，*Candida albicans*が検出されている．

*Candida albicans*に対する第1選択薬は，フルコナゾール（FLCZ：ジフルカン®）である（後述の表2参照）．そこで，処方例のフルコナゾールの投与が開始された．

処方例

■ カンジダ症に対して

フルコナゾール（ジフルカン®） 1回50～100 mg（小児は1回3 mg/kg） 1日1回経口または静注

＊カプセル，ドライシロップ，静注用がある

知っておくべきこと

❶ 真菌の種類

真菌は細胞壁をもつ真核生物で，光合成を行わないため，何らかの有機体に寄生するか，胞子の形で自然界に存在する．真菌は形態的に糸状菌と酵母の2つに分けられる．

1) **糸状菌**（菌糸状の真菌で，1本の菌糸が分枝しながら増殖をする）
- **白癬菌（*Trichophyton*）**：足白癬，爪白癬，体部白癬，頭部白癬などの表在性真菌症の原因となる．
- **アスペルギルス（*Aspergillus*）**：肺アスペルギローマ（肺に真菌球を形成）などの深在性真菌症を起こす．
- **ムコール（*Mucor*）**：日和見感染として，表在性真菌症（皮膚：蜂窩織炎，紅斑）や，経気道的（鼻腔・副鼻腔）に感染して消化器（穿孔性潰瘍），進行性肺炎を，中枢神経に浸潤して深在性真菌症を引き起こす．

2) **酵母**（**酵母状の真菌**で，菌糸を形成せずに，個々の細胞が単細胞の状態で増殖していく）
- **クリプトコックス（*Cryptococcus*）**：鳩のふんなどで汚染された土壌にいる．日和見感染により肺クリプトコックス症を起こし，血行性に髄膜炎を引き起こしたりする（深在性真菌症）．
- **カンジダ（*Candida*）**：人の常在菌で，皮膚，口腔，消化管，膣などに存在する．口腔内感染（鵞口瘡）（表在性真菌症），日和見感染によって口腔内カンジダ症，食道カンジダ症，性器カンジダ症（深在性真菌症），カンジダ血症，播種性カンジダ症（心カンジダ症，肝脾カンジダ症，肺カンジダ症，カンジダ眼内炎など）を引き起こす（深在性真菌症）．
- **マラセチア（*Malassezia*）**：頭皮に感染し，ふけの原因となる（表在性真菌症）．
- **ニューモシスチス（*Pneumocystis*）**：日和見感染によって肺炎を引き起こす（深在性真菌症）．

3) **キノコの胞子による真菌症**〔菌糸を形成する菌類のなかで，キノコ（子実体）を形成し，その胞子によって引き起こされる〕
- スエヒロタケ（感染症）
- ヒトヨタケ（感染症）

❷ 真菌の検査（診断）について

4日以上持続する抗菌薬不応性の発熱性好中球減少症は，深在性真菌症を示唆する血液検査・症状・徴候をチェックして，図に示すフローチャートに従って，各真菌症の確定診断をつけていく．

＊ガラクトマンナン（GM）抗原検査はアスペルギルス症の診断に用い，β-Dグルカンはカンジダ症の診断に用いている．それ以外の検査として，カンジダ症に対しては，（血清）カンジダ抗原検査（ラテックス凝集：基準値 陰性），（血清）カンジダマンナン抗原検査（ELISA：基準値0.05 U/mL未満），アスペルギルスに関しては，（血清）アスペルギルス抗原検査（ELISA：基準値0.05 U/mL未満），（血清）アスペルギルス抗体検査（オクタロニー法：基準値 陰性），クリプトコックスには，（血清）クリプトコックス・ネオフォルマンス抗原検査（ラテックス凝集反応：基準値 陰性）がある．深在性真菌症の診断の有用性については表1に示した．

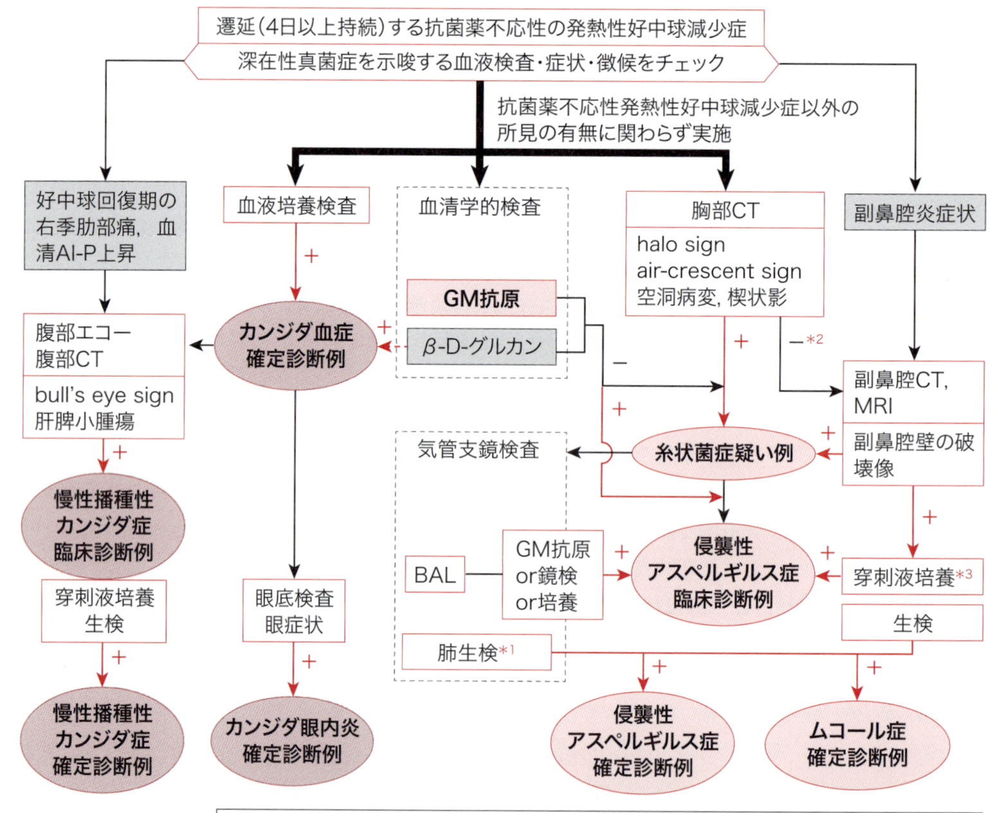

図　発熱性好中球減少症を対象とした深在性真菌症の診断フローチャート

GM：ガラクトマンナン，BAL：気管支肺胞洗浄
（文献1より一部改変して転載）

❸ 抗真菌薬について

1）深在性真菌症に対する治療

深在性真菌症の治療には以下のものが使用される．

- ▶アムホテリシンB（AMPH-B：ファンギゾン® シロップ・注射用，アムビゾーム® 点滴注射用）
- ▶フルシトシン（5-FC：アンコチル® 錠）
- ▶ミコナゾール〔MCZ：フロリード®：ゲル経口用・膣坐薬・クリーム（表在性真菌症に対して），注射用（深在性真菌に対して）〕
- ▶フルコナゾール（FLCZ：ジフルカン® カプセル・ドライシロップ・注射液）
  ＊組織移行が良好である．
- ▶ホスフルコナゾール（F-FLCZ：プロジフ® 注射液）
  ＊フルコナゾールのプロドラッグ
- ▶ボリコナゾール（VRCZ：ブイフェンド® 錠・ドライシロップ・注射用）
- ▶イトラコナゾール（ITCZ：イトリゾール® カプセル・内用液・注射用）
  ＊抗アスペルギルス活性良好である．
- ▶ミカファンギンナトリウム（MCFG：ファンガード® 点滴用）
  ＊アスペルギルス属，カンジダ属にのみ有効で安全性が高い．
- ▶カスポファンギン酢酸塩（CPFG：カンサイダス® 点滴注射用）
  ＊アスペルギルス属，カンジダ属にのみ有効で安全性が高い．

＜ニューモシスチス肺炎治療薬＞

- ▶ペンタミジンイセチオン酸塩（ベナンバックス® 筋注・点滴静注・吸入で投与可能）
- ▶アトバコン（サムチレール® 内用懸濁液）

2）カンジダの菌種による抗真菌薬の選択

検出されるカンジダの菌種によって，表2のように抗真菌薬が選択される．

表1 深在性真菌症の診断法

診断法			有用性*1			
			カンジダ症	アスペルギルス症	クリプトコックス症	ムコール症
確定診断法	培養検査		○～◎	△～○	○	×
	顕微鏡検査（鏡検）		○*2	○*2	◎	○*2
	病理組織学的診断		○～◎*2	○*2	◎	○～◎*2
補助診断法	血清診断	特異抗原検出	△*3	血液では○ 呼吸器では△	◎	－
		特異抗体検出	△*3, 4	呼吸器では○*4	－	－
		β-D グルカン測定	◎*5	△*5	×*6	×

◎：非常に有用，可能であれば試みるべき，○：有用，試みる価値あり，△：病態により有用な場合がある，×：通常あまり有用ではない，－：推奨できる検査法は知られていない．

＊1 実際の有用性は病態・基礎疾患などに左右される　＊2 菌種の同定は通常困難である　＊3 海外ではカンジダマンナン抗体・抗原同時測定の有用性が報告されている　＊4 保険適用外　＊5 ムコール症，クリプトコックス症などを除く多くの真菌症で上昇する．原因真菌の鑑別は不能　＊6 クリプトコックスはムコールと異なり細胞壁にβ-Dグルカンを有するので，クリプトコックス症ではβ-Dグルカンを検出する場合がある．しかし，その頻度は低いので，本ガイドラインでは診断的価値を認めない

（文献1より一部改変して転載）

表2　侵襲性カンジダ症における菌種判明時の注射用抗真菌薬選択

菌　種	第一選択薬	第二選択薬
Candida albicans	(F-) FLCZ	MCFG, CPFG, VRCZ, L-AMB, ITCZ
C. glabrata	MCFG, CPFG	L-AMB, ITCZ
C. krusei	MCFG, CPFG, L-AMB	VRCZ, L-AMB, ITCZ
C. parapsilosis	(F-) FLCZ	VRCZ, L-AMB, ITCZ
C. tropicalis	(F-) FLCZ, MCFG, CPFG	L-AMB, VRCZ, ITCZ
C. guilliermondii	L-AMB, VRCZ	―
C. lusitaniae	(F-) FLCZ, MCFG, CPFG	VRCZ, ITCZ

(文献1より改変して転載)
*抗真菌薬の略称は，前頁の「知っておくべきこと❸抗真菌薬について 1）深在性真菌症に対する治療」を参照

Advice

免疫能が低下したimmunocompromised hostが深在性真菌症を起こすと，敗血症，髄膜炎などによる中枢神経障害，進行性肺炎など，重篤な疾患へと進行するため，早期の抗真菌薬の投与が必要となる．

一方，表在性真菌症の治療薬には以下のものがある．

・**鵞口瘡**：メチルロザニリン塩化物（ピオクタニン），口腔内ミコナゾール（フロリード®）*ゲルの塗布
・**消化管カンジダ症**：ナイスタチン（ナイスタチン錠）
・**カンジダ性膣炎**：クロトリマゾール（エンペシド® 膣錠）
・**足部白癬，股部白癬，カンジダ性指間びらん症，カンジダ膣炎（膣錠）など**
　・ビホナゾール（マイコスポール®・クリーム・外用液）
　・イソコナゾール硝酸塩（アデスタン® クリーム・膣錠）
　・スルコナゾール硝酸塩（エクセルダーム® クリーム・外用液）
　・オキシコナゾール硝酸塩（オキナゾール® クリーム・外用液・膣錠）
　・ケトコナゾール（ニゾラール® クリーム・ローション）
　・ネチコナゾール塩酸塩（アトラント® 軟膏・クリーム・外用液）
　・ラノコナゾール（アスタット® 軟膏・クリーム・外用液）
　・ルリコナゾール（ルリコン® 軟膏・クリーム・液）
　・リラナフタート（ゼフナート® クリーム・外用液）
　・ブテナフィン塩酸塩（メンタックス® クリーム・外用液・スプレー，ボレー® クリーム・外用液）
　・アモロルフィン塩酸塩（ペキロン® クリーム）
　・トルナフタート（ハイアラージン® 軟膏・外用液）
・**爪白癬**
　・ホスラブコナゾール L-リシンエタノール付加物（ネイリン® カプセル）
　・エフィナコナゾール（クレナフィン® 爪外用液）
　・ルリコナゾール（ルコナック® 爪外用液）

<参考文献>

1）「深在性真菌症の診断・治療ガイドライン2014小児領域改訂版」（深在性真菌症のガイドライン作成委員会/編），協和企画，2016
2）「日常診療に活かす診療ガイドラインUP-TO-DATE 2018-2019」（門脇 孝，他/監），pp41-45，メディカルレビュー社，2018

<鈴木　孝>

第12章　泌尿器疾患

1. 前立腺肥大症（良性前立腺肥大：BPH）

症例　78歳，男性

【主　訴】就寝後，夜間に何度もトイレに起きるようになった
【現病歴】半年ほど前から夜間に2～3回トイレに起きるようになった．口渇や疲労感はない．食欲は良好で体重も変化はない．最近，排尿時にいきむようになり，尿の出方は以前より弱いように感じる．尿の色や臭いに変化はない（問診上，国際前立腺症状スコア8点）．
【既往歴】特にない
【服薬歴】特にない
【生活歴】会社員であったが65歳で退職，ボランティア活動を週2回ほどしている．妻と2人暮らし．
【身体所見】身長 163 cm，体重 55 kg，血圧 135/86 mmHg，心拍数 72拍/分（整），意識清明，頭頸部：異常なし，胸・腹部：異常なし，四肢：異常なし，直腸指診で表面平滑で弾性硬の境界明瞭な腫大した前立腺を触れる．
【臨床検査】WBC 6,700/μL，Hb 15.0 g/dL，ESR 3 mm/時，ALT 18 IU/L，AST 20 IU/L，Alb 3.8 g/dL，BUN 20 mg/dL，Cr 1.2 mg/dL，HbA1c（NGSP値）6.4%，前立腺特異抗原（PSA）1.0 ng/mL，尿：潜血（−），白血球（−），便：潜血（−）
【画像検査】経直腸的超音波検査：前立腺は腫大しているが内腺は均一なエコーで被膜は連続性を保っている．推定容積 25 mL，残尿量 50 mL
【尿流測定】最大排尿速度 8 mL/秒

point

❶ **高齢男性の夜間頻尿は，多尿または排尿困難がある**ことを示唆している．自覚症状とHbA1c値から糖尿病は否定的なので，前立腺肥大による排尿困難を考える．

❷ 前立腺肥大症状とQOL（quality of life）への影響は国際前立腺症状スコア（international prostate symptom score：IPSS，表1，2）で評価する．35点中7点以下が軽症，8～19点が中等症，20点以上が重症と判定される．この患者では8点で軽症と中等症の境界である．

❸ 尿線が細く勢いがない，排尿開始前のいきみ，残尿，直腸指診および経直腸的超音波検査の所見はいずれも軽症の前立腺肥大の所見である．前立腺肥大は直腸指診で表面平滑な固まりとして触れる（正常はクルミ大）．良性の前立腺肥大の超音波像は内部エコー均一で被膜は連続性がある．容積は，軽症で20 mL未満，中等症で20～50 mL，重症で50 mL以上とされる．前立腺がんでは直腸指診で表面不整に硬結を触れ，前立腺特異抗原が高値（>4 ng/mL）であることが多い．この患者では良性の前立腺肥大で，重症度は軽症と中等症の境界である．

❹ 排尿障害を生じる病態は前立腺肥大だけではない．脳血管障害，神経疾患，糖尿病などがないかを既往歴で聴取する．また，多くの薬物（特に抗コリン作用の強い三環系抗うつ薬，PL顆粒，ベンゾジアゼピン系薬，ジソピラミド，抗パーキンソン病薬など）が排尿障害の原因となったり助長因子となっていることがあるので薬歴を丁寧にとろう．

表1　国際前立腺症状スコア（IPSS）

どれくらいの割合で次のような症状がありましたか	全くない	5回に1回の割合より少ない	2回に1回の割合より少ない	2回に1回の割合くらい	2回に1回の割合より多い	ほとんどいつも	点　数
1. この1カ月の間に，尿をした後にまだ尿が残っている感じがありましたか	0点	1点	2点	3点	4点	5点	
2. この1カ月の間に，尿をしてから2時間以内にもう一度しなくてはならないことがありましたか	0点	1点	2点	3点	4点	5点	
3. この1カ月の間に，尿をしている間に尿が何度も途切れることがありましたか	0点	1点	2点	3点	4点	5点	
4. この1カ月の間に，尿を我慢するのが難しいことがありましたか	0点	1点	2点	3点	4点	5点	
5. この1カ月の間に，尿の勢いが弱いことがありましたか	0点	1点	2点	3点	4点	5点	
6. この1カ月の間に，尿をしはじめるためにお腹に力を入れることがありましたか	0点	1点	2点	3点	4点	5点	
7. この1カ月の間に，夜寝てから朝起きるまでに，ふつう何回尿をするために起きましたか	0回	1回	2回	3回	4回	5回以上	
	0点	1点	2点	3点	4点	5点	

1から7の合計 ＿＿点

0～7点が軽症，8～19点が中等症，20点以上が重症

（文献1より引用）

表2　QOLスコア

	大変満足	満　足	大体満足	満足・不満足のどちらでもない	不満気味	不　満	大変不満
現在の排尿の状態が今後一生続くとしたら，どう感じますか	0	1	2	3	4	5	6
	軽症		中等症			重症	

（文献2より引用）

1 BPHの病期を理解しよう

前立腺組織は男性固有の男性ホルモン感受性臓器で，加齢とともに肥大する．前立腺肥大症（良性前立腺肥大，benign prostatic hyperplasia：BPH）の初期（第1期）には膀胱刺激症状（会陰部不快感，夜間頻尿，軽度残尿感，排尿困難）が生じるが残尿はみられず，排尿機能もよい．第2期には残尿が発生するようになり，時に急性の尿路閉塞（尿閉）を生じる．第3期に至ると慢性的な排尿障害により膀胱は拡張し，水腎症など腎機能障害が出現する．

2 BPHの治療は重症度に応じて選択する

排尿障害が軽度でQOLが悪くなければ経過観察か薬物療法（α_1アドレナリン受容体遮断薬，ホスホジエステラーゼ-5阻害薬，5α還元酵素阻害薬），症状が進行すれば低侵襲性治療（経尿道的マイクロ波高温度治療，経尿道的針焼灼術，尿道ステント留置術）を選択し，より高度な症状が出現する場合には経尿道的前立腺切除術（transurethral resection of prostate：TURP）やレーザーによる凝固・蒸散・核出術を行う．きわめて大きな（＞100 g）肥大症には開腹術による被膜下腺腫摘出術が選択されることもある．この患者では自覚症状，前立腺容積，残尿量から，軽症と中等症の境界と評価されたので，治療は薬物療法で開始された．

3 良性の前立腺肥大は前立腺がんとの鑑別が重要である

前立腺がんとの鑑別はPSA値，直腸指診や経直腸的超音波像などを参考にして行う．前立腺がんは良性の前立腺肥大を母地として発生するので，この患者でも今後経時的にPSA値，前立腺画像所見をモニターしていく必要がある．5α還元酵素阻害薬のフィナステリドやデュナステリド服用者は抗アンドロゲン作用のためPSA値が50％程度低下していることを考慮に入れて評価する必要がある．

処方例

▶タムスロシン塩酸塩（ハルナール®D錠） 1回0.2 mg 1日1回（朝食後）

処方の解説と服薬指導

❶ α_1アドレナリン受容体遮断薬はBPHの標準治療薬である

2019年現在，BPHの薬物治療にはタムスロシン塩酸塩（ハルナール®），ナフトピジル（フリバス®），シロドシン（ユリーフ®），テラゾシン塩酸塩水和物（バソメット®，ハイトラシン®），ウラピジル（エブランチル®），プラゾシン塩酸塩（ミニプレス®）に保険適用がある．タムスロシン塩酸塩（ハルナール®D錠）は徐放粒を含む口腔内崩壊錠で1日1回投与が可能なので好まれる．噛まずに舌の上で溶かして飲み込むよう指導する．膀胱頸部や前立腺平滑筋に存在する交感神経のα_1受容体を遮断し排尿障害の機能的閉塞を改善する．症状は比較的早期に改善する．作用機序は不明であるが，長期使用により肥大も改善する．

❷ α_1アドレナリン受容体遮断薬投与時の注意点

前立腺肥大治療薬として開発されたα_1アドレナリン受容体遮断薬は，下部尿路組織である前立腺，尿道および膀胱三角部のα_{1A}受容体サブタイプに選択的な薬物である．血管平滑筋のα_{1B}受容体に対する作用は弱いが，すでに降圧薬を服用している患者や，利尿薬を服用しており循環血液量の低下している患者などでは投与初期に起立性低血圧を生じることがあるので少量から開始するなど注意しよう．その他日本の添付文書での記載はシロドシンを除いて少ないが海外では逆行性射精による射精量減少などの射精障害が高率に（0.6～90％）生じる記載がある．

また，前立腺肥大を発症する高齢男性では白内障手術を受ける例も多い．最近，α_1アドレナリン受容体遮断薬服用中の患者が白内障手術を受けた際に**術中虹彩緊張低下症候群**（水流による虹彩のうねり，虹彩の脱出・嵌頓，進行性の縮瞳を3主徴とする虹彩の異変）が高率に生じることが報告された（タムスロシン服用者では43％に対して非服用者では1％）．治療中に白内障手術を計画する場合には患者と眼科医に情報提供する必要がある．

知っておくべきこと

❶ 5α還元酵素阻害薬

同薬は前立腺組織における5α－還元酵素Ⅱ型を選択的に抑制し，テストステロンからより強力な男性ホルモン作用のある代謝体であるジヒドロテストステロンへの変換を阻害する機序で抗男性ホルモン作用を発揮し，前立腺肥大を縮小させる．日本ではデュタステリド（アボルブ®カプセル）のみが前立腺肥大症に使用できる．

❷ ホスホジエステラーゼ（PDE）-5阻害薬

高齢男性では下部尿路障害と勃起障害（ED）を合併することが多い．PDE-5阻害薬は陰茎海綿体でcGMP分解を阻害し，NO作用増強を介して血管平滑筋を弛緩させ勃起を生じさせる．

PDE-5阻害薬をED治療に服用すると，下部尿路の平滑筋も弛緩させ排尿抵抗を減少させるため前立腺肥大に伴う症状が改善する．PDE-5阻害薬には複数種類があるが，日本ではそのなかで最も消失半減期が長い（36時間）タダラフィル（シアリス®）のみが保険適用である．シルデナフィルクエン酸塩（バイアグラ®）と同様に硝酸薬（ニトログリセリンなど）と併用するとNOの過剰産生による高度な低血圧が生じ，虚血性心疾患がある患者では不整脈や心虚血イベントの誘発などが生じるので併用は禁忌である．

❸ 薬物治療として選択できる抗男性ホルモン薬は第2選択薬である

クロルマジノン酢酸エステル（プロスタール®）やアリルエストレノール（ペリアス®など）などのステロイドは直接受容体部位でテストステロンと拮抗するため，前立腺肥大症状の改善とともに性欲減退，勃起障害などの副作用や，Na貯留作用，肝障害などの副作用を生じることが多い．このため，α_1アドレナリン受容体遮断薬が服用できない場合の第2選択薬である．

Advice

排尿障害に対する新しい病態概念

近年，前立腺肥大症の患者に対して，膀胱内圧や尿流量を用いて排尿機構を動的に評価する尿流動態学（urodynamics）検査が広く行われるようになり，前立腺肥大症（BPH）と総称された病態は，膀胱排尿筋の機能異常と下部尿路閉塞（bladder outlet obstruction：BOO）による求心性の神経伝達機能調節の変化の要因に分けて評価し，治療方針にも応用するようになった．従来の前立腺肥大症は下部尿路症状（lower urinary tract symptoms：LUTS）の概念で置き換えられ，国際的にはBPH/LUTSまたは加齢男性LUTSと表記されるようになっている．

＜参考文献＞

1）本間之夫，ほか：International Prostate Symptom ScoreとBPH Impact Indexの日本語訳の言語的妥当性に関する研究．日泌尿会誌，93：669-680，2002
2）本間之夫，ほか：International Prostate Symptom ScoreとBPH Impact Indexの日本語訳の計量心理学的検討．日泌尿会誌，94：560-569，2003
3）「男性下部尿路症状・前立腺肥大症診療ガイドライン」（日本泌尿器科学会／編），リッチヒルメディカル，2017
▶日本泌尿器科学会ホームページより閲覧できる
https://www.urol.or.jp/lib/files/other/guideline/guideline_list_190521.pdf

＜越前宏俊＞

2. 尿路感染症

症例 21歳，女性

【主 訴】 排尿時灼熱感，排尿困難，頻尿（1回の尿量は少ない），尿意切迫
【現病歴】 生来健康であったが，2日前から突然に尿意切迫感と排尿時の灼熱感が出現した．通常よりも尿意を感じる回数は増えたが，1回の排尿量は少ない．症状は軽快せず，昨晩からは微熱も認められるため不安になって外来を受診した．
【既往歴】 尿路感染症の既往なし
【生活歴】 未婚の大学生．避妊目的で低用量ピル（トリキュラー® 錠21）を服用している．最後月経は2週間前．喫煙：10本/日（2年前～），飲酒習慣：なし
【薬 歴】 レボノルゲストレル・エチニルエストラジオール（トリキュラー® 錠21）
【薬物アレルギー】 経験なし
【身体所見】 身長 168 cm，体重 52 kg，体温 37.0℃，血圧 122/74 mmHg，脈拍 80回/分，呼吸数 14回/分，恥骨上部の圧痛（＋），側腹部痛（－），腟分泌物増加（－），腟掻痒感（－），腟外陰部に皮膚病変（－），その他異常所見なし
【検査所見】 尿検査：色調 淡黄色，比重1.015，pH 8.0，蛋白（－），糖（－），ケトン体（－），ビリルビン（－），潜血（－），尿沈渣：白血球数10～15個（↑）/400倍強拡大視野，赤血球数1～5個（↑）/1視野，上皮細胞3～5個（↑）/10視野，細菌 多数，一般生化学検査およびグラム染色などの細菌学的検査は未実施
【診 断】 急性（単純性下部）尿路感染症

＊ポイントとなる異常値には↑（増加）をつけた．

point

❶ 尿路感染症の症状と治療は感染部位により異なる

尿道炎では排尿時灼熱感（ピリピリと刺すような痛み）が特徴的であり，**膀胱炎では膀胱粘膜刺激症状により頻繁に尿意を感じる（尿意切迫感）ため頻尿となるが，トイレに行っても1回あたりの排尿量が少ないのが特徴的**である．尿道炎と膀胱炎は下部尿路感染症であり，発熱や炎症反応などの全身症状は少ない．一方，腎盂腎炎では悪寒・戦慄を伴う高熱と患側腎部の側腹部痛，肋骨脊椎角部叩打痛，悪心・嘔吐，白血球・CRP上昇，菌血症を生じる．本症例では発症が急激であるので急性（下部）尿路感染症である．

❷ 尿路感染症の尿所見を知ろう

新鮮尿は尿道口付近の細菌を洗い流すため，出始めの尿は捨て，中間尿を採取し検査する．尿検体における**白血球数の上昇**（膿尿とは沈渣の400倍強拡大鏡検で1視野あたり5個以上と定義されている），および**多数の細菌の存在**は尿路感染症を強く疑う所見であり，赤血球数および上皮細胞数の増加は腎・尿路上皮に炎症や傷害が生じていることを示唆する所見である．また，尿pHの高値はプロテウス属（腸内細菌の一種）のような尿素分解菌が存在する可能性を示唆する．急性単純性下部尿路感染症において，尿の細菌培養は診断感度が50％前後で原因菌も大腸菌がほとんどであるので日常的には行わない．また，本患者は腟分泌物，掻痒感を

認めず，外陰部皮膚病変もないことから腟炎は除外できる．

❸ 急性の尿路感染症の治療方針は感染部位とその原因病態により異なる

尿路感染症は，発症リスク因子として，尿流障害をきたす尿路の器質異常（尿路結石，膀胱尿管逆流現象，水腎症，神経因性膀胱，前立腺肥大，尿路奇形など）や，糖尿病や腎不全などによる代謝異常が存在する場合には複雑性尿路感染症とされ，原因菌がグラム陰性桿菌であることが多く，治療に難渋することが多い．一方，本症例のように急性単純性膀胱炎では，原因菌はほとんど大腸菌であり，治療は定型的である．

❹ 治療のゴールを知ろう

ゴールは病原菌を尿路から消滅させること（**細菌学的治癒**），および関連症状を改善・消失させること（**臨床的治癒**）である．つまり，本患者では尿中の細菌が少量以下になることと，排尿時灼熱感，排尿困難感，頻尿，および尿意切迫感が消失することが治療のゴールである．

1 女性の半数は生涯のうちに1回は罹患する

尿路感染症は女性に頻度の高い感染症の1つであり，若年～中年の成人では男性よりも約50倍頻度が高い．年間約3％の女性が尿路感染症のために受診し，女性の少なくとも**50％は生涯のうちに1回以上の尿路感染症を経験する**といわれている．これらの**多くは急性単純性膀胱炎**である．若年女性における膀胱炎発症の重要な**危険因子は膀胱炎の既往と活発な性活動**であり，性的交渉後48時間以内の発症オッズは60倍といわれている．なお，男性における膀胱炎の多くは尿路結石などの合併症が起因となった複雑性膀胱炎である．

2 尿路感染症のなかでも，感染部位によって抗菌治療の考え方が異なる

単純性尿路感染症の多くは**腸内細菌が尿路を上行的に移行して感染**が成立するため（血行性の感染は稀），起炎菌の約90％は大腸菌である．一方，複雑性尿路感染症では起炎菌として腸内細菌群であるクレブシエラ属やプロテウス属も多く，ときに（0.3％程度）緑膿菌が原因となることもある．そのため，両病態では抗菌薬の選択が異なる．

3 尿路感染治療薬は腎排泄型がよい

尿路感染症は，抗菌薬の作用部位が尿路であるので腎排泄型の薬物が選択となる．**腎糸球体にて濾過された抗菌薬は尿細管における水分の再吸収により濃縮された状態で膀胱へと到達**するため，急性単純性膀胱炎のような下部尿路感染症に対しては，他の感染症治療に用いられる通常用量よりも少ない用量にて必要十分な抗菌効果が期待できる．この患者では，尿蛋白などはなく，年齢からも腎機能は正常と推測されるので，生化学検査で得られる血清クレアチニン濃度から腎機能（クレアチニン・クリアランスなど）を予測する必要はないが，慢性の複雑性尿路感染症では必ず治療時に確認する．また，腎盂腎炎は腎実質の重症感染症であり，感染部位への薬物送達は尿よりも血液に依存するので，初期治療の抗菌薬は静注投与で全身感染症としての通常量を投与する必要がある．

4 急性単純性膀胱炎では抗菌薬の短期間投与と長期間投与に治癒率の違いはない

急性単純性膀胱炎の治療期間については，種々の抗菌薬による単回投与，3日間投与，および7～14日間投与の有効性について多くの臨床研究報告が存在する．これらの試験では，有効性の観点からは単回投与が3日間投与や7～14日投与に比べてやや劣るが，**3日間投与と7～14日間投与では治癒率および有害事象発現率に違いがない**ということでおおむね結果は一致している．そのため，急性単純性膀胱炎に対しては3日間投与が推奨されている．

一方，複雑性や再発性の膀胱炎，腎盂腎炎では7～14日間の投与が必要である．また，急性単純性下部尿路感染症では9割方が大腸菌なので，症状が改善すれば**一般に薬物投与終了後の確認検査（尿培養など）は必要ない**．

処方例

シプロフロキサシン塩酸塩（シプロキサン®錠200 mg）1回1錠　1日2回　朝夕食後　3日分

処方の解説と服薬指導

❶ 急性単純性膀胱炎の第1選択薬はニューキノロン系薬である．米国などでは非妊娠女性患者の急性単純性膀胱炎に対しては，スルファメトキサゾール・トリメトプリム合剤（ST合剤）を第1選択薬とし，第2選択薬としてニューキノロン系薬を推奨するガイドラインが多い．しかし，日本国内で調査された感受性動向によれば，**日本では急性単純性膀胱炎の主な起炎菌である腸内細菌群（大腸菌，クレブシエラ属，プロテウス属など）におけるST合剤の耐性率が高い**ので，ニューキノロン系薬であるシプロフロキサシン塩酸塩による治療を選択すべきである（表1）．シプロフロキサシン塩酸塩は80％が尿中に代謝を受けない未変化体として排泄される腎消失型の薬物である．

❷ 単純性の下部尿路感染症では短期間投与にて十分な効果が証明されているため，投与期間は3日間とした．**通常は抗菌薬の服用開始後24時間以内に症状が消失**するが，3日間の服用にもかかわらず症状が続くもしくは悪化する場合には，腎盂腎炎や尿路系の合併症（膀胱がん，膀胱結石，膀胱尿管逆流，膀胱憩室など）を疑う．

❸ 本患者は現在のところ薬物アレルギーは経験していないが，過去にシプロフロキサシン塩酸塩を使用した経験もない（「薬物アレルギー歴なし」≠「薬物アレルギーなし」）．シプロフロキサシン塩酸塩は3％程度の頻度で過敏症（発疹，**光線過敏症**）が報告されているので，短期間の治療であっても過敏症症状（紅斑，小水疱，丘疹，色素沈着などの皮膚の異常）と対策（できるだけ日光への曝露を避ける，発疹等が出現した場合には服用を中止してすぐに医療機関を受診すること）についての情報提供は必要である．

表1　ST合剤およびシプロフロキサシン塩酸塩に対する，大腸菌，クレブシエラ属，プロテウス属の最小発育阻止濃度と耐性率（中等度以上）の動向

菌　種	薬　物	MIC_{90}（μg/mL）			耐性率（%）		
		2004年	2007年	2010年	2004年	2007年	2010年
Escherichia coli（大腸菌）	ST	＞128	＞128	＞128	56.6	40.8	36.8
	CPFX	32	32	32	19.1	25.8	29.6
Klebsiella pneumoniae（クレブシエラ菌）	ST	16	16	32	80.6	70.9	77.4
	CPFX	0.125	0.25	0.25	1.9	1.8	2.5
Proteus mirabilis	ST	＞128	64	64	47.9	30.0	39.3
	CPFX	4.0	4.0	8.0	17.0	12.6	15.8

MIC：minimum inhibitory concentration，発育阻止濃度
MIC_{90}：MICの90パーセンタイル値，ST：スルファメトキサゾール・トリメトプリム合剤，CPFX：シプロフロキサシン塩酸塩
（文献1～3を参考に作成）

知っておくべきこと

薬剤師として以下のことができるようになろう．

❶ 尿路感染症の分類（単純性，複雑性，再発性など）や原因となる菌種（主に大腸菌）について述べることができる．

❷ 膀胱炎治療に用いられる抗菌薬の尿中薬物濃度（Advice参照）と日本における抗菌薬の感受性動向をもとに薬剤選択を提案できる（日本における感受性動向については，自分の施設においてまとめている統計データや，日本化学療法学会の機関誌である日本化学療法学会雑誌で定期的に報告されているデータを参照するとよい）．

❸ **2004年から2010年にかけての感受性サーベイランスでは腸内細菌群のニューキノロン系薬に対する耐性率も徐々に高くなっている**ため，常に最新の動向についても確認しておこう（表1参照）．

❹ 腎機能低下例における尿路感染症治療の考え方について，尿中薬物濃度を中心に述べることができる（尿路感染症の感染巣は尿路であるため尿中薬物濃度を十分なレベルに保つ必要があるが，**糸球体濾過量の減少した患者では，尿中へ排泄される薬物量が低下するため健常者よりも尿中薬物濃度が低くなる**）．

Advice

急性単純性膀胱炎治療に用いられる経口抗菌薬の標準用量と単回投与後の最高尿中濃度

以下に膀胱炎の治療に用いられる抗菌薬の尿中薬物濃度を示す．表中の最高尿中濃度は腎機能正常者から得られている値．尿は濾過された血漿成分が濃縮されるため，血漿中濃度と比べてかなり高濃度になる．

一般名	商品名	成人に対する用法用量	単回投与後の最高尿中濃度 （　）内は抗菌薬投与量
レボフロキサシン水和物	クラビット® など	1回500 mg 1日1回	550 μg/mL程度（500 mg）
シプロフロキサシン塩酸塩	シプロキサン® など	1回200 mg 1日2～3回	256 μg/mL（200 mg）
トスフロキサシントシル酸塩水和物	オゼックス® など	1回150 mg 1日2回	44 μg/mL（150 mg）
セファクロル	ケフラール® など	1回250 mg 1日3回	1,868 μg/mL（250 mg）
アモキシシリン水和物（AMPC） クラブラン酸カリウム（CVA）	オーグメンチン® など	AMPC：1回250 mg 1日3回 CVA　：1回125 mg 1日3回	573 μg/mL（AMPC 250 mg） 126 μg/mL（CVA 125 mg）
セフジニル	セフゾン® など	1回100 mg 1日3回	82 μg/mL（100 mg）
セフカペン ピボキシル塩酸塩水和物	フロモックス® など	1回100 mg 1日3回	120～250 μg/mL程度（100 mg）
セフポドキシム プロキセチル	バナン® など	1回100 mg 1日2回	220 μg/mL程度（200 mg）

各医薬品インタビューフォームをもとに記載（レボフロキサシンはデータ引用元を参照）

<参考文献>

1）山口惠三，ほか：2004年に全国77施設から分離された臨床分離株18,639株の各種抗菌薬に対する感受性サーベイランス．日本化学療法学会雑誌，59：429-451，2006
2）山口惠三，ほか：2007年に全国72施設から分離された臨床分離株12,919株の各種抗菌薬に対する感受性サーベイランス．日本化学療法学会雑誌，62：346-370，2009
3）山口惠三，ほか：2010年に全国72施設の臨床材料から分離された12,866株の各種抗菌薬に対する感受性サーベイランス．日本化学療法学会雑誌，65：181-206，2012

<小川竜一>

3. 尿路結石

症例　48歳，男性

【主　訴】 左腰背部痛

【現病歴】 本日昼頃から突然左腰背部痛が出現した．痛みは激烈で周期的に増強と軽快をくり返し，極期には鼡径部から会陰部に痛みが放散し，嘔気・嘔吐・冷汗も出現した．発熱や下痢はなく，排ガスもある．疼痛発作後の排尿で尿が赤いのに気づき，救急外来を受診した．

【既往歴】 尿路感染症の既往はない

【生活歴】 長距離トラックの運転手なので日中は飲水を制限している

【身体所見】 身長 170 cm，体重 55 kg，体温 37.0℃，血圧 115/72 mmHg，心拍数 85拍/分（整），頭頸部：異常なし，胸部：異常なし，腹部：左腰背部（肋骨脊椎角，costovertebral angle：CVA）に圧痛があり，叩打で増強する．鼡径部ヘルニアなし．睾丸正常，四肢：浮腫なし，直腸指診：異常なし，潜血反応（－）

【臨床検査】 WBC 10,000/μL，Hb 14.5 g/dL，Plt 25.0×10^4/μL，CRP 0.6 mg/dL，ESR 2 mm/時，ALT 25 IU/L，AST 22 IU/L，BUN 17 mg/dL，Cr 1.0 mg/dL，尿検査：尿沈渣で400倍拡大1視野中に赤血球多数，白血球5個，潜血反応（＋＋），便検査：異常なし

【画像検査】 腹部単純X線写真〔腎尿管単純撮影，kidney, ureter and bladder：KUB〕で左尿管部下部に結石像（12 × 8 mm）．腹部超音波検査で左尿管拡張（＋）あるが腎盂は拡大なし

【救急外来受診後の経過】 受診後，診察の後に尿路結石症，左尿管結石嵌頓の診断で，直ちに鎮痙薬としてブチルスコポラミン臭化物（ブスコパン®）20 mg（1バイアル）の筋注を受けた．痛みは完全に軽快せず，30分後に鎮痛薬としてペンタゾシン（ソセゴン®）15 mg（1バイアル）筋注を受け，痛みは消失した．入院後蓄尿を実施し，尿中カルシウム排泄量は250 mg/日であった．その後，体外衝撃波結石破砕療法で結石は破砕されて排出し，結石分析でシュウ酸カルシウム結石であることが判明した．

point

❶ 突然発症する左または右腰背部の激烈な痛みで，強度が周期的に増強と軽快をくり返し（疝痛），痛みが左鼡径部と会陰部に放散し，血尿があることは，尿路結石に典型的な臨床所見である．患側のCVA領域（腎臓の位置）の叩打痛も特徴的である．

❷ 画像診断では，90％の尿路結石はカルシウム成分（シュウ酸カルシウム，リン酸カルシウム）を含むためX線に写る（X線不透過性）．超音波検査で，尿管拡張所見は結石が尿管に嵌頓し，尿流出障害を生じている所見である．慢性的に続くと腎盂が拡張し，水腎症を生じる．

❸ 直径が5 mm以下の結石は，大量飲水と運動で自然排出を促すことが可能とされるが，本患者のように10 mm以上の場合は何らかの治療介入が必要とされる．

❹ 尿路結石と鑑別診断が必要となる腸管イレウス，鼡径部ヘルニア，精巣軸捻，腸管感染疾患は身体所見（高熱や下痢がなく，排ガスもある，鼡径部・精巣の正常所見），検査値（CRPの著増なし）から否定的である．ただし，尿路結石に感染を合併するとこの限りではない．

1 尿路結石は疝痛発作で急患室を受診する原因として重要

尿路結石は生涯発症率が5％と高く，特に20～50歳の男性に多い（女性の3倍）．ほとんどが上部尿路結石（90％）で，その80％はカルシウム成分を含む結石なので，単純X線写真で結石像を認めることが多い．長期間，尿の通過障害を放置すると水腎症など腎機能障害を生じる．

2 尿路結石の急性発作の薬物治療を知ろう

尿路結石の痛みは，結石により閉塞して内圧が高まるため拡大した尿管平滑筋が反射的に収縮することが原因であり，収縮が波状的に生じるため，痛みも増悪と寛解をくり返す典型的な疝痛となる．治療は鎮痙薬の抗コリン薬を投与し，無効なら鎮痛薬として非麻薬性鎮痛薬を投与するのがセオリーである．しかし，尿路結石発作を経験した複数の医師によれば，鎮痛治療としては，最初から両薬を同時に投与してほしいほど痛みは強いとのことである．

3 尿路結石の成因には特別な原因が隠れていることがある

尿路結石の成分は，シュウ酸カルシウム結石（88％）とリン酸カルシウム（2％）で約90％を占めるため，尿中へのカルシウム排泄量の測定は重要である．1日尿中カルシウム排泄量が200 mg以上，または4 mg/kg/日以上を**高カルシウム尿症**という．カルシウム結石患者の40％は高カルシウム尿症である．原因は，腸管からのCa吸収が亢進（食事性，ビタミンD中毒など），腎でのCa再吸収の低下（副甲状腺機能亢進症など）または骨からのCaの動員増加（長期臥床，がんの骨転移など）が原因となる．血液検査で高カルシウム血症と低リン血症があれば，副甲状腺機能亢進症を疑いPTH（parathyroid hormone，副甲状腺ホルモン）を測定する．尿路結石の予防には，これらの治療介入が必要な病態を患者がもっているかを知ることが重要である．

4 除結石療法の選択を知ろう

直径5 mm以下の結石は，鎮痛治療により除痛が得られた後に，1日2～3 Lの飲水により尿量を増加しつつ運動すれば自然排出が可能であるとされる．直径が2 cmまでの結石であれば，体外衝撃波結石破砕療法（extracorporeal shock-wave lithotripsy：ESWL）による砕石術が適応となる．ESWLは水中放電方式などで発生した衝撃波エネルギーを利用して結石を破壊する治療法である．腎盂に形成されたサンゴ状結石以外の大部分の結石に対して適応となる．カルシウム成分が多く破砕不可能と予測される場合，または失敗した場合には，尿道から内視鏡を逆行性に尿管内に挿入し，超音波やレーザー照射により砕石しバスケットカテーテルで回収する経尿道的尿管砕石術（transurethral ureterolithotripsy：TUL）が用いられる．現在では開腹手術的な治療は稀である．

処方例

- 体外衝撃波結石破砕療法による砕石術．
- 日中の飲水制限が結石発症の誘因となることを説明し，退院後は1日に2～3 Lを飲水することと，仕事中に車から降りて運動するよう指導した．

表　尿路結石の再発予防のための薬物治療

結石成分	頻　度	原因病態	再発予防法
シュウ酸カルシウムと混合結石	88％	食事性または2次性高カルシウム尿症（副甲状腺機能亢進症，サルコイドーシス，長期臥床，クッシング病，甲状腺機能亢進症，ビタミンD中毒，転移性悪性腫瘍による高カルシウム血症など），高シュウ酸尿症（低カルシウム食，シュウ酸過剰摂取，ビタミンC過剰摂取，炎症性腸疾患による脂肪吸収低下に伴うシュウ酸吸収増加など），アルカリ尿（尿細管アシドーシスⅠ型，アセタゾラミド投与など）	飲水量増加，原因病態の治療
リン酸カルシウム結石	2％	尿中カルシウム排泄増加，持続的アルカリ尿（尿細管アシドーシスⅠ型など）	飲水量増加
尿酸結石	1.5％	高尿酸血・尿症，酸性尿，尿量低下，化学療法後の高尿酸血・尿症	飲水量増加，プリン体摂取制限，アロプリノール投与，尿アルカリ化※2
MAP結石※1	3％	尿素分解酵素産生細菌（プロテウス菌など）による慢性の尿路感染症により数週間で腎盂にサンゴ状結石が形成されることがある	飲水量増加，抗菌療法
シスチン結石	0.6％	先天的代謝異常（1/18,000人）による尿中シスチン排泄増加	飲水量増加，尿アルカリ化※2，チオプロニン・D-ペニシラミン投与

※1 MAP結石とはmagnesium ammonium phosphate（リン酸マグネシウムアンモニウム）からなる結石で，発見者（von Struve HG）にちなんでストルバイト結石ともいう．
※2 尿アルカリ化にはクエン酸カリウム・クエン酸ナトリウム合剤（ウラリット®U）を投与することが多い．

処方の解説と服薬指導

● **尿路結石は再発率が高いため，予防治療が必要である**

結石は尿内の難溶性成分が尿中に析出して形成されるので，腎機能が正常なら（特に本患者のように飲水量の少ない患者では），どの成分の結石に対しても1日2～3Lの飲水を奨励する．特殊な原因を疑う場合には，結石成分分析，尿中カルシウム排泄量測定，問診（食事内容，家族歴，結石誘発因子など）などの検討が役立つことがある．この患者は，結石の成分分析の結果，最も頻度の高いシュウ酸カルシウム結石であり，血液生化学・尿化学検査での異常がなく初発であるため，ESWLによる砕石術後には，飲水指導のみで経過観察することになった．

知っておくべきこと

● **特殊な成分の尿路結石に対する予防療法についても知識をもとう**

頻度は低いが，特殊な病態を背景として尿路結石が発症することがある．尿酸結石とシスチン結石では尿のアルカリ化が有効である．病態と治療を表にまとめたので勉強しよう．より詳細な内容は参考文献を参照されたい．

<参考文献>

1）「尿路結石症診療ガイドライン 第2版」（日本泌尿器科学会・日本泌尿器内視鏡学会・日本尿路結石症学会／編），金原出版，2103
▶日本泌尿器科学会ホームページより閲覧できる
https://www.urol.or.jp/lib/files/other/guideline/guideline_list_190521.pdf

<越前宏俊>

4. 排尿障害

症例 75歳，男性

【主　訴】 尿の出が悪い

【現病歴】 70歳頃から，排尿に時間がかかるようになった．尿線が細く，勢いがなくなった．最近では排尿開始時に下腹に力をいれる「いきみ」が必要となり，排尿開始から終了までに1分以上かかる．排尿後の切れが悪く尿滴下により下着を汚すことも時々ある．また，尿が出きらないためか，就寝後何度も尿意で覚醒してトイレに行くため日中に眠気と疲労感が残る．また，時々急に尿意が高まり我慢できずトイレに行くようにもなった．友人にも同様の症状をもつ人がおり，前立腺がんの診断を受けたので心配になり受診した．食欲もあり体重は不変．血尿はない．

【既往歴】 高血圧症で治療中．ロサルタンカリウム（ニューロタン®）1日1回25 mg朝食後

【社会生活歴】 大学職員で5年前に退職，以後地域のボランティア活動をしている
妻（70歳）と2人暮らし，1男1女ともに独立し，家族ともに健康

【家族歴】 父 75歳 脳卒中で死亡，母 80歳 大腸がんで死亡

【薬　歴】 薬物アレルギー症状なし，新聞で見た尿の出がよくなるというサプリメントの「ノコギリヤシ」を2カ月間服用している．

【身体所見】 血圧 140/85 mmHg，脈拍 70拍/分（整），頭頸部正常，胸部・腹部正常，腹部触診で恥骨上部に膀胱を触れず．直腸指診でクルミ大よりやや大きく弾性硬の前立腺を触れる．中心溝は消失しているが左右差なく，圧痛なく結節は触れない．

【検査所見】 WBC 5,500/μL，Hb 14 g/dL，Alb 4.5 g/dL，ALT 30 IU/L，AST 25 IU/L，BUN 18 mg/dL，Cr 0.8 mg/dL，ALP 200 IU/L，LDH 150 IU/L，前立腺特異抗原（PSA）3.5 ng/mL（正常値＜4 ng/mL）
尿検査：白血球（－），赤血球（－），沈査正常，異形細胞（－）
尿流率検査：最大尿流速度（率）7 mL/秒
国際前立腺症状スコア（IPSS）18点，QOLスコア4点

【画像診断】 超音波検査：推定残尿量 80 mL，前立腺容積 40 mL，腫瘍所見なし．腎盂，尿管に拡張など異常なし，結石像なし．

【診　断】 前立腺肥大症（中等症）による下部尿路症状

point

❶ この患者の自覚症状には排尿抵抗増加による症状（尿勢低下，排尿時間延長）と蓄尿障害（頻尿，尿意切迫，尿失禁）と排尿後症状（残尿，排尿後滴下）の下部尿路症状（lower urinary tract symptoms：LUST）3要素がすべて揃っている．

❷ 客観的所見としては，直腸指診で前立腺肥大があり，検査所見で前立腺容積増加（＞20 mL），最大尿流速度低下（＜10 mL），残尿増加（＞50 mL）の症状がある．

❸ 前立腺肥大症の合併症には，尿閉，反復性尿路感染，膀胱結石，水腎症，腎後性腎不全などがあるが，この患者では出現していない．

❹ 前立腺がんは良性の前立腺肥大症と発生時期が重なり，かつLUST症状も類似するので，前立腺肥大症の診断時および治療中に直腸指診と超音波検査，血清前立腺特異抗原（prostate specific antigen：PSA）値は継続してモニターする．前立腺がんの疑いがあれば超音波ガイド下で組織生検を行う．

1 前立腺肥大症の治療目標はLUSTの緩和による患者のQOL改善である

下部尿路症状の重症度は必ずしも前立腺容積と比例しない．治療選択と開始時期の決定には患者のQOL評価が重要である．重症度と治療選択は自覚症状を多面的に評価する国際前立腺症状スコア（international prostate symptom score：IPSS）とQOLスコア〔「第12章1. 前立腺肥大症」の表1，2を参照〕と前立腺容積，合併症の有無に基づいて総合的に判断される．

2 前立腺がんのスクリーニングを忘れない

下部尿路症状の原因として良性の前立腺肥大症とともに悪性の前立腺がんがある．前立腺がんは前立腺肥大症と同様に加齢とともに発症率が増加するので，下部尿路症状のある患者では前立腺がんの診断感度が高いPSAの測定は必須である．

3 前立腺肥大症の非薬物治療

夕食後のコーヒー，アルコール，水分摂取を控えることで夜間排尿量を低下させ夜間覚醒を減らすことができる．特に高齢者では，水分を多く摂取することにより「血液サラサラ」効果を期待する民間療法を信じて就寝前に水分を摂取する患者もいるので，生活習慣を十分聴取する．過活動性膀胱症状のある患者では，早めにトイレに行くなどの膀胱訓練を行うことで尿意を感じる膀胱容量閾値を増加させることも試みる価値がある．

4 重症患者では外科的治療を考慮する

薬物治療を一定期間実施しても症状改善が不十分な場合や合併症（尿閉，反復性尿路感染，膀胱結石，腎不全など）が存在する場合には外科的治療を考慮する．標準術式は経尿道的前立腺切除術（transurethral resection of the prostate：TURP）である．合併症としては出血と術中の灌流液による低ナトリウム血症がある．その他，レーザー照射による前立腺閉塞解除法も選択されることがある．術後後遺症として，射精障害（主として逆行性射精）40～80％，勃起障害（ED）0～12％が生じる．

処方例

▶タムスロシン塩酸塩（ハルナール®D錠0.2 mg）　1回1錠　1日1回（朝食後）
▶デュタステリド（アボルブ® カプセル0.5 mg）　1回1カプセル　1日1回（朝食後）
（いずれも30日分）

処方の解説と服薬指導

❶ α_1アドレナリン受容体遮断薬（タムスロシン，ナフトピジル，シロドシンなど）は尿道および前立腺部の尿道平滑筋のα_1受容体を遮断し尿道抵抗を低下させ排尿障害を改善する．効果発現は早く3～4週間で70％前後の患者で効果がありIPSSで平均4～6点改善する．副作用は血管拡張作用による起立性低血圧〔タムスロシン徐放（D）錠では0.2％〕，易疲労性，射精障害（タムスロシンでは1.6％）などである．

❷ 5α還元酵素阻害薬であるデュタステリドは，テストステロンが前立腺組織局所で活性代謝体であるジヒドロテストステロン（DHT）に代謝される反応を阻害する機序で前立腺に対するアンドロゲン刺激を遮断し過形成を20％前後縮小させる．前立腺体積（経腹的または経直腸的な超音波検査で測定する）が30 mL以上の比較的重症例の患者で適応となる．欠点はIPSSで症状改善を認めるまで（作用発現まで）に3～4カ月を要することである．副作用としては勃起不全（3％），リビドー減退（2％），乳房障害（女性化乳房など1.5％）があるので，高齢者でも事前に説明する必要がある．また，デュタステリドはPSA測定値を50％前後低下させるので，経過中にPSAを追跡する場合に測定値を2倍した値として評価すべきであるとされる．

❸ 過活動性膀胱（overactive bladder：OAB）症状がある前立腺肥大症患者では抗コリン薬〔酒石酸トルテロジン（デトルシトール®）〕が有効であることがある．しかし，下部尿路障害のある患者に対して抗コリン薬を投与すると尿閉を招くことがあるので適応には慎重になるべきである．また，膀胱平滑筋のβ_3アドレナリン受容体作動作用により膀胱を弛緩させるミラベグロン（ベタニス®）も投与が可能であるが，動物毒性試験での精嚢萎縮作用などにより挙児を希望する男性には禁忌であることに注意する．

❹ 従来，抗アンドロゲン薬（クロルマジノンなど）やオオウメガサソウエキス・ハコヤナギエキス配合剤（エビプロスタット®）などが用いられていたこともあるが，現在では主として副作用の観点から第1選択とならない．

知っておくべきこと

❶ 前立腺肥大症の合併症として急性尿閉がある．膀胱内貯留した尿を排尿できない状態で，尿意切迫感と下腹部膨隆で急患室を受診することが多い．アルコール摂取，抗コリン薬（過活動性膀胱治療薬を含む），PL顆粒など抗ヒスタミン薬が配合された感冒薬，抗不安薬，カルシウムチャネル遮断薬，抗不整脈薬（ジソピラミド）などの投与が引き金となることがあるので注意する．治療はカテーテルによる導尿である．

❷ 薬物治療による性機能障害は患者にとって重大な問題であるが，羞恥心のため患者から訴えにくい副作用なので服薬指導で聞き出すように努める．特にデュタステリドではEDが5％前後生じる．射精障害はα_1遮断薬服用者の0.6～90％（海外文献），デュタステリド服用者の2～4％に生じるとされる．

❸ サプリメントを使用している患者もいるが，特にノコギリヤシについては，プラセボ対照試験，既存薬との比較試験が実施されているが結果は一定していない．すでに服用している患者についての使用継続の是非は患者とよく話し合い決めるべきであろう．

<参考文献>

1）「男性下部尿路症状・前立腺肥大症診療ガイドライン」（日本泌尿器科学会／編），リッチヒルメディカル，2017
2）「前立腺癌診療ガイドライン 2016年版」（日本泌尿器科学会／編），メディカルレビュー社，2016
3）「過活動膀胱診療ガイドライン［第2版］」（日本排尿機能学会／編），リッチヒルメディカル，2015
▶上記1～3）は日本泌尿器科学会ホームページより閲覧できる
https://www.urol.or.jp/lib/files/other/guideline/guideline_list_190521.pdf

<越前宏俊>

第13章　婦人科疾患

1. 月経異常

症例　45歳，女性（経産婦）

このところ月経の時に出血量が多く，月経とは関係なく不定期の出血も出現してきた．さらに，下腹痛，腰痛も伴ってきたため，総合病院産婦人科を受診した．しかし，毎年行っている子宮頸部の細胞診（Advice①を参照）では異常を指摘されてはいない．診察したところ，腹部には特に腫瘤は触知されず，子宮口周囲にも異常は認められなかった．子宮頸部の擦過細胞診を施行したところ，Class Ⅱ（炎症所見を認める）であった．超音波断層検査では子宮内に低エコーの結節が2つ，骨盤周囲のMRI検査でも子宮内に3 cm×3 cmの腫瘤が2つ認められた．その腫瘤の1つは子宮筋層内にあったが，もう1つは子宮粘膜外に突出していた．

point

❶ 不正性器出血の原因として，子宮筋腫，子宮内膜症（子宮腺筋症，Advice②参照），子宮内膜炎，子宮がん（特に子宮頸がん）などを考える必要がある．また，いずれも下腹痛，腰痛が出現することがある疾患であり，鑑別診断が必要となる．

❷ では，鑑別はどのように考え，行ったらよいのだろうか？

① 毎年行っている子宮頸部の細胞診で異常を指摘されてはいない．

② 子宮口周囲に異常が認められなかった．

③ さらなる子宮頸部の擦過細胞診を施行したところ，Class Ⅱ（炎症所見を認める）であった．

＊ ①～③ より，子宮がん（子宮頸がん）は少し否定的である．

④ 子宮内に超音波断層検査では**低エコーの結節**が2つ，骨盤周囲のMRI検査でも3 cm×3 cmの腫瘤が2つ認められた．その腫瘤の1つは子宮筋層内にあったが，もう1つは子宮粘膜に突出していた．

④ より，子宮筋腫（子宮平滑筋腫）の可能性が最も高いと考えられる．

子宮筋腫の治療と薬物療法

上記症例では子宮粘膜に突出した子宮筋腫が主な原因となって，不正性器出血が出現していたことになる．治療は，患者の年齢，妊娠の希望，症状の重症度，筋腫の大きさなどから決める．妊娠を希望する場合には，子宮を温存し，筋腫の結節のみを切除する筋腫核出術が行われる．妊娠を希望せず，再発をなくすためには，単純子宮全摘術が行われる．薬物治療としては，子宮筋腫が卵巣ホルモン依存性であることを考えて，ゴナドトロピン放出ホルモンアナログを用いて卵巣機能を抑制し，月経を停止させて症状の緩和を図る方法がある（処方例参照）．

また，出血が長期にわたると，出血による貧血を呈してくるので，顔面が青白くないか，眼瞼結膜に貧血がないかどうかなどに注意を払うことも重要である（「第4章1. 貧血」参照）．

処方例

▶ブセレリン酢酸塩（スプレキュア® 点鼻液0.15％）
各鼻腔内に1回1噴霧（ブセレリンとして300 μg） 1日3回

処方の解説と服薬指導

❶ 上記の薬物はゴナドトロピン放出ホルモン（GnRH）アゴニストで，初期投与では下垂体GnRHの分泌を亢進させるが，反復投与によって，下垂体GnRH受容体のdown regulationにより，卵巣からのエストロゲン産生を抑制して，エストロゲン刺激抑制により子宮筋腫（子宮腺筋症）は縮小する．月経周期1～2日目より投与する．治療中は月経が止まるため，月経過多，月経困難症の症状（下腹痛，腰痛，悪心，頭痛，食欲不振，いらいら，下痢など）は消失する．副作用として，更年期障害様の症状が出現し，長期の服用によって（エストロゲンの分泌低下による）骨密度が低下することがあるので注意を要する．効果は一時的であることが多いので，前述の手術療法に移行する場合がある．

❷ 上記の投与量は子宮筋腫・子宮内膜症に対するもので，中枢性思春期早発症※に対しては，1日3～6回噴霧し，効果が十分でない時は皮下注（スプレキュア® MP）に切り替える．

❸ 同様のGnRHアゴニストとして，酢酸ナファレリン（ナサニール®）点鼻液があり，片鼻腔内に1回1噴霧する．月経周期1～2日目より投与する．

❹ 黄体化ホルモン放出ホルモン（LH-RH）アゴニストのリュープロレリン酢酸塩（リュープリン®）が皮下注で使用されることがある．LH-RHレセプターの刺激作用（急性作用）の後，下垂体では性腺刺激ホルモンの産生・放出低下が起こり，結果的にエストロゲンの分泌を抑えている．4週に1回1.88 mgを皮下注するが，体重の重い人，子宮筋腫大が高度の人は1回の量を倍にする．初回は月経1～5日目に行う．

※ 中枢性思春期早発症：視床下部・下垂体の異常によりゴナドトロピン（LH，FSH）の分泌が上昇し，女児ではエストラジオール，男児ではテストステロンの分泌が高まって，二次性徴が早期に発来する（女児：7歳未満，男児：9歳未満）．また，明らかな原因を見出せない場合が多い．

知っておくべきこと

月経異常には種々の状態があり，その原因によって，病態は以下のように多岐にわたっていることを知る．その原因によって治療が異なる．

＜月経周期の異常＞

① 希発月経：正常の月経周期は25～35日くらいであるが，これよりも日数が延長して40～45日以上となり，回数も1年に8～9回以下の状態になった場合をいう．卵巣の機能不全によることが多い．排卵性か無排卵性かを区別して，前者なら治療の必要はない．

② 頻発月経：月経周期が正常より短い場合をいうが，周期日数が24日以内くらいに短縮されている．hCG（human chorionic gonadotropin：胎盤性性腺刺激ホルモン）か，プロゲステロンによる黄体機能賦活療法を行う．

③ 無月経（原因を明らかにし，原因に合った治療法を選択する）

1）原発性無月経：思春期を過ぎても月経の発来をみないものをいう．性器の先天異常，染色体異常などによる．

2）続発性無月経：初経からある時期までは月経があったのに，それ以後3カ月以上月経がない場合をいう（表）．

表　続発性無月経の分類

視床下部性無月経	・血中LH（luteinizing hormone：黄体化ホルモン），FSH（follicle stimulating hormone：卵胞刺激ホルモン）の性腺刺激ホルモンが低値で，GnRH（gonadotropin-releasing hormone：性腺刺激ホルモン放出ホルモン）による反応性は良好
下垂体性無月経	・血中LH，FSHとも低値，GnRH反応性が不良 ・極端なダイエット，シーハン症候群（分娩時に大量の出血のため，循環障害による下垂体機能低下症となる）で起こる
卵巣性無月経	・血中LH，FSHともに高値 ・Turner症候群〔染色体異常（XO），性腺（卵巣）発育不全，翼状頸，外反肘などがある〕で起こる
子宮性無月経	・子宮卵管造影，子宮鏡検査が必要となる ・子宮筋腫，子宮内膜炎，頻回の人工妊娠中絶，アッシャーマン症候群〔外傷性子宮腔癒着症（子宮内膜掻爬による炎症性変化による)〕で起こる
副腎性無月経	・クッシング症候群で起こる
甲状腺性無月経	・バセドウ病で起こる
多嚢胞性卵巣症候群	・血中LHが高値，FSHが低値，アンドロゲンが高値 ・Stein-Leventhal 症候群（卵巣に卵胞嚢胞が多数存在し，多嚢胞性卵巣症候群ともいわれ，両卵巣肥大，無月経のほか，ニキビ，ヒゲが濃いなどの男性兆候が出る）で起こる
代謝性無月経	・糖尿病で起こる
心因性無月経	・anorexia nervosa（神経性食思不振症）で起こる
高プロラクチン血症性無月経	・乳汁分泌を認める ・プロラクチン値が異常に高い場合には，下垂体腺腫を疑う

【Kuppermann 方式による無月経の鑑別】

最初にプロゲステロン（黄体ホルモン）を投与して，消退出血を認めれば**第1度月経**（卵巣からある程度のエストロゲンの分泌は認められ，それによって子宮内膜は増殖している）と診断し，消退出血しない場合には，エストロゲン（卵胞ホルモン）とプロゲステロンを併用投与して出血がなければ，**子宮性無月経**と診断する．さらに，hMG（human menopausal gonadotropin：下垂体性性腺刺激ホルモンで，FSH作用と弱いLH作用がある）かPMSG（pregnant mare serum gonadotropin：血清性性腺刺激ホルモンで，FSH作用をもつ）を投与して消退出血があれば，**下垂体性無月経**とし，消退出血がなければ**卵巣性無月経**と診断する．

なお，視床下部性無月経，下垂体性無月経，卵巣性無月経，高プロラクチン血症，多嚢胞性卵巣症候群などは，無排卵である．子宮性無月経は，排卵はあるが無月経である．

＜月経血量の異常＞

① 過少月経：月経時の出血量が非常に少なく，出血日数も2日以内である．子宮発育不全，黄体機能不全などの時に認められる．

② 過多月経：月経時の出血量が非常に多く，時に出血日数の延長が認められる．月経血中に凝血を認めることがある．子宮筋腫，子宮内膜症，子宮内膜炎などの時に認められる．

＜初潮の異常＞

① 早発月経：10歳未満に初潮をみた場合をいう．排卵がある場合には，妊娠の可能性もある．

② 晩発月経：初潮が著しく遅れる場合をいう．原発性無月経との鑑別が必要となる．

＜閉経の異常＞

① 早発閉経：40歳以前の閉経をいう．

② 晩発閉経：閉経が55歳以上の場合をいう．

Advice

① **子宮頸部の擦過細胞診について**

子宮頸がんのスクリーニングに用いられる検査で，検出にあたっては扁平円柱上皮境界（squamocolumnar junction：SCJ）を中心に，サイトブラシやスパーテルを使って擦過する（子宮頸がんはSCJの円柱上皮が扁平上皮化生をして子宮頸がんとなるため）．擦過したものはスライドグラス上に塗抹してパパニコロウ（Papanicolaou）染色を行う．染色後は検鏡して以下のようにクラス分類をする．

Class Ⅰ　：正常細胞のみ
Class Ⅱ　：炎症所見を認めるが正常細胞
Class Ⅲa：軽度～中等度異型性を想定する（このクラスから5％程度にがんが検出される）
Class Ⅲb：高度異型性を想定する（このクラスから50％程度にがんが検出される）
Class Ⅳ　：上皮内がんを想定する
Class Ⅴ　：浸潤がんを想定する
＊Class Ⅲa以上は精密検査が必要である．

② **子宮内膜症・子宮腺筋症について**（詳しくは「第13章4. 子宮内膜症」参照）

子宮内膜類似組織が子宮以外の場所（卵巣，卵管，ダグラス窩，外陰部，膣，腸管，膀胱，肺など）に増殖して存在する疾患である．月経により剥離した内膜が月経血とともに卵管を逆流して骨盤内に至り，腹膜などに生着したために起こるとされる．下腹痛，腰痛，性交痛などが出現し，不妊症の原因ともなる．また，子宮腺筋症は子宮内膜組織が子宮筋層内に入り込んだ病態である．

③ **月経について**

<月経のメカニズム（排卵）>

子宮内膜の機能層は，卵巣から分泌されるエストロゲン（E）とプロゲステロン（P）の作用を受けて周期的な変化を示す．卵巣の卵胞が発育するとEが分泌されて，子宮内膜を増殖・肥厚させて，増殖期に導く．卵胞が破裂して排卵が起こると，排卵後に黄体が形成されて，そこからEとPが分泌され，子宮内膜の腺が発達して分泌期に導く．しかし，受精卵が着床しないと，やがて黄体は退縮してEとPを分泌しなくなり，その結果，子宮内膜の機能層は剥離して，血液とともに子宮内に排泄される．これが月経である．

また，基礎体温は，排卵を境にして低温相から高温相に移行して二相性となる．これによって，排卵有無が確認できる．排卵後は黄体からPが分泌されるため，高温相をしばらく維持し，受精卵が着床しないと，黄体の退縮によってEとPの分泌が低下して，月経とともに体温は下降する．受精卵が着床すると分泌期が維持され，しばらく高温相が維持される（また，胎盤から分泌されるEとPの作用にもよる）．

<月経の随伴症>

・月経前緊張症：月経の1週間前から頭痛，不安感，悪心，嘔吐などをきたすが，これらの症状は月経が発来すると消失する．
・月経困難症：月経中の下腹痛，腰痛が主体で，頭痛，心悸亢進，不安などの神経症状を伴うことがある．

<生理的無月経>

妊娠，産褥期の授乳期の時などは病的月経とは区別される．

<鈴木　孝>

2. 妊娠高血圧症候群

症例　26歳，女性（妊婦）

妊娠5カ月（妊娠19週）の妊婦，検診のために産婦人科を受診した．血圧が182/96 mmHg，尿蛋白（−），尿糖（＋）であった．尿糖（＋）であったため，空腹時血糖およびHbA1cの検査を施行したところ，空腹時血糖が105 mg/dLで，HbA1cが5.2％（NGSP値）であった．

point

❶ 妊娠経過中に高血圧症（収縮期血圧140 mmHg以上または拡張期血圧90 mmHg以上）が出現してきている．

❷ 尿糖（＋）であるが，空腹時血糖105 mg/dL，HbA1c 5.2％（NGSP値）と正常であったことをどう考えるか？

妊娠中の高血圧と尿糖

① 妊娠の経過中（妊娠20週以降）に**妊娠高血圧症候群（妊娠中毒症**，Advice①参照）を呈してきている．このため，以下が処方された．

② 尿糖（＋）で，空腹時血糖，HbA1cに問題がないのは，妊娠尿糖（Advice②参照）のためであると考えられる．そのため，治療の必要はない．

処方例

▶メチルドパ水和物（アルドメット®錠250 mg）　1回1錠　1日1回（夕食後）　14日分

▶ヒドララジン塩酸塩（アプレゾリン®錠10 mg）　1回3錠　1日3回（朝昼夕食後）　14日分

処方の解説と服薬指導

❶ 妊娠高血圧では，収縮期血圧≧180 mmHgあるいは拡張期血圧≧120 mmHgの場合に薬物治療を開始する．妊娠20週未満の第1選択薬は，メチルドパ水和物（アルドメット®）とヒドララジン塩酸塩，あるいはラベタロール塩酸塩（トランデート®）とヒドララジンの組合わせが推奨される．妊娠20週以降の第1選択薬は，メチルドパ水和物，ラベタロール塩酸塩，ニフェジピンを用い，選択に際しては降圧薬の特徴と副作用を考慮し，患者に合った選択を行う．2剤を併用する場合，メチルドパとラベタロール，ヒドララジンと徐放性ニフェジピンを用いる．これ以外の主要降圧薬のほとんどが妊婦において原則禁忌で，医師の判断で使用する場合は，インフォームドコンセントをとって使用する．日本高血圧学会（JSH）高血圧治療ガイドライン（2009年）では原則禁忌とされていたが，2014年版より可能とされる降圧薬が記載された．

❷ メチルドパ水和物は，初期：1日250～750 mg，適当な降圧効果が得られるまで数日以上の間隔をおいて1日250 mgずつ増量，維持：1日250～2,000 mg，1～3回分服で投与する．

❸ ヒドララジン塩酸塩は，初期量1日30～40 mgを3～4回に分服して，降圧が不十分の時には

漸増して維持量にもっていく（1回20～50 mg，1日30～200 mg）．

❹ もし，この妊婦が糖尿病を合併していた場合の服薬指導等については下記の「知っておくべきこと❸」参照.

知っておくべきこと

❶ 一般に高血圧症の治療に用いられるカルシウム拮抗薬のなかには，妊婦に対する投与禁忌のものが多いことに注意する．例えば，ニフェジピン（アダラート®，20週未満で禁忌），アムロジピンベシル酸塩（ノルバスク®，アムロジン®），ニカルジピン塩酸塩（ペルジピン®），ニソルジピン（バイミカード®），ニトレンジピン（バイロテンシン®）などがこれに相当する.

❷ 妊娠高血圧症候群（妊娠中毒症）に対して

① 治療の基本は，生活指導（安静，ストレスの回避など），栄養指導（総カロリーの設定，塩分制限，水分摂取の設定など），薬物療法（以下に記載）である．

＜薬物療法＞

1）降圧薬〔末梢血管拡張薬：ヒドララジン塩酸塩（アプレゾリン®）など〕

2）鎮痙薬〔ジアゼパム（セルシン®，ホリゾン®）など〕

3）抗凝固薬（早発型重症例に使用：ヘパリン，アンチトロンビンⅢ（アンスロビン®P，ノイアート®）など）

4）血小板凝集抑制薬〔ハイリスク群の発症予防：低用量アスピリン（60～150 mg/日）〕

② 上記のように薬物療法以外の指導も重要であることを念頭において，また，薬物療法の重要性もきちんと患者に伝える．しっかりと治療をしないと，子宮内胎児発育遅延（IUGR）など，児への影響も少なからず出現することを理解させる．

❸ 妊娠糖尿病に対して

1）**糖尿病が妊娠に及ぼす影響**

糖尿病が妊娠（胎児・新生児）に与える影響としては，巨大児，IUGR，先天奇形（水頭症，無脳児，二分脊髄，口蓋裂，尿道下裂，肺動脈閉鎖，低血糖，低カルシウム血症など）があるが，厳格な血糖コントロールによって，合併症の発症は減少傾向にある．

2）**妊娠が糖尿病に及ぼす影響**

糖尿病の合併症（腎症，網膜症など）が悪化する可能性があるため，妊娠中の血糖の管理がきわめて重要である．

3）妊娠前には，糖尿病の患者はできる限り標準体重を維持し，自己注射などで正常の血糖を保ち，妊娠期間中，妊娠後も，できる限り正常に保つようにする（空腹時血糖 100 mg/dL以下，1日血糖平均 120 mg/dL以下）．治療としては，食事療法を中心に，インスリン療法で血糖のコントロールが必要な場合もある．

4）服薬指導について

妊娠中の血糖のコントロールは，きわめて重要であることを患者に理解させる必要がある．高血糖が持続されることにより，PIHの悪化，巨大児（出生体重が4,000 g以上ある場合がある）の分娩への影響，出生した児の抵抗力低下，低血糖への対応など，妊婦の血糖コントロール不備によるデメリットを十分理解させておく必要がある．

Advice

① **妊娠高血圧症候群（妊娠中毒症）について**

2005年に「妊娠中毒症」に変わって，「妊娠高血圧症候群（PIH）」という名称に改められた．妊娠20週以降，分娩後12週までに，高血圧が認められるか，蛋白尿を伴う場合をいう．妊婦の約5％に合併するといわれている．重症化すると，妊婦がけいれんを起こしたりして母児が危険な状態となる（母体死亡の主要原因の1つである）．また，胎盤機能が障害されて，胎盤機能不全によるIUGRの原因となる．したがって，妊娠中は，体重・血圧の測定，蛋白尿の検査などを行って，上記の発症に注意をする．

② **妊娠尿糖について**

妊娠時，特に妊娠後期に尿糖をみることがあるが，これを**妊娠尿糖**という．これはGFR（糸球体濾過率）が妊娠によって増加して，尿細管でのブドウ糖の再吸収が低下するためである．病的なものとはいえない．

③ **妊娠と薬について**

1）受精前～妊娠3週末までの薬物投与

all or noneの法則（ⓐかⓑのいずれかが成立する）

ⓐ 着床しないか，流産する．

ⓑ 完全に修復されて健康児を出産する．

2）妊娠4週～7週末までの薬物投与（**絶対過敏期**）（生理が遅れていると思っていてもこの時期になる）

ⓐ 妊娠と気がつかず薬物投与が行われる．

ⓑ この時期は，胎児の中枢神経，心臓，消化器，四肢などの重要臓器が発生・分化する時期で催奇性の点から胎児が最も敏感な時期である．

3）妊娠8週～15週末までの薬物投与（**相対過敏期**）

重要臓器の形成は終わっているが，性器の分化，口蓋の閉鎖が問題となる時期で，催奇性のある薬物の投与には慎重になる必要がある．

4）妊娠16週～分娩までの薬物投与

ⓐ 胎児の形態異常は誘起されない時期．

ⓑ 胎児の発育の抑制の可能性がある．

ⓒ 子宮内胎児死亡の原因となる．

＊胎児への影響においては，胎盤通過性（分子量，脂溶性など）を考える．胎盤を通過する50％が胎児循環に入る．

＜鈴木　孝＞

3. 不　妊

症例　33歳，女性（既婚，未産婦）

結婚をして4年目になるが妊娠をしないため，夫を伴って（夫は36歳，特記すべき既往症はない），某大学病院産婦人科（不妊外来）を受診した．夫婦ともに検査を施行し，女性側の諸検査（「第13章1. 月経異常」参照）の結果，排卵に問題があることがわかり，不妊治療を開始することになった．

point

❶ 生殖年齢の男女が妊娠を希望し，ある一定期間，性生活を行っているにもかかわらず，妊娠の成立をみない場合を不妊という．その一定期間については，諸説あるが，2年というのが一般的である．全夫婦の約10％が不妊症であるといわれている．

❷ 不妊の原因が，女性側にあるのか，男性（夫）側にあるのか，治療にもかかわってくるので，以下のような諸検査を行って検索する．

1 女性側の問題

月経が認められない場合は排卵が起こっていないが，月経があるからといって，排卵が起こっているとは限らない．そこで，**基礎体温（basal body temperature：BBT）**を用いて，2相性（高温相，低温相）の確認やBBT高温中期のプロゲステロン値の測定（10 ng/mL以上），超音波断層診断によって卵胞の消失と子宮内膜の変化などを調べる．

BBTを利用した具体例を示すと，BBTが2相性でありながら無月経の場合には，子宮・膣の疾患（子宮欠損，処女膜閉鎖など）が考えられる．BBTが2相性で月経がある場合には，卵胞の非破壊を超音波断層診断で確認する．BBTが1相性で無月経の場合には，**原発性無月経**として，染色体異常，性管の分化異常などが考えられる．**続発性無月経**に対しては，プロゲステロンやエストロゲン・プロゲステロンの投与後，プロラクチン（PRL）や卵胞刺激ホルモン（follicle stimulating hormone：FSH）測定などによって，高プロラクチン血症，視床下部性無月経，下垂体性無月経などを鑑別する（詳細は「第13章1. 月経異常」参照）．

表　不妊原因のスクリーニング検査

スクリーニング検査	異常因子（部位）
① 基礎体温（BBT）	排卵因子
② 頸管粘液検査	排卵因子（頸管）
③ 子宮卵管造影法（HSG）	子宮因子（卵管）
④ 子宮内膜組織診	着床因子（子宮）
⑤ 乳汁漏出の有無	排卵因子
⑥ 内分泌学的検査*	排卵因子
⑦ 精液検査	男性因子

* 内分泌学的検査：FSH，LH，PRL，テストステロン，エストロゲン，プロゲステロンなどによる

表に不妊症のスクリーニング検査を示したが，これらの検査によって，障害部位・機能障害を推定して，さらに，詳しい不妊症検査を進めて正確な診断を行う．

<治療（不妊治療）：女性側の治療>

① 排卵因子に問題がある場合（正確な診断により排卵誘発を行う）
　黄体機能不全に対して下記の治療を行う
　1）黄体ホルモン（プロゲステロン）療法
　2）ヒト絨毛ゴナドトロピン（hCG）療法：hCG製剤で刺激し，黄体ホルモンの分泌を促す．
　3）排卵誘発法：クロミフェンクエン酸塩（クロミッド®），シクロフェニル（セキソビット®）などが用いられる．
　4）ブロモクリプチン療法：高プロラクチン血症が認める場合に用いられる．

② 卵管に問題がある場合（以下の処置・手術が行われる）
　1）卵管通水法
　2）卵管形成術

③ 子宮に問題がある場合
　1）子宮筋腫：子宮筋腫が子宮内膜や卵管に影響している時には，子宮筋腫核出術を行う．
　2）子宮奇形：奇形の程度によって，諸種の手術が考案されている．

④ 頸管に問題がある場合
　1）頸管狭窄など：拡張器を用いて頸管の拡張を行う．
　2）頸管炎：頸管分泌液より起炎菌を同定し，感受性のある抗菌薬の投与を行う．
　3）エストロゲン分泌不全：排卵期のエストロゲンの分泌不全は，頸管粘液の分泌低下をもたらすため，精子の頸管通過を悪くする．このため，エストロゲンの補充が行われる．

2 男性側の問題

男性側については，① 精子の数（精子形成能），機能に問題はないか，② 精路通過障害はないか，③ 射精障害はないかを調べたうえ，それぞれ下記の治療を行う．

<治療（不妊治療）：男性側の治療>

① 造精機能障害に対する治療（薬物療法）
　1）ゴナドトロピン療法（低ゴナドトロピン性性腺機能不全症に対して）
　　性腺刺激ホルモン（ゴナドトロピン）の投与
　　・ヒト絨毛性ゴナドトロピン（hCG）の投与
　　・ヒト下垂体性性腺刺激ホルモン（hMG）の投与
　　・hCG + hMGの投与
　2）ゴナドトロピンの分泌を高める治療
　　・クロミフェンクエン酸塩（クロミッド®）
　3）抗エストロゲン薬の投与
　　・タモキシフェンクエン酸塩（ノルバデックス®）

② 精路通過障害の治療：通過障害を起こしている場所を手術的に改善させる．

③ 射精障害に対して
　1）勃起障害：薬物療法．シルデナフィルクエン酸塩（バイアグラ®），バルデナフィル塩酸塩水和物（レビトラ®），タダラフィル（シアリス®）などの投与．
　2）精子を採取後保存して，人工授精に用いたりする．
　　＊ **配偶子操作による生殖医療**についてはAdviceを参照

処方例

■排卵に問題があって，排卵誘発法を用いて治療する場合（①②いずれかを用いる）

① クロミフェンクエン酸塩（クロミッド®錠 50 mg） 1回1錠 1日1回（夕食後） 5日分
＊5日間内服

② シクロフェニル（セキソビット®錠 100 mg） 1回2錠 1日2回（朝夕食後） 5日分
＊1日400〜600 mg（2〜3回分服） 5〜10日間内服

処方の解説と服薬指導

❶ クロミフェンクエン酸塩はゴナドトロピン放出ホルモン（GnRH）の分泌作用により，卵胞刺激ホルモン（FSH），黄体化ホルモン（LH）の分泌を促進して卵巣を刺激し，排卵を誘発する排卵誘発薬である．排卵障害に基づく不妊症の排卵誘発に用いる．卵巣を刺激するため，卵巣腫瘍，妊婦には禁忌である．また，肝機能障害を起こすことがあるので，肝疾患をもつ患者にも禁忌である．

❷ シクロフェニルはゴナドトロピンの産生と放出，特に黄体化ホルモン（LH）の放出の促進によって，排卵を誘発する排卵誘発薬である（禁忌はクロミフェンクエン酸塩と同様である）．第1度無月経（「第13章1. 月経異常」参照），無排卵性月経，希発月経の排卵誘発に用いる．

知っておくべきこと

❶ まず，不妊といっても女性側に原因があるばかりでなく，男性側にも原因があることを知り，それぞれの原因によって，治療法が選択されることを知っておく．

❷ 排卵誘発薬は投与期間が限定され，副作用・禁忌を知ることが重要であるが，多胎児出産頻度が増すなどの問題も含んでいることを知っておく．

❸ 子宮全摘をしたり，高齢で児を望む場合に，体外受精で児を求めることになるが，現在，代理母（子宮）による出生など，親子関係がまだ倫理的・法律的に解決されていないことにも注意を払っておく．

Advice

配偶子操作による生殖医療

① 人工授精：精液を子宮内に注入する．

② 体外受精による胚移植：体外で人工的に受精をして，その受精卵を培養して発育した胚（2〜8細胞期）を子宮に移植して着床させる．現在，代理母（子宮）による出生など，親子関係がまだ倫理的・法律的に解決されていない．

<鈴木 孝>

4. 子宮内膜症

症例　25歳，女性

19歳の終わり頃から生理痛と月経過多が気になりはじめ，年々ひどくなってきた．最近では月経時以外にもしばしば下腹部に鈍痛があり，排便時の痛み，性交時の痛みもあり，外来を受診した．患者は妊娠を希望している．

【身体的所見】身長155 cm，体重45 kg，体温36.5℃，血圧107/51 mmHg，脈拍82拍/分（整）

【検査所見】WBC 3,600/μL，RBC 3.6×10^6/μL，Hb 10.9 g/dL，MCV 88.9 fL，MCH 30.3 pg，Ht 32％，Plt 3.3×10^5/μL，AST 16 IU/L，ALT 14 IU/L，LDH 165 IU/L，CA125 150 U/mL〔基準値：35 U/mL以下-IRMA法〕

内診所見，腹部の超音波，MRI所見から子宮内膜症を診断された．

point

❶ 子宮内膜症に特徴的な症状として，①生理痛，②腹痛，③性交痛，④月経時に下痢をしやすい，⑤月経血の量が多い，⑥不妊症などがあるが，上記症例も同様の症状をもっているため，子宮内膜症が疑われる．

❷ 赤血球数，ヘモグロビン（Hb）値，ヘマトクリット（Ht）値が低下し，MCVとMCHとも正常域にあるので，月経過多による貧血であることがわかる（「第4章1.貧血」参照）．

❸ 腫瘍マーカーの**CA125**が高値であるため，卵巣がん，子宮内膜症が疑われるが，子宮内膜症では高くても150 U/mL程度である．CA125は卵巣がんの腫瘍マーカーとして汎用されているが，子宮内膜症の補助診断やホルモン治療の効果を確認するために測定される場合もある．

❹ 画像検査（超音波，CT，MRIなど）により，子宮内膜症が卵巣に発生すると，**卵巣チョコレート囊胞**を形成するため，この囊胞とその他の卵巣腫瘍との鑑別が行われる．また，チョコレート囊胞を有する女性は，卵巣がんの発生する危険性が高いと言われている．

子宮内膜症の薬物療法

子宮内膜症の薬物療法は，原疾患を根本的に治療するものではない．痛みを一時的に和らげるための鎮痛薬投与と，内膜症の進行を抑えたり，進行速度を遅らせたりすることを目的としたホルモン療法が中心となる．

子宮内膜症に伴う疼痛には鎮痛薬（イブプロフェンなど）が使用される．また，鎮痛薬でも痛みがコントロールできない場合には，**子宮内膜症は卵胞ホルモン（エストロゲン）により病状が進行していくため，薬物療法は閉経状態と同じにする方法（偽閉経療法：「知っておくべきこと❸」参照）と，低用量ピルを服用して妊娠に近い状態にする方法（偽妊娠療法）がある．**

また，治療薬の選択は患者の希望（痛みをとりたい，妊娠を希望するなど）や，内膜症の重症度，症状の種類などを考慮して行う．薬物療法で疼痛を緩和できない場合には，子宮内膜症の病巣の切除を目的に手術療法が行われる．子宮内膜症のために，なかなか妊娠できない場合は，不妊治療が検討される．

処方例

■ **疼痛に対して**

▶イブプロフェン（ブルフェン® 錠100）　1回1錠　10回分（疼痛時頓用）

▶テプレノン（セルベックス® カプセル50 mg）　1回1カプセル　1日3回（朝昼夕食後）　14日分

■ **偽閉経療法として**

▶ダナゾール（ボンゾール® 錠100 mg）　1回1錠　1日2回（朝夕食後）　14日分

処方の解説と服薬指導

❶ 鎮痛薬（ここではイブプロフェン）は生理で痛むということがわかっている時，痛みの前兆が現れた時に服用すると効果的であることを指導する．

❷ テプレノンは，イブプロフェンによる胃粘膜障害の胃粘膜保護のため処方される．

❸ ダナゾールは**偽閉経療法**に用いられ，テストステロン誘導体であるため男性ホルモン作用があり，エストロゲンの分泌を抑えて月経を止め，患部を縮小して症状を軽くする．

知っておくべきこと

❶ 子宮内膜症とは，子宮内膜類似の組織が子宮以外の場所（卵巣，卵管，ダグラス窩，外陰部，膣，腸管，膀胱，肺など）に増殖して存在する疾患である．月経により剥離した内膜が月経血とともに卵管を逆流して骨盤内に至り，腹膜などに生着したために起こるとされる．

❷ 月経がくり返されるたびに進行して閉経まで完治しないが，薬物療法でうまくコントロールしながら，治療を続けることが大切である．

❸ **偽閉経療法**にはダナゾールのほかGn-RHアゴニスト〔Gn-RH：ゴナドトロピン放出ホルモン．ブセレリン酢酸塩（スプレキュア®），酢酸ナファレリン（ナサニール®）など〕が用いられる．これは，点鼻もしくは注射での投与である．投与により閉経時に近い状態になり，ほてり・頭痛・肩こり・といった更年期障害様の症状や，骨量の低下（半年間使用で5～6％低下することもある）等の有害事象が問題になることがある．

❹ 偽妊娠療法にはジエノゲスト（ディナゲスト®）が用いられる．黄体ホルモンであるジエノゲストは女性ホルモンの分泌を抑え，直接病巣に働いて病巣の縮小と諸症状の改善をもたらす．ジエノゲストは長期間使用しても女性ホルモン（エストロゲン）を必要以上に下げないために，更年期症状を起こしにくく，骨塩が減少することもなく長期間使用できる薬物である．

Advice

黄体ホルモン療法の主な副作用は不正出血で，飲みはじめから3～6カ月間は少量の出血が不規則に続いてしまうため，偽閉経療法を行って，その後，黄体ホルモン療法に移行する治療もある．

＜鈴木　孝＞

5. 更年期障害

症例　52歳，女性

51歳の時に閉経した．その後52歳になり，顔のほてり，発汗，いらいら，不眠，無気力感，頭痛，などの不定愁訴が出現してきたため，総合病院婦人科を受診した．医師は更年期障害によるものと考えて，漢方療法とホルモン補充療法を行うこととした（蓄尿によるエストロゲン量は8 μg/日であった）．

point

❶ 51歳の時に閉経し，52歳の時に上記の不定愁訴が出現していることから，更年期症状（障害）と考えられる（Advice①を参照）．ちなみに，閉経後のエストロゲン量（蓄尿）は一般的に10 μg/日以下であるが，症例も8 μg/日と低い．

❷ 更年期障害を考えた場合，卵巣機能不全によるエストロゲンの分泌低下が起こっているため，血清総コレステロール・LDLコレステロール検査，骨粗鬆症検索のための骨密度検査，その他，肝機能・腎機能検査，エストロゲン量（蓄尿）検査を行っておく．

更年期障害では症状の程度を考慮

蓄尿によるエストロゲン量からみても，更年期障害により不定愁訴が出現していると考えられる．そこで，処方は，症状がそれほどひどくなければ，以下の漢方薬による治療（証などを考慮して①～③のどれか）を選択し，日常生活にかなり支障をきたすようであれば，ホルモン補充療法を追加する．また，脂質異常症，骨粗鬆症，うつ症状・入眠障害などがあれば，それぞれに応じて処方する．

処方例

1 漢方療法（1カ月くらいは継続する）　＊投与にあたっては証を考慮して選択をする．

① 虚証（弱々しい感じ）：冷え，動悸，頭痛，めまい，疲労感，肩こりに対して

▶当帰芍薬散（ツムラエキス顆粒㉓）　1日 7.5 g　2～3回に分服（食間）　28日分

② 実証（体格がしっかりとして，活気にあふれる）：ほてり，発汗，肩こりに対して

▶桂枝茯苓丸（ツムラエキス顆粒㉕）　1日 7.5 g　2～3回に分服（食間）　28日分

③ 虚証/実証の中間型：ほてり，不眠，冷え，憂うつ，疲労感，肩こり，頭痛，めまい

▶加味逍遥散（ツムラエキス顆粒㉔）　1日 7.5 g　2～3回に分服（食間）　28日分

2 ホルモン補充療法

▶結合型エストロゲン（プレマリン® 錠 0.625 mg）　1回1錠　1日1回（夕食後）　14日分

▶メドロキシプロゲステロン酢酸エステル（プロベラ® 錠 2.5 mg）
　1回1錠　1日1回（夕食後）　14日分

＊結合型エストロゲン単独療法またはプロゲステロンとの併用療法を行う．

3 その他の症状に関する処方

① 脂質異常症に対して

▶高コレステロール血症に対して

アトルバスタチンカルシウム水和物（リピトール® 錠10 mg）1回1錠　1日1回（夕食後）14日分

▶高トリグリセライド血症に対して

ベザフィブラート（ベザトール®SR 錠 200 mg）　1回1錠　1日2回（朝夕食後）14日分

② 骨粗鬆症に対して：「第15章1. 骨粗鬆症」参照

③ うつ症状・不眠に対して

▶うつ症状

パロキセチン塩酸塩水和物（パキシル® 錠 20 mg）　1回1錠　1日1回（夕食後）　14日分

＊選択的セロトニン再取り込み阻害薬（SSRI）である.

▶不眠に対して

ブロチゾラム（レンドルミン® 錠 0.25 mg）　1回1錠　1日1回（就眠前）　7日分

＊短時間型のベンゾジアゼピン系睡眠薬である.

処方の解説と服薬指導

❶ 出現する症状の程度により，漢方療法・ホルモン補充療法が選択されるが，ホルモン補充療法は，乳がんの発症，血栓症，心血管系疾患の危険性を増す可能性があること，子宮内膜症の再燃，肝機能障害などを発症する可能性があることに注意を払う.

❷ 効果の客観的な評価は，**簡易更年期指数（SMI）**などで行う（Advice②，表を参照).

❸ 更年期障害に伴って出現する脂質異常症，骨粗鬆症，うつ病，不眠などに対して処方される個別の処方薬についても服薬指導が必要となる.

知っておくべきこと

❶ 更年期障害に基づく症状は多岐にわたり，その症状の程度に応じて（証を考慮して）漢方治療か，症状が軽快されない場合にはホルモン補充療法かが選択されることがある．また，その評価はスコアリングを行ってできるだけ客観的に行う必要がある.

❷ 更年期障害に伴う脂質異常症，骨粗鬆症は個別の治療が必要となる.

Advice

① 更年期障害について

一般に閉経前後の5年間くらいを指すことが多く，卵巣機能の低下によりさまざまな不定愁訴が出現する．血管運動神経に基づく症状としては，顔のほてり，のぼせ，発汗異常，動悸など，精神神経症状としては，憂うつ，いらいら，不眠，頭痛，手足のしびれ，めまいなどがある．その他身体症状として，腰痛，肩こり，易疲労感などがある．何となく調子が悪いということで受診する場合もあり，自律神経失調症との鑑別も重要となる．日常生活に支障をきたす時に治療の対象となる.

上記のような不定愁訴は両側卵巣を摘出した時にも認められる．摘出した時点で閉経となるため，エストロゲンの分泌がなくなり，更年期障害の症状が出現することがある.

エストロゲンの分泌低下により，総コレステロール・LDLコレステロール値の上昇による脂質異常症，骨粗鬆症なども合併するので，血液検査も必要となる.

② 更年期指数について

更年期の多彩な症状に対して客観性をもたせるために，クッパーマンの更年期指数（Kupperman's menopausal index）が考え出されたが，不定愁訴のスコアリング的な面が強く，必ずしも卵巣機能を反映していないことから，簡易更年期指数（simplified menopausal index：SMI）がつくられている（表).

表　簡易更年期指数（SMI）

症状	症状の程度（点数）			
	強	中	弱	無
① 顔がほてる	10	6	3	0
② 汗をかきやすい	10	6	3	0
③ 腰や手足が冷えやすい	14	9	5	0
④ 息切れ，動悸がする	12	8	4	0
⑤ 寝つきが悪い，または眠りが浅い	14	9	5	0
⑥ 怒りやすく，すぐイライラする	12	8	4	0
⑦ くよくよしたり，憂うつになることがある	7	5	3	0
⑧ 頭痛，めまい，吐き気がよくある	7	5	3	0
⑨ 疲れやすい	7	4	2	0
⑩ 肩こり，腰痛，手足の痛みがある	7	5	3	0
合計点				

＊①～④：血管運動・神経系症状，⑤～⑧：精神・神経系症状，⑨～⑩：運動・神経系症状
＊エストロゲンの低下を反映し，臨床症状と点数が相関している．初診時，50～70点くらいを示すことが多く，治療が適切であれば，1～2カ月で30～50％減点効果がある．

簡略更年期指数の自己採点評価法
0～25点　：上手に更年期を過ごしています．これまでの生活態度を続けていいでしょう．
26～50点　：食事，運動に注意をはらい，生活様式などにも無理をしないようにしましょう．
51～65点　：医師の診察を受け，生活指導，カウンセリング，薬物療法を受けた方がいいでしょう．
66～80点　：半年以上長時間の計画的な治療が必要でしょう．
81～100点：各科の精密検査を受け，更年期障害のみである場合には専門医での長期的な対応が必要でしょう．
（文献1より引用）

<参考文献>

1）小山嵩夫，麻生武志：更年期婦人における漢方治療：簡略化した更年期指数による評価．産婦人科漢方研究のあゆみ，9：30-34，1992

<鈴木　孝>

6. 乳腺炎

症例　29歳，女性（出産婦）

産後2日目より授乳を開始したが，5日目頃より乳房の疼痛，腫大，発赤が出現してきた．しかし，しばらくして（1～2日で）症状は軽快した．2週間後，左側乳房に疼痛が出現し，乳腺内に疼痛を伴った硬結，乳房周囲の腫脹，発赤，熱感を認め，授乳中の疼痛が激しくなり，次第に発赤部に膿瘍を形成してきた．このため，児を出産した産婦人科を受診した．

血液検査では，WBC 12,100/μL，CRP 5.5 mg/dL であった．

point

❶ 産後2日目より授乳を開始したが，5日目頃より乳房の疼痛，腫大，発赤が出現してきた．しかし，しばらくして（1～2日で）軽快した．これは乳管が閉鎖して乳汁の流れが悪くなり，乳房が腫大し，さらに，発赤，疼痛が生じたものである．しばらくして症状が軽快したことから，**うっ滞性乳腺炎（乳汁うっ滞**，Advice①参照）が考えられる．

❷ 2週間後，左側乳房に疼痛が出現し，乳腺内に疼痛を伴った硬結，乳房周囲の腫脹，発赤，熱感を認め，授乳中の疼痛が激しくなり，次第に発赤部に膿瘍を形成してきた．これは明らかに何らかの細菌が原因となって感染症（**急性化膿性乳腺炎**，Advice②参照）を起こしている．それは，血液検査の白血球増多，CRPの上昇で読み取れる．

❸ 出産婦とは限らないが，乳房に疼痛が出現する疾患に乳腺症（Advice③参照）がある（乳がんとの鑑別が必要となる）．一方，思春期以前の男女児が一過性に乳房の腫脹，疼痛を訴えることがあるが，これもホルモンバランスが崩れて起きる乳腺症の場合が多い．この場合にはしばらくすると症状は軽快するため，経過観察として様子をみる．

乳腺炎の原因により投薬の必要性が異なる

① **うっ滞性乳腺炎（乳汁うっ滞）**に対しては，授乳後の搾乳，乳房マッサージ等で軽快するため，特に投薬は必要ない（ただし，痛みがあれば鎮痛薬の投与となる）．

② **急性化膿性乳腺炎**に対しては，ブドウ球菌，連鎖球菌などの起炎菌を考えて，以下を処方した．また，炎症が治まるまでは授乳を控え，CRPの改善が悪ければ抗菌薬の投与は点滴静注に変更する．

処方例

■ 急性化膿性乳腺炎に対して

▶アモキシシリン水和物（サワシリン® カプセル 250）　1回1カプセル　1日3回（朝昼夕食後）　5日分

　＊CRPの改善をみて内服を中止する．CRPの改善が悪ければ，以下へ変更

　セフォチアム塩酸塩（パンスポリン® 静注用）1回1 g　1日2回（朝夕）点滴静注

処方の解説と服薬指導

❶ 内服をきちんとしないと，治癒が遅れて，結果的に授乳も遅れることをしっかりと伝える．
❷ 炎症が治まるまでは授乳を控える．控えている間は搾乳をして，うっ滞性乳腺炎（乳汁うっ滞）にならないようにする．

知っておくべきこと

乳腺炎には，うっ滞性乳腺炎（乳汁うっ滞）と急性化膿性乳腺炎がある．急性化膿性乳腺炎には，抗菌薬の投与が必要であり，授乳を早期に再開するためにも，早期に的確な治療が必要であることを十分に理解しておくことが重要である．

Advice

① うっ滞性乳腺炎（乳汁うっ滞）について

乳汁分泌が本格化する産褥２～４日頃から乳管が閉鎖して乳汁の流れが悪くなり，乳房が腫大する．さらに，発赤，疼痛，局所の熱感を訴えることがある．軽度の白血球増多を認めることはあるが，乳汁のうっ滞を除去することによって症状は軽快する．授乳を積極的に行って，授乳後も搾乳をしたり，乳房・乳頭のマッサージを十分に行う．疼痛が激しいときには，鎮痛薬を使用する．

② 急性化膿性乳腺炎について

産褥２週間以降に，特に初産婦に起こりやすく，原因は乳腺部のブドウ球菌や連鎖球菌の感染による．乳腺内に疼痛を伴った硬結，乳房の腫脹，発赤，熱感を認め，発熱も生じることがある．また，進行すると膿瘍を形成することもある．早期に抗菌薬・消炎薬の投与を行い，炎症がおさまるまでは授乳を中止する．膿瘍形成に対しては，切開をして排膿する．

③ 乳腺症について

乳腺は性ホルモンの標的臓器であるため，乳腺も子宮内膜の周期と並行して，エストロゲンやプロゲステロンの作用によって増殖や退行をする．乳腺症の背景にはエストロゲンの相対的過剰があり，乳腺組織の増殖をもたらす．疼痛や腫脹をきたすが，月経数日前より増強し，月経開始とともに軽快する．未婚，授乳経験のない女性に多く認められる（35～45歳にピークがあり，成熟女性の約10％に認められる）．

がんとの鑑別が重要であるが，良性疾患であるから，超音波検査では硬結は均一で境界が明瞭なことが多い．症状が強ければ，抗ゴナドトロピン作用のあるダナゾール（ボンゾール®）が用いられる．

<鈴木　孝>

1. アトピー性皮膚炎

症例　6歳，男児（体重18 kg）

乳児期～幼児期（3歳くらいまで）にかけては，頭部から顔面に湿潤性湿疹（掻痒感あり）があり，クロベタゾン酪酸エステル（キンダベート®）軟膏の塗布で軽快していた．しかし，その後，6歳になって湿疹が顔面と四肢の屈側に生じるようになり，特に四肢屈側の皮疹は強い炎症を伴い，皮疹は湿潤性から乾燥性の掻痒感のある湿疹に変わってきた．かかりつけ医（小児科医）がアレルギー検査を含む血液検査を行ったところ以下であった．

【血液検査】WBC 7,100/μL，白血球分画では好酸球が10％と増加が認められた．また，IgE radioimmunosorbent test〔RIST，非特異的抗体（IgE）定量〕検査では540 IU/mL（基準値：200 IU/mL以下）で，IgE radioallergosorbent test〔RAST，特異的抗体（IgE）定量〕検査では，コナヒョウヒダニ，ハウスダスト，卵白が高値を示していた．

point

❶ 乳児期～幼児期（3歳くらいまで）に頭部から顔面に湿潤性湿疹（掻痒感あり）があった．

❷ その後，6歳になって湿疹は顔面と四肢屈側に生じるようになり，湿潤性から乾燥性の掻痒感のある湿疹に変わってきた．

❸ 上記❶❷は，各年齢の時期に示す小児アトピー性皮膚炎の特徴を示している（Advice①を参照）．

❹ そこで，かかりつけ医（小児科）はアレルギー検査を施行した．何らかのアレルギー疾患がある場合は，Ⅰ型アレルギー反応による化学伝達物質のなかで好酸球遊走因子が放出されるため，末梢血中に好酸球が増加する．また，IgE RIST（非特異的IgE抗体）が高く，原因検索のために行ったIgE RAST（特異的IgE抗体）検査では，ダニ，ハウスダスト〔ダニの死骸，カビ（真菌）などが原因となる〕，卵白が高いことから，これらが原因でアトピー性皮膚炎が起こっている可能性が高い．

かかりつけ医はアトピー性皮膚炎と診断して，以下（内服薬と塗布薬）を処方した．

処方例

▶スプラタストトシル酸塩*〔アイピーディ® ドライシロップ5％（50 mg/g)〕
1回1.0 g（スプラタストトシル酸塩として3 mg/kg）　1日2回（朝夕食後）　30日分

▶クロベタゾン酪酸エステル（キンダベート® 軟膏0.05％）　顔面の患部に1日1回塗布　5 g×2本

▶ベタメタゾン吉草酸エステル（ベトネベート® 軟膏0.12％30 g）　前腕部・下肢の幹部に塗布
30 g×2本

＊スプラタストトシル酸塩（アイピーディ®）はアトピー性皮膚炎に対して，カプセルは保険適用があるが，ドライシロップには保険適用がない．しかし，ドライシロップで保険適用のあるオキサトミド（オキサトミド「EMEC」）は2歳以下には慎重投与となっていることなどから，小児でIgEが高値の症例などに対して処方されることがある．

処方の解説と服薬指導

❶ スプラタストトシル酸塩はTh2サイトカイン阻害薬で，IgE抗体，IL-4，IL-5の産生を抑制して抗アレルギー作用を示す．その他，抗アレルギー薬としては以下のものがあるが，アトピー性皮膚炎に処方されるものはトラニラスト，アゼラスチン塩酸塩，オキサトミドである（その他は皮膚掻痒症には保険適用はあるが，アトピー性皮膚炎に保険適用はない）．また，抗アレルギー薬はあくまで外用療法の補充療法として用い，単独でアトピー性皮膚炎の炎症症状を抑制するものではない．

1）化学伝達物質遊離抑制薬〔肥満細胞（mast cell）からの化学伝達物質遊離阻止〕

▶**トラニラスト**（リザベン® ドライシロップ，細粒，カプセル）
トラニラストとして1日5 mg/kgを3回に分けて内服

2）ヒスタミン（H_1）受容体拮抗薬

▶ケトチフェンフマル酸塩（ザジテン® ドライシロップ，シロップ）
ケトフェチンとして1回0.03 mg/kg　1日2回内服

▶**アゼラスチン塩酸塩**（アゼプチン® 錠）
1回0.05～0.075 mg/kg　1日2回内服

▶**オキサトミド**（オキサトミド ドライシロップ，錠）
オキサトミドとして1回0.5 mg/kg　1日2回内服

▶メキタジン（ゼスラン® シロップ，小児用顆粒，錠）
メキタジンとして1回0.06 mg/kg　1日2回内服

▶エピナスチン塩酸塩（アレジオン® ドライシロップ，錠）
エピナスチン塩酸塩として1回0.5 mg/kg　1日1回内服

▶フェキソフェナジン塩酸塩（アレグラ®）
1回60 mg　1日2回（7歳以上12歳未満1回30 mg　1日2回，2歳以上7歳未満ドライシロップで1回30 mg　1日2回）

成人には，その他，エバスチン（エバステル®），ベポタスチンベシル酸塩（タリオン®）などが皮膚掻痒症に用いられることがある．

❷ 副腎皮質ステロイドの外用療法には薬効強度により，表1のものが用いられる．

副腎皮質ステロイドの外用薬を選択するにあたっては，患者の年齢，皮疹の程度，皮疹の部位に応じて適切な剤型（軟膏，クリーム，ローション，テープ）を選択し，使用方法を患者に厳守させることが大切である．

この患者に対しては，顔にはmedium（中等度）のクロベタゾン酪酸エステル軟膏を塗布し，前腕部・下肢〔湿疹がひどい（強い炎症を伴う）部分〕にはstrong（強力）のベタメタゾン吉草酸エステル軟膏が処方されている．

知っておくべきこと

❶ 小児のアトピー性皮膚炎は，年齢経過によって出現する場所が異なり，その部の皮膚の状態をよく知る．

❷ アトピー性皮膚炎（皮膚），気管支喘息（気管支），アレルギー性鼻炎（鼻の粘膜），アレルギー性結膜炎（目の結膜），アナフィラキシーショック（全身の臓器）は，ともに共通したⅠ型アレルギー反応によって起きるため，これらはいわば，兄弟（姉妹）の関係にある疾患といってよい．このため，アトピー性皮膚炎と気管支喘息の両方をもつことがある．理由ははっきりしないが，片方が悪い時には，もう一方はそれほど重症化しないということを時々経験する．

表1　副腎皮質ステロイド外用薬の薬効強度による分類

Weak（弱い）	プレドニゾロン（プレドニゾロンクリーム0.5％）軟膏
Medium（中等度）	ヒドロコルチゾン酪酸エステル（ロコイド® 軟膏，クリーム0.1％） クロベタゾン酪酸エステル（キンダベート® 軟膏0.05％） アルクロメタゾンプロピオン酸エステル（アルメタ® 軟膏0.1％） プレドニゾロン吉草酸エステル酢酸エステル（リドメックス® コーワ軟膏，クリーム，ローション0.3％） トリアムシノロンアセトニド（レダコート® 軟膏，クリーム0.1％） デキサメタゾン（グリメサゾン® 軟膏0.1％，オイラゾン® クリーム0.1％）
Strong（強力）	ベタメタゾン吉草酸エステル（リンデロン®V軟膏，クリーム，ローション0.12％，ベトネベート® 軟膏，クリーム0.12％） フルオシノロンアセトニド（フルコート® 軟膏，クリーム0.025％） デキサメタゾン吉草酸エステル（ボアラ® 軟膏，クリーム0.12％） デキサメタゾンプロピオン酸エステル（メサデルム® 軟膏，クリーム，ローション0.1％） デプロドンプロピオン酸エステル（エクラー® 軟膏，クリーム，ローション0.3％）
Very Strong（かなり強力）	ジフルプレドナート（マイザー® 軟膏，クリーム0.05％） ベタメタゾンジプロピオン酸エステル（リンデロン®DP軟膏，クリーム0.064％） フルオシノニド（トプシム® 軟膏，クリーム，ローション0.05％） ジフルコルトロン吉草酸エステル（ネリゾナ® 軟膏，クリーム0.1％，テクスメテン® 軟膏，ユニバーサルクリーム0.1％） アムシノニド（ビスダーム® 軟膏，クリーム0.1％） 酪酸プロピオン酸ヒドロコルチゾン（パンデル® 軟膏，クリーム0.1％） ベタメタゾン酪酸エステルプロピオン酸エステル（アンテベート® 軟膏，クリーム，ローション0.05％） モメタゾンフランカルボン酸エステル（フルメタ軟膏®，クリーム，ローション0.1％）
Strongest（最強）	クロベタゾールプロピオン酸エステル（デルモベート® 軟膏，クリーム0.05％） ジフロラゾン酢酸エステル（ジフラール® 軟膏，クリーム0.05％，ダイアコート® 軟膏，クリーム0.05％）

＊ アトピー性皮膚炎で，臨床的に使用されるのはMedium以上の強さのものである．
（文献1を参考に作成）

❸ IgE RAST検査にて原因が明らかになったら原因物質の回避・除去を行うが，原因がダニ，カンジダ・アスペルギルスなどの真菌類，ハウスダストなどの場合には，環境の整備（畳をフローリングにする，冷暖房機のフィルターを小まめに変える，掃除を徹底するなど）で回避・除去ができるが，症例のように卵白などの食べ物が原因である場合（エビ，カニなどが原因であればそれを摂らなければよいが），少し複雑になる．除去食療法を行うが，厳格な除去食療法は栄養障害，摂取障害をもたらすので，皮疹の状態をみながら，適切な栄養指導（できれば管理栄養士が加わって）のもとに行う必要がある．卵白は多くの食品の原料に使われているので，除去をどこまで限定するかを決めておく必要がある（例えば，ほとんどすべてにするのか，生ものは不可で火の通ったものはよしとするのかなど，あくまでこれらの制限は患児の皮膚の状態・経過によって決められる）．6カ月～1年ごとに食物負荷試験を行い，耐性が獲得されれば制限を緩めていく．

❹ ガイドラインについて

1）アトピー性皮膚炎の診断基準[1)]

日本皮膚科学会・日本アレルギー学会の「アトピー性皮膚炎診療ガイドライン2018年版」による診断基準[1)]では，①掻痒，②特徴的皮疹の分布，③慢性・反復性経過の3基本項目を満たすものを，症状の軽重を問わずアトピー性皮膚炎と診断する（表2）．また，アレルギー疾患の家族歴，合併症，血清IgEの上昇などは，診断の参考項目としている．

表2　アトピー性皮膚炎の診断基準

<table>
<tr><td colspan="2">1. 瘙痒
2. 特徴的皮疹と分布
①皮疹は湿疹病変
・急性病変：紅斑，湿潤性紅斑，丘疹，漿液性丘疹，鱗屑，痂皮
・慢性病変：浸潤性紅斑・苔癬化病変，痒疹，鱗屑，痂皮
②分布
・左右対側性
　好発部位：前額，眼囲，口囲・口唇，耳介周囲，頸部，四肢関節部，体幹
・参考となる年齢による特徴
　乳児期：頭，顔にはじまりしばしば体幹，四肢に下降.
　幼小児期：頸部，四肢関節部の病変.
　思春期・成人期：上半身（頭，頸，胸，背）に皮疹が強い傾向.
3. 慢性・反復性経過（しばしば新旧の皮疹が混在する）
　：乳児では2ヶ月以上，その他では6カ月以上を慢性とする.
上記1，2，および3の項目を満たすものを，症状の軽重を問わずアトピー性皮膚炎と診断する．そのほかは急性あるいは慢性の湿疹とし，年齢や経過を参考にして診断する.</td></tr>
<tr><td colspan="2">除外すべき診断（合併することはある）</td></tr>
<tr><td>・接触皮膚炎
・脂漏性皮膚炎
・単純性痒疹
・疥癬
・汗疹
・魚鱗癬
・皮脂欠乏性湿疹</td><td>・手湿疹（アトピー性皮膚炎以外の手湿疹を除外するため）
・皮膚リンパ腫
・乾癬
・免疫不全による疾患
・膠原病（SLE，皮膚筋炎）
・ネザートン症候群</td></tr>
<tr><td colspan="2">診断の参考項目
・家族歴（気管支喘息，アレルギー性鼻炎・結膜炎，アトピー性皮膚炎）
・合併症（気管支喘息，アレルギー性鼻炎・結膜炎）
・毛孔一致性の丘疹による鳥肌様皮膚
・血清IgE値の上昇</td></tr>
<tr><td colspan="2">臨床型（幼小児期以降）</td></tr>
<tr><td>・四肢屈側型
・四肢伸側型
・小児乾燥型
・頭・頸・上胸・背型</td><td>・痒疹型
・全身型
・これらが混在する症例も多い</td></tr>
<tr><td colspan="2">重要な合併症</td></tr>
<tr><td>・眼症状（白内障，網膜剝離など）：特に顔面の重症例
・カポジ水痘様発疹症</td><td>・伝染性軟属腫
・伝染性膿痂疹</td></tr>
</table>

（文献1より転載　©日本皮膚科学会，日本アレルギー学会）

2) アトピー性皮膚炎の治療方針

治療の最終目標は，症状がないか，あっても軽微で，日常生活に支障がなく，薬物療法をあまり必要としない状態になることである．また，日常生活に支障をきたすことがないことを維持することが重要である．治療の基本は，①薬物療法，②皮膚のバリア機能異常に対する外用療法・スキンケア，③悪化因子の検索と対策である．薬物療法は，副腎皮質ステロイド外用薬やタクロリムス軟膏などの抗炎症軟膏による皮膚炎の鎮静化が重要である（表3）．副腎皮質ステロイド外用薬は強さにより，Week～Strongestまでの5段階に分類され（表1），皮膚の状態の程度，年齢，部位に応じて，適切なランクのものが使用される．また，使用量は，第2指の先端から第1関節部まで口径5 mmのチューブから押し出された量（薬0.5 g）が，成人の

表3　皮疹の重症度とステロイド外用薬の選択

	皮疹の重症度	外用薬の選択
重症	高度の腫脹/浮腫/浸潤ないし苔癬化を伴う紅斑，丘疹の多発，高度の鱗屑，痂皮の付着，小水疱，びらん，多数の掻破痕，痒疹結節などを主体とする	必要かつ十分な効果を有するベリーストロング（Ⅱ群）ないしストロングクラス（Ⅲ群）のステロイド外用薬を第1選択とする．痒疹結節でベリーストロングクラス（Ⅱ群）でも十分な効果が得られない場合は，その部位に限定してストロンゲストクラス（Ⅰ群）を選択して使用することもある
中等症	中等度までの紅斑，鱗屑，少数の丘疹，掻破痕などを主体とする	ストロング（Ⅲ群）ないしミディアムクラス（Ⅳ群）のステロイド外用薬を第一選択とする
軽症	乾燥および軽度の紅斑，鱗屑などを主体とする	ミディアムクラス（Ⅳ群）以下のステロイド外用薬を第1選択とする
軽微	炎症症状に乏しく乾燥症状主体	ステロイドを含まない外用薬を選択する

（文献1より転載　©日本皮膚科学会，日本アレルギー学会）

手掌2枚分すなわち成人の体表面積の約2％に対する量（finger tip unit：FTU）であり，これをもとに記載されることがある．

保湿外用薬〔ヘパリン類似物質（ヒルドイド®ソフト），尿素（ウレパール®），白色ワセリン（プロペト®）など〕によるスキンケアは，低下した角質水分量を改善し，皮膚バリア機能を回復することで，皮膚炎の再燃予防とアレルゲンの侵入予防，痒みの抑制につながる．掻痒が強い場合には，抗炎症軟膏の補助として抗ヒスタミン薬，抗アレルギー薬，漢方薬などの内服薬が必要に応じて用いられる．

❺ その他の治療

1）副腎皮質ステロイドの内服

重症難治例では副腎皮質ステロイドの内服が必要になることがあるが，軽症例や中等症例では安易な使用は避けるべきである（離脱できなくなったり，副腎不全をきたしたりする）．中止するときは，**漸減**（ぜんげん）（徐々に量を減らしていくこと）しながら中止する．

2）免疫抑制薬〔タクロリムス水和物（プロトピック®）軟膏〕の塗布

IL-2産生抑制による免疫抑制作用を利用した外用薬である．2003年に0.03％製剤が小児用として製造承認された（現在は0.1％軟膏もある）．タクロリムス軟膏はステロイド軟膏で認められる皮膚の萎縮，毛細血管の拡張などが認められず，Strongestのステロイド軟膏と同等の効果がある．したがって，ステロイド外用薬による副作用が出現した場合（また，危惧されたり，使用禁忌であったりする場合），コントロールが困難な場合に使用される．また，アトピー性皮膚炎の治療法に精通した医師が患者に説明し，理解（インフォームド・コンセント）を得て使用することになっている．びらん・潰瘍面に塗布すると，血中濃度の上昇，腎機能障害が生じることがあるため，びらん・潰瘍の治療後に使用することとしている．

重症，難治例には短期的な寛解導入療法として，シクロスポリン（ネオーラル®）の内服を検討する．

3）漢方薬

消風散（しょうふうさん）が皮膚掻痒症で保険適用がある．

4）特殊な治療（膿痂疹が合併する場合）

ベタメタゾン吉草酸エステル・ゲンタマイシン硫酸塩（リンデロン®VG）軟膏の塗布，さらに，ブドウ球菌などに対して効果のあるペニシリン系抗菌薬（内服）が処方される場合がある．

Advice

① 小児のアトピー性皮膚炎について

アトピー素因*を背景として（遺伝的素因をもって，家族内で生じやすい），その他，環境因子の影響を受けて慢性の経過をとる皮膚炎である．環境因子としては，ダニ，真菌（カンジダ，アスペルギルスなど），ハウスダスト，花粉，食餌（卵白，卵黄，牛乳）などがあるが，これらに対して，皮膚・粘膜が過敏な反応を示して症状が出現する．同様の機序（Ⅰ型アレルギー反応によって起こる：「第２章 1. 気管支喘息」を参照）で出現するアレルギー性鼻炎や気管支喘息と合併しやすい．

＊**アトピー（atopy）**とはギリシャ語の"不思議"という意味で，多くの人にはみられずに，一部の人に発症することからきている．

（臨床症状として）

1）新生児期〜乳児期：頭部から顔面にかけて**湿潤性湿疹**の形をとり，**掻痒感**が強い．

2）幼児期〜学童期：湿潤性から乾燥性の湿疹に変わり，皮膚は乾燥して**粃糠様落屑**がみられる．病変は**四肢屈側**に生ずることが多い．

3）思春期以降：皮膚は一層乾燥して，肥厚した**苔癬化局面**となる．

（臨床経過として）

増悪，軽快，再燃を繰り返し，冬に悪化することが多い．学童期までに半数以上が治癒するが，思春期以降も持続することもある．

② IgE RIST，IgE RAST 検査について

1）RIST（radioimmunosorbent test）：非特異的IgE抗体を定量する（基準値：200 IU/mL以下）．すべてのIgE抗体の総和を示している．

2）RAST（radioallergosorbent test）：それぞれの特異的IgE抗体を定量する．アレルゲンを特定することができる．

※１つのアレルゲンが原因の場合には，その原因となっているIgE RASTが高くても，IgE RISTが200 IU/mL以下である場合もある．

<参考文献>

1）日本皮膚科学会・日本アレルギー学会 アトピー性皮膚炎診療ガイドライン作成委員会：アトピー性皮膚炎診療ガイドライン 2018．日皮会誌，128：2431-2502, 2018

2）「アトピー性皮膚炎診療ガイドライン 2015」（片山一朗／監，一般社団法人日本アレルギー学会アトピー性皮膚炎診療ガイドライン専門部会／作成），協和企画，2015

3）「日常診療に活かす診療ガイドライン UP-TO-DATE 2018-2019」（門脇 孝，他／監），pp654-658，メディカルレビュー社，2018

<鈴木　孝>

2. 皮膚真菌症

症例　26歳，男性

腋窩部と陰股部に掻痒感を伴う，辺縁は堤防状に隆起した丘疹と，足の趾間部に皮膚が浸軟し，一部亀裂が生じて落屑が認められる皮疹が出現してきた．このため，近医（皮膚科）を受診した．皮膚科医は腋窩部と陰股部の皮膚，足の趾間部の皮膚を一部採り，KOH（水酸化カリウム）法（Advice①参照）により，皮膚を顕微鏡で検鏡したところ，糸状菌（*Trichophyton rubrum* と思われる）の菌糸が認められた．

point

❶ 腋窩部と陰股部に掻痒感を伴う，辺縁は堤防状に隆起した丘疹ということで，輪郭性湿疹様白癬（頑癬（がんせん）），いわゆる「いんきんたむし」である可能性がある．

❷ 足の趾間部に皮膚が浸軟し，一部亀裂が生じて落屑が認められることから，足白癬（いわゆる，「水虫」）が考えられる．

❸ 上記の病変部それぞれより採取した皮膚を用いてKOH法を試みたところ，菌糸が認められたことから，真菌（白癬菌）による表在性真菌症（Advice②参照）が起こっていることが証明された．

そこで，表在性真菌症に対する以下が処方された．

処方例

▶ネチコナゾール塩酸塩（アトラント® クリーム1％）
　腋窩部と陰股部の皮膚に1日1回塗布　1本（10 g）
▶ビホナゾール（マイコスポール® 外用液1％）　足の趾間部に1日1回塗布　1本（10 mL）

処方の解説と服薬指導

❶ 表在性真菌症に対する外用薬の剤型には，軟膏，クリーム，外用液などがあり，患者がベトベトするのを嫌がる場合には，軟膏やクリームより外用液を選択し，そうでない場合は，ある程度保湿性が保たれる軟膏やクリームを用いる．

❷ 外用薬で改善しない時には，内服薬に変更することがある．

❸ immunocompromised host（易感染宿主）の真菌感染症は，深在性真菌症（Advice②参照）に移行することがあるので注意を要する．

知っておくべきこと

❶ 表在性真菌症は**KOH（水酸化カリウム）法**によって，比較的簡単に診断することができるので，検査をして薬が処方されているか，皮膚科の医師に確認をするとよい．また，皮膚科以外の医師が処方する場合，塗布薬の剤型と患者希望の剤型があっているかどうか，医師と患者の

双方に確認をしておく必要がある（薬のコンプライアンスにもかかわってくるので）．

白癬菌は自覚症状を伴わないまま緩徐に重症化し，家族内に感染拡大するため，また，安易な治療でこじれる場合があるので，直接鏡検（KOH法）による白癬菌の証明をもって診断根拠とすることが重要である．

❷ その他の真菌症の治療についても知っておく必要がある．

以下に**その他の真菌感染症**（口腔内・肺真菌症）についてのまとめを記す．

① **カンジダ感染症（主に*Candida albicans*による）**

1）鵞口瘡（がこうそう）（口腔内に白色の乳カス様白苔として認められる）

▶メチルロザニリン塩化物（ピオクタニン），ミコナゾール・ゲル剤（フロリード®）ゲル経口用の塗布を行う．

2）immunocompromised hostによる日和見感染（肺感染症）

微熱・咳が長期間続く場合は胸部X線検査を行う．胸部X線上**fungus ball**（**真菌球**）を認めることがあり，（敗血症の原因となるので）外科的な切除を必要とする．

深在性真菌症の治療に準ずる（「第11章12. 深在性真菌症」参照）．

▶アムホテリシンB（ファンギゾン®）の内服・静注

▶イトラコナゾール（イトリゾール®）の内服

▶ミコナゾール（フロリード®），フルコナゾール（ジフルカン®）の静注

② **アスペルギルス感染症**

1）*Aspergillus fumigatus*，*flavus*等によって起こり，肺の空洞や嚢胞内にアスペルギルスが侵入して，肺アスペルギローマ（pulmonary aspergilloma，真菌球）を形成する．

2）ほとんど無症状（時に咳や痰をみるが，熱はあっても軽度）で，胸部X線写真で偶然発見されることが多い．治療はAdvice②に示す深在性真菌症の治療に準ずる．切除可能な場合は外科的切除を考慮する．

Advice

① **KOH（水酸化カリウム）法について**

患部の皮膚（鱗屑），爪，毛を採ってスライドグラス上に載せ，20～40％KOH（水酸化カリウム）を滴下し，カバーガラスをかぶせて軽く加温し，顕微鏡で検鏡する．白癬菌であれば菌糸が観察できる．パーカーインクを用いると，菌要素は青色に染色してよく見える．外来で比較的簡便に行える検査である．

② **表在性真菌症と深在性真菌症について**

真菌には，糸状菌，カンジダ，アスペルギルス，クリプトコックスなどが含まれる．これらの真菌によって，皮膚の最外層，爪，毛，（膣）などの組織に限局して起きた感染症を**表在性皮膚真菌症**という．一方，それ以下の真皮，皮下脂肪，さらに内臓（消化器や肺など）に真菌が感染を起こして発症する真菌症を**深在性真菌症**という．

<表在性真菌症治療薬と深在性真菌症治療薬>

1）表在性真菌症治療薬

・ナイスタチン（ナイスタチン錠）：消化管カンジダ症の治療に用いられる〔immunocompromised hostの消化管カンジダ症の治療（および予防）にも用いられる〕．

・クロトリマゾール（エンペシド®膣錠，クリーム，外用液，トローチ）：膣錠はカンジダ性膣炎に，クリームは皮膚白癬・カンジダ症に用いられる．また，トローチはオーファンドラッグでHIV感染症の口腔内カンジダ症に用いられる．

・ビホナゾール（マイコスポール®外用液，クリーム）：足部白癬，股部白癬，カンジダ性趾間びらん症に用いられる．

・ネチコナゾール塩酸塩（アトラント®軟膏，クリーム，外用液）：白癬，皮膚カンジダ症に用いら

れる.

・ラノコナゾール（アスタット® 軟膏，クリーム，液）：白癬，皮膚カンジダ症に用いられる.

※現在，爪白癬の外用液として，エフィナコナゾール（クレナフィン®），ルリコナゾール（ルコナック®）などがある.

2）**深在性真菌症治療薬**（「第11章12. 深在性真菌症」参照）　**＊内服薬，点滴静注薬として用いられる.**

・アムホテリシンB（ファンギゾン® シロップ，内服錠）

・フルシトシン（アンコチル® 錠）

・イトラコナゾール（イトリゾール® カプセル，静注液）

・フルコナゾール（ジフルカン® カプセル，静注液）

・ミコナゾール（フロリード®・ゲル経口用：口腔・食道カンジダ症に用いられる，フロリードF点滴静注用）

・ミカファンギンナトリウム（ファンガード® 点滴用：アスペルギルス属，カンジダ属にのみ有効で安全性が高い）

・カスポファンギン酢酸塩（カンサイダス® 点滴用：アスペルギルス属，カンジダ属にのみ有効で安全性が高く，海外での臨床的エビデンスが高い）

<鈴木　孝>

3. 蕁麻疹

症例　7歳，女児

日曜日の夕方，家族でお寿司を食べに出かけた．食べた30分後から，腹部，前腕部，下肢に掻痒感を伴う膨疹が出現してきた．お寿司のなかで普段はあまり食べない鯖(さば)を食べたという．膨疹の数が増し，掻痒感もひどくなってきたため，救急病院（小児科）を受診した．小児科の救急担当医が診察したところ，激しい咳・喘鳴，意識の低下，血圧の低下などはいずれもなかった．膨疹は寿司ネタの鯖による蕁麻疹と考えた．

point

❶ 寿司を食べて30分後に膨疹が出現している．
❷ 普段あまり食べない鯖を食べている．
❸ 皮疹は膨疹で，掻痒感も伴っている．
❹ 小児科の救急担当医が激しい咳・喘鳴，意識の低下，血圧の低下などを問診・診察したのは，同様のI型アレルギー反応によって起こるアナフィラキシーショック（重篤になる）に至っていないかを確認したためである（Advice①を参照）．

小児科の救急担当医は寿司ネタの鯖による蕁麻疹と考えて，1の処置と2の処方を行っている．

処方例

1 処置（以下2つをゆっくり静注）

▶ヒドロコルチゾンコハク酸エステルナトリウム（ソル・コーテフ® 注射用100 mg）1回1本（2 mLに溶解）
▶グリチルリチン製剤（強力ネオミノファーゲンシー® 静注）1回10 mL（1/2アンプル）

2 処方（帰宅後の内服と塗布）

▶シプロヘプタジン塩酸塩水和物（ペリアクチン® 散1％）1回0.2 g（散剤として）1日3回（朝昼夕食後）1日分
▶ジフェンヒドラミン（レスタミン® コーワ クリーム1％）蕁麻疹出現部に1日に数回塗布（1本30 g）

処方の解説と服薬指導

❶ 処置に関して

副腎皮質ステロイドのヒドロコルチゾンコハク酸エステルナトリウムを，化学伝達物質遊離抑制作用，抗炎症作用（即効性）を求めて投与する．また，グリチルリチン製剤は，通常は肝細胞増殖促進作用（肝庇護作用）を求めて慢性肝炎の肝機能異常の改善に用いているが，蕁麻疹に用いる場合は，抗炎症・免疫調節作用で使用している．

❷ 蕁麻疹が多数で広範囲に及び，掻痒感が強ければ，点滴をして経過観察とするが，改善しなければ，再度，上記を静注する

❸ ヒスタミンなどによって，皮膚は末梢血管の拡張が起こっているので，体を温めると，この血管拡張が続くため，今日はお風呂はやめるように伝える．

❹ 明日も症状が改善しなければ，近医（小児科）を受診するように指導する（必要があれば，他にも原因がないか，原因検索のためのアレルギー検査をしてもらうように伝える）．

知ってておくべきこと

❶ **抗ヒスタミン薬**とは標的細胞のヒスタミン受容体においてヒスタミンと競合して，ヒスタミンが受容体に結合するのを阻止する薬物である．第1世代と第2世代の抗ヒスタミン薬の短所と長所をよく知る必要がある．

① 以下は第1世代のものであるが，抗コリン作用により痰を粘稠にし，痰の喀出を困難にするため，**喘息には使用しない方がよい**．ただし，第2世代のものは抗コリン作用が弱くなっているので，喀痰の喀出には悪影響をあまり与えない（「第2章1. 気管支喘息」参照）．

1）エタノールアミン系：ジフェンヒドラミン塩酸塩（レスタミン®）

2）プロピルアミン系　：クロルフェニラミンマレイン酸塩（ポララミン®）

3）フェノチアジン系　：プロメタジン塩酸塩（ピレチア®）

4）ピペラジン系　　　：ヒドロキシジン塩酸塩（アタラックス®）

5）ピペリジン系　　　：シプロヘプタジン塩酸塩水和物（ペリアクチン®）

注）プロピルアミン系は比較的中枢抑制作用は少ない．フェノチアジン系は中枢抑制作用，抗コリン作用が強い．また，鎮静作用も強いため，麻酔の前投与薬としても用いられる．ピペラジン系のヒドロキシジンは，鎮静薬，トランキライザー（抗不安薬）としても用いられる．ピペリジン系は抗セロトニン作用をもち，食欲を増進させる．

② 第1世代の抗ヒスタミン薬は**中枢神経抑制作用**があって，眠気や倦怠感などの鎮静作用があるが，安価であるため貴重な薬物である．

③ 第2世代の抗ヒスタミン薬は，第1世代のものに比べて作用時間が長いため，アゼラスチン塩酸塩（アゼプチン®），オキサトミド（オキサトミド），メキタジン（ゼスラン®），フェキソフェナジン塩酸塩（アレグラ®）は1日2回投与で，エピナスチン塩酸塩（アレジオン®），エバスチン（エバステル®），セチリジン塩酸塩（ジルテック®）は，1日1回投与でよい．慢性蕁麻疹（発生後1カ月以上経過した特発性蕁麻疹），血管性浮腫（出現が2回/月以上）のときなどに使用される．しかし，第1世代のものは，効果が投与後20～30分後に出現し，即効性に優れている．したがって，蕁麻疹のように即効性が求められる時には，第1世代のものがよく処方される．

❷ 今回は食物（鯖）による蕁麻疹で留まったが，同じI型アレルギー反応によって起きるアナフィラキシーショックに移行する危険性があるため，今後の食物アレルギーに関する経過観察（原因検索を含めて）は，かかりつけ医（小児科医）にきちんとしてもらう．

❸ また，蕁麻疹はすべてI型アレルギー反応で起こるわけではないので，しっかりした問診を取ることが重要である．

Advice

① **蕁麻疹について**

抗原〔食物〔青魚（鯖，マグロを含む），肉，牛乳，卵，サトイモ，カニ，エビ，貝，そば〕，薬物（抗菌薬など），生活環境物質（花粉，羊毛，羽毛，香料など）〕に曝露（再曝露）されると，肥満細胞，好塩基球から化学伝達物質（特にヒスタミンが関与）が放出されて，I型アレルギー反応によって出現する．多くの場合，赤く膨隆した膨疹が体幹に散在し，数時間後（少なくとも24時間以内）には消退してしまう．痒みを伴うことが多く（ヒスタミンは知覚神経を刺激するため，皮膚が痒くなる），呼吸苦，血圧低下・嘔気などがある場合には，化学伝達物質が呼吸器系・循環器系・消化器系に作用したアナフィラキシーショックを合併していることを考えて，この状態に応じた治療を行う必要がある（「第20章3. アナフィラキシーショック」参照）.

＊ そのもの自体にヒスタミン，アセチルコリンなどを多く含む食品（仮性アレルゲン：なす，ほうれん草，サトイモ，ヤマイモ，そば，竹の子などが相当する）によって，皮膚の血管透過性が亢進して蕁麻疹が出現することもある.

② 物理的刺激による蕁麻疹について

物理的な刺激（寒冷，温熱，日光など）によって起こる非アレルギー性の蕁麻疹のことをいう．寒気にさらされた時に曝露部に出現し，ヒスタミンが伝達物質となっているといわれている（**寒冷蕁麻疹**）．また，風呂に入った（物理的刺激）後，温熱によって出現する蕁麻疹は**温熱蕁麻疹**といわれ，アセチルコリンが伝達物質となる．食べ物，植物との接触などの原因がない場合，このようなタイプの蕁麻疹である場合が多い．その他，心因（自律神経失調症，ヒステリーなど）でも起こることがある.

＜鈴木　孝＞

4. 薬　疹

症例　20歳，女性

咽頭痛があり，38.5℃の発熱も出現してきたため，近医（内科）を受診した．医師は咽頭炎と診断してアモキシシリン水和物とアセトアミノフェンを処方した．内服1日目の夕方頃より掻痒感を伴う蕁麻疹が胸腹部に出現してきた．患者は特にアレルギー疾患の既往はないため，医師は薬剤性（蕁麻疹）を考慮して，アモキシシリン水和物を中止し，ヒドロコルチゾンコハク酸エステルとグリチルリチン製剤を静注し，新たにアジスロマイシン水和物，シプロヘプタジン塩酸塩水和物，ジフェンヒドラミン（軟膏）の処方を行った．

point

❶ 近医は細菌感染（溶血性連鎖球菌など）による咽頭炎と考えて，広域性ペニシリン系抗菌薬のアモキシシリン水和物と，解熱薬としてアセトアミノフェンを処方している．

❷ アレルギー疾患の既往のない患者に蕁麻疹が出現してきた．薬剤性を考えて，薬疹が出現する可能性のあるアモキシシリン水和物を中止した．

❸ 処置2と処方3の ②③ は，蕁麻疹に対するものである（詳しくは「第14章3. 蕁麻疹」参照）．当然，蕁麻疹が消失すれば，内服，塗布は中止とする．

❹ まだ解熱せずに咽頭炎が続くときに抗菌薬の中止はできない．そんな時は異なる系統のマクロライド系薬〔アジスロマイシン水和物（ジスロマック®）〕に変えて処方している．

患者は咽頭炎のために処方された薬物で蕁麻疹が出現した可能性がある．また，このまま投与していると，さらなる重篤な薬疹（皮膚粘膜眼症候群，中毒性表皮壊死症など．Advice①②を参照），薬剤性溶血性貧血が出現する可能性があるため，薬疹の原因となる可能性のある薬物は原則として中止する．また，その薬疹に対する対処方法と代用薬の医師への確認は，薬剤師の重要な仕事の1つである．

処方例

1 初診時の咽頭炎に対して

① アモキシシリン水和物（パセトシン® カプセル250 mg）
　1回1カプセル　1日3回（朝昼夕食後）4日分

② アセトアミノフェン（カロナール® 錠200 mg）　1回2錠　頓用（発熱時使用）6回分

2 蕁麻疹に対する処置（ゆっくり静注）

▶ヒドロコルチゾンコハク酸エステルナトリウム（ソル・コーテフ® 注射用250 mg）
　1回1本（2 mLに溶解）

▶グリチルリチン製剤（強力ネオミノファーゲンシー®）　1回20 mL（1アンプル）

3 咽頭炎の処方の変更と蕁麻疹への処方

① アジスロマイシン水和物（ジスロマック® 錠 250 mg）　1回2錠　1日1回（夕食後）　3日分

② シプロヘプタジン塩酸塩水和物（ペリアクチン® 錠4 mg）1回1錠　1日2回（朝夕食後）3日分

③ ジフェンヒドラミン（レスタミン®コーワ クリーム1%）蕁麻疹出現部に1日に数回塗布　1本（30 g）

処方の解説と服薬指導

❶ アモキシシリン水和物は蕁麻疹型の薬疹が出やすい．皮膚粘膜眼症候群，中毒性表皮壊死症などの重篤な薬疹も出現するといわれているので注意を要する（Advice①参照）．

❷ 薬疹の原因と考えられる薬物は中止が原則であるが，医師はその旨，薬物中止の理由をカルテに記載している．薬剤師も薬物の中止もしくは変更理由を薬歴にきちんと記載しておく必要がある．再度の投与によって，アナフィラキシーショックや上記の重篤な薬疹への移行を助長してしまい，危険である．

❸ 蕁麻疹に対する処方薬（処方3の②③）は，蕁麻疹が消失したら中止してよいかを医師に確認し，患者にも的確に伝える．

❹ 今のところ咽頭痛と発熱のみであるが，これにリンパ節腫脹，肝脾腫，汎血球減少などが加われば，**Epstein-Barr（EB）ウイルス**による**伝染性単核球症**が考えられる．その時，アモキシシリン（AMPC）などの抗菌薬を投与すると，薬疹が出現しやすくなる（Advice②参照）ので，伝染性単核球症の時にアモキシシリンの投与は原則として禁忌である．

知っておくべきこと

❶ まず初診時に，薬疹出現の既往がないかしっかり問診をして確認しておく．もし既往があれば，その薬物名を薬歴に必ず記載しておく．

❷ 薬局で薬疹が発見されたら，即座に医師にその薬疹の状態を知らせて，中止や医師への再受診の日（時間）を確認する．

❸ 抗菌薬などに変更があった場合，薬物の変更理由を医師に確認し，その旨，薬歴に変更理由や中止理由を記載しておく．

❹ EBウイルス感染時のペニシリン系抗菌薬の使用不可（Advice②），薬疹の原因検索検査（Advice③）などの知識をもっておく．原因検索のために，薬物を検査に提出することなどがあるためでもある．

❺ 薬剤が原因となり発症することがある皮膚粘膜眼症候群のスティーブンズ・ジョンソン症候群（**Stevens-Johnson syndrome**：SJS），**中毒性表皮壊死症**（toxic epidermal necrosis：TEN）は重症化すると，失明したり，死亡したりする疾患であるから，副作用の出現を見逃さないようにする．また，常にどの薬でも起こす可能性をもっていることを知っておく．重症多形滲出性紅斑ガイドライン[1]に，SJSとTENの診断基準の主要所見が掲載されている．

Advice

① 薬疹とその臨床型について

経口（内服），注射（静注）された薬物が皮膚や粘膜に対して異常な反応を示した時に出現するが，表のようにさまざまな病型をとる．また，外用剤〔軟膏（タクロリムス軟膏など），テープ（ホクナリン®テープなど）〕によっても出現する．

薬物やその代謝産物に対する抗体がアレルギー反応を起こすⅠ型（即時型）と，感作リンパ球が関与するⅣ型（遅延型）がある．Ⅰ型は特異的IgE抗体が関与して，数時間のうちに全身の蕁麻疹，血管浮腫，さらに進行すれば，呼吸困難などのアナフィラキシーショックをきたす．多くの薬疹がⅣ型アレルギー反応で起こるといわれ，

表　薬疹の病型と原因薬物

病　型	原因薬物
① 蕁麻疹（血管浮腫）型	抗菌薬（ペニシリン系），アスピリン，インスリン，酵素製剤（L-アスパラギナーゼ），（輸血）
② 固定薬疹（境界明瞭な播種状紅斑丘疹型の円形の紅斑）	抗菌薬，サルファ剤，バルビツール酸系薬，ピラゾロン系薬物
③ 播種状紅斑丘疹型（猩紅熱型）	抗菌薬（アモキシシリン，アンピシリンなど），バルビツール酸系薬，ヒダントイン系薬，ピラゾロン系薬
④ 紅皮症型	フェニルブタゾン，カルバマゼピン，サルファ剤，金製剤，バルビツール酸系薬，フェニトイン，シメチジン，カプトプリル
⑤ 苔癬型	チアジド系利尿薬，ペニシラミン，β遮断薬，ACE 阻害薬，フェノチアジン系薬，金製剤
⑥ 湿疹型	ピロキシカム，金製剤，フェンブフェン，カプトプリル，フェノバルビタール
⑦ 光線過敏症型	ニューキノロン系抗菌薬，チアジド系利尿薬，クロルプロマジン，β遮断薬
⑧ 多形紅斑型（SJS）	サルファ剤，バルビツール酸系薬，ヒダントイン系薬，抗菌薬（ペニシリン系），NSAIDs，金製剤，シメチジン，アロプリノール
⑨ 中毒性表皮壊死症型（TEN）	ピラゾロン系薬，NSAIDs，バルビツール酸系薬，カルバマゼピン，チオプロニン，アロプリノール

SJS，TENでも，最初は発熱，咽頭痛，頭痛，咳，体の痛みなどが1～14日間くらい続いた後，体幹に発赤疹が出現して広がり，それが水疱になってくる（咽頭痛，眼の充血，目やに，口唇・陰部のただれ，排尿・排便時の痛み，皮膚が広範囲に赤くなる）．TEN（**ライエル症候群**ともいわれる）では，皮膚がやけどのような状態となり，皮膚に触れただけで広範囲の皮膚が剥がれ落ちる．さらに，水疱が口腔内，眼，膣，肛門，気道などの粘膜に生じるため，水分摂取ができなくなったり，角膜炎，下痢，呼吸困難などが生じて，重篤な状態となることがある（患者の1/5は死亡するといわれる）．原因薬物を即座に中止することと，早期の入院治療を必要とする．原因薬物としては，アロプリノール，抗てんかん薬（カルバマゼピン，ゾニサミド，フェノバルビタール，フェニトイン），NSAIDs（ジクロフェナクなど），ファモチジン，ペニシリン系抗菌薬などがあるといわれている

表の固定薬疹，播種状紅斑丘疹型，紅皮症型，苔癬型，湿疹型，光線過敏症型，多形紅斑型SJS，TENなどがこれに相当する．

<薬疹治療について>　＊言うまでもなく，原因薬物をまず中止する．

1）蕁麻疹のみの軽症例：本症例の処方のように，第1世代抗ヒスタミン薬（内服）＋抗ヒスタミン薬（軟膏）の塗布を行う．
2）中等症：上記以外に，副腎皮質ステロイドの外用，内服（プレドニゾロン）が必要となることがある．
3）SJS/TEN（重症例）：副腎皮質ステロイド（メチルプレドニゾロン1日0.5～2 mg/kg 3日間）の全身投与，重篤な感染症併発例では，薬剤感受性を考慮して（また薬疹の原因とならないように注意をして）抗菌薬，高用量のγ-グロブリン（1日5～20 g，3日間を1クールとして）を投与する．眼の炎症に対しては副腎皮質ステロイドの点眼，眼軟膏などの塗布を行う．尿量が少なく，症状が進行していくようなら，血漿交換療法も考慮する．

② EBウイルスと薬疹について

EBウイルス感染時に細菌感染症が合併している場合には，ペニシリン系〔アモキシシリン（AMPC），アンピシリン（ABPC），バカンピシリン（BAPC），タランピシリン（TAPC），ピペラシリン（PIPC）〕，セフェム系（セファドロキシル，セファトリジン）などの抗菌薬を用いない（いずれもEBウイルスで起こる伝染性単核球症には使用禁忌である）．EBウイルス感染症時には免疫応答が異常となり，抗体産生が起きやすくなって，これらの抗菌薬に対する抗体が産生されて，アレルギー反応が起こるといわれている．そのため，これら薬物によって，発疹，発熱の合併が高くなる．

③ 薬疹の原因検索（検査）について

薬疹の原因検索の1つに再投与試験（1回投与量の1/50～1/20量）があるが，危険で施行できないことが多い．また，皮膚試験（皮内テスト，スクラッチテスト，パッチテストなど）もあるが，これもチャレンジテス

トのために危険性があるので，施行に際しては厳重な監視下で行う（静注抗菌薬使用時の検査に皮内テストを採用しているが，主にこれはⅠ型アレルギー反応をみている）．また，主にⅣ型アレルギー反応（遅延型）を調べるために，原因薬物を用いた**リンパ球幼若化試験**（drug lymphocyte stimulation test：**DLST**）がある．

<参考文献>

1）重症多形滲出性紅斑ガイドライン作成委員会：重症多形滲出性紅斑 スティーヴンス・ジョンソン症候群・中毒性表皮壊死症診療ガイドライン．日皮会誌，126：1637-1685，2016
▶日眼会誌 121：42-86，2017にも掲載．また日本眼科学会ホームページより閲覧できる
http://www.nichigan.or.jp/member/guidelines/sjs-ten.jsp

<鈴木　孝>

5. 乾 癬

症例 45歳，男性

最近，背中と膝の部分に周囲が境界明瞭な紅斑で覆われた銀白色で雲母状の鱗屑(りんせつ)が数個（3 cm × 3 cm）出現してきた（掻痒感はない）．そのため，患者は近医（皮膚科）を受診した．皮膚科医が皮疹の鱗屑をメスで軽く擦るとそげ落ち，さらに擦ると紅斑が現れて，そこに点状出血が湧き出てきた．皮膚科医は乾癬（Advice①を参照）と考えてタカシトール水和物を処方した．

point

❶「背中と膝の部分に周囲が境界明瞭な紅斑で覆われた銀白色で雲母状の鱗屑」は，乾癬が四肢の伸側（膝蓋，肘頭），体幹（背中，腰）にできやすく，上記のような皮疹の形をとることから（通常，掻痒感はない），乾癬が考えられる（Advice①を参照）．

❷ 乾癬の皮疹では，「皮疹の鱗屑をメスで軽く擦るとそげ落ちる」（これを**蝋片現象**という），「さらに擦ると紅斑が現れて，そこに点状出血が湧き出てくる」（これを**アウスピッツ血露現象**という）が認められる（Advice①を参照）．

乾癬を診断するための特別な検査はないため，上記の皮疹の特徴と蝋片現象・アウスピッツ血露現象から，乾癬と考えて以下の処方がなされた．

処方例

タカルシトール水和物（ボンアルファ® 軟膏2 μg/g，ボンアルファ® ハイ軟膏20 μg/g）
適量を患部に塗布　1本（50 g）

処方の解説と服薬指導

❶ タカルシトール水和物は活性型ビタミンD_3製剤であるが，表皮細胞の増殖抑制作用や分化誘導作用がある．ボンアルファ® は軟膏，クリーム，ローションがあり，ボンアルファ® ハイには軟膏，ローションがある．出現している場所（顔面，頸部，体幹部，腋窩部，四肢，陰股部など），皮疹の状態（紅皮様か，膿疱様かなど）によりこれらを使い分ける．その他の角化症・乾癬治療薬としては，カルシポトリオール（ドボネックス® 軟膏），マキサカルシトール（オキサロール® 軟膏）があり，いずれも表皮角化細胞の増殖抑制・分化誘導作用がある．

❷ 出現する乾癬に掻痒感を伴う場合には，以下のような副腎皮質ステロイド（very strong：かなり強力）配合の外用薬を使用する．

- カルシポトリオール水和物・ベタメタゾンジプロピオン酸エステル配合（ドボベット® 軟膏）
- マキサカルシトール・ベタメタゾン酪酸エステルプロピオン酸エステル配合（マーデュオックス® 軟膏）

❸ 乾癬を含む角化症に対して，合成レチノイド（ビタミンA類似化合物）のエトレチナート（チガソン® カプセル）の内服も行われることがある．

❹ 処方される薬の副作用を含めた以下の使用上の注意を知る．

1）活性型ビタミンD_3製剤の塗布では，効果が出現するまでに時間がかかり（1カ月以上），強い刺激作用のため，**タカルシトール水和物以外は顔面への使用は避ける**．また，多量の塗布をすると，経皮吸収されて高カルシウム血症をきたすことがあるので注意を要する．

2）掻痒感を伴う時には，掻痒がまた新たな刺激になって乾癬を出現させるため，very strongの副腎皮質ステロイド（外用）を用いるが，顔面に使用する時にはweak（弱い）に変える．中止のタイミングも重要で，急な中止は原疾患の悪化をもたらすことに注意する．

3）エトレチナートの内服時は，皮膚が乾燥したり，口角炎・口唇炎，結膜炎，光線過敏症などが出現することがある．また，ビタミンA類似化合物であるから，妊娠時期〔特に絶対過敏期（4～7週末）〕の内服は催奇形性の問題が出てくるので注意を要する．

4）シクロスポリン（サンディミュン®），メトトレキサート（リウマトレックス®）などの免疫抑制薬を使う場合には，感染免疫能が低下すること，特にシクロスポリンを使用する場合（1日5 mg/kg以上）には腎障害が出現したり，血圧が高くなったりするため，血中濃度測定も必要となることもある．

知っておくべきこと

❶ 使用する薬物の作用機序と副作用をよく知っておく（服薬指導で，副作用の早期発見に役立つ）．

❷ 掻痒感が強い時には，ステロイド配合のものだけでなく，ヒスタミン受容体拮抗薬（第2世代）のエピナスチン塩酸塩（アレジオン®），エバスチン（エバステル®），セチリジン塩酸塩（ジルテック®），ベポタスチンベシル酸塩（タリオン®）などの投与（内服）を考慮する．

❸ 感染症，ストレス，不眠，肥満，喫煙，便秘などの増悪因子，また乾癬を増悪する薬物（インターフェロン，リチウム製剤，降圧薬など）をなくすようにする．

❹「**乾癬は皮膚のことだけに留まらない，心の痛みと傷を残す**」といわれるように，患者は皮膚に出現する乾癬のために社会的に孤立しやすくなる．医療従事者として，乾癬に対する理解を深め，精神的なサポートも忘れてはならない．

Advice

① 乾癬について

角化症に炎症症状が加わるため，潮紅と角化（不全角化）が主体をなす．病理組織学的には角質が肥厚し，角質下に好中球が浸潤して微小膿瘍（Munro小膿瘍）を形成する．また，真皮乳頭が突出してその中にリンパ球の浸潤や血管拡張を認める．原因は不明であるが，遺伝的要因（HLA：Cw6，B27など）にその他の誘因（免疫学的誘因，感染症，薬物，外傷など）が加わって発症するといわれている．わが国での発症は0.0025～0.1％（欧米：2～3％）で，家族内発症は5％前後といわれている．

外的刺激（物理的，温熱的，化学的）によって乾癬皮疹が出現したり（**ケブネル現象**），鱗屑を剥がすと点状出血が出現する（**アウスピッツ血露現象**）．

皮疹は境界明瞭な紅斑で覆われた銀白色で雲母状の鱗屑が主体で，急速に拡大・多発をして癒合する．四肢の伸側（膝蓋，肘頭），被髪頭部，体幹（背中，腰）にできやすく，通常，掻痒感はない．上記の特徴を有する**尋常性乾癬**が90％で，その他，皮疹が全身に及び，潮紅して落屑を伴う紅皮症化した**乾癬性紅皮症**，指趾・手足・肘関節の腫脹・疼痛を伴う**関節性乾癬**，小乾癬が多発する**滴状乾癬**，皮疹中に無菌性膿疱を伴う**膿疱性乾癬**などがある．

治療は軽症・中等症例であれば，活性型ビタミンD_3の外用薬塗布である．掻痒感がある場合には，さらに副腎皮質ステロイド（very strong）配合の外用薬を使用する．治療抵抗例に対しては光線療法（Advice②を参照）を併用したり，T細胞に働いてIL-2などのサイトカイン産生を抑えて免疫抑制作用を発揮するシクロスポリン（サンディミュン®）低用量（1日2.5～5 mg/kg）が併用される．その他，表皮細胞の増殖を抑えてリンパ球・マクロファージ・好中球の作用を抑制するメトトレキサート（リウマトレックス®），生物学的製剤〔免疫標的療法（Advice②を参照）〕などがある（メトトレキサートは2019年に保険適用が認められた）．

② **乾癬に対する光線療法と生物学的製剤（免疫標的療法）について**

従来から光線療法の標準的治療法として，PUVA療法とnarrow-band UVB療法がある．**PUVA療法**はソラレン（psoralen）と紫外線（ultraviolet：UV）照射（長波長：UVAを用いる）を組み合わせたもので，ソラレン（外用，内服）により紫外線の効果を増強させる．**narrow-band UVB療法**は単一幅波長のUVB（中波長紫外線）を用いる．いずれも紫外線照射により乾癬の皮疹が軽快する．また，活性型ビタミンD_3外用療法との併用で更なる効果を発揮する．

乾癬の発症に免疫機序が関与していることは記述したが，サイトカインレセプターを標的として開発されているのが**抗サイトカイン療法**である．関節リウマチの治療に用いられている抗TNF-α抗体のインフリキシマブ（レミケード®）やアダリムマブ（ヒュミラ®），ウステキヌマブ（ステラーラ®）の3剤が乾癬に対して用いられることがある．

<鈴木　孝>

6. 接触性皮膚炎

症例　50歳，男性

最近，白髪が増えてきたため，自分で染毛剤による毛染めを行った．その後すぐに，頭皮と顔面に痛みと痒みを伴う紅斑が出現してきた．皮膚科を受診したところ，2種類のステロイド外用薬が処方された．

point

毛染めを行った直後に皮疹が出現してきていることから，染毛剤による接触性皮膚炎（Advice を参照）が考えられる．そのため，皮疹の出現している部位によって異なる副腎皮質ステロイドの外用薬が処方された．

処方例

■ 以下を頭皮の皮疹に1日数回適量塗布

▶ベタメタゾン酪酸エステルプロピオン酸エステル（アンテベート® ローション0.05％）　1個（10 g）

または

▶酪酸プロピオン酸ヒドロコルチゾン（パンデル® ローション0.1％）　1個（10 mL）

■ 以下を顔面の皮疹に1日数回適量塗布

▶ヒドロコルチゾン酪酸エステル（ロコイド® 軟膏0.1％）　1本（10 g）

または

▶クロベタゾン酪酸エステル（キンダベート® 軟膏0.05％）　1本（10 g）

処方の解説と服薬指導

❶ 皮疹の部位に応じて薬効の強弱でステロイド外用薬を使い分け，また，出現している部位によって，軟膏，クリーム，ローションなどの剤型を使い分ける．

❷ 頭皮に対しては，薬液が最も多量に接触した部位のため，ベタメタゾン酪酸エステルプロピオン酸エステルや酪酸プロピオン酸ヒドロコルチゾンなどの作用の強い，very strong（かなり強力）クラスのものが選択される．また，頭皮であるため，軟膏やクリームではなく，べとつかないローションタイプが選択されている．

❸ 顔面に対しては，ヒドロコルチゾン酪酸エステルやクロベタゾン酪酸エステルなどのmedium（中等度）クラスのものが選択されている．

❹ 皮膚炎の程度がひどくなければ，イブプロフェンピコノール（ベシカム®）などの非ステロイド性抗炎症薬（NSAIDs）の外用薬が使用されることもある．

❺ 掻痒感が強い時には，ステロイド外用薬だけでなく，ヒスタミン受容体拮抗薬（第2世代）のエピナスチン塩酸塩（アレジオン®），エバスチン（エバステル®），セチリジン塩酸塩（ジルテック®），ベポタスチンベシル酸塩（タリオン®）などの投与（内服）を考慮する（「第14章 1. アトピー性皮膚炎」参照）．

❻ ステロイド外用薬を使用後，色素沈着を残すことがあるが，これはステロイド外用薬を使用したためではなく炎症の治癒によるもので，時間とともに色素沈着は治まってくる．

知っておくべきこと

❶ 接触性皮膚炎の出現する部位によって，効果に強弱のあるステロイド外用薬を使い分け，また，発生している部位によって剤型（軟膏，クリーム，ローション）を使い分ける．
❷ ステロイド外用薬に対する使用目的，副作用についての知識を患者に伝える．そうでないと，患者は適切に使用せず，ステロイド外用薬に不信感をもってコンプライアンスに影響が出てくる．
❸ 原因物質を遠ざけない限り症状は治まらないため，徹底した問診によって原因をある程度特定しておく必要がある．原因物質がある程度特定できたら，薬歴に記載しておく．
❹ 職業上（美容師など）どうしても使用しなくてはならない薬液がある場合には，手袋（ゴム，プラスチック）などを使用するなどして防御策を講じる．

Advice

接触性皮膚炎について

接触性皮膚炎には，① 外来の接触刺激による**刺激性接触性皮膚炎**，② アレルギー機序による**アレルギー性接触性皮膚炎**，③ 蕁麻疹様の皮疹が出現する**接触性蕁麻疹**，④ 光線が関与する**光毒性接触性皮膚炎**と**光アレルギー性接触性皮膚炎**（「第14章7. 光線過敏症」参照）に分類される．

原因として，① では症例のように，頭部であれば，染毛剤，育毛剤，洗髪剤（シャンプー，リンス）などが考えられ，顔面や口腔であれば，洗顔剤，化粧品，歯磨き粉など，眼であれば，点眼薬，コンタクトレンズなど，耳であれば，イヤリングなどが考えられる．また，食べ物（果物，肉・魚類，乳製品など）で口唇部，洗剤・石鹸などで手や体幹，植物（うるし，さくらなど），衣類，オムツ，生理用品などにより接触部の皮膚に出現する．痛みや痒みを伴って，紅斑，丘疹，水疱，痂皮形成と多彩な症状を呈する．② では痒みが強い紅斑，浮腫，丘疹となる．③ では接触部に膨疹が出現する（ときにアナフィラキシー様となって，気道閉塞，血圧低下などの重篤な症状に移行することがあるので注意を要する）．

検査は原因物質を正常皮膚に一定時間塗布して，その塗布部の皮膚反応を見る**パッチテスト**がある．Ⅰ型アレルギー反応によるものであれば即座に出現するが，Ⅳ型によるものであれば48時間以降の観察も必要となる．

治療はNSAIDsや副腎皮質ステロイドの外用が中心となるが，掻痒感が強い場合にはヒスタミン受容体拮抗薬（第2世代）の内服が必要となることもある．

<鈴木　孝>

7. 光線過敏症

症例　65歳，女性

肥満があり，普段は運動不足気味である．両膝関節に痛みが出現し，膝関節のX線検査によって，近医（整形外科医）に変形性膝関節症と診断された．以後，ジクロフェナクナトリウムとケトプロフェンが処方されている．

ある日，右肘痛が出現したため，自己判断でケトプロフェンのテープを右肘部にも貼付した．膝部分はズボンをはいていたが，肘部分は半そでのために露出していた．炎天下にしばらくいて自宅に帰ったところ，肘の貼付部に皮膚炎が出現してきたので，薬局に相談にきた．

point

❶ 皮膚炎の原因となる薬物を薬歴より拾い上げる．
❷ 日光（光線）による過敏症でないか疑う（日光に当たった部位に皮膚炎が出現している）．
❸ 光線過敏症（Advice参照）の原因となる薬物を想定する．
※変形性膝関節症については，「第15章2. 変形性関節症」参照

上記の現病歴より，ケトプロフェン（モーラス®）テープ貼付による，貼付部の光線過敏症の可能性が高い．

処方例

■ 変形性膝関節症に対して処方されていた薬剤
▶ジクロフェナクナトリウム（ボルタレン® 25 mg錠）　1回1錠　1日3回（朝昼夕食後）　14日分
▶ケトプロフェン（モーラス® テープ 7×10 cm²）　両膝関節部に貼付　4袋（1袋7枚）

処方の解説と服薬指導

❶ 非ステロイド性抗炎症薬（NSAIDs）であるケトプロフェンは，接触性皮膚炎や光線過敏症を引き起こすため，使用中は戸外活動を避けて，外出時には貼付部を衣服，サポーター等で遮光するように指導する．
❷ 患者がケトプロフェンテープを肘部へ貼付したことを近医（整形外科医）に伝え，その皮膚炎がケトプロフェンテープによる光線過敏症である可能性が高いこと，肘部への貼付を一時中止した方がよい旨を伝える．
❸ 皮膚炎がひどければ患者を近医に受診させ，必要によっては，皮膚科受診も考慮してもらう．

知ってておくべきこと

❶ 原因物質（特に薬物性であれば）の検索に薬剤師も積極的に加わる．
❷ 日光に当たらないことが一番であるが，どうしても外出しなければならないときは，夕方にする，日傘，帽子や長袖（黒っぽい）衣服の着用，日焼け止めクリームの塗布などをして出かけるなどの処置を講ずる．

Advice

光線過敏症について

日光（光線）が直接皮膚に作用した場合，日焼け（日光皮膚炎）をして紅斑，浮腫，水疱などが出現し，疼痛や灼熱感が出現するが，これとは異なり，生理的範囲内の光線によって感作性物質（薬物）が関与して，皮膚に炎症を引き起こすことがあり，これを光線過敏症という．**光線曝露部に起こるのが特徴である**．光線過敏症には以下の1）～4）がある．

1）外因性光線過敏症

ⓐ光毒性によるもの

皮膚に存在する物質〔光感作物質（薬物）〕が光の特定波長を吸収して変化し，この物質が皮膚の細胞に傷害を与える．光感作物質（薬物）として，ソラレン（細胞のDNAに傷害），プロトポルフィリン（細胞膜を傷害），**NSAIDs外用薬**，テトラサイクリン系抗菌薬，サイアザイド系利尿薬などがある．また，ソラレン誘導体（光毒物質）を含む果汁（イチジク，ベルガモット，レモン，オレンジ，パセリ，セロリなど），エオジン系色素を含む口紅などでも出現することがある．

ⓑ光アレルギーによるもの

光感作物質（薬物）が光の特定波長を吸収して変化し，この物質が抗原性（アレルゲン）を獲得して，アレルギー反応を引き起こして皮膚炎が出現する原因物質としてクロルプロマジン塩酸塩，経口糖尿病薬〔スルホニル尿素薬のグリメピリド（アマリール®）〕，抗ヒスタミン薬〔*d*-クロルフェニラミンマレイン酸塩（ポララミン®），プロメタジン塩酸塩（ピレチア®）〕などがある．

2）内因性光線過敏症

原因がはっきりしない場合が多い．慢性多形日光疹（日光により湿疹，掻痒疹，紅斑などが出現する），日光蕁麻疹（日光照射直後に蕁麻疹が生じる），種痘様水疱症（日光により紅斑，中心に臍窩を有する水疱が生じる）などがある．

3）遺伝性光線過敏症

ⓐ色素性乾皮症

生体ではDNAに損傷が起こると，損傷部分をエンドヌクレアーゼ（endonuclease）の働きで切り出し，対側の塩基配列を参考にして修復するヌクレオチド除去修復能が備わっている．しかし，色素性乾皮症の患者では，エンドヌクレアーゼは存在するが，修復のいずれかの段階に遺伝的欠損をもつため，紫外線によるDNA損傷が修復されず，細胞機能に重大な障害をもたらす．その結果，高度の光線過敏症状を呈する（遺伝形式：**常染色体劣性遺伝**）．

通常なら高齢者にしか生じない露出部に小児期から皮膚がん（悪性黒色腫など）が多発する．遺伝的欠損を根本的に回復させる治療はない．治療は早期診断と徹底した光線防御対策による発がん予防にある．

ⓑポルフィリン症

ポルフィリンの代謝異常症で，代謝経路に関与する酵素障害がその原因である．ポルフィリン前駆体の過剰産生によって，これが光毒性に働いて光線過敏症を呈する．

4）その他

全身性エリテマトーデス（systemic lupus erythematosus：SLE）：発症機序ははっきりしないが，SLEによっても光線（日光）過敏症が出現する（SLEの診断基準のなかにも含まれている）．

検査は原因検索のため，**光線貼付試験（photo-patch test）**が行われる．〔1日目に被検物質を貼付し（同時に最小紅斑量を測定），2日目に貼付部の半分に最小紅斑量よりわずかに少量の光線（320～400 nm）を照射，3日目に貼付の照射部のみに発赤，腫脹，丘疹があれば陽性〕．

治療は皮疹の程度によりステロイド外用薬（medium～very strong）の使用となるが，原因物質を特定して早期に使用（服用）を中止することである．

<鈴木　孝>

8. 帯状疱疹

症例　40歳，女性

このところ，普通感冒に罹患して体調がすぐれなかった．その後，前胸部に集簇する発赤疹が出現し，痛み（ピリピリする痛み）も伴ってきたため，近医（内科）を受診した．近医は皮疹の状態から帯状疱疹と診断して抗ウイルス薬と鎮痛薬を処方した．

point　帯状疱疹の皮疹は，三叉神経などの知覚神経に沿って片側性に出現し，発赤疹が集簇して（集まって）ピリピリする痛みを伴っている（小児の場合は痛痒い場合が多い）．その後，水疱疹となり，それが破れて潰瘍を形成する（帯状疱疹に関してはAdviceを参照）．皮膚病変から比較的容易に診断できる．

初感染した水痘帯状疱疹ウイルスが皮膚の表皮で増殖をしたものが**水痘**（**水疱瘡**）であり，治癒後このウイルスが知覚神経節（三叉神経節，脊髄後根神経節など）に潜伏をしている．帯状疱疹は何らかの原因（この患者は普通感冒に罹患している）で宿主の免疫能が低下すると，再活性化して（帯状疱疹として）発症する．したがって，知覚神経に沿って出現するため，ピリピリした痛みとなる．

処方例

■ 抗ウイルス薬として（内服）

▶バラシクロビル塩酸塩（バルトレックス® 500 mg 錠）　1回2錠　1日3回（朝昼夕食後）　7日分

または

▶アシクロビル（ゾビラックス® 400 mg 錠）
　1回2錠　1日5回（毎食後，夕方4時頃，就眠前）　7日分

■ 抗ウイルス薬として（外用薬）

▶アシクロビル（ゾビラックス® 軟膏5％）患部に塗布　5 g×6本

または

▶ビダラビン（アラセナ-A® 軟膏3％）　患部に塗布　5 g×6本

■ 鎮痛薬として

▶アセトアミノフェン（カロナール® 200 mg 錠）　1回2錠　頓用8回分（疼痛時使用）

処方の解説と服薬指導

❶ バラシクロビルはアシクロビルのプロドラッグで，化学構造の工夫により体内吸収率が高められており，生物学的利用率が高い（経口投与後，肝での初回通過効果によって速やかにアシクロビルに分解される）．一方，アシクロビルは体内吸収率が低いため，1日4～5回に分けて投与することになる．

❷ バラシクロビルは単純ヘルペスウイルスにも効果があって用いられるが，初発の性器ヘルペスには10日間まで保険診療で使用できる（通常の単純ヘルペス感染症での保険適用は5日間）．また，アシクロビルも単純ヘルペス感染症にも適応があるが，水痘に使用する場合と同じで保険診療では5日間の使用に限られる（初発の性器ヘルペスでは10日間まで使用できる）．

❸ アシクロビル，バラシクロビルともにウイルス由来のチミジンキナーゼにより活性化されて作用するため，感染細胞の選択毒性が高い．

❹ ビダラビンはウイルス由来のDNA依存DNAポリメラーゼを強く阻害することによって，抗ウイルス作用を示す．

❺ アセトアミノフェンは，帯状疱疹による疼痛に対して鎮痛作用を求めて処方されている．効果が弱ければ，ジクロフェナクナトリウム（ボルタレン®），メフェナム酸（ポンタール®）などのNSAIDsに変える．

❻ 抗ウイルス薬の内服によっても症状が悪化する場合は（帯状疱疹がさらに広がる，発熱が持続するなど），点滴静注に変える．アシクロビルなら，1回5 mg/kg（通常250 mg）を1日3回（7日間）行ったりする．

❼ ビダラビン（アラセナ-A®）軟膏・クリームは，単純疱疹，帯状疱疹に保険適用はあるが，アシクロビル（ゾビラックス®）軟膏・クリームには，単純疱疹にしか保険適用がない．

❽ 近年，帯状疱疹に対しては下記の薬剤も出てきている．

▶ファムシクロビル（ファムビル®250 mg錠）1回2錠　1日3回　7日間服用
ペンシクロビルのプロドラックで，生物学的利用率が高い．

▶アメナメビル（アメナリーフ®200 mg錠）1回2錠　1日1回食後服用　皮疹出現後5日以内に投与開始
ウイルスDNAの複製に必要なヘリカーゼ・プライマーゼ複合体の活性を阻害することで抗ウイルス作用を示す．

知っておくべきこと

❶ 水痘と帯状疱疹の発症経過を知っておく．水痘は水疱が痂皮化するまでは他児に感染の危険性があるため登園・登校は不可であるが，帯状疱疹は休ませる必要はない．

❷ バラシクロビルの内服は1日3回であるが，アシクロビルの内服は1日5回となるため注意する．1日の服用回数についてはっきりと患者に伝えておく．

❸ 腎機能障害時は，血中濃度が高くなってせん妄などの精神神経症状が出現することがあるので，クレアチニン・クリアランス（Ccr）の値によって表1，2のように減量をする．

表1　アシクロビルの投与量（腎機能障害時）

	経口投与（通常5回/日投与）	静脈投与（通常5 mg/kg 1日3回）
Ccr　25～50 mL/分	1日5回投与	12時間ごと　5 mg/kg
Ccr　10～25 mL/分	1日3回投与	24時間ごと　5 mg/kg
Ccr　<10 mL/分	1日2回投与	24時間ごと　2.5 mg/kg

※経口投与はすべて1回800 mg

表2　バラシクロビルの投与量（腎機能障害時）

	経口投与 （通常1回1,000 mgを1日3回投与）
Ccr　≧50 mL/分	1回1,000 mgを1日3回投与
Ccr　30～49 mL/分	1回1,000 mgを1日2回投与
Ccr　10～29 mL/分	1回1,000 mgを1日1回投与
Ccr　<10 mL/分	1回500 mgを1日1回投与
透析患者	1回250 mgを1日1回を考慮

Advice

水痘（水疱瘡）と帯状疱疹について

原因ウイルスは水痘帯状疱疹ウイルス（Varicella zoster）といわれる共通ウイルスである．前述のように，**水痘帯状疱疹ウイルスの初感染像が水痘で，体内で増殖したウイルスが知覚神経節に潜伏感染して，再活性化して知覚神経に沿って出現してきたのが帯状疱疹である．**再活性化は過労，老化，月経，ストレス，感染症などが誘因となって発症する．また，抗がん剤で治療中のがん患者，副腎皮質ステロイド内服中の者（ネフローゼ症候群患者，全身性エリテマトーデス患者など），HIV感染者などのimmunocompromised host（易感染性の患者）が感染すると重症化する．

また，水痘に関して，潜伏期は2～3週間（一般には14～16日）で，感染は唾液あるいは水疱内容液で飛沫もしくは接触により感染する．**水疱が痂皮化するまで感染する．**帯状疱疹は濃厚接触感染がなければ，感染力は弱い．水痘に対する治療は，① フェノール・亜鉛華リニメント（カチリ）の塗布，② アシクロビル（ゾビラックス®）内服1回20 mg/kg　1日4回（1回最大量800 mg/回）を5日間内服する．水痘は水疱が痂皮化するまでは登校させてはならないが，帯状疱疹は濃厚接触がなければ，登校は可である．予防は，1歳以降に2回接種（定期接種）する水痘ワクチン（生ワクチン）がある．

潜伏感染しているウイルスが顔面神経の知覚神経である膝神経節で神経節炎を引き起こすと，一側の耳介腔，外耳道に帯状の小水疱疹，発熱，耳痛とともに耳鳴り，難聴，めまいなどの耳神経症状，顔面神経麻痺などのいわゆる**Hunt症候群**を呈する．また，三叉神経などの知覚神経刺激による痛みが強い時には，所属神経節の神経ブロックを行ったりする（半永久的にブロックするには無水アルコール，5～7%のフェノールを用いる）．

<鈴木　孝>

9. 褥　瘡

症例　80歳，男性

脳出血で倒れ，手術はせずに内科的な治療を行ったが，意識障害と左半身麻痺が出現した．その後，いわゆる寝たきりの状態が続いている．入院3週間後より臀部（仙骨部）に褥瘡が出現してきた．

point

❶ 褥瘡はできないようにすることが一番の対処法であるが，そのためには以下のことを考慮する必要がある．

1）寝たきりの患者に対しては常に体位変換を考えておく．

2）特に骨の突出部にできやすいので，その部の清潔を保ち，感染防御に努め（50％アルコール清拭をし，尿・便失禁者では頻回にオムツを変えて乾燥させるように努める），特に出現しやすい場所の血行をよくしておく（マッサージの施行）．

3）圧迫がかからないようにする（円座，空気枕などの使用を考慮する）．

4）硬いものがあたって外傷ができないように注意する．

5）全身の栄養状態の改善を図る（必要があれば，アルブミンの補充，点滴による栄養の補充，経鼻栄養，中心静脈栄養を考慮する）．

❷ できてしまった場合には，褥瘡の創面の色調により治療法（薬）を決定する．

褥瘡は創面の色調により治療法を決定する

褥瘡は，腸骨，仙骨，大転子部などの突出部にできやすいが，まず，褥瘡創面の色調が創傷治癒過程を示しているため，創面の色調により，以下のように対処する．

① 黒色期

塊状の壊死組織が付着し，その組織に細菌が感染をして肉芽組織形成の始まりを妨げるため，抗菌外用薬の塗布を行ったり（以下の皮膚潰瘍治療薬の塗布），外科的に肉芽組織を除去してデブリードメント（皮弁により褥瘡部を覆って修復する）を行う．

＜皮膚潰瘍治療薬＞

- スルファジアジン銀（ゲーベン®）クリーム：銀が細胞膜，細胞壁に作用して抗菌作用を示す．
- ヨウ素（カデックス®）軟膏：高分子ポリマーにヨウ素を配合したもので，高分子ポリマーが浸出液や膿などを吸収して，ヨウ素が殺菌作用を示す．
- 白糖・ポビドンヨード配合（ユーパスタ®）軟膏：白糖が創傷治癒を促進し，ポビドンヨードが殺菌作用を示す．

② 黄色期

壊死組織が存在し，黒色期と同様に炎症反応や細菌感染が肉芽組織形成を妨げるため，治療は黒色期と同様の治療を行う．

黒色期で用いる皮膚潰瘍治療薬以外に，壊死組織の分解・除去を目的にブロメライン軟膏（タンパク分解酵素のトリプシン含有）が用いられる．

③ **赤色期**

肉芽組織が形成されてきているため，感染のリスクは低くなり，処置・治療としては湿潤環境の保持，創面の保護を行う．このために肉芽形成促進作用や上皮化促進作用をもつ以下の外用薬を使用する．

▶アルプロスタジルアルファデクス（プロスタンディン®）軟膏：プロスタグランジンE1を含有し，潰瘍部位の局所の血流を改善して，肉芽形成・表皮形成を促進する．

▶トラフェルミン（遺伝子組み換え）（フィブラスト®）スプレー：線維芽細胞成長因子（FGF）受容体に特異的に結合し，血管新生や肉芽形成を促進する．

▶トレチノイントコフェリル（オルセノン®）軟膏：ビタミンA酸-ビタミンEエステル結合体で，血管新生，肉芽形成促進作用がある．

④ **白色期**

周囲皮膚との段差がなくなると，上皮化が始まる．赤色期と同様の処置・治療を行う．赤色期で使用するアルプロスタジルアルファデクス，トラフェルミン以外に，ブクラデシンナトリウム（アクトシン®）軟膏（局所血流の改善によって，肉芽形成・表皮形成促進作用がある）が用いられる．

また，創面の保護に創傷被覆材〔ポリウレタンフィルム・ドレッシング剤（テガダーム™），ハイドロコロイド・ドレッシング剤（デュオアクティブ®）など〕を用いることもある．

処方例

前述の通り，褥瘡創面の色調が創傷治癒過程を示しているため，創面の色調により，治療方針を決定して治療法（薬）が選択される．

処方の解説と服薬指導

❶ 褥瘡はつくらないことが第一で，そのために患者家族の協力（手足をさすって血行をよくする，定時的な体位変換，ベット周囲の衛生環境整備など）が必要である．

❷ 創傷治癒過程のどこの過程の治療を行っているのか患者家族に説明する．

知っておくべきこと

❶ 褥瘡をつくらないためにどのような対策をとるか検討する（特に寝たきりの患者に対しては）．

❷ 褥瘡創面の色調により治療方針を決定して治療薬（法）が選択される．

<鈴木　孝>

第15章　骨・関節疾患

1. 骨粗鬆症

症例　60歳，女性

【主　訴】　歩行不能の腰痛

【現病歴】　昨日，自転車で買い物に行った際に，障害物を避けようとして転倒し，腰部を打撲した．外傷は擦り傷程度であったが，腰痛のため歩行不能となり当院に救急車で搬送された．腰背部痛のため寝返りが打てず，食事一部介助，更衣，排泄には全面介助が必要であった．

【既往歴】　高血圧と脂質異常症治療中，血栓症（－），妊娠・分娩4回，50歳で閉経，骨密度検査受診歴なし，カルシウム製剤などの摂取なし

【薬　歴】　アムロジピンベシル酸塩（ノルバスク®）2.5 mg/日

【家族歴】　特記すべきことなし，子供2男2女 健康，夫は64歳で健康

【生活歴】　運動嫌い，喫煙（＋），飲酒（－）

【身体所見】身長 158 cm（20歳から3 cm程度低くなった），体重 62 kg，BMI 24.8，血圧 140/90 mmHg，意識清明，会話・視力・聴力：正常，神経学的検査：正常，四肢筋力：正常

【臨床検査】WBC 5,600/μL，Hb 12.5 g/dL，Plt 35.0 × 10^4/μL，CRP 0.5 mg/dL，ALT 25 IU/L，AST 22 IU/L，BUN 20 mg/dL，Cr 1.2 mg/dL，Na 150 mEq/L，K 3.9 mEq/L，Ca 9.5 mg/dL

【画像検査】腰部単純X線撮影で腰椎（L_2）の圧迫骨折，腰椎骨密度低下，二重エネルギーX線吸収測定法（dual-energy X-ray absorptiometry：DXA）で腰椎はYAM 67％

point

❶ 骨粗鬆症は，骨量減少や骨質の劣化などにより骨折リスクが増大した病態で，全国に約1,300万人の患者が存在すると推測されている．閉経女性で，軽度の外傷による椎体骨折は骨粗鬆症の典型的所見．

❷ 原発性骨粗鬆症では，臨床検査値は正常（本症例では腎障害，電解質異常がないので，原発性または腎障害に伴う2次性副甲状腺機能亢進症などは否定的である）で，腰痛を除いて神経学的所見がないことが多い．しかし，骨粗鬆症は「骨の老化現象」ではなく大腿骨頸部骨折などにより寝たきりの原因になる「病的老化」であるとの認識をもってスクリーニングする必要がある．

❸ 骨粗鬆症の診断基準は，脆弱性骨折があるか，なくてもDXA法での腰椎骨密度（bone mineral density：BMD）がYAM（young adult mean，若年成人平均値）の70％未満である場合である．診断基準は表を参照．

❹ 患者の既往歴，生活習慣と併用薬などで骨粗鬆症のリスク因子となるものがないか検討する．本症例では，60歳，多産婦，運動不足，喫煙などがある．わが国の「骨粗鬆症予防と治療ガイドライン」ではWHO骨折リスク評価ツール（FRAX®，http://www.shef.ac.uk/FRAX/）を治療開始基準の考慮に取り入れることを推奨している[1]．このツールでは患者の年齢，性，大腿骨頸部骨密度（骨密度が測定できない場合はBMI），既存骨折，両親の大腿骨近位部骨折歴，喫煙，飲酒，副腎皮質ステロイドの使用，関節リウマチ，続発性骨粗鬆症を入力するとその患者の将来10年間の大腿骨近位部と主要な骨粗鬆症性骨折の発生確率（％）が算出できる．そ

表　原発性骨粗鬆症の診断基準（2012年度改訂版）

低骨量をきたす骨粗鬆症以外の疾患または続発性骨粗鬆症を認めず，骨評価の結果が下記の条件を満たす場合，原発性骨粗鬆症と診断する．

Ⅰ．脆弱性骨折（注1）あり
1．椎体骨折（注2）または大腿骨近位部骨折あり
2．その他の脆弱性骨折（注3）があり，骨密度（注4）がYAMの80％未満
Ⅱ．脆弱性骨折なし
骨密度（注4）がYAMの70％以下または－2.5 SD以下

YAM：若年成人平均値（腰椎では20～44歳，大腿骨近位部では20～29歳）

注1 軽微な外力によって発生した非外傷性骨折．軽微な外力とは，立った姿勢からの転倒か，それ以下の外力をさす．

注2 形態椎体骨折のうち，3分の2は無症候性であることに留意するとともに，鑑別診断の観点からも脊椎X線像を確認することが望ましい．

注3 その他の脆弱性骨折：軽微な外力によって発生した非外傷性骨折で，骨折部位は肋骨，骨盤（恥骨，坐骨，仙骨を含む），上腕骨近位部，橈骨遠位端，下腿骨．

注4 骨密度は原則として腰椎または大腿骨近位部骨密度とする．また，複数部位で測定した場合にはより低い％値またはSD値を採用することとする．腰椎においてはL1～L4またはL2～L4を基準値とする．ただし，高齢者において，脊椎変形などのために腰椎骨密度の測定が困難な場合には大腿骨近位部骨密度とする．大腿骨近位部骨密度には頸部またはtotal hip（totalproximal femur）を用いる．これらの測定が困難な場合は橈骨，第二中手骨の骨密度とするが，この場合は％のみ使用する．

付　記

骨量減少（骨減少）[lowbone mass（osteopenia）]：骨密度が－2.5 SDより大きく－1.0 SD未満の場合を骨量減少とする．

（文献2より引用）

SD：standard deviation，標準偏差

「原発性骨粗鬆症の診断基準（2012年度改訂版）」には，日本人女性における骨密度のカットオフ値も示されている．

こで，ガイドライン[1]では，脆弱骨折が検出されず骨密度がYAMの70％以上80％未満の患者でも，FRAX® で予測した骨折予想リスクが15％以上の場合または大腿骨近位部骨折の家族歴があれば薬物治療を開始することを推奨している．ただし75歳以上の女性ではほとんどがリスク15％以上となるので使用できない．

処方例

- アレンドロン酸ナトリウム水和物（フォサマック® 錠35 mg）　1回1錠　週1回（朝起床時）
- アルファカルシドール（アルファロール® カプセル1 μg）　1回1カプセル　1日1回（朝）
- L-アスパラギン酸カルシウム水和物（アスパラ®-CA錠200 mg）　1回2錠　1日3回（毎食後）
- 禁煙指導，骨折回復後に運動励行

処方の解説と服薬指導

❶ ビスホスホネート製剤は骨粗鬆症の第1選択薬である

ビスホスホネート製剤は，骨量増加効果と骨折リスク低下効果に明確なエビデンスが揃っており，副作用も他の骨粗鬆症治療薬より少ないため，現在では治療の第1選択となっている．現在5種の薬物（エチドロン酸，アレンドロン酸，リセドロン酸，ミノドロン酸，イバンドロン酸）が利用できるが，作用の強さからアレンドロン酸以下の薬物が選択される．いずれもプラ

セボに比較して椎体骨折を35～50％減少させる．通常，ビスホスホネート製剤は，**朝，起床時に立位でコップ一杯の水で服用，服用後30分は横にならず飲食をしないように指導する**．これは，比較的大きな剤形であるビスホスホネート製剤が食道に滞留すると局所で溶解した薬物が強い酸性を示すため，接触した部位に粘膜傷害（びらん，潰瘍）を生じるためである．また，服用後30分飲食を控えさせるのは，比較的大きな剤形であるビスホスホネート製剤の経口吸収が食事で著明に減少するためである．これまでは毎食後このような注意を払わなければならなかったが，最近，アレンドロン酸とリセドロン酸の週1回剤型，ミノドロン酸の4週1回剤型が登場した．この患者ではアレンドロン酸週1回投与の剤型が選択された．ただし，1錠中の用量は7倍になっているので，剤型を1日1回のものから変更する場合には患者が誤って毎日服用しないように十分説明する必要がある．

ビスホスホネート薬が悪性腫瘍に伴う高カルシウム血症治療に静注製剤として使用されるようになって以来，ビスホスホネート関連顎骨壊死（bisphosphonate-related osteonecrosis of the jaw：BRONJ）が注目されている．この副作用はビスホスホネート使用患者が抜歯などの口腔外科治療を受けた後に治癒しない潰瘍として発症するもので，口腔内衛生不良などが危険因子とされている．経口薬服用者での発生頻度0.01～0.02％とされているが歯科治療の際には患者と歯科医に情報提供すべきである．

❷ ビタミンD製剤と十分なカルシウム製剤服用は他の治療の前提条件である

ビタミンD製剤（アルファカルシドールなど）とカルシウム製剤（L-アスパラギン酸カルシウムなど）の2種の薬物のみでは骨折リスクを改善することはできないが，他の骨粗鬆症薬物の効果を発揮させる前提条件として必要である．ただし，ビタミンDの過量投与は，腸管からのCa吸収を増加させ，高カルシウム血症（＞10.5 mg/dL，集中力の低下，睡眠障害，抑うつ，食欲不振，尿の濃縮力が低下するため多尿と口渇，徐脈，不整脈）を生じることがあるので，少なくとも6カ月に一度は血清カルシウム濃度を測定して投与量を調節する．ビタミンD製剤には従来の活性型ビタミンDよりも強力なエルデカルシトール（エディロール® カプセル）が登場した．

❸ 生活習慣の改善も薬物治療の効果を増強するために有効である

骨粗鬆症患者において改善可能な生活習慣は，タンパク質とカルシウム・ビタミンD・ビタミンK摂取不足，過剰なダイエット，運動不足，日光への曝露不足，喫煙，過度なアルコール・カフェインの摂取などである．患者に当てはまるものがあるかどうかを検討しよう．

知っておくべきこと

❶ 骨粗鬆症の病態のとらえ方の変遷

以前は，骨量減少が骨粗鬆症の骨強度低下の唯一の原因であると考えられていたが，最近では骨量以外に，骨質の劣化として評価される骨の微細構造，代謝回転，微小骨折，石灰化なども骨強度低下の重要な因子となることが認識され，今後，治療方針にも反映されるようになりつつあるので注目しよう．また，本稿では続発性骨粗鬆症については解説しなかったので，ガイドラインなどを読んで勉強しよう．

❷ 本症例で使用されなかった骨粗鬆症治療薬の評価

1）テリパラチド

透析患者の2次性副甲状腺機能亢進症などで血中のPTH（parathyroid hormone，副甲状腺ホルモン）濃度が持続的に上昇すると，骨のリモデリングが促進され骨量は減少する．しかし，理由は不明であるがPTHを間欠的に投与するとリモデリングの促進に伴い骨量が増加する．この現象を利用して遺伝子組換えヒトPTH（1-34）であるテリパラチド（フォルテオ®皮下注キットなど）が，骨折の危険性の高い骨粗鬆症の治療薬として認可されている．半年間の連日投与で椎体骨折の発生率に対する効果は同効薬中の最大で65％低下，腰椎骨密度は約13％上昇する．ただし，本薬はラットの長期投与試験で骨肉腫の発生がみられたため投与期間は24カ月に制限されている．現時点で他の治療薬はすべて骨吸収の抑制薬であるのに対して唯一骨形成を促進する機序をもつ薬物であるが，ビスホスホネート薬などによる治療中に骨折を生じた例や骨密度低下が著しい例などに使用が限定されるだろう．

2）デノスマブとロモズマブ

デノスマブ（プラリア®皮下注）は，破骨細胞の活性調節にかかわるサイトカインであるRANKLに対するモノクローナル抗体製剤である．6カ月に1回60 mg皮下投与することで，椎体および大腿骨骨折リスクをそれぞれ70％と40％低下させることが報告されている．現時点では，大部分の骨粗鬆症患者の治療で第1選択薬にはならないが，特に骨折リスクの高い患者，高齢者，腎機能低下患者などで使用が考慮される．最近，デノスマブ治療を中止すると一過性に骨吸収が亢進し多発性椎体骨折が生じることが報告されたので，本薬を中止する場合にはビスホスホネート薬などの骨吸収抑制薬を投与する必要があることが指摘されている．骨細胞が産生するタンパク質であるスクレロスチンは，骨芽細胞による骨形成を抑制するとともに，破骨細胞による骨吸収を刺激する．ロモソズマブ（イベニティ®皮下注）はスクレロスチンに対するモノクローナル抗体であり，スクレロスチンに結合し作用を阻害することにより骨形成を促進するとともに骨吸収も抑制する．ロモソズマブはデスノマブ服用の閉経女性患者に追加投与すると椎体骨折がリスク比として約0.3まで低下することが近年の研究で明らかとなった．前述の通り，一般的な骨粗鬆症の第1選択薬にはならないが，特に骨折リスクの高い患者で適応が承認された．

3）女性ホルモン補充療法（HRT）

2002年に報告されたWHI試験で閉経後女性に対するエストロゲン製剤（主として米国での臨床研究で使用された結合型エストロゲン単独）またはプロゲスチンとの合剤による女性ホルモン補充療法（hormone replacement therapy：HRT）は，骨量を増加し骨折リスクを明らかに低下（椎体および大腿骨骨折で約30%）させるエビデンスがあるが，同時に浸潤性乳がんと心血管障害静脈血栓症のリスクを増加させることが報告されたため，骨粗鬆症での推奨レベルは一時は下げられていた．しかし，その後の解析でエストロゲン単独投与での乳がんリスク増加は少ないことなどが報告され，近年再評価されている．また，日本では結合型エストロゲン（プレマリン®）に骨粗鬆症への適応がなく，適応のある製剤は17 βエストラジオール（エストラーナ®テープ0.72 mg）貼付薬とエストリオール（エストリール®）経口錠であるが，これらの薬物には結合型エストロゲンと比べて大規模臨床試験データは少ない（結合型エストロゲンとは妊馬尿から精製されるエストロン硫酸ナトリウムなどの水溶性エストロゲンのことである．安価であるため米国では多く使用されている）．

4）ビタミンK

ビタミンKは，骨基質であるオステオカルシンの合成に必要なビタミンであるため，ビタミンK_2製剤であるメナテトレノン（グラケー®）が骨粗鬆症の治療に使用されている．しかし，骨密度増加はビスホスホネート製剤などと比べると小さく，骨折予防効果も低いため，総合的な評価は低い．また，**ワルファリン服用患者では抗凝固効果を減弱させるため併用禁忌**である．

5）選択的エストロゲン受容体モジュレーター（SERM）

ラロキシフェン塩酸塩（エビスタ®）は，骨のエストロゲン受容体には作動薬として働き，乳腺の受容体には抑制的に働く選択的エストロゲン受容体モジュレーター（selective estrogen receptor modulator：SERM）である．骨密度増加作用はエストロゲンと同等で，椎体骨折予防作用は明確であるが，非椎体骨の骨折予防作用には賛否がある．わずかであるが静脈血栓症リスクを増加する（日本での市販後調査では0.2％の頻度）ので，既往のある患者や抗リン脂質抗体症候群患者では禁忌である．バゼドキシフェン酢酸塩（ビビアント®錠）は第2のSERM薬である．ただし，これらの薬物は椎体骨骨折リスクを減少させるが大腿骨近位部骨折を減少させる効果は報告されていない．

6）カルシトニン製剤

カルシトニン製剤〔エルカトニン（エルシトニン®）〕は骨密度増加効果が弱く，骨折予防効果を検討したランダム化試験も少ない．しかし，鎮痛作用はあるため，疼痛の強い患者では使用する価値がある．

7）イプリフラボン製剤

イプリフラボン（オステン®）は，薬理作用としてエストロゲン作用をもつ植物フラボノイドである．しかし，ヒトでは骨密度増加作用はなく，骨折予防効果も証明されていないため，現在では使用する意義は少ないと考えられる．

＜参考文献＞

1）「骨粗鬆症の予防と治療ガイドライン 2015 年版」（骨粗鬆症の予防と治療ガイドライン作成委員会／編），日本骨粗鬆症学会 日本骨代謝学会，骨粗鬆症財団，2015
▶日本骨粗鬆症学会ホームページより閲覧できる　http://www.josteo.com/ja/guideline/doc/15_1.pdf
2）日本骨代謝学会，日本骨粗鬆症学会合同 原発性骨粗鬆症診断基準改訂検討委員会：原発性骨粗鬆症の診断基準（2012 年度改訂版）．Osteoporosis Japan, 21：9-21, 2013
▶日本骨代謝学会ホームページ より閲覧できる　http://jsbmr.umin.jp/guide/pdf/g-guideline.pdf

＜越前宏俊＞

2. 変形性関節症（膝関節）

症例　72歳，女性

【主　訴】右膝に歩きはじめに痛みがあり，ときどき腫れも生じる
【現病歴】1年ほど前から，椅子から立ち上がるときや階段を上がるときに右膝に痛みを感じるようになった．歩行時に膝関節が引っかかるような症状もある．徐々に悪化し，調子の悪い時には安静にしていても痛み，熱感や腫れを自覚し，近隣の整形外科で関節液を抜いてもらった．その後市販の鎮痛薬を自己判断で断続的に服用していた．食欲良好で，体重は50歳頃までは50 kg前後だったが，その後，徐々に増えて現在65 kgとなっている．
【既往歴】膝外傷や手術の既往なし
【家族歴】特になし
【生活歴】肉体労働の経歴はなく主婦．長男夫婦と同居している．喫煙（－），飲酒（－）
【身体所見】身長 155 cm，体重 65 kg，BMI 27.1，血圧 140/90 mmHg，脈拍 68拍/分，頭頸部：異常なし，胸腹部：異常なし，手指には変形性関節症所見認めず，右膝関節は内反膝，腫脹（＋），膝蓋跳動（＋），発赤（－），圧痛（＋）
【検査所見】WBC 7,800/μL，Hb 12.5 g/dL，CRP 0.5 mg/dL，ALT 15 IU/L，AST 30 IU/L，TC 256 mg/dL，HDL-C 70 mg/dL，TG 250 mg/dL，γ-GTP 75 IU/L，BUN 20 mg/dL，Cr 1.0 mg/dL，尿検査：異常なし，便潜血（－）
【画像検査】右膝関節X線写真で関節縁に骨棘形成，軟骨下骨の硬化，内側の関節裂隙狭小化がみられた

point

❶ 肥満（BMI 27.1）の高齢者で，徐々に出現する荷重関節の運動痛は，変形性関節症の典型的な所見である．
❷ 大腿骨と脛骨の骨軸（アライメント）のずれは，膝関節に片側性の摩滅障害を生じやすい．患者は内反膝（いわゆるO脚）で内側の関節に摩耗が強い．
❸ 関節のX線写真の関節裂隙狭小化は，軟骨の破壊と菲薄化を意味する（軟骨はX線に写らないので）．組織障害により発動する炎症反応は，2次的に軟骨・骨の融解と反応性の増殖（骨棘形成）を生じる．
❹ 緩徐な発症経過と強い急性炎症所見の少ない関節所見からは，感染性関節炎や炎症性関節疾患（関節リウマチ）などの診断は否定的である．

1 変形性関節症（osteoarthritis：OA）は関節軟骨の退行性変性疾患である

膝関節変形性関節症は頻度の高い加齢に伴う変性関節疾患で，40～50代の25％に膝痛の経験があり，X線所見が陽性であるのはその半数とされる．換言すれば，初期の変形性関節症の診断にX線写真はそれほど感度が高くないともいえるので，診断には患者の症状を重視する．リスク因子は，肥満，女性，膝外傷・手術の既往，職業上の膝の酷使である．股関節に変形性関節症が生じる場合も多い．

2 関節軟骨の病態生理を知ろう

正常骨の関節を形成する表面は，なめらかな表面をもつ軟骨組織で被われているため，摩擦のない運動が可能になっている．軟骨組織は，重量の95％を占める水分に富んだ細胞外軟骨基質の中に軟骨細胞が散在する構造であり，血管も神経組織もない．したがって，軟骨細胞の栄養は，体重負荷による間欠的な圧迫により軟骨組織中の間質液が関節液と交換することで維持されている．加齢に伴う軟骨組織の損傷修復能力の低下と炎症反応の増大は，軟骨組織の消失，露出した骨組織の増殖による骨棘の形成，運動時の痛み，関節のこわばり，炎症性の関節液による腫脹，可動域制限，関節変形を生じる．つまり過剰な負荷（肥満）は変形性関節症を悪化させるが，計画された適度な加圧運動は軟骨組織の維持に必要なのである．

処方例

- ナプロキセン（ナイキサン® 錠100mg）　1回1錠　1日3回（毎食後）
- ミソプロストール（サイトテック® 錠200 μg）　1回1錠　1日3回（毎食後）
- ヒアルロン酸ナトリウム（アルツ® 関節注25mg）　1回1アンプル　関節内注入　週1回5週間
- 食事療法による減量指導

処方の解説と服薬指導

❶ 鎮痛薬の選択では副作用を考慮しよう

変形性関節症は変性疾患なので，長期の治療が必要となる．したがって，薬物選択は短期の効果と長期の副作用を考慮する必要がある．海外の比較試験では，ナプロキセンやイブプロフェンなどのNSAIDsは，アセトアミノフェンよりも効果が大きいが消化管粘膜の副作用（消化性潰瘍など）も強いので，アセトアミノフェンを第1選択に推奨する意見が強い．炎症組織に誘導されるシクロオキシゲナーゼ2（COX-2）を選択的に阻害するセレコキシブ（セレコックス®）は，少なくとも短期的には胃粘膜障害が少ないが，COX2阻害薬であるロフェコキシブ（本邦未発売）が，海外での白人を主な対象とした臨床試験で虚血性心疾患と脳血管障害による死亡率を増加することが判明しているので，動脈硬化性疾患のリスク因子の高い患者では使用は慎重にすべきである．

❷ NSAIDsの胃粘膜障害を軽減するために薬物を併用することがある

COX阻害作用により胃粘膜で低下する粘膜保護作用のあるプロスタグランジンEを補充する目的で，ミソプロストールなどの**プロスタグランジン製剤**を投与したり，**プロトンポンプ阻害薬**を投与すると，NSAIDs誘発性の消化管粘膜傷害を低下できる．他の粘膜保護剤では有効性のデータに乏しい．

❸ 関節内薬物投与の功罪を知ろう

厳重な無菌的操作によるヒアルロン酸ナトリウムの関節内投与は，米国食品医薬品局（FDA）も承認した治療法である．週1回5週間の投与で3～6カ月間の疼痛改善と関節機能回復効果があり，特に「動き出し時の痛み（starting pain）」が軽減する．ただし，長期的な効果についでは十分なデータはない．関節内ステロイドの注入は，疼痛が強く関節水症が強い場合には短期的には有効だが，長期的には軟骨組織に悪影響があるので，適応患者は厳選すべきである．

❹ 非薬物治療も重要である

減量による膝関節負荷の軽減，プールなどでの膝への加重を減らした運動療法は，薬物治療とともに重要である．強い内反膝の患者では，膝の側方動揺性を減少させる支柱付膝装具や足底板が歩行時痛に有効である．膝関節を支える大腿四頭筋を中心に膝周囲筋を強化すると膝関節の安定性が向上する．家庭では仰臥位で下肢をまっすぐにして上げるSLR（straight leg raising）訓練を指導する．

知っておくべきこと

❶ 重症患者に対する整形外科的な治療も知ろう

膝関節内視鏡により変形半月板や骨棘を切除する関節鏡下デブリードマンは，引っかかり痛に効果があるが長期成績は一定していない．末期の関節症で歩行が困難な場合には，人工膝関節置換術（total knee arthroplasty：TKA）を行うこともある．術後の静脈血栓症には注意が必要である．

❷ サプリメントの知識も知っておこう

軟骨成分のグルコサミンや硫酸コンドロイチンの経口補充療法がサプリメントとして世界中で広く使用されている．2010年に報告されたメタ解析によれば各成分の独立および併用投与はプラセボと比較して統計的に有意な鎮痛効果およびX線所見の改善を認めなかった．ただし，両成分服用群は安全性においてプラセボと同等であった．結論として，これらのサプリメントは安全ではあるものの大きな効果は期待できないと言える．

❸ 外用のNSAIDs製剤

外用製剤（ゲル，クリームなど液剤）やパッチ製剤のNSAIDsが医薬品およびOTC薬として広く使用されている．変形性膝関節症の鎮痛効果を目的とした標準的な経口NSAIDsとの比較試験は少ないが，最近のコクランレビュー（2016）では経口薬と遜色ない鎮痛効果があり全身的副作用も少ないとしている．

<参考文献>

1）「変形性股関節症診療ガイドライン2016 改訂第2版」（日本整形外科学会，日本股関節学会／監），南江堂，2016
▶ Mindsのホームページからも閲覧できる　https://minds.jcqhc.or.jp/n/med/4/med0063/G0000859
膝関節症に対する日本のガイドラインはないようである．

<越前宏俊>

1. めまい症・メニエール病

症例　45歳，男性

【現病歴】　本日，朝9時頃会社で仕事中，突然右耳に膜が張ったような耳の閉塞感を感じ，ジーという耳鳴が生じた．その後右難聴を自覚し，回転性のめまいが起こった．1週間前にも同様の発作があり，臥床にて2時間後にめまいは治まったため，病院は受診しなかった．今回は吐き気が強く，嘔吐をくり返すため，耳鼻咽喉科を受診した．頭痛，複視，手足のしびれ，運動障害はなく，また，呂律がまわらない，声の変化，嚥下困難などの症状もない．最近，残業が多く，寝不足が続いていた．

【既往歴】　生来健康で，既往疾患はない．

【検査所見】　純音聴力検査上，右の低音域の感音性難聴を認め，平衡機能検査にてフレンツェル眼鏡下に増強する左向きの水平回旋混合性自発眼振（Ⅲ度）を認めた．頭位・頭位変換眼振検査で眼振の性状に変化はない．頭部MR検査にて，頭蓋内疾患は描出されなかった．

point

❶ この患者は，耳鳴，難聴，めまい発作をくり返し，聴力検査にて感音性難聴を認め，頭部MR検査にて頭蓋内病変は描出されなかったことなどからメニエール病と診断された．

❷ メニエール病は**原因不明の内リンパ水腫（特発性内リンパ水腫）であり**，“**発作性の回転性（ときに浮動性）めまいを反復する**”のが特徴であり，1回のみのめまい発作ではメニエール病とはいわない．回転性めまい発作の持続時間は10分から数時間程度．

❸ **難聴，耳鳴**を伴う**反復性のめまい**を主訴とする．

❹ 発症年齢は，男性が40歳代，女性が30歳代にピークがあり，女性に多い．

❺ メニエール病は，“第８脳神経症状以外の神経症状がない”ので，**顔面神経麻痺**などを伴うハント症候群やその他の神経症状を有する**ワレンベルグ症候群**などとは鑑別される．

❻ 両側性は約１～３割であるが，長期的にみると一側性も３～４割が両側性に移行する．

❼ 平衡機能検査および聴力検査が必須で，耳鼻咽喉科以外での正確な診断は困難である．

❽ 純音聴力検査では低音域の変動が特徴的で，高音域障害を合併した場合，改善は困難な例が多い．難聴は，低音域から始まり，進行すると中高音域にも感音難聴が生じ，全音域に広がっていく．

❾ 蝸牛系の内リンパ水腫の評価法として，グリセロール投与による一過性の聴力改善を診る方法がある．フロセミドテスト，フロセミドVEMP，内耳造影MRIなどの検査も施行される場合がある．

❿ 鑑別診断としては，外リンパ瘻，自己免疫性内耳障害，聴神経腫瘍，前下小脳動脈領域病変，小脳脳幹病変などがある．特に中枢病変の存在が疑われる場合は，CTやMR検査が必要である．

⓫ 特に激しい頭痛を伴う例，眼振所見が乏しいにもかかわらず平衡失調が強い例，糖尿病，高血圧，脂質異常症，高齢者などのリスクファクターをもつ例では，緊急でMR検査などを施行して脳血管障害を鑑別する．

まず，めまいの診断には平衡機能検査が必要である

内耳（三半規管・前庭）から小脳・脳幹までに至るいずれかの部位に障害が生じると，めまい・平衡障害が出現する．これらのめまいは，**末梢性と中枢性に大別される**．末梢性めまいは，良性発作性頭位めまい症，メニエール病，前庭神経炎，めまいを伴う突発性難聴，外リンパ瘻，ハント症候群，内耳炎などが代表例である．中枢性めまいには，ワレンベルグ症候群などを代表とする小脳・脳幹梗塞，椎骨脳底動脈循環不全，前下小脳動脈症候群，上小脳動脈症候群，小脳・脳幹腫瘍，多発性硬化症，脊髄小脳変性症などがある．末梢性か中枢性かの鑑別には，平衡機能検査（眼振検査，偏倚検査など）が必須である．

メニエール病は別名**特発性内リンパ水腫**といわれ，原因不明の発作性の回転性あるいは浮動性めまいと耳鳴，難聴を主訴とする疾患である．内耳の内リンパ液が過剰になり，内リンパ水腫をきたすと考えられており，それに対してはイソソルビド（イソバイド®）が使用される．

めまいは通院する科・病院の規模などによって受診する患者の症状や疾患の頻度が異なる．蝸牛症状（難聴，耳鳴，耳閉感など）を伴う場合は，患者自身が耳鼻科を選択する場合が多く，メニエール病やめまいを伴う突発性難聴の頻度が高くなる．また，規模の大きい病院では中枢性のめまいが，規模の小さい病医院では末梢性のめまいが比較的多い傾向にある．

処方例

■ 本症例に対して

▶ベタヒスチンメシル酸塩（メリスロン® 錠6 mg）　1回1錠　1日3回
▶アデノシン三リン酸二ナトリウム水和物（アデホスコーワ® 顆粒10％）　1回1 g　1日3回
▶イソソルビド（イソバイド® シロップ70％）　1回30 mL　1日3回
▶ロフラゼプ酸エチル（メイラックス® 錠1 mg）　1回1錠　1日1回（就寝前）

■ 急性期の治療：内服は難しいことが多く，静注・筋注が必要となる（いずれかまたは併用）

Ⅰ．脱水に対して　：ソリタ® T3号輸液　1回500 mL　点滴静注
Ⅱ．めまいに対して　：炭酸水素ナトリウム（メイロン®7％）250 mL 点滴静注，40 mL 静注，
濃グリセリン（グリセオール®）1回300 mL（メニエール病の発作期）
Ⅲ．悪心・嘔吐に対して：メトクロプラミド（プリンペラン®）　1回10 mg　筋注あるいは静注，
ジフェンヒドラミン（トラベルミン®）1回1 mL　筋注
ドンペリドン（ナウゼリン®）1回5～10 mg　1日3回内服
Ⅳ．不安感に対して　：ジアゼパム（セルシン®，ホリゾン®）　1回10 mg　筋注あるいは静注
ヒドロキシジン（アタラックス®-P）　1回25 mg　筋注あるいは静注

■ 以降，症状別に使用する薬剤（主に慢性期）（いずれかあるいは複数を組み合わせて用いる）

Ⅰ．内耳循環改善薬
① ベタヒスチン（メリスロン® 錠6 mg，12 mg）　1回1錠　1日3回
② ジフェニドール（セファドール® 錠25 mg）　1回1錠　1日3回
③ アデノシン三リン酸二ナトリウム水和物（アデホスコーワ® 顆粒10％）　1回1 g（アデノシン三リン酸二ナトリウム水和物として100 mg）　1日3回
④ dl イソプレナリン（イソメニール® 錠7.5 mg）　1回1錠　1日3回

Ⅱ．抗ヒスタミン薬（前庭機能抑制，制吐作用）
① ジフェンヒドラミン（トラベルミン® 配合錠）　1回1錠　1日3回
② ジメンヒドリナート（ドラマミン® 錠50 mg）　1回1錠　1日3回

Ⅲ．内リンパ水腫に対して

① イソソルビド（イソバイド® シロップ70％） 1回30～40 mL 1日3回

② フロセミド（ラシックス® 錠20 mg） 1回2錠 1日1回 ※保険適用外なので注意

③ 柴苓湯（サイレイトウ） ツムラ1日9.0 gまたはクラシエ1日8.1 g 2～3回に分けて（食前または食間）

④ 半夏白朮天麻湯（ハンゲビャクジュツテンマトウ） ツムラ1日7.5 gまたはクラシエ1日7.5 g 2～3回に分けて（食前または食間）

⑤ 苓桂朮甘湯（リョウケイジュツカントウ） ツムラ1日7.5 gまたはクラシエ1日6.0 g 2～3回に分けて（食前または食間）

Ⅳ．抗不安薬

① ジアゼパム（セルシン®） 1回2～5 mg 1日3回

② エチゾラム（デパス® 錠0.5 mg，1 mg） 1回1錠 1日1～3回

③ ロフラゼプ酸エチル（メイラックス®） 1日1～2 mg 1～2回に分けて

Ⅴ．特に聴力悪化例に対して副腎皮質ステロイドなど

〈点滴〉

ヒドロコルチゾン（ソル・コーテフ®，サクシゾン®，ハイドロコートン®） 500～300 mg，その後漸減

〈内服〉

① プレドニゾロン（プレドニン®） 1日30～60 mgより開始，その後漸減

② メコバラミン（メチコバール® 錠500 μg） 1回1錠 1日3回

③ アデノシン三リン酸二水和物（アデホスコーワ® 顆粒10％） 1回1 g（アデノシン三リン酸二水和物として100 mg） 1日3回

④ カリジノゲナーゼ（カルナクリン® 錠25 mg） 1回1錠 1日3回

処方の解説と服薬指導

大きく急性（発作）期と慢性期の治療に分けられる．急性期には，めまいとともに悪心・嘔吐などの自律神経症状が強いので，メトクロプラミド（プリンペラン®），ジフェンヒドラミン（トラベルミン®），ドンペリドン（ナウゼリン®）などが用いられ，強い不安感に対しては，ジアゼパム（セルシン®，ホリゾン®），ヒドロキシジン（アタラックス®-P）などが使用される．めまいに伴う難聴，耳鳴は初期には可逆性のことが多いが，**進行と共に不可逆性になるため初期治療が重要である**．このため，各種の副腎皮質ステロイドの処方や急性感音性難聴に準じた治療を併用することもある．

知っておくべきこと

❶ 現在，メニエール病の治療は生活指導（下記）を基本としたうえで，薬物療法が中心で，**水分摂取療法**，中耳加圧治療や有酸素運動療法が施行され，一部の難治例にのみ手術療法〔内リンパ嚢開放術，選択的前庭機能破壊法（術）など〕が適応となる．また，メニエール病をはじめとした内耳性めまいに対しては，アミノ配糖体の鼓室内注入，前庭神経切断術などが施行される場合がある．

❷ 低血圧（起立性低血圧など）に伴うめまいには，ミドドリン塩酸塩（メトリジン®），エチレフリン塩酸塩（エホチール®），アメジニウムメチル硫酸塩（リズミック®）などが使用される．また，降圧薬服用患者のめまいでは，血圧のコントロールがうまくいっていないことがあるため，必要に応じて降圧薬の投与を行う．

❸ 脳梗塞に伴うめまいには脳梗塞の治療薬を，片頭痛に伴うめまいには片頭痛薬を使用する．

❹ 最も頻度の多いめまいの原因は，**良性発作性頭位めまい症**である．治療として浮遊耳石置換法と呼ばれるEpley法やLempert法などの理学療法も普及してきている．

❺ 再発予防のため生活指導〔ストレス，睡眠不足，過労を避けること．軽度の運動（脈拍数を増加させる有酸素運動がより有効と考えられている），塩分，カフェイン，タバコ，アルコールの過度の摂取を避けることなど〕とリハビリ（前庭代償促進のための）を指導する．罹病期間の長期化，両耳罹患により，神経症やうつ病の合併率も高まる．さらに，不安感が特に強い場合，抗不安薬ばかりでなく，カウンセリングなどの必要性が生じてくる場合もある．ストレスが誘引として関与している場合が多いので，患者に合ったストレス解消法を見つけることも重要である．

Advice

・めまいといえばメニエール病と考える人が多いが，実数はそれほど多くない〔難病情報センター（http://www.nanbyou.or.jp）によると人口10万人あたり15～18人〕．前述のように，メニエール病は別名 特発性内リンパ水腫といわれるが，原因の明らかな内耳梅毒，原田病，コーガン症候群などによる内リンパ水腫はメニエール病には含まれない．
・内耳の水代謝の低下が内耳の内リンパ水腫の発生に関連していると考えられているため，可能な範囲で水分摂取，利尿・発汗を促すよう実践させる．
・厚生労働省により，2016年度メニエール病の亜型である遅発性内リンパ水腫（同側型）のみが指定難病に設定された．

<生井明浩>

2. アレルギー性鼻炎

症例　22歳，男性

【現病歴】　6歳頃から水様性鼻漏，くしゃみ，鼻閉があるが，症状が増悪してきたため来院．症状は1年中（通年性）であるが，特に春先と秋口の季節の変わり目がひどく，1日のうちでは朝が特に症状が強くなる．

【既往歴】　気管支喘息（小児期），アトピー性皮膚炎

【検査所見】両側鼻粘膜腫脹は著しく，中鼻甲介は見えず，くしゃみは1日30回以上ある．抗原特異的IgE抗体検査（radioallergosorbent test：RAST）ではハウスダスト，ダニが高値であった．

point

❶ この患者は，鼻汁過多（水様性），くしゃみ発作の頻発，持続性鼻閉などの症状，鼻所見，アレルギー検査陽性などからアレルギー性鼻炎と診断された．

❷ 通年性アレルギー性鼻炎は，小児喘息とアトピー性皮膚炎の既往者に多い．

❸ 鼻閉の強い症例は，鼻ポリープの合併や他の疾患（悪性腫瘍など）も並存する可能性もあり，耳鼻咽喉科専門医に委ねたほうがよい．

❹ 点鼻用血管収縮薬は，鼻閉が強くても7日以内にとどめる（「第16章4. 副鼻腔炎」を参照）．

1 アレルギー性鼻炎はⅠ型アレルギー反応による疾患

わが国では，ハウスダスト（HD），ダニ，スギ・イネ科花粉がアレルギー性鼻炎の代表的なアレルゲンである．鼻腔内に侵入した抗原は肥満細胞上のIgE抗体と反応し，肥満細胞からヒスタミンや各種サイトカインが産生放出される（即時型）．その後，好酸球，T細胞などが動員され，炎症の遅発相が生じる．治療の基本は，アレルゲン回避の指導と患者との良好なコミュニケーションであるが，臨床的には薬物療法が主体である．

処方例

■ 本症例に対して

▶オロパタジン塩酸塩（アレロック® 錠5 mg）　　1回1錠　1日2回（朝夕食後）

▶モンテルカストナトリウム（キプレス® 錠10 mg）　1回1錠　1日1回（就寝前）

▶モメタゾンフランカルボン酸エステル水和物（ナゾネックス® 点鼻液）
　1回各鼻腔に2噴霧ずつ　1日1回

治療の基本を表に示す．詳細は「鼻アレルギー診療ガイドライン」[1)]を参照されたい．重症例には，副腎皮質ステロイドを使用することも多いが，① 抗ヒスタミン薬（第1世代と第2世代いずれか）とトロンボキサンA_2拮抗薬，ロイコトリエン受容体拮抗薬，Th2サイトカイン阻害薬のいずれかの組み合わせを併用する場合，② 第1世代と第2世代の双方の抗ヒスタミン薬を併用する場合がある．

表　通年性アレルギー性鼻炎の治療

重症度	軽　症	中等症		重症・最重症	
病型		くしゃみ・鼻漏型	鼻閉型または鼻閉を主とする充全型	くしゃみ・鼻漏型	鼻閉型または鼻閉を主とする充全型
治療	①第２世代抗ヒスタミン薬 ②遊離抑制薬 ③Th2サイトカイン阻害薬 ④鼻噴霧用ステロイド薬 ①〜④のいずれか１つ.	①第２世代抗ヒスタミン薬 ②遊離抑制薬 ③鼻噴霧用ステロイド薬 ①，②，③のいずれか１つ. 必要に応じて①または②に③を併用する.	①抗 LTs薬 ②抗PGD$_2$・TXA$_2$薬 ③Th2サイトカイン阻害薬 ④第２世代抗ヒスタミン薬・血管収縮薬配合剤 ⑤鼻噴霧用ステロイド薬 ①〜⑤のいずれか１つ. 必要に応じて①，②，③に⑤を併用する.	鼻噴霧用 ステロイド薬 ＋ 第２世代 抗ヒスタミン薬	鼻噴霧用 ステロイド薬 ＋ 抗LTs薬または 抗PGD$_2$・TXA$_2$薬 もしくは 第２世代抗ヒスタミン薬・血管収縮薬配合剤 必要に応じて点鼻用血管収縮薬を治療開始時の１〜２週間に限って用いる.
				鼻閉型で鼻腔形態異常を伴う症例では手術	
	アレルゲン免疫療法				
	抗原除去・回避				

症状が改善してもすぐには投薬を中止せず，数カ月の安定を確かめて，ステップダウンしていく．遊離抑制薬：ケミカルメディエーター遊離抑制薬．抗LTs薬：ロイコトリエン受容体拮抗薬．抗PGD$_2$・TXA$_2$薬：プロスタグランジンD$_2$・トロンボキサンA$_2$受容体拮抗薬．
（文献１ p.67より転載）

Ⅰ．抗ヒスタミン薬：第１世代と第２世代に分類される

＜第１世代：眠気（中枢神経系副作用），口渇（抗コリン作用）などの副作用が比較的に強い．緑内障，前立腺肥大患者には禁忌であることなどから第１選択薬として使用されることは少ない＞

① *d*-クロルフェニラミンマレイン酸塩（ポララミン®）　１回２ mg　１日１〜４回
② ジフェンヒドラミン塩酸塩（レスタミンコーワ）　１回30〜50 mg　１日２〜３回
妊娠５カ月以降の妊婦では，以上２薬剤が安全性が高いと考えられている

＜第２世代：アレルギー性鼻炎の第１選択薬＞

下記のいずれかを用いる

▶主に成人に使用される

① アゼラスチン塩酸塩（アゼプチン® 錠１ mg）　１回１錠　１日２回（朝食後，就寝前）
② エバスチン（エバステル® 錠５ mg，10 mg）　１回５〜10 mg　１日１回
③ ベポタスチンベシル酸塩（タリオン® 錠５ mg，10 mg）　１回10 mg　１日２回
④ デスロラタジン（デザレックス® 錠５ mg）　１回１錠　１日１回
⑤ ビラスチン（ビラノア® 錠20 mg）　１回１錠　１日１回　空腹時

▶成人と小児双方に使用される

① エピナスチン塩酸塩（アレジオン®）　錠10 mg，20 mg，ドライシロップ１％（10 mg/g）
成人　１回10〜20 mg　１日１回（就寝前）
小児　１回0.25〜0.5 mg/kg（ドライシロップとして0.025〜0.05 g/kg）　１日１回

② オロパタジン塩酸塩（アレロック®）　錠2.5 mg，５ mg，顆粒0.5％（５ mg/g），OD錠2.5 mg，５ mg
成人　１回５ mg　１日２回（朝，就寝前）
小児　２歳以上７歳未満　１回2.5 mg（顆粒剤として0.5 g）　１日２回（朝，就寝前）
７歳以上　１回５ mg（顆粒剤として１ g）　１日２回（朝，就寝前）

③ セチリジン塩酸塩（ジルテック®） 錠5 mg，10 mg，ドライシロップ1.25％（12.5 mg/g）
成人　1回10 mg　1日1回（就寝前），最高1日20 mg
小児　2歳以上7歳未満　1回2.5 mg　1日2回（朝食後，就寝前），
7歳以上15歳未満　1回5 mg　1日2回（朝食後，就寝前）
④ フェキソフェナジン塩酸塩（アレグラ®） 錠30 mg，60 mg，OD錠60 mg
成人　1回60 mg　1日2回
小児　7歳以上12歳未満　1回30 mg　1日2回，
12歳以上　1回60 mg　1日2回
⑤ レボセチリジン塩酸塩（ザイザル®） 錠5 mg
成人　1回5 mg　1日1回（就寝前），最高1日10 mg
小児　7歳以上15歳未満　1回2.5 mg　1日2回（朝食後，就寝前）
⑥ ロラタジン（クラリチン®） 錠10 mg，レディタブ錠10 mg，ドライシロップ1％（10 mg/g）
成人　1回10 mg　1日1回（食後）
小児　3歳以上7歳未満　1回5 mg　1日1回（食後），
7歳以上　1回10 mg　1日1回（食後）

▶主に小児に使用されるドライシロップ，シロップ
① ケトチフェンフマル酸塩（ザジテン®）
1回0.03 mg/kg（ドライシロップとして0.06 g/kg）　1日2回
② オキサトミド　1回0.5 mg/kg　1日2回

▶点鼻薬（局所用選択的H_1受容体拮抗薬）
① レボカバスチン塩酸塩（リボスチン®点鼻液）1回各鼻腔に2噴霧ずつ　1日4～5回
② ケトチフェンフマル酸塩（ザジテン®点鼻液）1回各鼻腔に1噴霧ずつ　1日4回

Ⅱ．トロンボキサンA_2受容体拮抗薬（鼻閉に対する効果は，第2世代抗ヒスタミン薬よりも優れる）
ラマトロバン（バイナス®錠75 mg）1回1錠　1日2回（朝夕食後）

Ⅲ．ロイコトリエン受容体拮抗薬（鼻閉に対する効果は，第2世代抗ヒスタミン薬よりも優れる）
① プランルカスト水和物（オノン®）カプセル112.5 mg，ドライシロップ10％
成人　1回2カプセル　1日2回（朝夕食後）
小児　1回3.5 mg/kg　1日2回（朝夕食後）
② モンテルカストナトリウム（キプレス®，シングレア®）
キプレス®　：成人　錠剤1回5～10 mg　1日1回（就寝前）
小児　6歳以上　チュアブル錠　1回5 mg　1日1回（就寝前）
1歳以上6歳未満　細粒　1回4 mg（1包）　1日1回（就寝前）
シングレア®：成人　錠剤1回5～10 mg　1日1回（就寝前）

Ⅳ．Th2サイトカイン阻害薬
スプラタストトシル酸塩（アイピーディ®カプセル100 mg）
1回1カプセル　1日3回（朝昼夕食後）

Ⅴ．メディエーター遊離抑制薬
▶トラニラスト（リザベン®） カプセル100 mg，細粒10％，ドライシロップ5％
成人　1回1カプセル　1日3回（朝昼夕食後）
小児　1日5 mg/kgを3回に分けて
▶クロモグリク酸ナトリウム（インタール®）点鼻液　各鼻腔に1噴霧ずつ　1日6回

Ⅵ. 副腎皮質ステロイド：効果が強い

▶副腎皮質ステロイド点鼻薬：副作用が少なく，鼻アレルギー症状（鼻汁過多，くしゃみ，鼻閉）に等しく効果がある

① モメタゾンフランカルボン酸エステル水和物（ナゾネックス®）
　成人　1回各鼻腔に2噴霧ずつ　1日1回（1日200 μg）
　12歳未満　1回各鼻腔に1噴霧ずつ　1日1回（1日100 μg）

② フルチカゾンフランカルボン酸エステル（アラミスト®）
　成人　1回各鼻腔に2噴霧ずつ　1日1回（1日110 μg）

③ デキサメタゾンシペシル酸エステル（エリザス®）
　成人　各鼻腔に1噴霧ずつ　1日1回（1日400 μg）

▶副腎皮質ステロイド内服薬：特に重症，難治症例に対して短期間使用

① プレドニゾロン（プレドニン®）　1日30 mgより漸減あるいは1日20 mgを数日間

② ベタメタゾン・d-クロルフェニラミンマレイン酸塩（セレスタミン®）
　1回1～2錠（1錠中にベタメタゾン0.25 mg，*d*-クロルフェニラミンマレイン酸塩2 mg）
　1日1～4回あるいは頓用

Ⅶ. 漢方薬（麻黄剤が有効．麻黄はエフェドリン，プソイドエフェドリンを主成分とするためアルドステロン症，ミオパチー，低カリウム血症の患者には注意）

① 小青竜湯（ショウセイリュウトウ）　ツムラ1日9.0 g/クラシエ1日6.0 gまたは18錠　2～3回に分けて（食前または食間）

② 越婢加朮湯（エッピカジュツトウ）　ツムラ1日7.5 g　2～3回に分けて（食前または食間）

Ⅷ. 合剤（高血圧患者には注意）

フェキソフェナジン塩酸塩/塩酸プソイドエフェドリン配合錠（ディレグラ®）

成人　1回2錠（フェキソフェナジン塩酸塩として60 mgおよび塩酸プソイドエフェドリンとして120 mg）　1日2回（朝夕，空腹時）

Ⅸ. 経皮吸収型・アレルギー性鼻炎治療剤（安定した血中薬物濃度を維持し効果を持続させることが期待されている）

エメダスチンフマル酸塩（アレサガテープ® 4 mg，8 mg）　1日1回　1枚（4 mg）胸部，上腕部，背部または腹部のいずれかには貼布し，24時間ごとに貼り替える．症状に応じて1回8 mgに増量できる．

2 免疫療法

免疫療法（特異的減感作療法）は長期寛解を期待できるアレルギー性鼻炎に対する唯一の根治療法である．皮下免疫療法（subcutaneous immunotherapy : SCIT）は治療期間が長いこと（2～3年），注射時に稀にアナフィラキシーショックが起こる可能性があることなどから，普及が抑制されていたが，その副作用の確率がより低い経口の減感作療法，舌下免疫療法（sublingual immunotherapy : SLIT）が保険適用となり，普及してきている．ただし，ダニ抗原を用いたダニ舌下免疫療法はスギ舌下免疫療法よりもアナフィラキシーショックなどの全身反応が生じる頻度が高いのでより注意を要する．

処方例

▶ミティキュア® ダニ舌下錠

投与開始後1週間は1回3,300 JAU（Japanese Allergy Units，アレルゲン活性単位）を1日1回1錠，投与2週目以降は1回10,000 JAUを1日1回1錠，舌下にて1分間保持した後，飲み込む．そ

の後5分間は，うがいや飲食を控える．

▶アシテア® ダニ舌下錠

1回100単位（IR）1日1回舌下投与から開始し，100 IRずつ300 IRまで増量する．なお，漸増期間は原則として3日間とするが，患者の状態に応じて適宜延長する．舌下投与後は完全に溶解するまで保持した後，飲み込む．その後5分間は，うがいや飲食を控える．

処方の解説と服薬指導

メディエーター遊離抑制薬のトラニラスト（**リザベン®**）は，ケロイド瘢痕形成抑制作用があり，術後のケロイドの予防などに使用されることも多い．妊婦には禁忌であり，膀胱炎様症状を引き起こすことがある．クロモグリク酸ナトリウム（**インタール®**）は抗アレルギー薬の原点となった吸入薬で，種々の抗アレルギー薬の出現によりその使用頻度は以前に比して減ってきたが，有害作用が少ない点で，アレルギー性鼻炎でも，その点鼻薬が主に小児に汎用されている．妊婦において，妊娠5カ月以降では，インタール® 点鼻をまず用い，効果が低い場合は，*d*-クロルフェニラミンマレイン酸塩（ポララミン®）などの安全性の高い薬の内服を追加する場合もある．

知っておくべきこと

❶ **アレルギー性鼻炎に感冒を罹患すると，副鼻腔炎を発症することもある**．内科などに通院していて緩和されない鼻アレルギー患者には，**耳鼻咽喉科受診を勧めるべき**である．

❷ **漫然と抗アレルギー薬のみを投与していると，副鼻腔炎が悪化することがある**．上記と同様に，局所所見（鼻腔など）のとれない耳鼻科以外の科での**長期にわたる鼻アレルギー処方には注意すべき**である．

❸ 抗ヒスタミン薬（特に第1世代）はてんかん発作を誘発する恐れがあるため，てんかん患者への投与時には十分な注意が必要である．また，2歳以下の乳幼児にもけいれん発作を誘発する恐れがあるため慎重に投与するべきである．

Advice

「高齢化」「医療の高度化」などにより，社会保障費が増加し国民生活を圧迫している．医療費削減のためにも抗アレルギー薬を適正に使用し薬剤費を抑制することが望まれる．保険点数の低い第1世代の抗ヒスタミン薬の使用，第2世代の同薬との併用がうまく処方されることにより症状をコントロールし，医療費を抑制することができる．第1世代の抗ヒスタミン薬は，その副作用を十分認識をされて，今後も使用されるべきものと考える．

<参考文献>

1）「鼻アレルギー診療ガイドライン－通年性鼻炎と花粉症－2016年版（改訂第8版）」（鼻アレルギー診療ガイドライン作成委員会／編），ライフ・サイエンス，2016

<生井明浩>

3. 花粉症

症例　25歳，女性

【現病歴】1週間前（2月中旬）から，くしゃみ，鼻汁過多，鼻閉が強くなり，くしゃみは1日30回以上，1日中口呼吸で，眼もかゆいので受診した．
【既往歴】中学生時にスギ花粉症を発症
【検査所見】両側鼻粘膜は著しく腫脹，中鼻甲介は見えず，鼻腔内に水様性鼻汁が充満している．抗原特異的IgE抗体検査（radioallergosorbent test：RAST）では，スギとヒノキが高値であった．

point

❶ この患者は，鼻症状（くしゃみ，鼻水，鼻づまり），眼のかゆみなどの症状が花粉飛散時期に起きていること，RASTにてスギとヒノキが高値であることから，スギ・ヒノキ花粉症と診断された．
❷ 鼻症状（くしゃみ，鼻水，鼻づまり）と眼症状（眼の掻痒感）が花粉症の主な症状であるが，患者によっては咳発作や咽喉のかゆみなどを合併し，それらが主症状の人もいる．
❸ 通年性（ハウスダスト，ダニなど）アレルギーに花粉症を合併する患者が多い．
❹ 多種類の花粉に対するアレルギー患者が急増し，一年中症状を有する花粉症患者も多い．
❺ 抗原（花粉）の回避を積極的にする（眼鏡，マスクの着用など）．
❻ 花粉症の多くは，鼻アレルギーとして出現する．
❼ 花粉症の治療も基本的には，鼻アレルギーと同じである．

処方例

■ アレルギー性鼻炎の処方（「第16章2. アレルギー性鼻炎」参照）に加えて，眼のかゆみ（アレルギー性結膜炎）に対して以下のいずれかを用いる
① クロモグリク酸ナトリウム（インタール®点眼液）　1回1～2滴　1日4回
※インタール®UDは1回ごと使いきり（防腐剤なし）
② オロパタジン塩酸塩（パタノール®点眼液）　1回1～2滴　1日4回
③ トラニラスト（リザベン®点眼液）　1回1～2滴　1日4回
④ ケトチフェンフマル酸塩（ザジテン®点眼液）　1回1～2滴　1日4回
⑤ レボカバスチン塩酸塩（リボスチン®点眼液）　1回1～2滴　1日4回
⑥ エピナスチン塩酸塩（アレジオン®点眼液）　1回1滴　1日4回（防腐剤に塩化ベンザルコニウムを含まないので，ソフトコンタクトレンズを装用したまま点眼できる）

■免疫療法
▶シダトレン®スギ花粉舌下液
▶シダキュア®スギ花粉舌下錠
1日1回舌下に滴下あるいは保持（シダトレン®は2分間，シダキュア®は1分間），その後飲み込む．その後5分間は飲食・うがいは避ける（具体的な増量や維持については添付文書を参照のこと）．

表　重症度に応じた花粉症に対する治療法の選択

重症度	初期療法	軽　症	中等症		重症・最重症	
病型			くしゃみ・鼻漏型	鼻閉型または鼻閉を主とする充全型	くしゃみ・鼻漏型	鼻閉型または鼻閉を主とする充全型
治療	①第2世代 抗ヒスタミン薬 ②遊離抑制薬 ③抗LTs薬 ④抗PGD_2・ TXA_2薬 ⑤Th2サイトカイン阻害薬 ⑥鼻噴霧用 ステロイド薬 くしゃみ・鼻漏型には①，②，⑤，鼻閉型または鼻閉を主とする充全型には③～⑥のいずれか1つ.	①第2世代 抗ヒスタミン薬 ②遊離抑制薬 ③抗LTs薬 ④抗PGD_2・ TXA_2薬 ⑤Th2サイトカイン阻害薬 ⑥鼻噴霧用 ステロイド薬 ①～⑤のいずれか1つ. ①～⑤で治療開始したときは必要に応じて⑥を追加	第2世代 抗ヒスタミン薬 ＋ 鼻噴霧用 ステロイド薬	抗LTs薬または 抗PGD_2・TXA_2薬 ＋ 鼻噴霧用 ステロイド薬 ＋ 第2世代 抗ヒスタミン薬 もしくは 第2世代 抗ヒスタミン薬・ 血管収縮薬配合剤 ＋ 鼻噴霧用 ステロイド薬	鼻噴霧用 ステロイド薬 ＋ 第2世代 抗ヒスタミン薬	鼻噴霧用 ステロイド薬 ＋ 抗LTs薬または 抗PGD_2・TXA_2薬 ＋ 第2世代 抗ヒスタミン薬 もしくは 鼻噴霧用ステロイド薬 ＋ 第2世代 抗ヒスタミン薬・ 血管収縮薬配合剤 必要に応じて点鼻用血管収縮薬を1～2週間に限って用いる. 症状が特に強い症例では経口ステロイド薬を4～7日間処方する.
		点眼用抗ヒスタミン薬または遊離抑制薬			点眼用抗ヒスタミン薬，遊離抑制薬またはステロイド薬	
					鼻閉型で鼻腔形態異常を伴う症例では手術	
	アレルゲン免疫療法					
	抗原除去・回避					

初期療法は本格的花粉飛散期の導入のためなので，よほど花粉飛散の少ない年以外は重症度に応じて季節中の治療に早目に切り替える.
遊離抑制薬：ケミカルメディエーター遊離抑制薬．抗LTs薬：ロイコトリエン受容体拮抗薬，抗PGD_2・TXA_2薬：プロスタグランジンD_2・トロンボキサンA_2受容体拮抗薬.
（文献1 p.69より転載）

処方の解説と服薬指導

治療の基本を表に示す．詳細は鼻アレルギー診療ガイドライン[1]を参照されたい．**鼻閉には，トロンボキサンA2受容体拮抗薬，ロイコトリエン受容体拮抗薬**などが効果が高いといわれている．重症度は変化するので，適宜，薬物のステップアップやダウンを行う．

知っておくべきこと

❶ 副腎皮質ステロイドの筋肉注射は，副腎皮質ホルモン分泌異常，骨粗鬆症の惹起，女性では生理不順をきたすことがあるため，原則として使用しないことが基本である．

❷ 副腎皮質ステロイド点眼薬（フルメトロン®点眼薬など）は，低濃度でも，短期間で緑内障などを誘発することがあり，眼科専門医以外での処方には特に注意を払うべきである．

Advice

① 通常の処方同様，**副作用**と他の薬剤との**相互作用**に気をつけて処方する．
② 鼻閉の強いタイプには，特に**副腎皮質ステロイド局所噴霧薬**が効果的であるが，長期間の連用での副鼻腔疾患の出現や，急性副鼻腔炎合併時にはその病態を悪化させる場合があり，その使用には必ず耳鼻咽喉科専門医の受診が必要である．
③ 車の運転者には眠気の副作用が少ないものを処方するが，中等症以上の花粉症では睡眠障害が合併することが多く，眠気の副作用がある抗ヒスタミン薬を就寝前に使用して，その障害をうまく取り除くことが重要である．
④ 免疫療法薬のシダトレン®，シダキュア®は，重症の気管支喘息患者では禁忌となっている．スギ花粉飛散時期はスギ花粉抗原に対する患者の過敏性が高まっているため，この時期は新たに舌下免疫療法の薬剤投与を開始しない．

＜参考文献＞

1）「鼻アレルギー診療ガイドライン－通年性鼻炎と花粉症－2016年版（改訂第8版）」（鼻アレルギー診療ガイドライン作成委員会/編），ライフ・サイエンス，2016

＜生井明浩＞

4. 副鼻腔炎

症例　33歳，男性

【現病歴】 本日午後2時頃，右頬部痛が出現した．体温37.5℃，2日前から感冒様症状があって，市販の総合感冒薬を飲んで頭痛などの症状は軽快していた．
【既往歴】 鼻アレルギーと診断されたことがある．
【検査所見】右の膿粘性鼻汁と右頬の疼痛を認めた．鼻X線で右副鼻腔に陰影を認めた．

point
❶ 膿粘性鼻汁の所見と副鼻腔X線所見より右急性副鼻腔炎と診断された．
❷ 副鼻腔炎は大きく急性と慢性に分類されるが，その病態は異なる．
❸ 鼻は，外鼻（鼻骨など），鼻腔，副鼻腔からなり，副鼻腔は，左右の上顎洞，篩骨洞，前頭洞，蝶形骨洞から成る．多くの場合，すべての副鼻腔粘膜に炎症が起こり，鼻汁過多，後鼻漏，頬部痛，頭痛など一連の症状を呈するものを副鼻腔炎という．
❹ 左右どちらか，あるいは1～3洞に副鼻腔炎が限局する場合もある．
❺ 急性・慢性ともに，主な原因は細菌であるが，慢性はそれら以外にアレルギー，真菌，環境因子（大気汚染など）も原因になる．
❻ アレルギー性副鼻腔炎，好酸球性副鼻腔炎，アレルギー性副鼻腔真菌症，副鼻腔真菌症，歯性上顎洞炎（主に上顎齲歯が原因のもの）など，一般の副鼻腔炎とは病態の異なるものも存在する．

1 治療の基本

治療は，**感染の制御，副鼻腔からの排膿の促進，鼻腔との換気の改善**が基本である．副鼻腔粘膜には薬物の移行が低いため，薬物療法ばかりでなく，**局所処置（鼻汁の吸引除去や清掃といった鼻処置，副鼻腔自然口開大処置など）が重要**である．血管収縮薬〔アドレナリン（ボスミン®）など〕を鼻内へスプレーして浮腫状粘膜を退縮，自然口を開くようにして，洞からの換気と排膿を促進し，**エアロゾル（ネブライザー）療法により副鼻腔への薬物の移行を促進**する．

2 急性副鼻腔炎

急性副鼻腔炎は急性に発症し，発症から4週間以内の鼻・副鼻腔の感染症と定義される．感冒（急性上気道炎）の最中かその後，あるいはアレルギー性鼻炎に引き続いて起こることが多い．前者の場合，ウイルスの先行感染があり，その後に細菌感染（起炎菌の多くは肺炎球菌，インフルエンザ菌など）が合併すると考えられている．新生児・乳幼児期では，副鼻腔の発育は十分でなく，その部分は多くが骨髄で占められている．そのため**この時期に副鼻腔に炎症が生じると骨髄の炎症が加わり，成人に比して，全身状態が悪化することがある（乳幼児上顎骨骨髄炎）**．

また乳幼児や，糖尿病，悪性腫瘍などの免疫能の低下した患者では，眼窩内合併症（眼窩蜂窩織炎，眼窩内腫瘍など）や頭蓋内合併症（髄膜炎，脳腫瘍など）などの合併症をきたすことがある．

処方例

■ 本症例に対して

▶メシル酸ガレノキサシン水和物（GRNX）（ジェニナック® 錠200 mg） 1回2錠 1日1回
▶L-カルボシステイン（ムコダイン® 錠500 mg） 1回1錠 1日3回
▶アセトアミノフェン（カロナール® 錠300 mg） 1回1錠 疼痛時頓服

Ⅰ．抗菌薬：中等症以上では高用量とする（下記のいずれかを用いる）

<内服>

① アモキシシリン（AMPC）（サワシリン®，パセトシン®，ワイドシリン®）
小児 1日20～40 mg/kg 3回に分けて
成人 1回1～2錠（250 mg錠） 1日3回
② セフジトレン ピボキシル（CDTR-PI）（メイアクトMS®）
小児 1日9～18 mg/kg 3回に分けて
成人 1回1～2錠（100 mg錠）1日3回
③ セフカペン ピボキシル塩酸塩（CFPN-PI）（フロモックス®）
小児 1日10～20 mg/kg 3回に分けて
成人 1回1～2錠（100 mg錠）1日3回
④ トスフロキサシントシル酸塩水和物（TFLX）（オゼックス®）
小児 1日12 mg/kg 2回に分けて
成人 1日300～400 mg 2～3回に分けて 重症の場合は1日600 mg

（成人のみ）

① メシル酸ガレノキサシン水和物 （GRNX）（ジェニナック® 錠200 mg） 1回2錠 1日1回
② シタフロキサシン水和物（STFX）（グレースビット® 錠50 mg）
1回1錠 1日1～2回または1回2錠 1日1～2回
③ モキシフロキサシン塩酸塩（MFLX）（アベロックス® 錠400 mg） 1回1錠 1日1回
④ プルリフロキサシン（PUFX）（スオード® 錠100） 1回2錠 1日2回

<点滴静注>下記のいずれかを用いる．

① アンピシリンナトリウム：スルバクタムナトリウム（ユナシン®S注）
小児 1回20～50 mg/kg 1日3回
成人 1日3.0 g 2回に分けて
② セフトリアキソンナトリウム水和物（ロセフィン® 注）
小児 1回20～30 mg/kg 1日1～2回
成人 1日1～2 g 1～2回に分けて
③ パニペネム/ベタミプロン（カルベニン® 注）
小児 1回20 mg/kg 1日3回
成人 1日1～2 g 1～2回に分けて
④ クリンダマイシン塩酸塩（ダラシン® S注）
小児 1日15～25 mg/kg 3～4回に分けて
成人 1日600～1,200 mg 2～4回に分けて

Ⅱ．抗アレルギー薬：「第16章2. アレルギー性鼻炎」参照

Ⅲ．気道粘液調整薬（慢性副鼻腔炎にも使用される）

① L-カルボシステイン（ムコダイン® 250 mg，500 mg） 1回250～500 mg 1日3回
② アンブロキソール塩酸塩（ムコソルバン® 錠15 mg）1回1錠 1日3回

Ⅳ．漢方薬

① 葛根湯加川芎辛夷（カッコントウカセンキュウシンイ）　ツムラ1日7.5 gまたはクラシエ1日7.5 g or 18錠　2～3回に分けて（食前または食間）

② 辛夷清肺湯（シンイセイハイトウ）　ツムラ1日7.5 gまたはクラシエ1日7.5 g　2～3回に分けて（食前または食間）

③ 荊芥連翹湯（ケイガイレンギョウトウ）　ツムラ1日7.5 gまたはクラシエ1日7.5 g　2～3回に分けて（食前または食間）

Ⅴ．消炎鎮痛薬

疼痛，発熱の強い場合に使用し，アスピリン喘息患者には酸性のものは使用しないのが原則である．

Ⅵ．消炎酵素薬（タンパク分解酵素薬）

アレルギー性副鼻腔炎やアレルギーが慢性化の要因になっている症例が多いため，以前に比して使用されなくなってきている．

Ⅶ．エアロゾル（ネブライザー）療法

治療薬を溶解し，噴霧して鼻・副鼻腔に到達させる治療法．慢性副鼻腔炎にも汎用される．

▶セフメノキシム塩酸塩（ベストロン® 耳鼻科用1％）3 mL

▶ベタメタゾンリン酸エステルナトリウム（リンデロン®）注 0.2 mL

上記2つを混合して使用．

このほか，チロキサポール（アレベール®），エピネフリンなどを追加したり，抗菌薬はアミノグリコシド系など，副腎皮質ステロイドはデキサメタゾン酸エステルナトリウム（デカドロン®）を使用することもある．

Ⅷ．副腎皮質ステロイド点鼻薬

本邦においては保険適用はないが，副腎皮質ステロイド点鼻薬は，海外において有効性が報告されている．しかし，急性期初期には細菌感染を助長するためその使用は避けた方がよい（具体的な薬剤は下記の慢性副鼻腔炎の処方例を参照）．

3 慢性副鼻腔炎

通常3カ月以上，鼻汁過多，鼻閉，後鼻漏などの症状が続いているものを慢性副鼻腔炎といい，多くは急性副鼻腔炎から移行する．慢性化の要因としては，感染のほかに解剖学的要因（鼻中隔彎曲症など），アレルギー，遺伝的要因などがある．慢性気管支炎，気管支喘息を合併していることがある．急性副鼻腔炎の起炎菌以外に，黄色ブドウ球菌，緑膿菌，嫌気性菌などが原因となることが多い．

小児は成人の副鼻腔炎と病態や治療過程に相違があり，**小児副鼻腔炎**と分類される．また，鼻茸（ポリープ）を伴うものと伴わないものとに分けられる．さらに，前者は浸潤している炎症細胞が好中球主体の**非好酸球性副鼻腔炎**と好酸球浸潤優位の**好酸球性副鼻腔炎**に分類される．

処方例

■ 急性増悪時には，急性副鼻腔炎に準じた治療を行う．

Ⅰ．マクロライド少量長期療法（下記のいずれかを用いる）

▶エリスロマイシンエチルコハク酸エステル（エリスロシン® 錠）　1日400～600 mg　2～3回に分けて

▶クラリスロマイシン（クラリス®，クラリシッド® 錠）　1回200 mg　1日1回（朝食後）

▶ロキシスロマイシン（ルリッド® 錠150）　1回1錠　1日1回（朝食後）

Ⅱ．副腎皮質ステロイド点鼻薬

<鼻茸などを合併し鼻閉の強い症例に対して>

モメタゾンフランカルボン酸エステル水和物（ナゾネックス®），フルチカゾンフランカルボン酸エ

ステル（アラミスト®），デキサメタゾンシペシル酸エステル（エリザス®）など（「第16章2. アレルギー性鼻炎」参照）

Ⅲ．副腎皮質ステロイド

末梢血好酸球増多があり，高度の鼻茸を合併する好酸球性副鼻腔炎，あるいは副鼻腔炎術後再発症例など

プレドニゾロン（プレドニン®） 1回5～20 mg 1日1～3回（最大60 mg/日）より漸減

処方の解説と服薬指導

急性副鼻腔炎において，低年齢（2歳以下），保育園児，感染の反復などはハイリスク群で，耐性菌が疑われる小児では，AMPC（サワシリン®，パセトシン®，ワイドシリン®）1日40 mg/kg 3回に分けての高用量を投与，またはCDTR-PI（メイアクトMS®）1日18 mg/kg 3回に分けて，CFPN-PI（フロモックス®）1日20 mg/kg 3回に分けての高用量を投与する．成人の中等症以上，ハイリスク群（65歳以上，肺疾患・腎疾患・糖尿病合併例，感染反復例）では，GRNX（ジェニナック®），STFX（グレースビット®）などを投与する．内服療法難治例で，特に上顎洞を中心とした病変には，**上顎洞穿刺・洗浄**を行う場合があるが，施行後に上顎洞内にアミノグリコシド系抗菌薬，副腎皮質ステロイドを注入することが多い．慢性副鼻腔炎で，特に鼻閉の強い症例には手術療法が必要な場合が多い．

知っておくべきこと

❶ 慢性副鼻腔炎では，**14員環マクロライド系抗菌薬の少量長期投与法**が行われることが多い．その有効性は，① 抗炎症作用（炎症性サイトカイン産生抑制など），② 免疫調節作用（好中球遊走抑制作用など），③ 粘液分泌調節作用などによるもので，マクロライド系本来の抗菌作用ではない．薬剤師としては，**むやみに抗菌薬を長期に投与しているのではないことを理解し，患者より質問があった場合は，通常3～6カ月少量長期投与を行うことを説明すべき**である．1日投与量は原則として常用量の半量，急性増悪時は，他の抗菌薬に変更するのが一般的である．小児では確立された治療法ではない．肝機能障害や耐性菌の発現の可能性もあり，漫然とした長期投与は成人でも避けなければならない．

❷ 慢性副鼻腔炎の患者では約6割がアレルギー性鼻炎を合併し，その病態にアレルギーが関与する症例も多い．これらのことから，抗アレルギー薬を併用することも多い．

❸ 嗅覚障害を合併する患者には点鼻薬を懸垂頭位にて行う．**懸垂頭位**とは，ベッドの端から頭を出すか，肩の下に硬い枕を入れて，顎を上方へ突き出す状態をいう．鼻腔の天井部分に嗅覚に関係する細胞が存在するため，この頭位をとり，副腎皮質ステロイド〔ベタメタゾンリン酸エステルナトリウム・フラジオマイシン硫酸塩液（リンデロン®）〕を点鼻することにより嗅覚障害の治療を行う．頸椎の病気などを合併している患者には他の方法も考案されているので，耳鼻咽喉科専門医に相談する．咽頭に流下する点鼻液は口から吐き出し，水でうがいするよう指導する（Advice参照）．

❹ **点鼻薬性鼻炎**

主に市販の血管収縮点鼻薬を長期に連用すると効果が少なくなり，持続時間も短くなる．また，生理的な鼻腔内の血管運動調節が障害されて，鼻粘膜は腫脹を増す．さらに精神的な薬物依存も関与して，点鼻薬を頻回に使用するという悪循環に陥るために生じる鼻炎である．このため，市販薬（OTC薬），処方薬ともに**血管収縮作用の入った点鼻薬の処方には注意を払い，1**

週間以上の連用と習慣的使用は避けるよう指導すべきである．また，**プリビナ®，コールタイジン®，トラマゾリン**などの血管収縮点鼻薬は，2歳未満の乳幼児，MAO阻害薬投与中には禁忌である．小児では過量投与により，発汗，徐脈，昏睡などの全身症状が発現することがある．そのため，小児などに使用する場合は，生理食塩液で2倍に希釈するなどして使用することが多い．

Advice

① **嗅覚障害は副鼻腔炎によるものが多い**．嗅覚障害のほとんどの例で，1日2回，**懸垂頭位で0.1％リンデロン®の点鼻療法**を行う．この状態を5～10分間維持し，薬液ができるだけ嗅裂部にとどまるようにする．リンデロン®の点鼻では，通常のアレルギー性鼻炎などに用いられる局所ステロイドスプレー薬と違い，血中への移行性がよい．そのためリンデロン®点鼻薬の連用で，副腎皮質ホルモンの抑制をきたすとの報告もあり，長期の連用は注意を要する．

② **アスピリン喘息は鼻茸，喘息，酸性消炎鎮痛薬過敏症**を3主徴とする病態で，ほとんどが**慢性副鼻腔炎を合併**している．**一時的に副腎皮質ステロイドの内服が著効する**．

③ **好酸球性副鼻腔炎**は難治性副鼻腔炎の代表的な病型．鼻茸および副鼻腔粘膜組織中に好酸球優位な炎症性細胞浸潤を認める．鼻汁だけでなく洞内にも粘稠・ニカワ状の好酸球性ムチンが貯留し，末梢血好酸球数が高値となる．喘息，特にアスピリン喘息や非アトピー型喘息を合併していることが多い．マクロライド療法に抵抗性で，手術だけでは易再発性であり，近年増加傾向にあり問題となっている．

成人発症であること，篩骨洞優位な両側性副鼻腔炎が大多数であること，嗅覚障害，好酸球性中耳炎を高率に合併することが，特徴である．副腎皮質ステロイドの内服治療を比較的長期（2週間以上）投与することも多い．

＜生井明浩＞

5. 中耳炎

症例　2歳，女児（体重10 kg）

【現病歴】本日午前2時頃，右耳痛を訴え泣いて起きた．体温38.6℃，2日前から鼻汁過多あり．解熱鎮痛薬の坐剤を使用し，痛みは軽快したが，朝8時から右耳漏を認めた．
【既往歴】生来健康で，保育園に通っている．
【検査所見】右の膿粘性耳漏と右鼓膜の発赤，膨隆を認めた．耳漏細菌培養では後日，肺炎球菌が検出された．

point

❶ 急性中耳炎は，通常48時間以内の急性発症，発熱，耳痛などの中耳の炎症に伴う症状を呈し，耳漏・難聴などの症状や，耳鏡検査により中耳貯留液や分泌物が確認される．右の膿粘性耳漏と右鼓膜の発赤・膨隆などからこの患者は右急性中耳炎と診断された．
❷ 起炎菌の同定と薬剤感受性判定のために，耳漏や鼻咽腔（上咽頭）よりの細菌検査を行う．
❸ 低年齢（3歳未満），集団保育児，急性中耳炎の反復の既往，1カ月以内の抗菌薬使用のいずれもが，薬剤耐性菌が検出されるリスクファクターである．
❹ 中耳炎は**急性中耳炎，滲出性中耳炎，慢性中耳炎，真珠腫性中耳炎**が頻度として高く，滲出性中耳炎では鼓膜切開や鼓膜換気チューブ留置術などが行われ，慢性中耳炎，真珠腫性中耳炎では手術療法が行われる．

急性中耳炎は，耳鼻咽喉科救急疾患で最多

急性中耳炎は，ウイルスおよび細菌の経耳管感染により発症する．肺炎球菌，インフルエンザ菌，モラクセラ・カタラリス菌などが起炎菌として多い．最近は，ペニシリン耐性肺炎球菌（PRSP），β-ラクタマーゼ非産生アンピシリン耐性インフルエンザ菌（BLNAR）などが増加し，難治症例が増えている．進行すると鼓膜穿孔が起こり，耳漏が出る．

一般的には，ペニシリン，セフェム系の抗菌薬の投与を行い，膿汁の充満する急性化膿性中耳炎では鼓膜切開排膿を行う．原因のほとんどが上咽頭から耳管を介しての経耳管感染である．そのため上咽頭炎を起こす原因（鼻炎，副鼻腔炎，咽頭炎）の治療も重要である．外来での鼻汁吸引とともに食塩重曹水による家庭での鼻洗浄などを行う．また，経鼻エアロゾル（ネブライザー）治療も併用されることが多い．鼓膜穿孔があり膿汁の排泄のある場合，抗菌薬の点耳〔セフメノキシム塩酸塩（ベストロン®）点耳，オフロキサシン（タリビッド®）点耳，ホスホマイシンナトリウム（ホスミシン®S）点耳など〕も併用する（臨床的には，穿孔のない症例に対しても疼痛や不安の軽減，耳処見を確実にとるためなどの目的で点耳薬を使用する場合がある）．慢性化膿性中耳炎の急性増悪時にも同処置を行うことがある．上述のリスクファクターがある場合や薬剤耐性菌が検出された場合は，アモキシシリン水和物・クラブラン酸カリウム（クラバモックス®小児用配合ドライシロップ）やセフジトレン ピボキシル（メイアクトMS®），セフカペン ピボキシル塩酸塩水和物（フロモックス®）などの高用量が推奨される．

処方例

■ 本症例に対して

▶アモキシシリン水和物（ワイドシリン® 細粒20％）
　1回1g（アモキシシリン水和物として200mg） 1日2回

▶ラクトミン製剤（ビオフェルミンR® 散） 1回0.3g 1日2回

▶L-カルボシステイン（ムコダイン® ドライシロップ50％）
　1回0.2g（カルボシステインとして100mg） 1日3回

▶セフメノキシム塩酸塩（ベストロン® 耳鼻利用1％） 1回2～5滴 1日2回点耳

点耳薬は，主に鼓膜穿孔のある耳漏を合併した患者に使用される．外耳炎や鼓膜炎の患者には鼓膜穿孔がなくても使用される．

<内服>下記のいずれかを用いる．

① アモキシシリン水和物（サワシリン®，パセトシン®，ワイドシリン® など）
　1日40mg/kg 3回に分けて

② セフジトレン ピボキシル（メイアクトMS® 小児用細粒） 1日9～18mg/kg 3回に分けて

③ セフカペン ピボキシル塩酸塩水和物（フロモックス® 小児用細粒） 1日9～18mg/kg 3回に分けて

④ アモキシシリン水和物・クラブラン酸カリウム（クラバモックス® 小児用ドライシロップ）
　1日96.4mg/kg（クラブラン酸カリウムとして6.4mg，アモキシシリン水和物として90mg） 2回に分けて（食直前）

⑤ トスフロキサシントシル酸塩水和物（オゼックス® 小児用細粒） 1日12mg/kg 2回に分けて

⑥ テビペネム ピボキシル（オラペネム® 小児用細粒） 1日8～12mg/kg 2回に分けて

<点滴>

① アンピシリンナトリウム：スルバクタムナトリウム（ユナシン®S注） 1回50mg/kg 1日3回

② セフトリアキソンナトリウム水和物（ロセフィン® 注） 1回20～60mg/kg 1日1～2回

③ パニペネム・ベタミプロン（カルベニン® 注） 1回20mg/kg（パニペネムとして） 1日3回

④ メロペネム水和物（メロペン® 注） 1回20mg/kg 1日3回

処方の解説と服薬指導

❶「小児急性中耳炎診療ガイドライン」が2006年に公表されて以降，それに沿った治療が行われることが増えた（図）[1]．

❷ 耐性肺炎球菌が疑われる場合にはペニシリン高用量が，耐性インフルエンザ菌が疑われる場合にはニューオーラルセフェム系の高用量が推奨される．難治例や重症例には入院のうえ，細菌感受性結果に基づき感受性のある抗菌薬の点滴を行う．

❸ 重症例に対して抗菌薬の高用量が推奨されるが，下痢などの消化管症状を伴うことが多い．下痢は薬剤投与後2日目，3日目に最も多く，保護者にそのことを説明しておかないと，下痢の発症頻度の高い2日目前後に抗菌薬を保護者判断で止めてしまうことがある．2日目前後に下痢が起こるが，飲み終えれば治まること，水分を十分摂取すること，下痢の軽減のため耐性乳酸菌製剤を併用することなどを説明する．

知っておくべきこと

❶ 急性中耳炎は適切な治療を行えば，通常は，7～14日程度で完治するが，中耳貯留液が2～3週

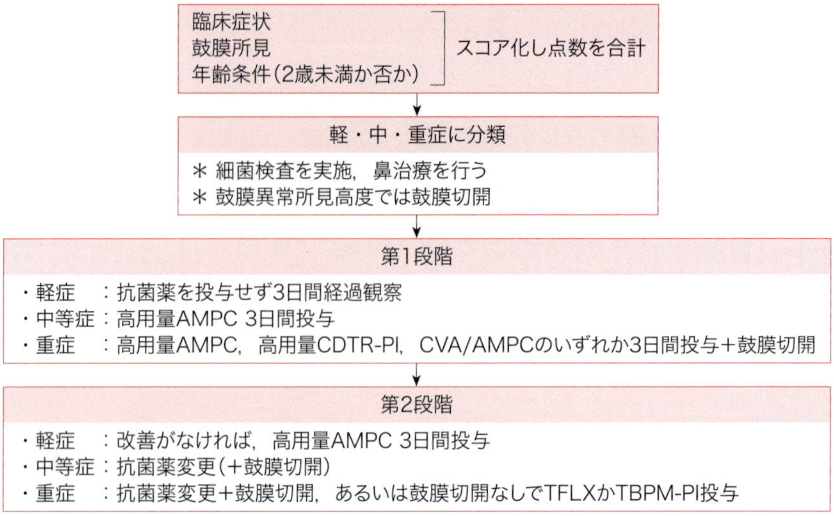

臨床症状
鼓膜所見
年齢条件（2歳未満か否か）
スコア化し点数を合計

↓

軽・中・重症に分類

＊ 細菌検査を実施，鼻治療を行う
＊ 鼓膜異常所見高度では鼓膜切開

↓

第1段階

・軽症　：抗菌薬を投与せず3日間経過観察
・中等症：高用量AMPC 3日間投与
・重症　：高用量AMPC，高用量CDTR-PI，CVA/AMPCのいずれか3日間投与＋鼓膜切開

↓

第2段階

・軽症　：改善がなければ，高用量AMPC 3日間投与
・中等症：抗菌薬変更（＋鼓膜切開）
・重症　：抗菌薬変更＋鼓膜切開，あるいは鼓膜切開なしでTFLXかTBPM-PI投与

図　小児急性中耳炎診療ガイドラインに沿った治療の流れ

AMPC：アモキシシリン
CDTR-PI：セフジトレン ピボキシル
CVA/AMPC：クラブラン酸/アモキシシリン
TFLX：トスフロキサシン
TBPM-PI：テビペネム ピボキシル
（文献1を参考に作成）

間程度残存することがある．

❷ 肺炎球菌はペニシリンGの最小発育阻止濃度（MIC）によって3つに分けられ，MIC 0.06 μg/mL以下のPSSP（ペニシリン感受性肺炎球菌），0.1〜1.0 μg/mLのPISP（ペニシリン低感受性あるいは中等度耐性肺炎球菌），2.0 μg/mL以上のPRSP（ペニシリン耐性肺炎球菌）に分類される．MICは菌に対する抗菌薬の最小発育阻止濃度であるが，この場合，あくまでもペニシリンGに対するものである．なお，現在では，抗菌薬は，time above MICなども参考にして投与される．

❸ インフルエンザ菌は，通常アンピシリン（ABPC）に対する感受性と，β-ラクタマーゼ産生の有無により分類される．それらに分類される通常のインフルエンザ菌以外にβ-ラクタマーゼ産生ペニシリン耐性（BLPAR），β-ラクタマーゼ非産生ペニシリン耐性（BLNAR），β-ラクタマーゼ産生ペニシリン耐性（BLPACR）がある．現在は，BLNARの増加が顕著である．

❹ 小児の急性中耳炎の発症および遷延化に影響を及ぼす因子としては，① 感染（鼻・副鼻腔炎の存在），② 耳管機能障害，③ 免疫能の未熟性，④ 低年齢（24カ月未満），⑤ アレルギー，⑥ 環境（集団保育，受動喫煙など），⑦ 母乳栄養の短期化，⑧ 中耳炎両耳罹患が考えられている．

Advice

- 過去6カ月以内に3回以上，12カ月以内に4カ月以上の急性中耳炎に罹患したものを**反復性中耳炎**といい，耳痛・発熱などの急性症状が顕在化していない状態で，急性中耳炎に見まがう鼓膜所見を呈している状態が3週間以上持続している状態を**遷延性中耳炎**という．上記2つに対するガイドラインは設定されていないが，鼓膜換気チューブ留置などで中耳腔の換気をはかることや，漢方薬により免疫賦活化をはかるなどの対処法を行う．
- 点耳薬は体温に近い温度で用いる．耳漏などのある場合は，綿棒やティッシュなどで清拭し点耳する．点耳する側の耳を真上にして滴下し，点耳後は約10分間その姿勢を保つ．
- AMPCやCDTR-PIの高用量投与が，近年一般的になり，入院を要するほどの難治例が減少してきている．難治例や反復例のなかには，IgGサブクラスのIgG2欠乏症の可能性があるので注意が必要である．

- **滲出性中耳炎**は，鼓膜穿孔，耳痛，発熱などを伴わない中耳貯留液を有する中耳炎である．原因は急性中耳炎に続発するもの，耳管の機能低下（未熟，老化など）により耳管の開閉が悪くなり，滲出液が貯留してくるもの，耳管の咽頭側（出口）に炎症や腫瘍などがあり耳管機能障害をきたして生じるものなどさまざまである．そのため治療は，炎症に対しては抗菌薬の投与や消炎剤などが使用され，機能障害に対してはL-カルボシステイン（ムコダイン®）内服，耳管通気療法，鼓膜切開，換気（鼓膜）チューブ挿入術などがある．
- **慢性中耳炎**は，急性中耳炎が反復するなどし鼓膜に永久穿孔を残したもので，薬物療法での治療は望めない．手術（鼓膜形成術あるいは鼓室形成術）により，聴力改善が望める．
- **真珠腫性中耳炎**は，慢性中耳炎の一亜型で，良性であるが，骨破壊を伴うため他の中耳炎に比して，三大合併症（顔面神経麻痺，頭蓋内合併症，内耳障害）の程度が高い．手術療法により改善が望める．

＜参考文献＞

1）「小児急性中耳炎診療ガイドライン 2018年版」（日本耳科学会，日本小児耳鼻咽喉科学会，日本耳鼻咽喉科感染症・エアロゾル学会／編），金原出版，2018
▶各学会ホームページより閲覧できる
日本耳科学会　https://www.otology.gr.jp/about/guideline.html
日本小児耳鼻咽喉科学会　http://www.jibika.or.jp/members/guidelines/index.html

＜生井明浩＞

6. 突発性難聴

症例　52歳，男性

【現病歴】　昨日，朝起床時右耳が聞こえないことに気がついた．“ジー”という右耳鳴と耳閉塞感があるが，その他の症状はない．
【既往歴】　生来健康で，難聴や耳鳴の既往はない．
【検査所見】右耳は気導，骨導聴力ともにすべての周波数で検査音に対して70 dB程度の閾値上昇を認めた（高度感音難聴）．

point

❶ 突発性難聴の特徴は，**突然の一側性難聴（稀に両側性の場合もある），高度な感音難聴，原因不明**である．再発はしないので，以前に同様のエピソードがあった場合，突発性難聴とはいえない．この患者は，以前に難聴の既往がなく，上記の三要素を満たしたため突発性難聴と診断された．
❷ 約９割に耳鳴，約３割に回転性めまいを合併する．
❸ メニエール病の初発時との鑑別は困難である．
❹ メニエール病，外リンパ瘻，聴神経腫瘍，ムンプス難聴，内耳炎との鑑別のため純音聴力検査以外に，血液検査，グリセロールテスト，瘻孔症状検査，MRI検査などを行う場合がある．

難聴の診断には，まず聴力検査が必要である

難聴は，**伝音性**，**感音性**，これらの混じった**混合性難聴**の3つに大別される．まず難聴の原因を調べるために聴力検査を行う．突発性難聴は突然に生じる難聴のなかで，内耳に起因する原因不明のものをいう．急性感音難聴の代表疾患である．突発性難聴は，原因の明らかな疾患を除外して診断される症候群であり，原因は1つではなく，その病態としては内耳循環障害とウイルスの関与が考えられている．心身のストレスが関与していることが多く，急性期の治療として安静が重要である．そのために入院加療も行われる．

発症2週間以内がゴールデンタイムで，聴力改善の可能性が高く，特に発症後1週間以内の症例の予後は良好である．発症後2カ月で，多くの例で難聴はほぼ固定すると考えられる．予後不良例としては，① 発症後2週間以上，② 発症時平均聴力レベルが90 dB以上の高度難聴，③ 回転性めまいを伴う，④ 高齢などが挙げられている．

治療は，① **循環改善薬**，② **抗炎症薬（副腎皮質ステロイドが主体）**，③ **抗ウイルス薬**，④ **細胞代謝賦活薬**，⑤ **細胞保護薬**，に大別される．さらに，高気圧酸素療法（血液内酸素濃度を上昇させる），カーボジェン（5％二酸化炭素＋95％酸素）吸入療法や星状神経節ブロック（交感神経の緊張を軽減し血管を拡張させる）も行われることがある．

処方例

<点滴>以下のいずれか，あるいは複数を組み合わせることが多い．

① 注射用プレドニゾロンコハク酸エステルナトリウム（プレドニン®） 1日60 mgより開始し，その後漸減 1～2週間
あるいは，
ヒドロコルチゾンリン酸エステルナトリウム（水溶性ハイドロコートン®） 1日500 mgより開始し，その後漸減 1～2週間

② プロスタグランジンE_1製剤：アルプロスタジルアルファデクス（プロスタンディン®） 1日40～60 μg 1週間（保険適用外）

③ バトロキソビン（デフィブラーゼ®） 10 BUを1日1回 生理食塩液などで希釈し，1時間以上かけて点滴静注 数回～5回程度（Advice参照）

④ アデノシン三リン酸二ナトリウム水和物（アデホスコーワ®） 1日80 mgより開始し，1日120 mgまで漸増 1～2週間

<内服>すべてを用いる場合が多いが，症例により適宜組み合わせる．

① プレドニゾロン（プレドニン®） 1回5～20 mg 1日1～3回（最大60 mg/日）より開始し，その後漸減

② メコバラミン（メチコバール®錠500 μg） 1回1錠 1日3回

③ アデノシン三リン酸二ナトリウム水和物（アデホスコーワ®顆粒） 1回1 g 1日3回

④ カリジノゲナーゼ（カルナクリン®カプセル） 1回1カプセル（25単位） 1日3回

処方の解説と服薬指導

❶ 副腎皮質ステロイドは，この治療の鍵となる薬物である．高血圧，糖尿病，胃潰瘍患者には十分注意して使用する．糖尿病患者では，入院のうえ，（内分泌）内科と兼科してインスリン注射を併用して，ステロイド治療を進める場合もある．プレドニゾロン（プレドニン®），デキサメタゾンリン酸エステルナトリウム（デカドロン®），ベタメタゾンリン酸エステルナトリウム・フラジオマイシン硫酸塩（リンデロン®）などを使用するが，いずれも症状が改善してくれば漸減する．

❷ 副腎皮質ステロイド使用による胃腸障害の予防のため防御因子増強薬〔テプレノン（セルベックス®），レバミピド（ムコスタ®）など〕を併用することがある．

❸ ビタミンB_{12}（メコバラミン）以外にビタミンB_1，B_2，B_5（パントテン酸），B_6，ニコチン酸も併用する場合がある．各種ビタミンなどの内耳への移行を良好にするため，フロセミド（ラシックス®）を併用することもある〔L-V（Loop利尿薬-Vitamin）療法〕．

知っておくべきこと

微小血栓も考えウロキナーゼ（ウロキナーゼ静注用）を使用することもある．また，理由は不明だが，アミドトリゾ酸ナトリウムメグルミン（ウログラフイン®）の静注が一部の例に有効との報告があるので使用する場合がある．さらに，ウイルス（ヘルペスウイルス）感染を考えてアシクロビル（ゾビラックス®），バラシクロビル塩酸塩（バルトレックス®）など，微小循環改善のために低分子デキストランLや，精神不安定の要因の除去に精神安定薬，抗うつ薬などが使用されることがある．めまい合併症例には，7％，8.4％の炭酸水素ナトリウム（メイロン®）静注などのめまいの治療薬も併用する（「第16章1. めまい症・メニエール病」参照）．

Advice

・バトロキソビン（デフィブラーゼ®）は，蛇毒より抽出した抗血栓性末梢循環改善薬である．血中フィブリノゲン値100 mg/dL以上であることを確認して，2～3日に1回で数回～5回程度使用するのが一般的である．連日の投与は，通常は難しい．
・伝音性難聴の代表疾患は中耳炎で，外耳～中耳の病気によるものである．感音性難聴は，内耳を含めたそれより中枢の病気で起こるものをいい，突発性難聴やメニエール病，聴神経腫瘍が代表的疾患である．
・近年，その詳細については確立していないが，鼓膜から穿刺して鼓室内へ薬剤を投与する鼓室内投与が行なわれることがある．鼓室内に投与された薬剤が，蝸牛内（内耳の聴覚担当領域）に高率に吸収されることがわかり，副作用の軽減や，内服や点滴治療の無効例に対するサルベージ療法として，副腎皮質ステロイドをはじめとする薬剤において使用されることがある．

<生井明浩>

1．緑内障

症例　48歳，男性

【主　訴】　なし
【現病歴】　会社の定期健診で眼圧異常を指摘され，精査目的で外来を受診した．自覚症状は特にない．
【既往歴】　気管支喘息のため，40歳からベクロメタゾンプロピオン酸エステル吸入用エアゾール（キュバール™100エアゾール）を使用中，眼部外傷やぶどう膜炎の既往（－）
【社会歴】　喫煙 10本/日 20歳から，飲酒 日本酒1合/日
【家族歴】　特記事項なし
【身体所見】身長 172 cm，体重 72.0 kg，体温 36.1℃，脈拍 80拍/分（整），血圧 132/62 mmHg，眼瞼結膜に充血（－），貧血（－），球結膜黄染（－）
【検査所見】視力：右眼0.2（1.5×－1.5D），左眼0.4（1.5×－1.0D）；普段はコンタクトレンズを装用，眼圧（トノメトリー）：右24 mmHg，左26 mmHg，眼底写真：両眼に軽度の視神経乳頭陥凹の拡大（＋），隅角：正常開放隅角，視野所見（ハンフリー視野計）：両眼とも弓状暗点と鼻側階段形成を認める（初期）

point

❶ 緑内障は，40歳以上の約5～7%の成人が罹患しており，成人中途失明の原因として最上位疾患の1つである．**視機能障害は不可逆的**なので，**早期発見と治療・管理が大切**である．

❷ 緑内障患者のうち，急激に眼圧が30～40 mmHg以上に増加し，悪心・嘔吐，眼痛，霧視，視力低下を生じる典型的な緑内障発作を生じる**閉塞隅角緑内障**は少なく，大半が自覚症状なく視野障害が進行する**開放隅角緑内障**である．また，中心視野は最後まで残るため，**視野異常や視力低下を自覚するのは，かなり末期に至ってから**である．

❸ 健康診断では眼底所見，眼圧などが検査される．**正常眼圧は10～20 mmHg**である．本患者では両眼ともに高眼圧（＞21 mmHg）で軽度の視神経乳頭陥凹拡大，軽度の視野狭窄が認められ，また正常開放隅角であることから開放隅角緑内障と診断された．ただし，日本人の緑内障の大半は眼圧が正常範囲にある**正常眼圧緑内障**（normal tension glaucoma：NTG）であるので，**眼圧だけでなく眼底，視野検査が重要**である．

❹ 視野検査では，多数の検査点配列により視野欠損をより細かく検査するハンフリー視野計などが用いられる．緑内障の所見は，生理的なマリオットの暗点付近の弓状暗点の出現と，鼻側の視野の低下による鼻側階段の形成である．

1　開放隅角緑内障の治療の原則は，点眼薬による眼圧下降である

緑内障治療の目的は，患者の視覚の質（QOV）とそれに伴う生活の質（QOL）を維持することである．治療には薬物治療，レーザー治療，手術の選択肢があるが，病型や病期に応じて選択される．本患者のように，初期の患者には点眼薬による眼圧下降が基本である．眼圧の目標値は，個々の患者の病状に応じて設定される．**目標眼圧**の例としては，緑内障病期に応じ

て，初期例では≦19 mmHg，中期例では≦16 mmHg，後期例では≦14 mmHgとすること，眼圧下降率としては，**無治療時の眼圧から20～30％の下降**を目標とすることなどが推奨されている．

2 プロスタグランジン系薬物またはβ遮断薬の点眼液が第1選択薬である

プロスタグランジン（PG）系薬物とβ遮断薬は，優れた眼圧下降作用と点眼回数，副作用の面から第1選択となる．ただし，β遮断薬を選択する際は，禁忌・副作用（後述）に留意する．これらが副作用などのため投与できない場合には，**炭酸脱水酵素阻害薬**，α_2刺激薬，Rhoキナーゼ阻害薬，**α_1遮断薬**，**非選択性交感神経刺激薬**，**副交感神経刺激薬**などの点眼液を用いる．通常は，**まず1剤の点眼薬を低濃度から開始**し，眼圧下降作用と副作用をみながら増量する．他の点眼液を併用する場合には薬理学的作用点と眼圧下降作用を考慮して**1剤ずつ追加**し，**併用は3剤まで**とする．点眼液を複数併用することにより，アドヒアランスの低下が想起されるので，その対策として，**配合点眼液**（PG系薬物または炭酸脱水酵素阻害薬＋チモロールマレイン酸塩またはカルテオロール塩酸塩）の使用も考慮すべきである．しかし，薬物治療に抵抗性の場合には，レーザー治療や手術などが考慮される．

3 点眼薬の副作用を防ぐためには，患者の病歴聴取と正しい点眼方法の指導が重要である

点眼された薬液の65～80％は鼻涙管を経由して鼻粘膜に流出し，有効成分が鼻粘膜から全身に吸収される．特に，**β遮断薬の点眼液では気管支喘息の誘発，慢性閉塞性肺疾患（慢性気管支炎，肺気腫）の悪化，心不全の悪化，徐脈などが生じることがある**ので，事前に患者の既往歴や合併症の聴取により適応とならない患者を検出することが重要である．また，点眼量を守り（**1回1滴**），点眼後は**目頭を軽く押さえて**（**鼻涙管を閉鎖**する），1～5分程度瞼を軽く閉じるように患者に説明する．この処置により鼻粘膜からの薬物吸収量を60％程度低減させることができる．

処方例

▶ラタノプロスト点眼液（キサラタン® 0.005％点眼液 2.5 mL）
　1回1滴　1日1回（朝）両眼点眼　2本

処方の解説と服薬指導

❶ 本患者には気管支喘息の合併症があり，β遮断薬は禁忌であるため，PG系薬物であるラタノプロスト点眼液（キサラタン® 点眼液0.005％）が選択された．本患者は初期例であり，その目標眼圧は19 mmHg以下と設定された．治療開始後は，定期的な眼底，眼圧および視野検査を受けるように指導する．また，緑内障は末期まで自覚症状が乏しい疾患であるので，患者に治療意義を十分に理解してもらうことが重要である．

❷ 点眼薬の一般的な使用方法として，① 清潔な手で点眼薬を使用する．② 点眼時，容器の先端が直接目に触れない．③ 点眼は**1回に1滴**で十分である．④ **点眼後は，まばたきをせずに，1～5分程度瞼を閉じる**ことを指導する．

❸ ラタノプロスト（キサラタン®）点眼液の投与により，**虹彩色素沈着（メラニンの増加）**や**虹彩色素沈着による色調変化**があらわれる可能性があること，睫毛の変化（濃く，太く，長くなる）が起こることがあるので，眼瞼皮膚などに点眼液がついた場合は，**すぐにふき取る**ように説明する．また，点眼後，**一時的に霧視があらわれる**ことがあるため，症状が回復するまで機

械類の操作や自動車などの運転には従事しないように説明する．

❹ 保存剤である**ベンザルコニウム塩化物により，コンタクトレンズを変色させる**ことがある．コンタクトレンズは点眼前に外し，15分以上経過後に再装用するように説明する．

知っておくべきこと

❶ チモロールマレイン酸塩（チモプトール®）などのβ遮断薬の点眼液が投与禁忌となる病態の患者を列挙できるようになろう．

❷ 点眼薬の適切な使用方法を患者に説明できるようになろう〔2種類以上の点眼薬を使用する場合には，先の点眼薬を使用後，**5分間以上あけて次の点眼薬を使用**する．また，点眼後にゲル化することにより作用時間を延長させる製剤（チモプトール®XE点眼液など）が一緒に処方された場合には，**他の点眼薬を使用後，10分間以上あけてから**使用する〕．

❸ ラタノプロスト（キサラタン®）点眼液の局所性副作用について，患者に説明できるようになろう．

Advice

緑内障の患者に抗コリン作用を有する薬は投与禁忌？！

緑内障は，開放隅角緑内障と閉塞隅角緑内障に大きく分類される．閉塞隅角緑内障では，隅角の閉塞により眼内からの房水の流出が滞り，眼圧が上昇するため，抗コリン作用を有する薬を使用すれば，散瞳により隅角がさらに閉塞し，眼圧上昇が亢進する危険がある．

しかし，隅角の閉塞がない開放隅角緑内障患者や，閉塞隅角緑内障でもすでにレーザー治療や手術を受けている患者では，抗コリン作用を有する薬の投与により眼圧上昇が起こるリスクはほとんどない．したがって，**抗コリン作用を有する薬が禁忌なのは，未治療の閉塞隅角緑内障の患者**となる．患者自身が緑内障の種類を正しく把握しているとは限らないので，必要に応じて，かかりつけの眼科医に確認する必要がある．

<参考文献>

1）日本緑内障学会緑内障診療ガイドライン作成委員会：緑内障診療ガイドライン（第4版）．日眼会誌，122：5-53，2018
▶日本眼科学会ホームページより閲覧できる　http://www.nichigan.or.jp/member/guideline/glaucoma4.jsp

<大野恵子>

2. 白内障

症例　75歳，女性

【主　訴】雲がかかったように霞んで物がはっきりと見えにくい
【現病歴】いつからとはなく視力の低下を自覚した．最初はメガネが合わなくなったかと思い，眼鏡店に行ったところメガネの度数は合っており，眼科受診を勧められた．
【既往歴】高血圧治療のためロサルタンカリウム錠（ニューロタン®錠）を服用中，眼部外傷歴（－）
【社会歴】喫煙 なし，飲酒 日本酒1/2合/日
【身体所見】身長 148 cm，体重 45.0 kg，体温 36.3℃，脈拍 74拍/分（整），血圧 134/82 mmHg，眼瞼結膜に充血（－），貧血（－），球結膜黄染（－）
【検査所見】視力：右眼0.6（1.5×＋0.5D），左眼0.4（1.5×＋0.5D）；普段はメガネを装用，眼圧：右 18 mmHg，左 16 mmHg，眼底所見：異常なし，細隙灯顕微鏡検査所見：両眼の水晶体の周辺部に混濁（＋）

point

❶ 本患者のように高齢者で徐々に進行する物が霞んで見える症状は，白内障に典型的な症状である．また，日当たりの強い場所や夜間に車のヘッドライトにより**強い「まぶしさ」を感じる「羞明症状」**や，**近くが見やすくなる**（水晶体核部の硬化により屈折力が強まるため），**物が二重に見える（複視）**などの症状が起こる場合もある．

❷ **白内障の原因は水晶体の混濁**である．細隙灯顕微鏡検査は眼に細長いスリット状の光を当てながら双眼立体顕微鏡で拡大観察することにより混濁部位を診断できる．混濁部位により**前嚢下（前極）白内障**（アトピー性皮膚炎に合併することがある），**皮質白内障**（加齢性では周辺部から皮質全体が混濁し，糖尿病や副腎皮質ステロイド（ステロイド）の副作用では後嚢下の皮質に混濁が強い），**核白内障**（加齢性に多い）に分類される．本患者は皮質白内障である．視力検査の結果，視力低下はなく，使用しているメガネの度数も適切であった．また，眼圧は正常（≦21 mmHg）であり，眼底検査においても網膜の異常所見は認められなかった．

❸ **白内障に対する薬物療法については客観的な科学的根拠に乏しい**．また，現在では**手術**が安全かつ外来でも行えるので，日常生活に不自由を感じる場合には，かつてよりも早期に手術適応を考えるようになった．

1 白内障患者の多くは，加齢性白内障である

水晶体混濁の発症率は，**加齢に伴い増加する**ため，ほとんどの白内障患者は後天性の加齢性白内障である．他の原因による白内障としては，糖尿病性白内障，他の眼疾患に合併する白内障，外傷性白内障，薬物性白内障（ステロイド，ピロカルピン塩酸塩，クロルプロマジンなど），先天性白内障などがある．

2 白内障の発症・進行に関係する危険因子

喫煙，紫外線，薬物，糖尿病などが知られている．本患者には，糖尿病はなく，ステロイドなどの使用経験はない．羞明があれば，外出時にサングラスを使うなど日常生活上の工夫が必要となる．

3 白内障治療薬は，十分な効果を期待できない！？

わが国で保険承認されている白内障治療薬には，ピレノキシン（カタリン®K点眼用など）やグルタチオン（タチオン®点眼用など）の点眼液，チオプロニン（チオラ®錠）の内服薬がある．これらは，いずれも「科学的根拠（evidence）に基づく白内障診療ガイドラインの策定に関する研究」[1]では，白内障治療薬は勧められるだけの根拠が明確でない（グレードC）と評価されている．さらに，初期加齢性白内障に対して投与を考慮してもよいが，十分な科学的根拠がないため，十分なインフォームドコンセントを得たうえで使用することが望ましいと勧告している．

処方例

▶ピレノキシン点眼液（カタリン®K点眼用 0.005％ 15 mL）
　1回1滴　1日3回（朝昼夕）両眼点眼　1本

処方の解説と服薬指導

❶ カタリン®K点眼用は，添付されている溶解液に顆粒を用時溶解して使用する．患者には以下の点を説明する．① 顆粒を溶解する際には，顆粒に直接触れることがないように注意する．② 溶解後は**冷所に遮光して保存**し，**3週間以内**に使用する．③点眼前にしばらく手で容器を温めてから使用する（薬液が連続して落ちず，1滴ずつ点眼できる）．

❷ 点眼薬の一般的な使用方法については，「第17章1. 緑内障」参照．

❸ 定期的に眼科専門医による検診を受けること，また，紫外線の曝露量を減らすために，**紫外線カットのメガネや帽子を着用する**ことが望ましいことを説明する．

知っておくべきこと

❶ 白内障の発症の原因となる薬物や疾患を挙げられるようになろう．

❷ 白内障の発症・進行の危険因子を挙げられるようになろう．

❸ 現時点での白内障の薬物治療の位置づけを説明できるようになろう．

❹ 患者に点眼薬の正しい使用法・保存法を説明できるようになろう．

Advice

白内障の手術

白内障により混濁した水晶体を再び透明にできることを証明した薬物はない．日常生活に不便を感じるようになった場合には，手術を行うことになる．手術は，点眼麻酔下で角膜に一部切開を入れ，超音波プローブで混濁した水晶体を破砕したうえで吸引除去する．その後人工水晶体（眼内レンズ）を挿入する日帰り手術が主体である．眼や全身合併症などがなければ，95％以上の症例で0.5以上の矯正視力を得ることができる．患者は術後眼帯を外すと空の青さに感動し，もっと早く手術をすればよかったと感じるといわれている．

<参考文献>

1）小原喜隆 ほか：科学的根拠(evidence)に基づく白内障診療ガイドラインの策定に関する研究．厚生科学研究補助金 21世紀型医療開拓推進研究事業「科学的根拠(evidence)に基づく白内障診療ガイドラインの策定に関する研究」班 平成13年度総括・分担研究報告書，2002
▶ Mindsガイドラインライブラリで閲覧できる　https://minds.jcqhc.or.jp/n/med/4/med0012/G0000028

<大野恵子>

3. ウイルス性結膜炎

症例　6歳，男児

【主　訴】　眼が赤くなり，涙と眼脂（めやに）が出る
【現病歴】　2日前から左眼の違和感を訴えていたが，昨日から両目が充血し，眼脂が強く，違和感を強く訴えるようになった．痒みは訴えない．先週，通っている学童保育で数名の児童に結膜炎が発症したとの連絡があったという．
【既往歴】　花粉症やアレルギー性結膜炎なし
【家族歴】　両親と兄（10歳）の4人家族
【生活歴】　小学1年生，両親が共働きのため放課後は兄とともに学童保育
【身体所見】身長 115 cm，体重 20 kg，眼瞼および眼球結膜の血管拡張・充血（＋），眼脂は漿液性，濾胞形成（－），耳前リンパ節腫脹（＋）
【検査所見】角結膜ぬぐい液のアデノチェックで陽性，眼脂のディフ・クイック染色で単核球（リンパ球）主体の炎症所見

point

❶ 上記症例の結膜炎の所見では，まぶたの裏側（眼瞼結膜）から眼球結膜にかけて血管拡張・充血，発赤があり，眼脂は漿液性で膿性ではない点に注目する．

❷ 結膜炎の原因は細菌性，ウイルス性，アレルギー性がある．臨床的症状が鑑別に役立つ（表）．ウイルス性では耳前リンパ節腫脹があり，痒みが少なく，眼脂は漿液性であることが多い．ただし，細菌感染が合併するとこの限りではない．

❸ ウイルス性結膜炎はアデノウイルス，エンテロウイルス，単純ヘルペスウイルスなどが原因となる．流行性結膜炎は大半がアデノウイルスである．

❹ アデノウイルスの診断には，10分程度で結果が出るアデノチェック，キャピリア® アデノアイNeo，チェック Adなどの迅速ウイルス抗原検出法が利用できる．感度は60％程度だが，特異度は100％と高いので陽性なら診断は確実である．陰性の場合は必ずしもアデノウイルス感染の除外はできない．

表　急性結膜炎の症状と鑑別点

原　因	眼脂の性状と細胞	眼瞼浮腫	（耳前）リンパ節腫脹	掻痒感
細菌性	膿性，多核白血球	中等度	なし	なし
ウイルス性	漿液性（透明），単核（リンパ）球	軽度	あり	なし
アレルギー性	粘液性（透明），好酸球	中～重度	なし	強い

処方例

▶局所の冷罨法(れいあんぽう)
▶本人と家族の手洗い励行，学校と学童は休ませる
▶本人のタオルは別にする

処方の解説と服薬指導

❶ ウイルス性結膜炎は自然治癒するが感染性が高いので予防措置が重要である

アデノウイルスに有効な抗ウイルス薬はないので，診断が確定すれば特異的な治療手段はない．ただし，細菌の混合感染が否定できない場合には，抗菌薬点眼のレボフロキサシン（クラビット®点眼薬など）を処方する．炎症抑制のためのステロイド点眼薬の使用については，特に症状が強い患者では症状が迅速に改善するため使用されることも多いが，過剰に使用すると，ウイルス増殖を助長したり，確実な診断がつかない段階で使用すると，単純ヘルペス性結膜炎であった場合に重症化する危険もあるので，慎重な判断が必要である．

❷ ウイルス性結膜炎には3タイプある

ウイルス性結膜炎には，アデノウイルスによる流行性角結膜炎（epidemic keratoconjunctivitis：EKC）と咽頭結膜熱（pharyngoconjunctival fever：PCF，通称 プール熱），エンテロウイルスやコクサッキーウイルスによる急性出血性結膜炎（acute hemorrhagic conjunctivitis：AHC）がある．いずれも伝染力が強く，院内感染，学校などで集団感染を起こす．疑いのある患者に出会ったら，専門医に紹介して診断を仰ごう．

❸ 予防処置

患者は眼または鼻の分泌物に触れた後にはよく手を洗い，ハンカチではなくペーパータオルで手を拭くように指導する．家族とタオルや枕を共有せず，回復するまで1週間程度学校を休むよう指導する．診察に関係した医療人も同様の処置が必要である．

知っておくべきこと

❶ アデノウイルスの消毒処置について知る

患者の診察に使用した器具は十分に消毒する．アルコール，フェノール，ポビドンヨードが消毒に有効であるので使用する．クロルヘキシジングルコン酸塩（ヒビテン®）やベンザルコニウム塩化物（オスバン®）の有効性は確立されていないので，使用しないようにしよう．

❷ アデノウイルス感染症などの流行情報は国立感染症研究所HPから入手できる

各種の感染性病原体の検出状況については，国立感染症研究所感染症情報センター（infectious disease surveillance center：IDSC）のホームページ（www.niid.go.jp/niid/ja/from-idsc/）から随時入手可能である．流行性角結膜炎は，院内で集団感染を生じると病棟閉鎖になることもあるので，流行動向については薬剤師も関心をもとう．

<参考文献>

1）日本眼感染症学会 感染性角膜炎診療ガイドライン作成委員会：感染性角膜炎診療ガイドライン．日眼会誌，117：467-509，2013
▶日本眼科学会ホームページより閲覧できる http://www.nichigan.or.jp/member/guideline/kansen.jsp

<越前宏俊>

第17章 眼科疾患

4. 加齢黄斑変性症

症例　70歳，男性

【主　訴】　右目で物が見えにくい

【現病歴】　生来健康であった．半年ほど前から右目で物を見ると視野の中心部がゆがんで見えたり，暗く感じるようになった．程度は徐々に進行しているように感じる．最近では新聞やテレビが見にくくなったので，不安になり病院を受診した．

【既往歴】　糖尿病（－），高血圧（－）

【家族歴】　妻と2人暮らし，職業は会社員であった．子供は3人で皆独立しており健康

【生活歴】　喫煙（－），飲酒は毎日日本酒1合程度

【身体所見】　身長 160 cm，体重 55 kg，血圧 135/85 mmHg，脈拍 66 拍/分（整），頭頸部：異常なし，胸部：異常なし，腹部：異常なし，四肢：異常なし

【眼科的検査】　白内障所見（－），眼圧正常，視神経萎縮なし．通常の眼底写真とフルオレセイン蛍光眼底造影により，左眼眼底は正常であるが，右眼眼底の黄斑部に新生血管を伴う軟性ドルーゼンが観察され，滲出型の加齢黄斑変性症と診断された．

【臨床検査】　WBC 6,000/μL，Hb 15.2 g/dL，CRP 0.1 mg/dL，BUN 20 mg/dL，Cr 0.9 mg/dL，血糖 105 mg/dL，HbA1c（NGSP値）6.2％，尿検査：正常，便潜血（－）

point

❶ 高齢者の変視症（ゆがんで見える）と中心視力の低下は，加齢黄斑変性症（age-related macular degeneration：AMD）の代表的な症状である．

❷ 加齢黄斑変性症は，日本の高齢視覚障害の第４位（糖尿病網膜症，白内障，緑内障の次，欧米ではすでに第１位）の原因で，男性に多く（男女比４：１），近年増加しつつある．

❸ この患者では，糖尿病がなく，白内障，緑内障は否定的なため，これらの疾患が視力障害の原因とは考えにくい．また，眼底に加齢黄斑変性特有の所見（黄斑部の新生血管を伴う軟性ドルーゼン）があった．同症は本症例で観察された脈絡膜の新生血管が関与する**滲出型**と，網膜色素上皮や脈絡膜毛細血管板の地図状萎縮を主体とする**萎縮型**がある．

1 加齢黄斑変性症の病態を知ろう

加齢黄斑変性症は，視力に関係する黄斑部網膜の網膜色素上皮，ブルッフ膜，脈絡膜毛細血管の加齢性変化を基礎とした進行性の変性疾患である．初期にはドルーゼン（眼底の網膜色素上皮細胞の下部に出現する黄白色斑で網膜細胞の変性・崩壊物とされる）が出現するが，進行すると，脈絡膜新生血管がドルーゼンに入り込み出血を生じる**滲出型**加齢黄斑変性症，または黄斑部網膜の萎縮が主体となる**萎縮型**加齢黄斑変性症に進行する．特に，滲出型病型は日本で年間5万人程度の患者が発症しており，自然経過が不良であり，通常4年間の経過で約90％の患者が視力0.1以下になる．

2 加齢黄斑変性症の治療選択は病型で異なる

日本眼科学会の「加齢黄斑変性症の治療指針2012」では，萎縮型病型には，現在のところ有効な薬物治療手段がない．喫煙は疫学的に加齢黄斑変性症の発症リスクに関連があるので禁煙を指導し，抗酸化サプリメントの使用を推奨している．滲出型加齢黄斑変性症で新生血管が黄斑部の中心窩を含まない場合には光感受性物質であるベルテポルフィン（ビスダイン®）を前投与した後に病変部に非熱レーザーを照射する光線力学的療法（photodynamic therapy：PDT）が推奨され，中心窩を含む病変がある場合には血管新生・透過性亢進を惹起する血管内皮増殖因子（vascular endothelial growth factor：VEGF）の作用を選択的に抑制する分子標的薬の使用を推奨している．

処方例

▶ラニビズマブ（ルセンティス® 硝子体内注射液10 mg/mL）
　1回0.5 mg（0.05 mL）硝子体内投与（1カ月ごとに連続3カ月間）

処方の解説と服薬指導

❶ 抗VEGF薬

滲出型加齢黄斑変性症の新生血管増殖にはVEGFが関係するので，抗VEGF薬が開発された．2008年に登場したペガプタニブナトリウム（マクジェン®）は世界最初のmRNAアプタマー薬である．アプタマーとは，特異的に標的物質に結合する能力をもった合成DNAまたはRNA分子で，これらの一本鎖核酸の立体構造が細胞内の機能分子と結合することにより，その機能分子の作用を特異的にノックダウンすることができる．ペガプタニブナトリウムは，海外で実施されたプラセボ対照試験で，加齢黄斑変性症患者の視力低下を有意に遅らせることが証明されている．日本でも1年間治療を継続すると4割以上の患者で視力改善か，現状維持ができるとの成績が得られた．副作用は比較的軽度で，硝子体内注射に関係する結膜出血（80％），点状角膜炎（30％）などである．

2009年に登場したラニビズマブ（遺伝子組換え）はVEGFに対するヒト化モノクローナル抗体である．アフリベルセプト（アイリーア® 硝子体内注射液）は2013年に登場したヒトVEGF受容体をIgGのFcドメインと結合させた分子薬で，VEGFに対する可溶性のデコイ受容体として働き，その作用を遮断する．両薬物はほぼ同等の効果を有し，効果の点でペガプタニブに勝るので現在第1選択薬となっている．ラニビズマブには近々バイオシミラー薬がより安価な値段で登場する予定である（2019年6月現在）．

❷ 高価な抗VEGF薬とベバシズマズの適応外使用の問題

抗VEGF薬は1回当たりの治療費が高い（1アンプルあたり約15万円）ため，患者によっては経済的理由で治療が継続ができない事例が問題となっている．この問題は医療費が日本よりも高い米国で先に顕在化しており，成分上ラニビズマブとほぼ同一でありながら1回使用量に換算すると価格がはるかに安い，進行・再発大腸がんに使用される抗VEGF抗体のベバシズマブ（アバスチン®）を硝子体内注射液に使用することでラニビズマブと同等の効果が報告されているが，これは適応外使用となる．今後従来の薬価算定基準そのものの妥当性と絡めて問題視されるであろう．

❸ 光線力学的療法（PDT）について知ろう

光線力学的療法とは，病変血管に光感受性物質であるベルテポルフィンを点眼で眼底血管に灌流させながら弱いレーザー光を当て，新生血管に障害を与えて増殖を抑制する方法である．

効果は証明されているが，上記のVEGF抗体よりも弱く，周囲の正常組織にも障害が及ぶことがあること，2泊3日の入院が必要であることが欠点である．

知っておくべきこと

❶ 萎縮型の加齢黄斑変性症に対する抗酸化サプリメント使用が推奨されている

萎縮型加齢黄斑変性症には有効な医薬品がない．しかし，大規模ランダム化比較対照研究（AREDS）で，抗酸化サプリメントとして1日量ビタミンC（500 mg），ビタミンE（400 IU），βカロテン（15 mg），酸化亜鉛（80 mg），銅（2 mg）を含むオキュバイト プリザービジョン（ボシュロム社）を5年間服用すると，中等度の視野低下を約20％抑制することが報告された．この結果を重視し日本眼科学会のガイドラインでも使用が推奨されている．ただし，喫煙者でのβカロテンの長期摂取による肺がん増加が知られているため，その後βカロテンを除きルテインとゼアキサンチンを加えたプリザービジョン2が販売されている．プリザービジョン2の情報はボシュロム社のHP（http://www.bausch.co.jp/）を参照されたい．

❷ 滲出型の加齢黄斑変性症に対してHLA適合の同種iPS細胞由来網膜色素上皮を細胞移植する研究が行われている．

＜参考文献＞

1）髙橋 寛二 ほか：加齢黄斑変性の治療指針．日眼会誌，116：1150-1155，2012
▶日本眼科学会ホームページより閲覧できる http://www.nichigan.or.jp/member/guideline/aging_macular_degeneration.pdf

＜越前宏俊＞

1．熱性けいれん

症例　3歳，女児（15 kg）

本日朝より咳嗽と発熱（38.2℃）があり，近医（小児科）を受診したところ，セフィキシム（セフスパン® 細粒）とアセトアミノフェン（アンヒバ® 坐薬 頓用）が処方された．セフィキシムを服用したものの，帰宅後夜になり，熱が39℃となって少しぐったりしてきたため，処方された解熱薬（アセトアミノフェン坐薬）を使用した．一時，37.8℃に下がったが，再び熱が上昇し（39.5℃），この時，眼球が上転し，全身を震わせる全身性けいれんが2～3分間続いた．両親は心配になり，救急車の出動を要請して救急病院を受診した．救急病院到着までけいれんはなく，救急担当医が診察したところ，意識消失，四肢麻痺，項部硬直，脱水症状（唇の乾き，筋緊張低下など）はなかった．そのため単純型熱性けいれんと判断して，ジアゼパム（ダイアップ® 6 mg）坐薬1個を挿入した．約1時間経過観察したが著変がないため，頓用としてジアゼパム坐薬が処方され帰宅した．

point

❶ 近医を受診して帰宅した夜になり，熱が39℃となって少しぐったりしてきたため，アセトアミノフェン坐薬を使用した．使い方としては，38.5℃以上になって，児がぐったりするとか，元気がない時などに使用するので，使用は妥当であると考えられる（Advice①②参照）．

❷ また，熱の出る疾患については，年齢別にAdvice③を参照．

❸ 一時，37.8℃に下がったが，再び熱が上昇し（39.5℃），眼球が上転し，全身を震わせる全身性けいれんが2～3分間続いたが，救急病院を受診時にはけいれん後意識は戻り，意識消失，四肢麻痺，項部硬直，脱水症状（唇の乾き，筋緊張低下など）もなかった．これらのことから，救急担当医は単純型熱性けいれんとみている（Advice④を参照）．

救急担当医は，さらなるけいれん発作を起こさないように，ジアゼパム（ダイアップ® 6 mg）坐薬1個を挿入している．経過観察後，特に著変がないため，頓用としてけいれん止めのジアゼパムを処方して帰宅させている（現在では熱性けいれんをその後くり返すことは少なく，また反復してもその後の認知機能に影響を及ぼさないとされているため，表1の適応基準を満たす時にジアゼパムを投与することになっている）．しかし，経過観察は必要なため，必ず翌日にかかりつけ医（小児科）を受診するように伝えている．

処方例

■細菌感染症・発熱に対して

▶セフィキシム〔セフスパン® 5％（50 mg/g）細粒〕　1回0.75 g　1日2回（朝夕食後）　4日分

▶アセトアミノフェン（アンヒバ® 200 mg）坐薬　1回 2/3個使用　頓用　5個

■けいれんに対して（現在は処方されていない場合がある．理由については上記に記述）

▶ジアゼパム（ダイアップ® 6 mg）坐薬　1回1個使用　頓用　3個

表1　熱性けいれん既往児に対する発熱時ジアゼパム投与の適応基準

以下の1または2を満たす場合に使用する.
1. 遷延性発作（持続時間15分以上）
2. 以下の6項目中2つ以上を満たす熱性けいれんを2回以上反復する場合
Ⅰ. 焦点性発作または24時間以内に反復する発作
Ⅱ. 熱性けいれん出現前から存在する神経学的異常, 発達遅滞
Ⅲ. 熱性けいれんまたはてんかんの家族歴
Ⅳ. 生後12カ月未満の発症
Ⅴ. 発熱後, 1時間以内の発作
Ⅵ. 38℃未満での発作

（文献1, 2を参考に作成）

処方の解説と服薬指導

❶ ジアゼパムは0.3～0.5 mg/kg/回で使用するため, 坐薬の4 mgは体重10 kg児用, 6 mgは15 kg児用, 8 mgは20 kg児用である. その間の体重は, 体重量に応じて, 1/2個, 2/3個, 3/4個など, カットしての使用となる. しかし, 現在では, 来院時に発作が止まっている場合には, 坐薬を用いなくても再発しない患者が多く, 中枢神経系感染症（脳炎・脳症. 髄膜炎など）をマスクしてしまうため, ルーチンに使用する必要はない. 医療機関と自宅との距離, 保護者の心配などを考慮して使用の判断をする.

❷ 熱性けいれん既往児に対する発熱時のジアゼパム投与による再発予防は, 1/2～1/3程度の減少効果はあるが, 単純型熱性けいれんを反復してもその後の認知機能には影響を及ぼさないとされているため, 表1の項目を満たす場合に使用が推奨される.

また, 発熱時に解熱薬の使用により熱性けいれんの再発が予防できるとするエビデンスはないため, 再発予防のための使用は推奨されない. 一方, 解熱薬使用後の再発熱で熱性けいれんが誘発さるとのエビデンスもない. そのため解熱薬はほかの発熱疾患と同様に使用してかまわない.

熱性けいれん既往児に対して, 鎮静性抗ヒスタミン薬（特に第一世代の抗ヒスタミン薬）, キサンチン製剤〔テオフィリン（テオドール®, テオロング® など）〕の使用はけいれんの持続時間を長くする可能性があるため, 推奨されない.

❸ けいれん止め（ジアゼパム坐薬）に解熱薬（アセトアミノフェン坐薬）を併用する場合には, 急を要する方を優先する. けいれん予防で使用する時にはジアゼパムを優先し, 児が熱のためにかなりぐったりしていれば解熱薬の使用を考える.

＊坐薬の基剤には油性のものと水溶性のものがあり, **併用する場合には, 水溶性基剤の坐薬を先に, 30分くらいあけて油性基剤の坐薬を使用する**. ジアゼパム坐薬（水溶性基剤）を先に, 30分以上あけてアセトアミノフェン坐薬（油性基剤）を使用する. 時間をあける理由は, 水溶性基剤のジアゼパムは直腸で溶解後直接吸収されるが, アセトアミノフェンは油性基剤を使用しているため, 併用により, 脂溶性薬剤のジアゼパムが油性基剤中に溶け込んでしまい, 吸収が遅れるためである.

❹ 必ず翌日にかかりつけ医（小児科）を受診するよう指示する.

表2　単純型熱性けいれんの特徴

① てんかんの家族歴がない.
② 脳障害となりうるような既往疾患がない.
③ 初発前の発達が正常である.
④ 発症年齢：6カ月以上6歳未満
⑤ 発作時間：15分以内
⑥ けいれんが焦点性でない.
⑦ 発作が短時間内に反復しない.
⑧ 発作後に何らの神経症状も残さない.

（文献3より引用）

知ってておくべきこと

❶ まず，小児の熱に対する対応の仕方を熟知しておく（Advice②参照）.

❷ 単純型熱性けいれんであれば表2の特徴があり，あまり心配はいらない.

❸ けいれんに対する対応は，① あわてない，② **けいれんで死ぬようなことはない**，③ 危険な状態は吐物が喉に詰まることであるから，1）顔（口元）を横に向かせる，2）舌をかむのではないかと指を口の中に入れたりしない，④ どのくらいの間けいれんが起きていて，意識はどのくらいで戻ったか，しっかりと観察することを伝える.

❹ けいれんと悪寒を間違えないこと．熱の上がり始めに，悪寒（皮膚血管の収縮，アドレナリン分泌などによる）が出現するが，このときは，意識ははっきりしていて，体がぶるぶる震えるだけである．意識があるかないかは，呼びかけてみて反応があれば意識があるということになる.

❺ けいれんが続くときは（1日のうちに何回も，持続時間が長いなど），てんかんが隠れていることを考慮する（小児科の専門医による脳波，CT検査などが必要となる）.

❻ けいれん後に意識消失が続く時には，電解質異常，器質的疾患（脳内出血，脳腫瘍など），脳炎や脳症（特にインフルエンザ流行時）などを考慮する.

Advice

① 解熱薬の使い方について

発熱は1つの生体防御機構の役割を演じているともいえる．したがって，安易に解熱薬を使用することはこの生体防御を妨げることになる（P.224 第11章2の風疹の項目を参照）.

小児に第1選択として使用される解熱薬は，**アセトアミノフェンとイブプロフェン**の2種類で，これらの薬の使用にあたっては，**発熱による生体防御機構をよく説明し，38.5℃以上で，しかも児がぐったりしたり，水分がとれない時など（発熱の不利な点を改善するため）に使用するように指導する．この状態で解熱薬を使用しても生体防御を妨げないために，1℃前後しか下がらないことを伝えておくとよい.**

もし母親が熱を下げることにのみに注意が向いている時には，解熱が病気の改善を示唆する所見ではなく，感染症が治らない限りは解熱しないことをよく説明する．また，母親の要求に従って安易に強い解熱薬（アスピリン，メフェナム酸，ジクロフェナクなど）を処方すると，児が**低体温**となったり，アスピリンなどで急激に肝機能障害，脳障害，種々の代謝異常をきたす**Reye症候群**（急性のミトコンドリア障害による）を引き起こす危険性もあることも，念頭においておく必要がある.

② 熱に対する対応について

熱があるときに解熱薬を使用するのは，Advice①で述べた時などであるが，児が元気であれば，**厚着をしないように，布団をかけすぎないように**（39℃以上あれば，薄でのタオルケットのみでよい），**水分を小まめに与えるように**注意をして（また，氷枕・水枕で頭を冷やす，熱冷却シートで頭・首筋・腋の下を冷やすのも解熱の

1つの方法である），熱の生体防御としての役割をよく理解して，熱の不利な点（ぐったりする，元気がないなど）が出てきたら，38.5℃以上で使用するようにする．

＊布団をかけ過ぎたり，衣服を着せすぎたりするのは，熱の上がりはじめに視床下部の冷神経が刺激されて悪寒を感じるからで，これは20～30分で消失する．その後は，上記の処置により発汗しやすくすることが重要である〔私個人としては，焼きいもを例にしてこのことを説明している．ラップで包んだ焼き芋とそのままの焼き芋を想像させる．30～40分後の芋の中の状態を考えてみる．ラップに包んだものは，ラップに水滴（人でいう汗）が付着しているが，芋を割ってみると湯気が出る．一方，包んでいない方は，割ってもすでに湯気は出ない．このことで，着せすぎると深部の熱は放散されず，また，こもった熱でけいれんを起こす危険性があることも理解させている〕．

③ 発熱を示す疾患について

1）1歳未満

特に生後3カ月以下は，胎児のときに母親から胎盤を通じて免疫グロブリンが移行しており，また，他人に接触することが少なく，通常は清潔な環境の中にいるため，感染症を起こして熱を出すことは少ない．この年齢の児が熱を出した時には，大泉門膨隆（髄膜炎）の有無，耳鏡による中耳炎の有無，尿路感染症の有無，血液・咽頭・便・尿培養を行い，感染の病巣を明らかにすると同時に，**敗血症の合併**を考えておく必要がある．感染病巣があって，検査をして，白血球数，CRP値の上昇などが認められれば入院治療を考慮する．

なお，**突発性発疹**〔原因ウイルス：**HHV**（human herpes virus）**-6**または**HHV-7**〕で**熱性けいれん**を起こすことがある．

2）1歳以上

<細菌・ウイルス感染症によって起こる体各部の炎症>

- **脳炎・髄膜炎**：細菌性のものは予後が悪い．**髄液検査で細菌性は好中球優位，無菌性はリンパ球優位**パターンを示す．
- **口内炎**：ヘルペス性口内炎（クローン病，全身性エリテマトーデス，ベーチェット病などでも出現する）
- **咽頭・喉頭炎**：咽頭培養検査時の溶連菌の検出（**A群β溶連菌が病原菌**）
- **肺炎**：細菌性，ウイルス性，真菌性，マイコプラズマ肺炎の鑑別をして，治療選択をする（「第2章3．肺炎」参照）．
- **尿路感染症**
  - 尿道炎：排尿痛
  - 膀胱炎：血尿，頻尿
  - 腎盂腎炎：発熱，背部痛（腰痛）
- **骨髄炎**
- **関節炎**
- **敗血症**〔播種性血管内凝固症候群（DIC）の合併 → 重篤な状態となる〕
- **その他**
  - **膠原病**（全身性エリテマトーデス，若年性関節リウマチなど）
  - **腫瘍性疾患**（白血病，悪性リンパ腫，固形腫瘍，血球貪食症候群など）
  - **詐病**（学童期）：監視検温が必要

④ 熱性けいれんについて（ジアゼパムの使用については，前述の「処方の解説と服薬指導」を参照）

発熱時にけいれんを伴うことがある．小児救急で，両親が対処の仕方に困り，救急車で運ばれて来ることが多い，発熱に伴う随伴症状である．最も多いのが，表2のように定義される単純型熱性けいれんである．今までは熱性けいれんに対して**ジアゼパム（ダイアップ®）坐薬**を挿入していたが，2回目を起こすことは少ないと言われているので，挿入しない場合もある．**単純型熱性けいれんの場合には，けいれんによって死ぬことはないこと（予後は良好であることを保護者に理解してもらう），けいれん後，吐物によって気道閉塞を起こすことがあるの**

で，けいれん後は顔を横にして吐物が気道に入らないようにすること，また，舌を咬むのではないかとむやみに指を口の中に入れたりしないこと（さらに嘔吐を助長）などの諸注意をしっかりと両親に話す．翌日は必ず小児科を受診するように指示する．また，受診時以降**しばらく意識がもうろうとしているような場合**は，点滴をして経過観察し，**意識の回復が悪い時**には，**脳炎（脳症）**などを疑い，脳波・CT検査を考慮する．**項部硬直**があれば，**髄膜炎**を疑う（髄液検査を行う）．

もし，**けいれんが重積する場合**には，10％フェノバルビタール（3～5 mg/kg）の筋注か，ジアゼパムの静注を行い，さらに続く時には，上記の半量を用いてけいれんを止める．それでも止まらない時には，全身麻酔薬のチアミラールナトリウム（イソゾール®，10 mg/kg）の静注を行い，けいれん重積による全身の消耗，脳浮腫によるさらなるけいれんの助長を防ぐ（けいれん重積の場合には，原因検索の検査，適確な治療のために必ず入院させる）．

＜参考文献＞

1）「熱性けいれん診療ガイドライン 2015」（日本小児神経学会／監，熱性けいれん診療ガイドライン策定委員会／編），診断と治療社，2015
▶日本小児神経学会のホームページより閲覧できる　https://www.childneuro.jp/modules/about/index.php?content_id=7

2）「日常診療に活かす診療ガイドライン UP-TO-DATE 2018-2019」（門脇 孝，他／監），pp946-950，メディカルレビュー社，2018

3）福山幸夫：小児のてんかん境界領域－とくに熱性けいれんおよびいわゆる乳児けいれんについて－．精神医学，5：211-223，1993

＜鈴木　孝＞

2. 急性乳児下痢症

症例　生後8カ月，男児（8.5 kg）

昨日より水溶性（黄色）の下痢が出現してきたが，次第に白くなってきた．本日も続くため，近医（小児科）を受診した．便が白色のため，ロタウイルスの迅速キットを用いて検査をしたところ，ロタウイルスであることが判明した．近医はロタウイルスによる冬期白色便下痢症であることを伝え，また，嘔吐・脱水はなく，全身状態も良好のため乳酸菌製剤を処方した．

point

❶ 下痢が出現してきてその色が白色になってきていることから，ロタウイルスによる冬期白色便下痢症（またはあまり言葉としては使われないが，小児仮性コレラともいう）が考えられる（Advice②を参照）．

❷ この症例では，嘔吐を伴っていないが，下痢の時に嘔吐を伴うこともしばしばある．下痢に嘔吐が伴うのは，腸管の一部に麻痺が生じるためである．下痢の時には腸管の動きが活発なところ〔ゴロゴロしている（聴診するとグル音が亢進して聞こえる）〕ばかりでなく，一部動かない部分も生じる．腸管麻痺部で腸閉塞を起こしていて，そこにまた食物を食べて食物が入ってくれば，腸管は動いていないため，生理作用として嘔吐が起こることになる（いってみれば，生体防御の1つともいえる）．この腸管麻痺による閉塞を**麻痺性イレウス（paralytic ileus）**という．立位の腹部X線像では，停滞した腸管ガスが水面形成する（**ニボー**）．この時には，無理に食事をするのはやめて，水分を点滴で補うようにする（Advice③を参照）．

❸ ロタウイルスによる下痢では，便が白色～白黄色になる場合が多く，現在では症例のように，イムノクロマトグラフィーによる診断キットを用いれば10分程度で診断できる．

乳児では，脱水や全身状態の把握が重要

① 乳児の下痢症の場合，ウイルスによるものが多いため（Advice①を参照），治療は対症療法が主体となる．そこで大切になるのが，さらに嘔吐などが加わった時に出現する脱水の目安や全身状態の把握である．そのためには，乳児に対して以下のことに注意を払い，必要があれば水分・電解質（およびカロリー）補給のための点滴を行う（持続点滴が必要な場合は入院も考慮する）．

＜脱水の診断と，脱水の程度の目安＞

1）1日の水分摂取量と尿量の測定（ミルク・水分は摂れているか，排尿はいつもに比べてどうか．尿と下痢便が混じってしまう場合もあるので注意を要する）

2）体重減少の程度をみる（体重の5％減：軽度脱水，10％減：中等度脱水，15％減：高度脱水）．

3）乳児（幼児）の場合，身体所見をよく観察する．

・大泉門の陥凹はないか？（ただし大泉門は1歳半くらいで閉じてしまう）

・涙の出具合はどうか？

・唇の乾き具合はどうか？
・腹部皮膚の緊張度（ツルゴール）はどうか？
4) 全身状態の程度（元気があるか，ないか．動きは普段と比べてどうかをみる）

② 本症例では，現在のところ，下痢に伴う嘔吐・脱水がなく，全身状態も良好のため，血液検査（白血球数，CRP，電解質など），腹部X線検査などは施行せずに下記を処方した．

処方例

▶ビフィズス菌製剤（ラックビー® 微粒N）（1％） 1回0.3ｇ 1日3回（朝昼夕食前） 4日分
▶天然ケイ酸アルミニウム（アドソルビン® 原末） 1回0.3ｇ 1日3回（朝昼夕食前） 4日分

処方の解説と服薬指導

❶ ラックビー®N（乳酸菌製剤）はビフィズス生菌そのもので，腸内細菌叢の変化による諸症状を改善する整腸薬である．その他の整腸薬には以下のものがある．

① ラクトミン製剤：ビオフェルミン®
② 酪酸菌製剤：ミヤBM®
③ カゼイ菌製剤：ビオラクチス®
④ **耐性乳酸菌製剤**〔多種の抗菌薬に耐性をもつ．antibiotic resistant Lactobacillus：各乳酸菌製剤の薬名の後にR（resistant）が入っている〕

＊抗菌薬使用時の腸内異常発酵の治療や菌交代現象の予防に用いる．

・ビオフェルミン®R
・ラックビー®R
・エンテロノン®R

これらの乳酸菌製剤は，糖分解による乳酸で腸内を酸性にし，病原性大腸菌などの増殖を阻止し，腐敗発酵によるアンモニアの産生も抑制する．整腸薬として用いられるが，止痢作用は強くないので，他の止痢薬と併用する．

❷ 天然ケイ酸アルミニウム（アドソルビン®）は一種の吸着薬で，細菌性の毒素を吸着して腸管を保護したり，過剰の水分や粘液も吸着してくれる．しかし，食物も吸着するので，投与は食前（食間）とする．

❸ **その他の薬の処方**

1) 腸管に緩和な収斂作用を求めてタンニン酸アルブミン（タンナルビン）や，止瀉作用・腸管蠕動運動抑制作用を求めてロペラミド塩酸塩（ロペミン®）が投与される場合がある．しかし，いずれも腸管の動きを抑制するため便の回数は減るが，細菌性下痢のトキシン（ベロトキシン）を停滞させたり，麻痺性イレウスを起こしたりするため，タンナルビンは出血性大腸炎や細菌性下痢には禁忌であり（また，アルブミンを含むため牛乳アレルギーのある児にも禁忌である），ロペミン®も出血性大腸炎や6カ月未満の乳児には禁忌である．したがって，症例をよく選んで投与することが重要である．
2) 水分・電解質補給を目的に，100 mLの水または微温湯に溶解して与えるソリタ®T顆粒（2号，3号）などもある．

❹ **ミルク・離乳食との関係**

下痢がひどく，さらに嘔吐をしている時には，しばらく点滴をしてその間は禁飲食となるが（Advice③を参照），嘔吐が治まればミルクや食事を開始する（禁飲食期間はなるべく短期間とする）．下痢のみでも回数が多いときは，離乳食を一時中止し，母乳はそのままとするが，人工乳であれば，お腹への負担を軽減するために，2/3乳や1/2乳とする（溶かす水分はそのままで，粉ミルクの量を2/3か1/2にすればよい）．下痢の状態をみて徐々に通常のミルクに戻していくようにする．またすぐに普通食に戻すのではなく，おかゆやよく煮込んだうどんなどを介して普通食に戻すとよい．

知っておくべきこと

❶ 児の全身状態の把握が重要である．その児は緊急に救急病院を受診して点滴などの処置が必要かどうかなどの判断にかかわってくる．

❷ 下痢で禁飲食にする場合は最小限度に留め，前述の通り，下痢が改善してきたら禁飲食を解く．特に嘔吐も伴っている場合は，少なくとも嘔吐が治まってからにする．

＊下痢の程度（下痢の回数が多い，下痢の期間が長いなど）によって，水分のみ（ソリタ® 顆粒，スポーツ飲料など）可とし，食事摂取の開始を急いでも，腸炎の時は消化管からは十分吸収されないことをよく理解させる．

❸ 下痢の時，なぜ嘔吐が現れるかを理解する．それによって，対応の仕方が理解できる．

❹ **強力な蠕動抑制薬（オピオイド受容体作用薬であるコデインリン酸塩や，ロペラミド）の安易な使用は控える．蠕動抑制によって，細菌の増殖，トキシンが停滞し，それによって，敗血症，溶血性尿毒症症候群（hemolytic-uremic syndrome：HUS）などの誘発を助長する．**

❺ 乳児の下痢は，多くがウイルス性であるから，抗菌薬の投与は必要としないことがほとんどである．

❻ 現在，ロタウイルス感染に対するワクチン〔経口弱毒生ワクチン：ロタリックス®（1価ワクチン），ロタテック®（5価ワクチン）〕があり，任意接種できる．生後6週から接種でき（8週から推奨され，15週未満までに受ける），4週間隔で2回または3回（1価ワクチンは2回，5価ワクチンは3回）接種する．接種の目的は，急性重症胃腸炎と中枢神経系の合併症（脳炎，脳症）の予防にある．注意すべき副反応として，**腸重積症**の発症がある．

Advice

① 急性下痢症の原因について

1）**ウイルス性下痢症**：ロタウイルス（冬期白色便下痢症），ノロウイルス〔小型球形ウイルス（SRSV）〕，アデノウイルスなどが原因となる．

2）**細菌性下痢症**（「第11章1．ウイルス性腸炎・細菌性腸炎」参照）

・毒素型（エンテロトキシンによるもの）：黄色ブドウ球菌，ボツリヌス菌，ウエルシュ菌など

・細菌侵入型：細菌性赤痢，サルモネラ菌，病原性大腸菌，腸チフス，エルシニア，キャンピロバクターなど

・細胞非侵入型（腸管内毒素産生型）：コレラ，腸炎ビブリオ，腸管出血性大腸菌など

3）**寄生虫性下痢症**：ランブル鞭毛虫症，アメーバ赤痢など

4）**真菌性下痢症**：カンジダ

5）**抗菌薬による下痢**（腸内細菌叢の変化による）：ペニシリン系・セフェム系で起こりやすい．予防については，耐性乳酸菌製剤に関して前述の「処方の解説と服薬指導」❶に記載してある．

＊クリンダマイシン，アンピシリン，リンコマイシンなどでは，菌交代現象によって，*Clostridioides difficile*（以前は*Clostridium difficile*と呼ばれていた）毒素による偽膜性腸炎が出現する．

6）**毒物・物理的要因**：キノコ，ジャガイモの芽，アルコール，水銀，ヒ素，カドミウム，寒冷，X線など

7）**その他**：新生児壊死性腸炎，ヘノッホ紫斑病（血管性紫斑病）など

② ロタウイルスによる下痢（冬期白色便下痢症）について

小児のウイルス性腸炎は，秋〜初春までの特に冬期に検出されることが多いが，そのピークは11〜12月が

ノロウイルスで（現在は年間を通じてみることが多い），1～3月がロタウイルスである．

ロタウイルスによる腸炎は，下痢のほか，嘔吐や発熱を伴うことがある．嘔吐は2～3日続き，下痢はそれよりも長く5日前後続く．現在は簡便な診断キットが開発されているので，それを使うと10分程度で確定診断をつけることができる．しかし，診断がついても特異的な抗ウイルス薬はないので，発熱，下痢・嘔吐からくる脱水による水分・電解質補充が治療の中心となる（Advice③を参照）．合併症として，無熱性けいれん，脳症，筋炎などがあるので注意を要する．

③ 脱水の治療について

表1に年齢別の体内水分分布を示す．小児（特に乳幼児）は成人に比べて，① **細胞外液の割合が高く**，② **水分の必要量が多く水分代謝が早い**，③ **腎での最大濃縮量が低く腎機能が未熟である**，などの理由によって，小児は脱水になりやすい．したがって，小児に脱水が生じた時には，表2に示す輸液のなかで，まず細胞外液の組成に近いソリタ®-T1（ソルデム®1）（100～200 mL/時）から開始する．これによって，水分や電解質の補充を行って利尿をつけ，利尿がついた時点でK^+を含む維持液のソリタ®-T3（ソルデム®3A）に変更する．維持液の投与量は，表3に示す計算方法によって水分の補充を行う．

また，脱水のうち，高張性脱水（電解質より水分の喪失が多い脱水：Na^+が150 mEq/L以上）の場合に，ソリタ®-T1終了後に利尿がついても，急激なNa^+の低下はけいれん誘発の原因となるので，ソリタ®-T3よりもNa^+濃度の高いソリタ®-T2を用いて，徐々にNa^+の血中濃度を下げていく．

表1　年齢別体内水分分布（体重あたりの百分率）

		細胞内液量	細胞外液量		総　計
			細胞間質液量	循環血漿量	
乳児		40	26	4	70
幼児		40	22	5	65
成人	女性	35	11	4	50
	男性	40	15	5	60
高齢者		27	17	6	50

※小児は成人に比べて，1）細胞外液の割合が大きい，2）水分必要量が多く水分代謝が早い，3）腎での最大濃縮量が低く腎機能が未熟であるため，脱水になりやすい．
※一般的に水分を含まない脂肪細胞の割合の多い女性，肥満者は水分量の割合が小さい．
（文献1，2を参考に作成）

表2　主な輸液の組成

輸液製剤名	Na^+ (mEq/L)	K^+ (mEq/L)	Cl^- (mEq/L)	Ca^{2+} (mEq/L)	乳　酸 (mEq/L)	ブドウ糖 (g/L)
5％ブドウ糖	–	–	–	–	–	50
10％ブドウ糖	–	–	–	–	–	100
生理食塩液	154	–	154	–	–	–
<細胞外液補充輸液>						
ハルトマン液	130	4	109	3	28	–
ソリタ®-T1	90	–	70	–	20	26
ソリタ®-T2	84	20	66	–	20	32
<維持輸液>						
ソリタ®-T3	35	20	35	–	20	43
ソリタ®-T3G	35	20	35	–	20	75
ソリタ®-T4	30	–	20	–	10	43

表3　維持輸液量

＊維持輸液量は，何らかの理由で水分を経口摂取できない期間の1日水分必要量である.	
0～10 kg	100 mL/kg/日
11～20 kg	1,000 mL ＋ 50 mL ×（体重kg－10 kg）/日
21 kg以上	1,500 mL ＋ 20 mL ×（体重kg－20 kg）/日
成　人	2,000～2,400 mL/日

<参考文献>

1）Edelman IS & Leibman J：Anatomy of body water and electrolytes. Am J Med, 27：256-277, 1959
2）前川喜平：子どもの特性．第28回 母子健康協会シンポジウム，2008

<鈴木　孝>

3. 小児喘息

症例　8歳，男児（25 kg）

5歳の時より小児喘息のためかかりつけ医（小児科）でシングレア®錠とフルタイド®ディスカスを処方してもらい，内服・吸入を行っている．しかし，今回，内服・吸入中にもかかわらず，喘息発作が出現してきた．かかりつけ医はインタール®吸入液＋メプチン®による反復投与を行ったが改善しないため，ネオフィリン®注＋ソル・コーテフ®の点滴静注を行った．しかし，その後も発作が持続するため，ネオフィリン®の点滴を持続し，吸入も再度施行したが，喘息発作が改善しないため，同日，大学病院に紹介入院となった．

point

❶ 喘息発作の程度（重症度）の把握をしっかりとして治療をする．

❷ 抗アレルギー薬の内服，副腎皮質ステロイドの吸入を普段から行っている児が発作を起こしている．

❸ 短時間作用性β_2刺激薬吸入，ネオフィリン＋即効性ステロイドの点滴で，喘息発作が改善しなかった．

❹ 発作が改善せずに入院となったが，その後の治療はどうするのであろうか．

1　小児喘息発作について

気管支喘息コントロール状態の評価，小児喘息の長期管理に関する薬物療法プラン，医療機関での急性増悪（発作）に対する薬物療法プラン，重症度の判断については，表1～4を参照するとよい．コントロール状態の評価は最近1か月程度の期間で判定する（表1）．可能な限りピークフロー（PEF）やフローボリューム曲線を測定し，「良好」の判定には，PEFの日内変動が20％以内，あるいは自己最良値の80％以上，1秒量（FEV1）が予測値の80％以上，β_2刺激薬反応性が12％未満であることが望ましい．評価に際し，最近1年間の急性増悪による入院や全身性ステロイド薬投与などの重篤な発作，あるいは症状の季節性変動など，各患者固有の悪化因子（リスク）を考慮して治療方針の決定の参考にする．

薬物療法プランでは，患児の生活の質を考慮して，少量から開始し，徐々に薬物を増量していくよりも，早期から十分な効果が得られる量を投与し，その後徐々に減量する方が望ましいと考えられている．

小児気管支喘息の薬物療法プランは5歳以下と6～15歳の2つに区分し示されている（表2）．診断時に喘息が未治療の場合は，臨床症状から現在の重症度を判定し（表3），対応する治療ステップ1～4の基本治療から開始する．治療ステップは，それぞれが喘息重症度の間欠型，軽症持続型，中等症持続型，重症持続型に対応している．コントローラーとしては，吸入ステロイド（ICS）やロイコトリエン受容体拮抗薬（LTRA）を中心とした気道炎症に対する抗炎症治療薬および長時間作用性β_2刺激薬（SCF）を用いる．経口薬や貼付薬の長時間作用性β_2

表1　喘息コントロール状態の評価

評価項目	コントロール状態（最近１カ月程度）		
	良　好（すべての項目が該当）	比較的良好	不　良（いずれかの項目が該当）
軽微な症状※1	なし	（≧１回／月）＜１回／週	≧１回／週
明らかな急性増悪（発作）※2	なし	なし	≧１回／月
日常生活の制限	なし	なし（あっても軽微）	≧１回／月
β_2刺激薬の使用	なし	（≧１回／月）＜１回／週	≧１回／週

※１ 軽微な症状とは，運動や大笑い，啼泣の後や起床時などに一過性に見られるがすぐに消失する咳や喘鳴，短時間で覚醒することのない夜間の咳き込みなど，見落とされがちな軽い症状を指す．

※２ 明らかな急性増悪（発作）とは，咳き込みや喘鳴が昼夜にわたって持続あるいは反復し，呼吸困難を伴う定型的な喘息症状を指す．

（文献１より転載）

表2　小児喘息の長期管理に関する薬物療法プラン（A：５歳以下，B：６～15歳）

A

治療ステップ		治療ステップ１	治療ステップ２	治療ステップ３	治療ステップ４
長期薬物治療	基本治療	発作の強度に応じた薬物療法	下記のいずれかを使用 ▶LTRA ▶低用量ICS ▶DSCG	▶中用量ICS	▶高用量ICS （LTRAの併用も可）
	追加治療	下記のいずれかを使用 ▶LTRA ▶DSCG	・上記治療薬を２つ，もしくは３つを併用	上記にLTRAを併用	以下を考慮 ▶高用量ICS＋β_2刺激薬（貼付） ▶ICSのさらなる増量 ▶全身性ステロイド薬

B

治療ステップ		治療ステップ１	治療ステップ２	治療ステップ３	治療ステップ４
長期薬物治療	基本治療	発作の強度に応じた薬物療法	下記のいずれかを使用 ▶低用量ICS ▶LTRA	下記のいずれかを使用 ▶中用量ICS ▶低用量SFC	下記のいずれかを使用 ▶高用量ICS ▶中用量SFC 以下の併用も可 ▶LTRA ▶テオフィリン徐放製剤
	追加治療	▶LTRA	▶上記治療薬を併用	上記に以下のいずれかを併用 ▶LTRA ▶テオフィリン徐放製剤	以下を考慮 ▶ICSのさらなる増量あるいは高用量SFCへの変更 ▶抗IgE抗体 ▶全身性ステロイド薬

短期追加治療	▶貼付薬もしくは経口薬のβ_2刺激薬（数日から２週間以内） コントロール状態が改善したら中止する．改善が不十分ならばステップアップを考慮する．

LTRA：ロイコトリエン受容体拮抗薬，DSCG：クロモグリク酸ナトリウム，

ICS：吸入ステロイド薬，SFC：サルメテロール・フルチカゾン配合剤

追加治療　：基本治療によってコントロール状態が改善したものの十分なコントロールに至らない場合に１カ月以上の継続治療として考慮する治療．追加治療でも十分なコントロールに至らない場合はステップアップを行う．

短期追加治療：長期管理中に感冒や季節性の変動などで一過性のコントロール悪化が認められた場合に２週間以内で追加する治療．喘鳴や呼気延長など，明らかな急性増悪（発作）の所見はないが，運動，啼泣の後や起床時などに認められる一過性の咳嗽，覚醒するほどではない夜間の咳込みなどが認められるときに併用し，コントロール状態が改善したら速やかに中止する．２週間以上必要である場合には，追加治療やステップアップを行う．

（文献１より転載）

表3　現在の治療ステップを考慮した小児気管支喘息の重症度の判断

症状のみによる重症度（見かけ上の重症度）＼治療ステップ	治療ステップ1	治療ステップ2	治療ステップ3	治療ステップ4
	現在の治療ステップを考慮した重症度（真の重症度）			
間欠型 ・年に数回，季節性に咳嗽，軽度喘鳴が出現する． ・時に呼吸困難を伴うが，短時間作用性β_2刺激薬頓用で短期間で症状が改善し，持続しない．	間欠型	軽症持続型	中等症持続型	重症持続型
軽症持続型 ・咳嗽，軽度喘鳴が1回/月以上，1回/週未満． ・時に呼吸困難を伴うが，持続は短く，日常生活が障害されることは少ない．	軽症持続型	中等症持続型	重症持続型	重症持続型
中等症持続型 ・咳嗽，軽度喘鳴が1回/週以上．毎日は持続しない． ・時に中・大発作となり日常生活や睡眠が障害されることがある．	中等症持続型	重症持続型	重症持続型	最重症持続型
重症持続型 ・咳嗽，喘鳴が毎日持続する． ・週に1～2回，中・大発作となり日常生活や睡眠が障害される．	重症持続型	重症持続型	重症持続型	最重症持続型

（文献1より転載）

表4　医療機関での急性増悪（発作）に対する薬物療法プラン

発作強度	小発作	中発作	大発作	呼吸不全
初期治療	β_2刺激薬吸入	酸素吸入 （$SpO_2 \geqq 95$％が目安） β_2刺激薬吸入反復＊1	入院 酸素吸入・輸液 β_2刺激薬吸入反復＊1 または イソプロテレノール持続吸入＊3 ステロイド薬全身投与	入院 意識障害があれば人工呼吸管理 酸素吸入・輸液 イソプロテレノール持続吸入＊3 ステロイド薬全身投与
追加治療	β_2刺激薬吸入反復＊1	ステロイド薬全身投与 アミノフィリン点滴静注（考慮）＊2 入院治療考慮	イソプロテレノール持続吸入（増量）＊3 アミノフィリン持続点滴（考慮）＊2 人工呼吸管理	イソプロテレノール持続吸入（増量）＊3 アミノフィリン持続点滴＊2 人工呼吸管理

＊1：β_2刺激薬吸入は改善が不十分である場合に20～30分ごとに3回まで反復可能である．
＊2：アミノフィリン持続点滴は痙攣などの副作用の発現に注意が必要であり，血中濃度のモニタリングを行うことを原則として，小児の喘息治療に精通した医師の管理下で行われることが望ましい．
〈アミノフィリン投与を推奨しない患者〉
・2歳未満の患者
・痙攣既往者，中枢神経系疾患合併例
・アミノフィリンやテオフィリン徐放製剤による副作用の既往がある患者
＊3：イソプロテレノール持続吸入を行う場合は人工呼吸管理への移行を念頭におく必要がある．
（文献1より転載）

刺激薬は，長期管理薬としては使用せず，一過性のコントロール状態の悪化が認められた場合に短期間使用して，症状が改善したらすみやかに中止する（**短期追加治療**）．

急性発作の家庭での対応として，早期からの治療介入による発作のさらなる増悪防止，適切なタイミングでの医療機関への受診が重要である．医療機関では，発作強度に応じて迅速な入院治療の必要性を判断して薬物治療プランに基づいて表4に従って治療を行う．

2 喘息発作時の処置とその目的

① モンテルカストナトリウム（シングレア®）とフルチカゾンプロピオン酸エステル（フルタイド®）が処方されているにもかかわらず，喘息発作が出現してきた．

② クロモグリク酸ナトリウム（インタール®）吸入液＋プロカテロール塩酸塩水和物（メプチン®）による吸入を行ったのは，プロカテロールによる気管支拡張作用を狙ったものである（アドレナリンβ_2選択性が高い：気管支拡張作用に対してより効果的）．

③ アミノフィリン水和物（ネオフィリン®）の点滴＋ステロイド〔ヒドロコルチゾンコハク酸エステルナトリウム（ソル・コーテフ®）〕の投与を行ったのは，アミノフィリンの気管支拡張作用（Advice①を参照）と即効性ステロイドの抗炎症作用，化学伝達物質の産生・放出抑制作用，β刺激薬の効果増強作用，血管透過性の減少などを求めて行ったものである．

1）テオフィリン徐放製剤（テオドール®）を普段内服している場合は，テオフィリンの血中濃度を測定（therapeutic drug monitoring：**TDM**）してから，アミノフィリン水和物の投与を開始した方がよい．

2）血中テオフィリン濃度は10～20 μg/mLでその効果を示し，最大効果は15～20 μg/mLであるから，効果量と中毒症状が出現する濃度（20 μg/mL以上）が接近しているため，投与中はできる限り血中モニタリング（TDM）をしながら行う．

3）ここでの投与は血中濃度をある程度効果域まで上昇させるためのものである．**小児の場合**，アミノフィリン〔ネオフィリン® 1アンプル＝10 mL（250 mg）〕4 mg/kgをゆっくり（15分くらいかけて）静注するか，1時間かけて点滴静注する．これを**initial loading**（アミノフィリンの初期治療）という．

4）即効性ステロイド〔ヒドロコルチゾンコハク酸エステルナトリウム（ソル・コーテフ®）〕は，児の発作の状態（重症度）により静注するか，点滴内に混注する．

④ その後も発作が持続したため，アミノフィリンの点滴を持続した．これはinitial loadingによってある程度血中濃度を上昇させた後，アミノフィリン水和物（ネオフィリン®）を1 mg/kg/時で持続点滴して，血中濃度を維持するためである．これを**maintenance**（アミノフィリンの維持療法）という．

⑤ アミノフィリン投与のinitial loading中か，maintenance中に，嘔気・嘔吐，不整脈などが生じるような時は，アミノフィリンの血中濃度が上昇している可能性がある．そのため，できればTDMを行って，血中濃度が上昇していれば点滴の中のアミノフィリンを抜いたもの（単味）に変える必要がある．

⑥ β刺激作用を求めて**0.1％ アドレナリン（ボスミン®）皮下注**：0.1～0.3 mL（**虚血性心疾患，緑内障，甲状腺機能亢進症では禁忌**）を成人であれば行うことがあるが，**小児の場合**，**喘息発作の状態を把握**してから，十分注意をして投与する必要がある．ショックを引き起こすことがあるため，最近では投与を控える傾向にある．

⑦ 吸入も再度施行したが，喘息発作が改善しないため，同日，大学病院に紹介入院となった．相当ひどい（重症な）発作であると考えられる．

1）maintenance治療によって喘息発作が徐々に回復してくれば，しばらくこのmaintenance治療を持続し，吸入〔インタール® 吸入液1％1アンプル（2 mL）〕＋プロカテロール塩酸塩水和物（メプチン® 0.01％ 0.3 mL）も1日3～4回（朝昼夕，就眠前）継続する．発作が消失したら，アミノフィリンの点滴からテオフィリン徐放製剤（経口）に変えて退院にもっていく．

2）発作が重症である場合，特に意識障害などがある場合には，挿管をして人工呼吸器を装着することになる（呼吸管理を人工呼吸器で行う）．また，呼吸・心拍モニターをしながら，さらなるβ刺激作用（気管支拡張作用）を求めて，ドパミン塩酸塩（イノバン®）の持続投与（1～3 μg/kg/分より開始）が行われる〔時にドブタミン塩酸塩（ドブトレックス®）を併用する場合もある〕．これにより気管支拡張作用は増強するが，これらの薬物は心臓にも作用して心収縮作用を強めるため，血圧の上昇，心拍数の増加が起こる．したがって，このような重症患者に気管支拡張作用を求めて使用する場合には，心拍数が100以上になる場合があるので，必ず呼吸・心拍モニターを用いて管理を行う．

処方例

1 長期管理における処方

① モンテルカストナトリウム（シングレア®，キプレス®，チュアブル錠5 mg） 1回1錠 1日1回（就眠前に口中で溶解または噛み砕いて服用） 30日分

② テオフィリン（テオドール® ドライシロップ 20％） 1回0.5 g（テオフィリンとして4～8mg/kg） 1日2回（朝夕食後） 30日分

③ サルメテロールキシナホ酸塩（セレベント®25ロタディスク®） 1回25 μg 1日2回吸入（朝・就眠前）

④ フルチカゾンプロピオン酸エステル（フルタイド®50ロタディスク®，ディスカス®，エアゾール） 1回50 μg 1日2回吸入（朝，夕）

2 発作に対する処置

① Initial loading（アミノフィリンの初期治療）
生理食塩液 100 mL ＋ アミノフィリン水和物〔ネオフィリン® 注（250mg/10mL）〕4 mL ＋
ヒドロコルチゾンコハク酸エステルナトリウム（ソル・コーテフ® 注）100 mg を1時間で点滴静注

② 吸入（ネブライザーで吸入）
クロモグリク酸ナトリウム（インタール® 吸入液1％）1アンプル（20mg/2mL）＋
プロカテロール塩酸塩水和物（メプチン®0.01％）0.3 mL（30 μg）

③ maintenance（アミノフィリンの維持療法）
ソリタ®-T1 200 mL ＋ アミノフィリン水和物〔ネオフィリン® 注（250mg/10mL）〕4 mL を4時間で点滴静注

処方の解説と服薬指導

❶ モンテルカストナトリウム（シングレア®，キプレス®）は抗アレルギー薬（「第2章1. 気管支喘息」参照）として用いられており，ロイコトリエン受容体拮抗薬である．その他に，プランルカスト水和物（オノン®）がある．

❷ テオフィリン（テオドール®）は気管支拡張薬として用いられる（その作用機序についてはAdvice①を参照）．経口投与量の1日量の目安（1日2回分服）は，①6カ月未満は原則として投与しない，②6カ月から1歳未満6 mg/kg/日，③1歳以上は8～16 mg/kg/日であるが，熱性けいれん，てんかんの既往のある児には原則投与しない．

❸ サルメテロールキシナホ酸塩（セレベント®）はβ（受容体）刺激作用（$β_2$刺激作用が強い，表5参照）があるため，気管支拡張作用を強くもつ．β刺激薬のうち，$β_1$刺激薬は心臓に対して収縮力増加・心拍増加作用があるため，$β_1$作用の強い気管支拡張薬を用いると，患者は心臓

表5　β（受容体）刺激薬の種類

世代	薬剤	作用	持続時間（時間）
Ⅰ	アドレナリン イソプレナリン塩酸塩（プロタノール®） トリメトキノール塩酸塩水和物（イノリン®）	α, β_1, β_2 $\alpha < \beta_2 \leqq \beta_1$ $\beta_1 \fallingdotseq \beta_2$	＜1 ＜1 3〜4
Ⅱ	サルブタモール硫酸塩（ベネトリン®） テルブタリン硫酸塩（ブリカニール®）	$\beta_1 < \beta_2$ $\beta_1 < \beta_2$	4〜5 4〜5
Ⅲ	プロカテロール塩酸塩水和物（メプチン®） ツロブテロール塩酸塩（ホクナリン®） クレンブテロール塩酸塩（スピロペント®） サルメテロールキシナホ酸塩（セレベント®）	$\beta_1 \ll \beta_2$ $\beta_1 \ll \beta_2$ $\beta_1 \ll \beta_2$ $\beta_1 \ll \beta_2$	9〜10 8 10〜12 12

注）β遮断薬（プロプラノロール塩酸塩）は気管支を収縮するため，**喘息患者には禁忌！**

がドキドキするとか，吐気を訴えたり（腸管抑制作用による）する．これに対して，β_2選択性の高い（気管支平滑筋に選択的に作用して気管支を拡張する作用）薬物であれば，β_1作用は出現しないですむ．セレベント®は長時間作用型のβ_2刺激薬である．

❹ フルチカゾンプロピオン酸エステル（フルタイド®）はステロイドの吸入薬で，吸入により気管支に直接作用して，静注即効性ステロイドと同様に，抗炎症作用，化学伝達物質の産生・放出抑制作用，β刺激薬の効果増強作用，血管透過性の減少などを求めて使用する．吸入後は，年長児であれば，なるべくうがいをさせるようにする（口腔内に残ったステロイドを飲まないようにするため）．

❺ 本症例では処方例1の①④を使用しており，これは表2Bの治療ステップ2（軽症持続型）の治療である．退院の後の長期管理は処方例1の①〜④を用いて，治療ステップ3（中等症持続型）の治療を行う．

❻ **抗コリン薬（緑内障，前立腺肥大症には投与禁忌！）**の使用

気管支の平滑筋は交感・副交感神経の両者の支配を受けているが，副交感神経は刺激を受けると，神経末端からアセチルコリンが遊離され，これがguanylcyclase cholinergic receptorに作用してGTPからcyclic GMPの産生を増加させて，気管支平滑筋を収縮させる．

抗コリン薬はアセチルコリンと競合して，アセチルコリンの受容体への結合を阻止してcyclic GMPの産生を低下させるため，気管支収縮を抑制する（また，鼻汁分泌も抑制する）．このため，気管支喘息発作の治療薬（以下の吸入薬）として用いられる．

吸入：イプラトロピウム臭化物水和物（アトロベント®）エアゾール

❼ 喘息発作持続による処置の目的については，前述の「2喘息発作時の処置とその目的」③〜⑦に記載してある．

知っておくべきこと

❶ 通常の発作が軽症であると，両親が通常処方されている薬の内服・吸入させることを怠ったりすることが起きる（コンプライアンスの低下）．このようなことがないように，薬剤師は服薬指導する必要がある．まず，抗アレルギー薬は年単位で継続内服する薬であり（重症発作をくり返す児に対してはテオフィリン徐放製剤の内服も同様），発作の頻度・重症度をみながら，副作用（肝機能，腎機能など），テオフィリンの血中濃度，アレルギー検査（RIST，RAST検査など，「第2章1. 気管支喘息」参照）などを行いながら，投与継続（中止）を決めていくということを徹底させる．また，この**コントローラー**についてばかりでなく，発作出現時の**レリーバー**についても使用方法を徹底しておく（Advice②参照）．さらに，どの程度の発作が続いたら医

師を受診しなくてはならないか，両親にしっかりとした認識をもってもらう．

❷ 重症の喘息発作は児を危険な状態にする．このような状態にさせないためにも，**喘息は死ぬ危険性のある病気でもあること**を徹底しておく．

❸ 以上のことを把握して，理解させるためにも，喘息手帳を十分に活用するとよい．

Advice

① テオフィリン徐放製剤の気管支拡張作用について

気管支平滑筋の拡張は，交感神経末端より分泌されるノルアドレナリンが**β_2受容体**に結合したり，あるいは，副腎より分泌されるアドレナリンがこの受容体に結合することにより，細胞内でadenyl cyclaseが活性化されて，ATPを**cyclic AMP**にする．このcyclic AMPは気管支平滑筋拡張作用や心筋収縮作用を表す（β受容体刺激作用）．また，このcyclic AMPはホスホジエステラーゼの作用でcyclic 3′，5′-AMPとなってその作用を失うが，このホスホジエステラーゼの作用を抑制するのがテオフィリン徐放製剤で，結果的にcyclic AMP濃度を高めるため，気管支拡張作用が持続する．

1）テオフィリンの血中濃度は，喫煙，フェノバルビタールにより低下し，マクロライド系（エリスロシン®，クラリスロマイシンなど），ニューキノロン系抗菌薬の投与により上昇することがある．

2）テオドール®，テオロング®は徐放製剤であるので，1日2回の投与でよい〔round the clock（**RTC**）**療法**〕．

② 喘息治療におけるコントローラー（長期管理薬）とレリーバー（発作治療薬）について

気管支喘息の長期管理薬としてコントローラーを用い，発作時の治療薬としてレリーバーを用いる．（詳細は「第2章 1. 気管支喘息」参照）

③ 喘息手帳の利用とparentectomyについて

1）外来での経過観察（気管支喘息発作の客観的評価）について

気管支喘息患者の客観的な呼吸機能の指標として，**ピークフローメーター**を用いて，発作の程度を把握する．小児に対しては，喘息発作の程度と発作回数を把握するのに，**喘息手帳**を渡して測定値を記録させている．また，内服薬，吸入薬の使用状況も記録させているので，薬のコンプライアンスについても把握することができる．

2）parentectomy（自立訓練療法，両親離断療法）

小児で長期に渡る頻回の発作が続く時は，療養所での治療を考慮する．療養所では空気のよい環境で，規則正しい生活を送ることができ，親から離れて生活することによって自立心が確立してくるため，療養所での生活も大切な治療の1つである．

④ 小児への副腎皮質ステロイドの内服投与について

重症の発作が続いたりした場合や入院回数を減らすために，また日常生活の制限を少なくする目的で，副腎皮質ステロイドの内服投与を考慮する場合がある．しかし，小児には安易に使用すべきでない（むしろ，副腎皮質ステロイドの吸入をうまく使用するようにする）．副腎皮質ステロイドからの離脱が困難となったり，易感染性や中止時に副腎不全を起こしたりする．また，中止する時は急に中止せずに，**漸減**しながら中止する．

⑤ 喘息（様）発作のいろいろ

1）喘息様気管支炎

1歳前後の乳幼児において，家族歴にアレルギー疾患の人がいなくても，何らかの感染が引き金となって喘鳴が出現し，気管支喘息と同じような発作を起こすことがある．これを臨床的に喘息様気管支炎と言っている．発作が頻回に起こるような時はアレルギーの原因検索を行ったりするが，特に頻回に起こらないようなら経過観察とする．

2）運動誘発性喘息（exercise-induced asthma：EIA）

運動誘発性喘息は，過換気による気道の冷却と水分喪失が刺激となって，気道収縮が起こると考えられている．このような急激な刺激を予防するには，鼻呼吸，マスクの着用，運動前の十分なウォーミングアップが有効である．予防的薬物治療としては，抗ヒスタミン薬や抗アレルギー薬の内服，また，運動前のβ刺激薬，抗アレルギー薬の吸入が有効である．喘息発作が生じた場合は，一般的な気管支喘息発作に対する治療に準じる．

3）アスピリン喘息

非ステロイド性抗炎症薬（non-steroidal anti-inflammatory drugs：NSAIDs）に属するアスピリンなどは，アラキドン酸カスケードのシクロオキシゲナーゼ（COX）を阻害して，プロスタグランジン（PG）やトロンボキサンA_2（TXA_2）などの発痛物質の産生を抑えて鎮痛作用を示すが，COXを阻害した分，アラキドン酸カスケードのもう一方のロイコトリエン合成系の方に傾くため，ロイコトリエンの産生が増加し，ロイコトリエンによる気道攣縮作用によって喘息発作が誘発される．したがって，**アスピリン喘息（患者）に対して，アスピリンは禁忌である**．

⑥ 気管支喘息に対する新規治療

ヒト化抗IgEモノクロナール抗体の**オマリズマブ**（ゾレア®）が開発された．IgEと抗親和性受容体結合を阻害する分子標的薬である．既存の治療によっても，喘息症状をコントロールできない難治患者に用いれる（既存の治療で効果不十分な特発性慢性蕁麻疹に用いられることもある）．用量は，体重と初回投与前の血清総IgE濃度に基づき1回75～600 mgを2週または4週ごとに皮化注する（特発性慢性蕁麻疹の場合は12歳以上は1回300 mgを4週ごとに皮下注する）．また，抗IL-5抗体薬の**メポリズマブ**（ヌーカラ®）皮下注，**ベンラリズマブ**（ファセンラ®）皮下注が，既存の治療によっても，喘息症状をコントロールできない難治患者に保険適用となった．

<参考文献>

1）「小児気管支喘息治療・管理ガイドライン2017」（荒川浩一，他／監，日本小児アレルギー学会／作成），協和企画，2017
2）「日常診療に活かす診療ガイドラインUP-TO-DATE 2018-2019」（門脇 孝，他／監），pp940-945，メディカルレビュー社，2018

<鈴木　孝>

4. 注意欠如・多動性障害（ADHD）

症例　8歳　男児（26 kg）

幼稚園の年長（6歳）頃から落ち着きがなくじっとしていられないことが多くなってきた．また，忘れものが多く，約束を忘れてしまい，話しかけても聞いていないことが多い．さらに，順番待ちができず，質問が終わる前に答えたり，急に走り出したりするなど，集団行動が難しくなってきた．かかりつけ医（小児科）を受診し，小児精神神経科のある大学病院を紹介された．紹介状と本人，両親からの問診の結果，注意欠如（欠陥）・多動性障害（ADHA）と診断され，薬物療法を開始することとなった．

point

❶ この児は，落ち着きがなくじっとしていられない（**多動性**），忘れものが多く，約束を忘れてしまい，話しかけても聞いていないことが多い（**不注意**），順番待ちができず，質問が終わる前に答えたり，急に走り出したりする（**衝動性**）．この３つの症候が認められるため，DSM-5® に準じたADHAの診断基準より，**注意欠如（欠陥）・多動性障害**（attention deficit/hyperactivity disorder：ADHD）と診断された．

❷ ADHDは，７歳頃までに発症し，学童期や成人になっても持続することが多い．また，学童期に３～７%の頻度で認められる．実際に病院でADHDと診断されるのは，その1/10程度といわれている．

処方例

▶グアンファシン塩酸塩（インチュニブ® 錠1mg）徐放錠　1回1錠　1日1回　14日分

処方の解説と服薬指導

❶ グアンファシン塩酸塩（インチュニブ®）は1日1回の内服で，少量から開始し，1週間以上間隔をあけて1 mgずつ維持量まで増量する．

開始用量：体重50 kg未満は1日1 mg，50 kg以上は1日 2 mg

維持用量：17 kg以上25 kg未満は1日1 mg，25 kg以上38 kg未満は1日2 mg，38 kg以上50 kg未満は1日3 mg，50 kg以上63 kg未満は4 mg，63 kg以上75 kg未満は1日5 mg，75 kg以上は6 mg

最高用量：17 kg以上25 kg未満は1日2 mg，25 kg以上34 kg未満は1日3 mg，34 kg以上42 kg未満は1日4 mg，42 kg以上50 kg未満は1日5 mg，50 kg以上は1日6 mg

❷ 徐放錠のため，割ったり砕いたりせず，噛まずに服用する．

❸ 交感神経系を抑制して静穏作用を維持し，依存性はないため，向精神病薬取扱の登録をする必要はない．

❹ この薬物はCYP3A4・3A5で代謝される．

インチュニブ® の血中濃度を上げる可能性のある薬物として，CYP3A4阻害作用のあるイトラコナゾール，リトナビル，クラリスロマイシンなどがある．血中濃度下げる可能性のある薬物として，CYP3A4誘導薬（リファンピシン，フェノバルビタール），CYP3A5誘導薬（カルバマゼピン）などがある．

❺ 治療上の位置づけと副作用（低血圧，徐脈，房室ブロック，失神，傾眠，頭痛，不眠悪心，下痢など）のリスクを患者および保護者に十分に情報提供し，漫然とした長期使用は避ける．また，投与前・投与中は定期的に血圧・脈拍数の測定，心電図検査を行う．降圧薬，抗不整脈薬（心拍数減少薬），中枢神経抑制薬の使用は，副作用を助長する可能性があることにも注意を払う必要がある．

知っておくべきこと

❶ ADHDという病気

attention deficit/hyperactivity disorder（ADHD）のことで，脳内のドパミンやノルアドレナリンの機能が低下していることが報告されている．行動のコントロールに欠かせないドパミンが正常に働くためには，DRD5（dopamine receptor D5）がドパミンを受け取ることでその作用を引き起こすとされ，このDRD5遺伝子とADHDとの関連が示唆されている．年齢や発達に不釣り合いな注意力，**多動性**，**衝動性**をもつことが特徴で，発達障害の1つである．**不注意**（忘れものが多い，約束を忘れる，話しかけても聞いていないなど），多動性（授業に集中できない，じっとしていられない，静かにしていられないなど），衝動性（人のしていることを遮る，順番を抜かしてしまう，質問が終わる前に答える，急に走り出すなど）といった症候が長く続いて，生活活動に悪影響を及ぼす．診断は，DSM-5® の診断基準が用いられる．[1)]

❷ ADHDに用いるその他の薬物

1）メチルフェニデート（リタリン®，コンサータ®）

ドパミン，ノルアドレナリンの再取り込み阻害作用をもつため，中枢興奮作用，覚醒作用が強い．リタリン® 錠（10mg）は依存性がきわめて高いため，ナルコレプシーにのみの適応となる．

コンサータ® は徐放錠（18 mg，27 mg，36 mg）で，**小児**は初回18 mgで維持量は18～45 mgで1日1回（朝）服用し，必要に応じて1週間以上あけて1日9 mgまたは18 mgずつ増量する（1日54 mgまで）．**成人**は初回18 mg，1日1回（朝）服用し，必要に応じて1週間以上あけて1日9 mgまたは18 mgずつ増量する（1日72 mgまで）．覚醒効果のため午後の服用は避ける．

患者および保護者に治療上の位置付け，依存症のリスクを十分情報提供し，定期的に血圧・脈拍数の測定，心電図検査を行う．徐放錠のため，割ったり砕いたりせず，噛まずに服用する．また，外皮は糞便中に排泄されるが心配はない．昇圧薬，ワルファリン，抗けいれん薬，三環系抗うつ薬，SSRI，飲酒は相乗作用により血中濃度を上昇させる．重大な有害作用として，剥離性皮膚炎，狭心症，悪性症候群，脳血管障害，肝不全などがある．

2）アトモキセチン塩酸塩（ストラテラ®）

カプセル（5mg，10mg，25mg，40mg）と内用液0.4％（4mg/mL）がある．

ドパミン系に働かず，ノルアドレナリン系に作用し，効果は弱いが依存性がなく，登録の必要がない．**18歳未満**は1日0.5 mg/kgより開始し，その後1日0.8 mg/kgとし，さらに1日1.2 mg/kgまで増量後，1日1.2～1.8 mg1kgで維持する．増量は1週間以上間隔をあける．1日2回内服し，1日1.8 mg/kgまたは120 mgのいずれか少ない量を超えてはならない．**18歳以上**は1日40 mgより開始し，1週間以上間隔をあけて1日80 mgまで増量後，2週間以上の間隔をあけて1日80 mg～120 mgで維持する．1日2回内服し，1日120 mgを超えてはならない．患者および保護者に治療上の位置づけ，副作用リスクを十分情報提供し，小児の投与初期は（食欲低下，吐き気などのため），体重増加不良，成長遅延に注意する（しかし，多くは成人までに追いつく）．また，定期的に血圧・脈拍数の測定，心電図検査を行う．CYP2D6阻害薬は，アトモキセチンの血中濃度を上昇させるため併用には注意を要する．重大な有害作用として，肝不全（黄疸），アナフィラキシーなどがある．

Advice

① 病気の本質を知る〔集中したり行動したりすることをコントロールする神経伝達物質（ドパミン，ノルアドレナリン）が不足していることが関与〕．
② よいところ（興味があれば集中してやる，発想力や感性が豊か，活発で行動力がある，率直で人懐こいなど）もあることを知っておく．過度の叱責は，症状の改善には繋がらない．
③ 上記３種の薬物（薬物は脳内に不足している物質を補充するために投与）は，初期量から維持量にもっていく．症状が改善すれば，薬を減量したり，中止したりすることができるが，完全に治ることは少ない．
④ いずれの薬物に関しても，定期的に血圧・脈拍数の測定，心電図検査を行う．また，重大な副作用，他の薬物との相互作用を十分に知っておく．

<参考文献>

1）「DSM-5 精神疾患の診断・統計マニュアル」（American Psychiatric Association/著，高橋三郎，大野 裕/監訳），医学書院，2014

<鈴木　孝>

1. 肺がん（非小細胞肺がん）

症例　60歳，女性

嗄声が継続していたため近医を受診．胸部X線で右肺腫瘤影を指摘され，総合病院呼吸器内科を紹介受診．全身精査（CT，気管支鏡肺生検等）の結果，cT2aN3M1b StageⅣA 非小細胞肺がんと診断された．一次治療としてのペムブロリズマブ導入に先立ち，薬剤師外来を受診することになった．

【身体所見】身長155 cm，体重50 kg，体表面積1.42 m^2，PS（performance status）：0

【病理・遺伝子】

adenocarcinoma（腺がん）

*EGFR*遺伝子変異（エクソン19欠失・L858R変異・エクソン20の挿入変異・T790M変異）陰性

*ALK*遺伝子転座 陰性

*ROS1*遺伝子転座 陰性

*BRAF*遺伝子変異 陰性

PD-L1≧50％

【嗜　好】　機会飲酒・喫煙なし

【既往歴】　なし

【患者の希望】子供2人がまだ大学生のため仕事を継続しながら治療をしたい．治療日に仕事へ行くことは可能でしょうか．

point

❶ 肺がんの主な組織型は，小細胞肺がん，扁平上皮がん，腺がん，大細胞がんに大別され，小細胞肺がん以外の3つの組織型を非小細胞肺がん（non-small-cell lung cancer：NSCLC）とする．発生頻度は肺がんの約80～85％を占める．本稿ではNSCLCに関してのみ論述する．

❷ 原発腫瘍の大きさや浸潤の程度（T），所属リンパ節への転移や程度（N），遠隔転移の有無（M）に基づいたTNM分類を理解し，治療開始前の確定診断を把握しておくことが必要である．

❸ 完全切除が可能なStageⅠ～Ⅲは手術が第1選択，切除不能なStageⅢでは化学療法＋放射線療法（同時化学放射線療法）が考慮される．**根治照射不能なStageⅢおよびⅣではQOLの改善，生存期間の延長を目的とした化学療法が選択される．**

❹ NSCLCに対する化学療法レジメンは，**PS（performance status）・年齢・遺伝子変異・組織型を主体**として選択する．一方で，患者の訴えや社会的背景を考慮した治療選択をすることも常に意識していくことが重要である．

1 確定診断および治療の位置づけを理解する

cT2aN3M1b（T2a：充実成分径＞3 cmでかつ≦4 cm，N3：対側縦隔，対側肺門，同側あるいは対側の前斜角筋，鎖骨上窩リンパ節への転移，M1b：肺以外の一臓器への単発遠隔転移がある）より，StageⅣと判断する．したがって進行がんに対する化学療法のため，延命・QOLの向上を目的とする．

2 Stage Ⅳを対象とした化学療法の選択

PS・年齢・遺伝子変異・組織型を主体としたレジメン選択を行っていく．非常に複雑かつ多くの薬剤が存在するため，適切なタイミングで使用できることが重要である．まず，以下の3つのグループのどこに該当するかを診断と同時に把握する必要がある．

① 遺伝子変異陽性
② PD-L1 ≧ 50 %
③ 上記以外（遺伝子変異陰性，PD-L1 ＜ 50 %または不明）

3 具体的なレジメンの絞り込みと妥当性の評価

樹形図に従いおおむねレジメンが決定される（図）．詳細なレジメン（薬剤）を決定する際は患者の社会的背景や意向を十分配慮すること．その理由は延命治療とQOLの維持が第一の目的となるためである．

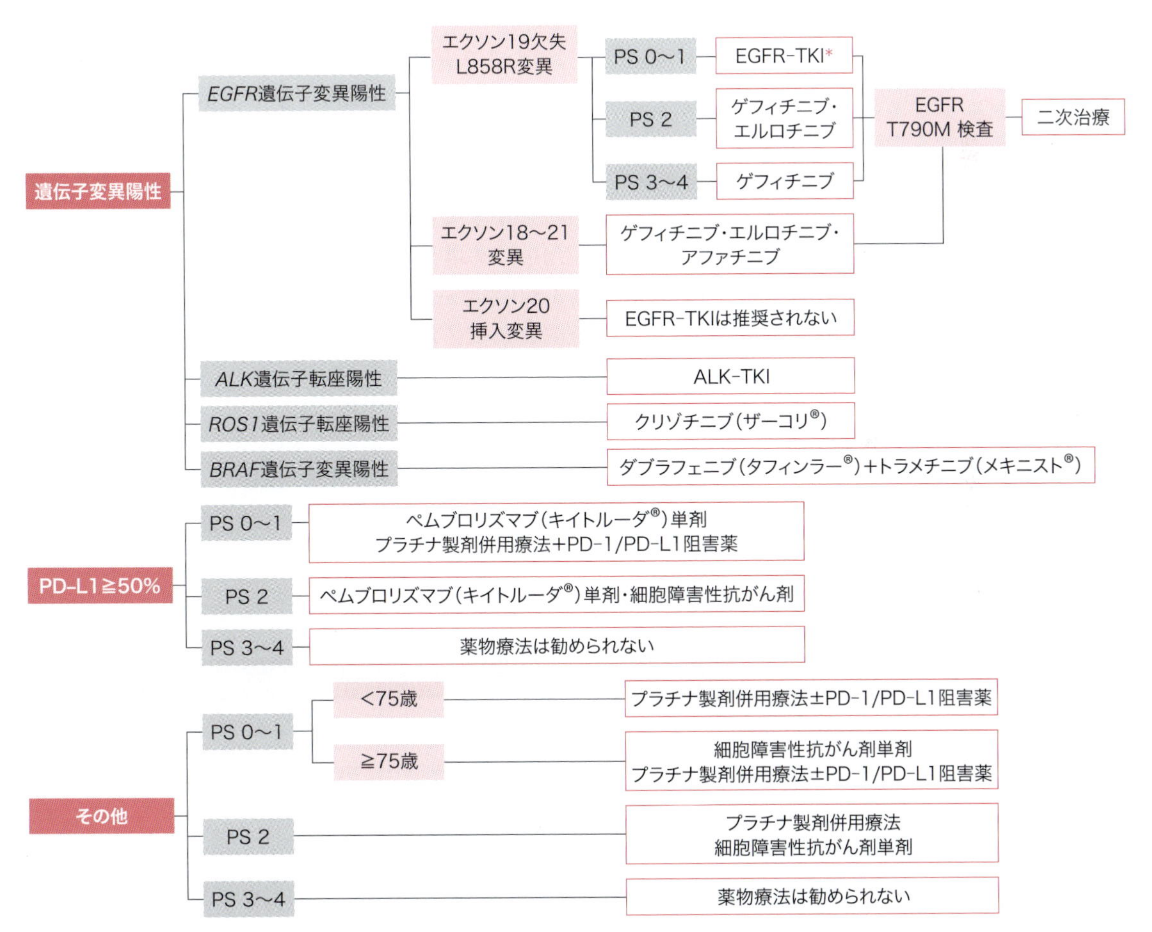

図　NSCLC一次治療のアルゴリズム

TKI：tyrosine kinase inhibitor（チロシンキナーゼ阻害薬）　EGFR：epidermal growth factor receptor（上皮成長因子受容体）
ALK：anaplastic lymphoma kinase（未分化リンパ腫キナーゼ）
＊EGFR-TKI：オシメルチニブ，ダコミチニブ，ゲフィチニブ，エルロチニブ，アファチニブ
ALK-TKI：アレクチニブ，クリゾチニブ，セリチニブ
（文献1を参考に作成）

本症例はPD-L1≧50%に該当するためペムブロリズマブ（キイトルーダ®）単剤[2]やPD-1/PD-L1阻害薬＋プラチナ製剤併用療法[3,4]が推奨されるが，患者の希望である「仕事を継続しながらの化学療法」を考慮した場合，治療時間が短いペムブロリズマブ単剤が妥当である．

近年ではペムブロリズマブ（キイトルーダ®）単剤はPD-L1≧1%の陽性症例においても有効性が報告されている[5]．さらに，PD-1/PD-L1阻害薬＋プラチナ製剤併用療法はPD-L1の発現に関わらず初回化学療法として確立されている．なお，組織型により以下のようにレジメンが設定されている．

【非扁平上皮がん】
- ペムブロリズマブ（キイトルーダ®）＋シスプラチン（CDDP）またはカルボプラチン（CBDCA）＋ペメトレキセド（PEM）
- アテゾリズマブ（テセントリク®）＋カルボプラチン（CBDCA）＋パクリタキセル（PTX）＋ベバシズマブ（BV）

【扁平上皮がん】
- ペムブロリズマブ（キイトルーダ®）＋シスプラチン（CDDP）またはカルボプラチン（CBDCA）＋パクリタキセル（PTX）またはアルブミン懸濁型パクリタキセル（nab-PTX）

標準的併用療法としては白金製剤併用化学療法〔シスプラチン（CDDP）またはカルボプラチン（CBDCA）＋第3世代細胞障害性抗がん剤〕である．さらに特定のレジメンにおいてはベバシズマブ（BV）の上乗せ効果もあるが，この場合扁平上皮がんへの投与は行わない．PS不良，高齢者（75歳以上）においては第3世代細胞障害性抗がん剤〔ドセタキセル（Doc），ペメトレキセド（PEM），ゲムシタビン（GEM），ビノレルビン（VNR）等〕単剤療法が推奨される．なお，PEMは非扁平上皮がんへの投与が推奨されている．

処方例

▶Rp.1	生理食塩液	200 mL　30分	末梢静脈（主管）
▶Rp.2	ペムブロリズマブ（キイトルーダ®）	200 mg/body	
	生理食塩液	100 mL　30分	末梢静脈（側管）

※3週間隔で投与

処方の解説と服薬指導

❶ レジメン監査の注意点

・当該薬剤の使用はPD-L1≧50%に限定される．（※近年ではPD-L1≧1%でも適応可能）．
・従来の細胞障害性抗がん剤と異なり悪心/嘔吐や脱毛の発現は稀である．
・予防的制吐療法は不要である．

❷ 投与時の注意点

・希釈後最終濃度を1～10 mg/mLとする
・インラインフィルター（0.2～5 μm）を使用すること．
・25℃以下で6時間以内または2～8℃で合計24時間以内に使用すること．

❸ 特徴的な副作用

・副作用ごとに休薬・中止基準が定められている．
・免疫関連有害事象（immune-related adverse events：irAE）に対する管理を十分理解しておく．

知っておくべきこと

NSCLCでは細胞障害性抗がん剤，チロシンキナーゼ阻害薬のほか免疫チェックポイント阻害薬（ペムブロリズマブ・アテゾリズマブ・ニボルマブ）がさまざまな治療ラインで使用される．そのため本稿では特にirAEに関して解説する．**irAEは従来の抗腫瘍薬（抗がん剤）治療における副作用とは全く異なる管理が必要である**（表1，2）．**また多種多彩な副作用が出現するため早期の適切な対応が重要となる．**一般的に重篤なirAEには副腎皮質ステロイド等の免疫抑制剤で対処する．また，ステロイド不応性・難治性の免疫関連大腸炎・下痢には抗TNF-α抗体製剤（インフリキシマブ5 mg/kg），ステロイド不応性・難治性の免疫関連肝障害にはミコフェノール酸モフェチル1,000 mg 1日2回が検討されるが，本邦では適応外使用となるので留意する．

Advice

① 分子標的薬とは，腫瘍が無秩序に増殖する責任因子（標的分子）を選択的に阻害し抗腫瘍効果を示す薬剤である．従来の細胞障害性抗がん剤のような骨髄抑制や脱毛といった副作用は希薄であるが，標的分子に特有な副作用プロファイルが生じるため個々の対策が必要である．

② 免疫チェックポイント阻害薬とは，腫瘍によるT細胞の活性化抑制を解除する薬剤である．腫瘍細胞はPD-L1を提示し，T細胞に存在するPD-1に結合し免疫を介した抗腫瘍作用を抑制する．つまり，免疫チェックポイント阻害薬はこの抑制を解除し免疫細胞系による抗腫瘍効果を発揮させる．

③ 肺がんの症状は咳嗽，喀痰などさまざまであるが「嗄声」もその1つである．この原因として腫瘍が反回神経を障害していることが考えられるため，症状鑑別として知っておく．

④ EGFR-TKIの耐性機序として*T790M*変異が認められる．オシメルチニブ（タグリッソ®）は活性型*EGFR*遺伝子変異と耐性変異である*EGFR T790M*変異の両方を阻害する第3世代EGFR-TKIであるため，一次治療でEGFR-TKIに耐性がついた後，二次治療として使用可能となる．一方で*EGFR*遺伝子変異陽性（エクソン19欠失または*L858R*変異）の場合，一次治療でも使用可能である．

表1　主なirAEとモニタリング項目

irAE	モニタリング項目
皮膚障害	発熱，粘膜症状，出血，水泡
肺障害	胸部X線，胸部CT
肝・胆・膵障害	AST，ALT，T-Bil，γ-GTP，ALP，アミラーゼ，リパーゼ
胃腸障害	悪心・腹痛・下痢・腸閉塞
腎障害	クレアチニン，尿素窒素
神経・筋・関節障害	頭痛，味覚障害，CK，感覚異常 頭部CT，頭部MRI，筋電図
1型糖尿病	血糖，HbA1c，血中Cペプチド，尿ケトン，尿糖，抗GAD抗体
下垂体機能低下	電解質異常，低血糖，倦怠感，
副腎皮質機能低下	ACTH，コルチゾール 低ナトリウム血症，好酸球上昇
甲状腺機能異常	TSH，FT_3，FT_4

（文献6を参考に作成）

表2　irAEの一般的な対処療法

CTCAE	入院/外来	副腎皮質ステロイド	免疫抑制薬	免疫チェックポイント阻害薬
Grade1	外来	なし	なし	継続※
Grade2	外来	ステロイド外用 or ステロイド内服 （0.5～1 mg/kg/日）	なし	休薬※
Grade3	入院	ステロイド（内服or静注） 1～2 mg/kg/日・3日間 4日目以降1 mg/kg/日に減量	ステロイド療法 3～5日後検討	休薬※
Grade4	入院（ICU考慮）	ステロイド（点滴） メチルプレドニゾロン 1～2 mg/kg/日・3日間 4日目以降1 mg/kg/日に減量	ステロイド療法 3～5日後検討	中止（再開なし）

※各薬剤の適正使用ガイドを参照すること
CTCAE：Common Terminology Criteria for Adverse Events（有害事象共通用語規準）．がん領域において世界共通で用いられる有害事象の評価基準のことであり，重症度をGradeで示しGrade 1からGrade 5までの5段階で評価．
（文献7を参考に作成）

＜参考文献＞

1）「EBMの手法による肺癌診療ガイドライン 2018年版」（日本肺癌学会/編），金原出版，2018（ver1.1）
▶日本肺癌学会ホームページより閲覧できる　https://www.haigan.gr.jp/modules/guideline/index.php?content_id=3

2）Reck M, et al：Pembrolizumab versus Chemotherapy for PD-L1-Positive Non-Small-Cell Lung Cancer. N Engl J Med, 375：1823-1833, 2016

3）Gandhi L, et al：Pembrolizumab plus Chemotherapy in Metastatic Non-Small-Cell Lung Cancer. N Engl J Med, 378：2078-2092, 2018

4）Socinski MA, et al：Atezolizumab for First-Line Treatment of Metastatic Nonsquamous NSCLC. N Engl J Med, 378：2288-2301, 2018

5）Mok TSK, et al：Pembrolizumab versus chemotherapy for previously untreated, PD-L1-expressing, locally advanced or metastatic non-small-cell lung cancer（KEYNOTE-042）: a randomised, open-label, controlled, phase 3 trial. Lancet, 393：1819-1830, 2019

6）「がん免疫療法ガイドライン第2版」（日本臨床腫瘍学会/編），金原出版，2019

7）Champiat S, et al：Management of immune checkpoint blockade dysimmune toxicities: a collaborative position paper. Ann Oncol, 27：559-574, 2016

＜葉山達也＞

2. 胃がん

症例　50歳，女性

数日前より心窩部痛が出現し持続していたため，総合病院消化器科を受診した．上部消化管内視鏡にて，前庭部小弯側に隆起性病変が認められた．CTによる全身精査の結果，遠隔転移は認められなかった．その結果，cT2（MP）N2M0 Stage ⅡB 胃がんと最終診断された．定型手術として幽門側胃切除とビルロートⅠ法再建を施行した．1カ月後，術後補助化学療法を導入目的で医師・薬剤師・患者で協議することとなった．

【身体所見】身長175 cm，体重55 kg，体表面積1.66 m^2，PS（Performance Status）：1

【病理・遺伝子】低分化腺がん Group5
HER2 遺伝子（陰性）

【嗜　好】　特になし

【既往歴】　睡眠障害

【患者の希望】可能であれば飲み薬だけにしてもらいたい．

point

❶ 胃がんの組織型は，一般型で乳頭腺がん，管状腺がん（高分化型・中分化型），低分化腺がん，印環細胞がん等，特殊型で扁平上皮がん等に分類される．

❷ 原発腫瘍の大きさや浸潤の程度（T），所属リンパ節への転移や程度（N），遠隔転移の有無（M）に基づいたTNM分類を理解し，治療開始前の確定診断を把握しておくことが必要である．

❸ 胃がんに対する化学療法では，術後補助化学療法（主にStage Ⅱ・Ⅲ）と進行・再発化学療法（Stage Ⅳ）に大別する．前者は**術後6週間以内に開始**する．代表的なレジメンはテガフール・ギメラシル・オテラシルカリウム配合剤（ティーエスワン®：以下，S-1）1年間投与であるが，近年ではS-1＋αの有用性が証明されている．一方，進行・再発化学療法では，*HER2* 陰性の場合はフッ化ピリミジン系とプラチナ製剤併用療法が強く推奨され，*HER2* 陽性の場合はトラスツズマブ（ハーセプチン®）の上乗せが標準的となる．

❹ **術後補助化学療法の目的は，治癒切除後の微小遺残腫瘍による再発予防を目的とする．あくまで根治を目的にしているので，治療強度を優先するため副作用用マネジメントやアドヒアランスの維持が重要**となってくる．

1 確定診断および治療の位置づけを理解する

cT2（MP）N2M0（T2MP：がんの浸潤が粘膜下組織を越えているが固有筋層に留まるもの，N2：所属リンパ節転移が3～6個，M0：遠隔転移なし）よりStage ⅡBと判断する．本症例の場合，術後補助化学療法の適応となる．前述したように術後補助化学療法は根治・再発予防が目的であり，進行・再発化学療法と目的が異なる．また，施行期間が限定的であることも大きな違いである．そのため，一定の治療強度を優先するため的確な患者マネジメントと患者自身の治療への認識が必要である．

2 遺伝子と分子標的薬

●*HER2*遺伝子

乳がんにおける*HER2*遺伝子増幅は代表的であるが，胃がんにおいても分子標的治療の特異的治療ターゲットとして用いられる．*HER2*陽性（3＋または2＋かつFISH陽性）の場合，進行・再発化学療法の一次治療において抗HER2製剤であるトラスツズマブ（ハーセプチン®）が推奨されている[1)]．

3 胃がんにおける術後補助化学療法

エビデンスの原点として，手術単独群に対する手術＋化学療法（S-1）群の比較試験[2)]において有意に生存期間の延長が示されたことである．この試験の結果を受けて，**S-1の1年間投与が標準的術後補助化学療法**に位置づけられた．以後，CapeOX（カペシタビン＋オキサリプラチン）やSOX（S-1＋オキサリプラチン）における本邦での忍容性も確認されており，近年ではS-1＋ドセタキセル療法の有効性が報告されている（JACCRO GC-07 START-2試験[3)]）．これらレジメンの使い分けは明確化されていないが，Stage ⅡではS-1単独，Stage Ⅲ A～CではS-1＋αが最適な選択である可能性がある．本症例はStage Ⅱであり，患者自身が点滴を望んでいないためS-1単独が妥当である．

一方で，**術後補助化学療法において重要なことは用量強度を保持することである**．用量強度を評価する指標としてRDI（relative dose intensity）という概念がある．つまり，計画された治療に対して実際の用量および期間の遵守率を評価するものである．

・DI＝1サイクルあたりの計画投与量（mg/m^2）/1サイクルの計画期間（週）
・actual DI＝1サイクルあたりの実際の投与量（mg/m^2）/実際に1サイクルに要した期間（週）
・RDI（%）＝(actual DI/DI)×100

前述の比較試験においても，1年間完遂できた群と比較し，6カ月～1年または6カ月未満の群では生存率が低下する．またRDIが90％以上の群と比較した際，70％未満の群では生存率が低下する．したがって，いかに副作用およびアドヒアランスを維持しながら規定治療を計画通り全うするかが最大限の治療効果につながる．

処方例

▶Rp.1　TS-1（ティーエスワン®）　1回60 mg　1日2回　28日分
※胃がん術後補助化学療法におけるS-1は4投2休（4週間投与，2週間休薬）を1年間継続する．

処方の解説と服薬指導

❶ レジメン監査の注意点

・フルオロウラシルの異化代謝酵素阻害剤であるギメラシルの腎排泄が低下すると，血中フルオロウラシル濃度が上昇するため，腎機能に応じて用量調節が必要である．なおCcr＜30 mL/分では禁忌である．

❷ 特徴的な副作用

・角膜障害による涙液分泌亢進や涙道障害による涙液排出低下が原因となって流涙が発現する．
・粘膜障害の頻度が高く，口内炎および下痢が発現する．
・下痢症状に対しては水分補給および止瀉薬（ロペラミドなど）による介入を行う．Grade2 以上

表1　胃がんの進行・再発一次化学療法の推奨レジメン

*HER2*陰性	*HER2*陽性
S-1＋CDDP	Cape＋CDDP＋T-mab
Cape＋CDDP	S-1＋CDDP＋T-mab
S-1＋L-OHP	−
Cape＋L-OHP	−
mFOLFOX6	−

CDDP　：シスプラチン（ランダ®）
Cape　：カペシタビン（ゼローダ®）
L-OHP：オキサリプラチン（エルプラット®）
T-mab：トラスツズマブ（ハーセプチン®）

表2　胃がんの進行・再発一次化学療法の条件付き推奨レジメン

*HER2*陰性	*HER2*陽性
S-1	5FU＋CDDP＋T-mab
S-1＋Doc	S-1＋L-OHP＋T-mab
5FU＋CDDP	Cape＋L-OHP＋T-mab
5FU＋ℓ-LV	−
5FU＋ℓ-LV＋PTX	−

Doc　：ドセタキセル（ドセタキセル）
PTX　：パクリタキセル（パクリタキセル）
ℓ-LV：レボホリナート（レボホリナート）
5FU　：フルオロウラシル（5-FU）

の場合は症状が回復するまで休薬を考慮する．
- 口内炎予防としてはフリーラジカルを除去するアロプリノールが推奨される．また口内炎治療としてはアズレン含嗽水が推奨されている．
- 皮膚障害（色素沈着および手足症候群）が高頻度で出現する．特に手足症候群は重篤化するとQOLの低下が著しいため早期予防や症状を診て定期的にマネジメントすることが重要である．
- フッ化ピリミジン系薬剤による手足症候群は早期に「チクチク」するような感覚異常が生じ，進行期には皮膚表面に光沢が生じ，指紋が消失するなどの視覚的な症状が認められる．同じく高頻度で発現するキナーゼ阻害薬とは症状が異なるので留意する．予防目的として保湿薬の使用はさまざまな臨床試験において有効性が報告[4]されている．

❸ その他注意点

- ワルファリンとの併用でINRが延長する可能性があるので頻回なモニタリングが重要である．
- 術後補助化学療法ではアドヒアランスの低下が治療効果に大きく関係するため，患者指導と同時に患者自身の治療への理解が重要である．一方で，進行・再発化学療法の場合はQOLを重視し副作用にあわせた内服期間の短縮または減量を行っていく必要がある．

知っておくべきこと

胃がんの化学療法は術後補助化学療法および進行・再発化学療法に大別でき，key drugはS-1であり併用レジメンが多数推奨されている．両者で同様のレジメンが適応されるが，投与期間や目的が異なるため治療の位置づけを患者個々で理解したうえで指導をしなければならない．また進行・再発化学療法では患者の状態に合わせた条件付き推奨レジメンが存在する．

Advice

本稿では主に術後補助化学療法の解説を行ったが，進行・再発化学療法の一次療法である代表的レジメンも重要であるため，表1，2に紹介する．

第19章　腫瘍性疾患

＜参考文献＞

1）「胃癌治療ガイドライン医師用 2018年1月改定 第5版」（日本胃癌学会/編），金原出版，2018
2）Sasako M, et al：Five-year outcomes of a randomized phase Ⅲ trial comparing adjuvant chemotherapy with S-1 versus surgery alone in stage Ⅱ or Ⅲ gastric cancer. J Clin Oncol, 29：4387-4393, 2011
3）Kodera Y, et al：A randomized phase Ⅲ study comparing S-1 plus docetaxel with S-1 alone as a postoperative adjuvant chemotherapy for curatively resected stage Ⅲ gastric cancer（JACCRO GC-07 trial）. ASCO 2018 abstract 4007
4）Lacouture ME, et al：Hand foot skin reaction in cancer patients treated with the multikinase inhibitors sorafenib and sunitinib. Ann Oncol, 19：1955-1961, 2008

＜葉山達也＞

3. 大腸がん

症例　62歳，女性

数カ月前から排便回数の増加および残便感を認めたため，近医にて便潜血検査を実施した．便潜血（＋）であったため精査目的にて総合病院消化器科を紹介された．大腸内視鏡検査およびCT等による精査の結果，cT4aN1M1 StageⅣ 直腸がん肝転移と診断された．先行治療として，直腸切断術（マイルズ手術）を施行後，転移性肝がんに対しても摘出手術を行った．半年後の定期健診で転移性肝がんの再発および腹膜播種を認めたため化学療法導入となった．一次化学療法としてパニツムマブ＋FOLFIRI療法の方針となり，開始に先立ち薬剤師外来を受診した．

【身体所見】身長160 cm，体重50 kg，体表面積1.45 m^2，PS（Performance Status）：1

【病理・遺伝子】高分化型腺がん
RAS（*KRAS/NRAS*）遺伝子変異　（陰性）
BRAF ^{V600E} 遺伝子変異（陰性）
MSI（microsatellite instability）検査：MSS（MSI-stable；MSIが認められない）

【嗜　好】　特になし

【既往歴】　高血圧

【患者の希望】ピアノを教えているので痺れるのは嫌です．

point

❶ 大腸がんの組織型は主に乳頭腺がん，管状腺がん（高分化型，中分化型），低分化腺がん，粘液がん，印環細胞がん，髄様がんなどに分類される．

❷ 原発腫瘍の大きさや浸潤の程度（T），所属リンパ節への転移や程度（N），遠隔転移の有無（M）に基づいたTNM分類を理解し，治療開始前の確定診断を把握しておくことが必要である．

❸ **大腸がんの場合，StageⅣであっても遠隔転移巣ならびに原発巣がともに切除可能な場合には，原発巣の根治切除を行うとともに遠隔転移巣の切除を考慮する．**切除不能または再発した場合の治療法としては全身化学療法が主体となる．いずれにせよ，**進行・再発大腸がんの治療は延命とQOLの向上が目的となる．**

❹ **大腸がんにおけるkey drugはL-OHP（オキサリプラチン），CPT-11（イリノテカン）および5-FUを基盤としたmFOLFOX6療法またはFOLFIRI療法であり，遺伝子変異を考慮し分子標的薬の上乗せ効果を期待する．**

❺ 従来のインフューザーポンプを使用した46時間5-FU持続静注からS-1に代替したレジメンの有効性も検証されており，患者背景に合わせた柔軟なレジメン選択が可能となっている．

1 確定診断および治療の位置づけを理解する

cT4aN1M1〔T4a（SE）：臓側腹膜を貫通，N1：所属リンパ節転移が1～3個，M1：遠隔転移あり〕よりStageⅣと判断する．本症例の場合，原発巣および転移巣は切除したが半年後に肝転移の再発を認めているため再発大腸がんに対する化学療法の位置づけになる．治療の目的は延命・QOLの向上である.

2 遺伝子変異と分子標的薬[1)]

① *RAS*（*KRAS/NRAS*）遺伝子

上皮成長因子受容体（epidermal growth factor receptor：EGFR）におけるシグナル伝達の上流にある*RAS*遺伝子変異が陰性（野生型）の場合，抗EGFR抗体製剤としてセツキシマブ（アービタックス®）およびパニツムマブ（ベクティビックス®）の効果が期待される．*RAS*遺伝子変異陰性は全体の約50％である．

一方で，*RAS*遺伝子変異が陽性の場合は上記2剤の効果は期待できないため，血管新生阻害薬の上乗せ効果を期待する．一次療法として上乗せ効果を示しているのがベバシズマブ（アバスチン®）である．二次治療では，FOLFIRIに対する上乗せ効果を示しているラムシルマブ（サイラムザ®）およびアフリベルセプトベータ（ザルトラップ®）である．また一次療法で使用したベバシズマブ（アバスチン®）を二次治療でも継続するBBP（ベバシズマブ beyond PD）の有効性も報告されている．

② *BRAF*^{V600E}遺伝子

BRAF^{V600E}遺伝子変異を有する症例は化学療法の有効性が乏しく，予後がきわめて不良であることが報告されている．近年，TRIBE試験[2)]において，*BRAF*^{V600E}遺伝子変異を有する症例に対してFOLFOXIRI＋ベバシズマブ療法の有効性が示唆された．

3 StageⅣを対象とした化学療法の選択

一次治療における代表的レジメンを紹介する（表）．

mFOLFOX6またはFOLFIRIをベースとして遺伝子変異の状況により分子標的薬を組み合わせる．なお，mFOLFOX6とFOLFIRIの効果は同等であるため，どちらを先行しても効果に相違はない．一方で**点滴薬に忍容性がない場合，あるいはライフスタイルを考慮した場合，SOX（S-1＋L-OHP），CapeOX（カペシタビン＋L-OHP）またはIRIS（S-1＋CPT-11）のように5-FUをS-1に代替することができる．S-1による代替は臨床試験により非劣性が証明されているので患者の状況によっては選択肢の1つとなる．**key drugをすべて使用した後の治療（主に3次治療以降）にはレゴラフェニブ（スチバーガ®）やトリフルリジン・チピラシル塩酸塩（TAS-102，ロンサーフ®）の有用性が認められている．

本症例は*RAS*（*KRAS/NRAS*）遺伝子変異陰性（野生型）のため，抗EGFR抗体薬が第一選択となる．またピアノ講師であることから指先への副作用を回避するため冷感誘発末梢神経障害を有するL-OHPではなくCPT-11（FOLFIRI）を優先する．

表　大腸がん進行・再発一次化学療法

L-OHPベース	CPT-11ベース	両薬剤ベース
FOLFOX＋ベバシズマブ	FOLFIRI＋ベバシズマブ	FOLFOXIRI＋ベバシズマブ
CapeOX＋ベバシズマブ	S-1＋CPT-11＋ベバシズマブ	－
SOX＋ベバシズマブ	FOLFIRI＋セツキシマブ	－
FOLFOX＋セツキシマブ	FOLFIRI＋パニツムマブ	－
FOLFOX＋パニツムマブ	－	－

処方例

▶Rp.1	生理食塩液	200 mL	4時間	CVポート（主管）
▶Rp.2	デキサメタゾン（デカドロン®）	9.9 mg		
	生理食塩液	100 mL	15分	CVポート（側管）
▶Rp.3	パニツムマブ（ベクティビックス®）	6 mg/kg		
	生理食塩液	100 mL	1時間	CVポート（側管）
▶Rp.4	生理食塩液	100 mL	15分	（フラッシュ用）
▶Rp.5	レボホリナート（レボホリナート）	200 mg/m^2		
	5％ブドウ糖液	250 mL	2時間	CVポート（側管）
▶Rp.6	イリノテカン（カンプト®）	150 mg/m^2		
	5％ブドウ糖液	250 mL	2時間	CVポート（側管）
＊Rp.5とRp.6は並行して投与する				
▶Rp.7	5-FU	400 mg/m^2		
	5％ブドウ糖液	50 mL	5分	CVポート（側管）
▶Rp.8	5-FU	2,400 mg/m^2		
	5％ブドウ糖液	100 mL（総液量）	46時間	インフューザーポンプ

※2週ごとに1回投与

処方の解説と服薬指導

❶ レジメン監査の注意点

CPT-11活性代謝物であるSN38の主な代謝酵素であるUGT1A1の遺伝子多型の有無により骨髄抑制の重篤化率が異なることに留意する．UGT1A1の*6と*28のホモ接合体（*6/*6，*28/*28）またはヘテロ接合体（*6/*28）がある場合，骨髄抑制が強くなるため，事前に遺伝子検査をしておくことがリスクマネジメントに重要である．

❷ 特徴的な副作用

- 抗EGFR抗体製剤では高頻度にざ瘡様皮膚障害が出現するため，予防的皮膚療法を実施する．
- **予防的皮膚療法はSTEEP試験[3]に基づき，ミノサイクリンおよび保湿薬（尿素製剤・ヘパリン類似物質含有軟膏など）を予防的に使用**する．
- CPT-11はコリンエステラーゼ阻害作用により過剰となったアセチルコリンによりコリン様症状が出現する．主な症状は，発汗・腹痛・即時性下痢である．予防法としては抗コリン薬の投与で，緩和できることが多い．**使用に先立ち抗コリン薬が禁忌である緑内障，前立腺肥大の排尿障害および重篤な心疾患の既往は必ず把握する．**
- CPT-11の遅発性下痢には再吸収されたSN38が要因となるため，炭酸水素ナトリウム，半夏瀉心湯が予防薬として有用である．
- 5-FUによる口内炎（粘膜障害）の頻度が高いため，5-FU急速静注において氷片を口に含んで投与すると口内炎が有意に軽減する（クライオセラピー）．その他，フリーラジカルを除去するアロプリノールやレバミピドの有用性が報告されているが明確な見解までは得られていない．

知っておくべきこと

mFOLFOX6およびFOLFIRIをベースとし，遺伝子変異の状況にあわせて分子標的薬を上乗せしていく．しかし，多種多様な薬剤が存在するため断定的なレジメン選択の優劣はつきにくいのが現状である．重要なのはkey drugを上手にすべて使用することである．また患者のライフスタイルにあわせて内服薬で代替することも可能であることも認識しておく．

Advice

・腫瘍占拠部位（右側 vs. 左側）では右側に比べ左側の方が治療効果が奏効し，特に抗EGFR抗体ではより奏効する報告がある[4)]．そのため*RAS/BRAF*野生型かつ原発巣占居部位が「左側」の場合は抗EGFR抗体製剤の併用，「右側」の場合はベバシズマブ併用となる．
・MSI（マイクロサテライト不安定性）検査とはミスマッチ修復機能欠損に対する検査である．リンチ症候群（遺伝性大腸がん）の90％以上に高頻度MSI-highを認める．近年，MSI-high固形がんに対して抗PD-1抗体の有効性が報告された結果，本邦でもペムブロリズマブ（キイトルーダ®）がMSI-high固形がんに保険適用されている．

<参考文献>

1）「大腸癌治療ガイドライン 2019年版」（大腸癌研究会／編），金原出版，2019
2）Cremolini C, et al：FOLFOXIRI plus bevacizumab versus FOLFIRI plus bevacizumab as first-line treatment of patients with metastatic colorectal cancer: updated overall survival and molecular subgroup analyses of the open-label, phase 3 TRIBE study. Lancet Oncol, 16：1306-1315, 2015
3）Lacouture ME, et al：Skin toxicity evaluation protocol with panitumumab (STEPP), a phase II, open-label, randomized trial evaluating the impact of a pre-Emptive Skin treatment regimen on skin toxicities and quality of life in patients with metastatic colorectal cancer. J Clin Oncol, 28：1351-1357, 2010
4）Venook AP, et al：Effect of First-Line Chemotherapy Combined With Cetuximab or Bevacizumab on Overall Survival in Patients With KRAS Wild-Type Advanced or Metastatic Colorectal Cancer: A Randomized Clinical Trial. JAMA, 317：2392-2401, 2017

<葉山達也>

4. 腎細胞がん

症例　73歳，男性

数週間前より側腹部痛を自覚していたものの断続的であったため様子を見ていたが，数日前より血尿および咳嗽を認めたため不安となり総合病院泌尿器科を受診した．腹部超音波検査で腎腫瘤性病変が疑われたため胸腹部CTを施行したところ，腎腫瘍および肺転移疑いの所見が得られた．転移性腎がんを視野にいれた治療方針の策定のため腎生検を施行．その結果，cT2aN1M1 Stage Ⅳ 淡明細胞型腎細胞がんおよび肺転移と診断された．医師・薬剤師・患者で治療方針を決定するため協議することとなった．

【身体所見】身長170 cm，体重64 kg，体表面積1.70 m^2，PS（Performance Status）：1

【IMDC分類】favorable risk

【嗜　好】　喫煙20本/日　昨年より禁煙

【既往歴】　慢性閉塞性肺疾患（COPD）

【患者の希望】早く治してほしい．特別な希望はありません．

point

❶ 腎細胞がんはいくつかの組織型に大別され，全体の70～85%を占めるのが淡明細胞型腎細胞がんであり，その他は非淡明細胞型と称され多房嚢胞性腎細胞がんや乳頭状腎細胞がんなどがある．

❷ 原発腫瘍の大きさや浸潤の程度（T），所属リンパ節への転移や程度（N），遠隔転移の有無（M）に基づいたTNM分類を理解し，治療開始前の確定診断を把握しておくことが必要である．

❸ 腎細胞がんStage ⅠまたはⅡでは腎部分切除術または腎摘除術（腹腔鏡または開放）が施行される．Stage Ⅲでは腎摘除術（＋リンパ節郭清）または腎摘除術・静脈内腫瘍塞栓摘除術が行われる．一方，他臓器に遠隔転移しているⅣ期では，手術（原発巣・転移巣）・放射線・薬物療法が患者の状況に応じて選択される．

❹ IMDC分類等の生命予後予測分類は，治療法選択の際の指標となる．

1 確定診断および治療の位置づけを理解する

cT2aN1M1（T2a：腫瘍の最大径が7 cmを超えているが10 cm以下かつ腎臓に限局している，N1：所属リンパ節に1個の転移を認める，M1：遠隔転移あり）よりStage Ⅳと判断する．この転移性腎細胞がんの場合，原発巣および転移巣の手術適応を考慮するが有用性は明確化されていない．しかし，CARMENA試験[1)]では，腎摘除術後にスニチニブを投与する群と腎摘除術を行わずスニチニブ単独で治療する群とで，奏効率・無増悪生存期間に有意差は認められず非劣性が証明されている．つまり，転移性腎細胞がんにおいて必ずしも腎摘出をする必要がない可能性がある．本症例はCOPDにより手術適応外とされ化学療法を第一選択とした治療方針となる．

表　IMDCリスク分類による予後予測

	予後因子数
favorable risk	0
intermediate risk	1～2
poor risk	≧3

〈予後因子〉
①Karnofsky Performance Status＜80％　②好中球数増加　③補正カルシウム値の上昇
④Hb＜正常下限値　⑤腎がんの診断から治療開始まで1年未満　⑥血小板増加
IMDC：International Metastatic Renal Cell Carcinoma Database Consortium
（文献1を参考に作成）

2 生命予後予測分類

VEGF標的治療薬による治療を施行した集団を解析して生命予後と関連性を示したIMDC分類（表）や，日本人を対象にして開発されたJMRC分類および従来まで繁用されていたMSKCC分類が存在する．

3 StageⅣを対象とした一次化学療法の選択

本邦において，腎細胞がんに対して保険承認されている薬剤は，ソラフェニブ（ネクサバール®），スニチニブ（スーテント®），アキシチニブ（インライタ®），パゾパニブ（ヴォトリエント®），エベロリムス（アフィニトール®），テムシロリムス（トーリセル®），ニボルマブ（オプジーボ®），イピリムマブ（ヤーボイ®）の8剤である（2019年7月現在）．**淡明細胞型腎細胞がんの一次治療としてIMDC分類 poor riskについてはイピリムマブ（ヤーボイ®）とニボルマブ（オプジーボ®）の併用が推奨されるが，併用療法が困難な場合はテムシロリムス（トーリセル®）とスニチニブ（スーテント®）が推奨される．intermediate riskについてはイピリムマブ（ヤーボイ®）とニボルマブ（オプジーボ®）の併用が推奨される．なお併用療法が使用しにくい状況ではスニチニブ（スーテント®），パゾパニブ（ヴォトリエント®）が推奨される．favorable riskについてはスニチニブ（スーテント®），パゾパニブ（ヴォトリエント®）が推奨され，一方，非淡明細胞型腎細胞がんではスニチニブ（スーテント®），テムシロリムス（トーリセル®）が推奨されている．**

処方例

▶Rp.1　スニチニブ（スーテント®）　1回50 mg　1日1回　28日分
※4週間内服2週間休薬で1コースとする

処方の解説と服薬指導

❶ レジメン監査の注意点

・スニチニブ（スーテント®）は4週間内服2週間休薬で1コースとする．
・心エコーにより左室駆出率（LVEF≧50％）を確認する．
・心血管系疾患（高血圧・心疾患・脳血管障害）および脳転移を有している患者ではおのおのの症状が増悪する可能性があるため継続したモニタリングを実施する．
・手術または侵襲を伴う処置を実施する場合，休薬期間を十分考慮する．

❷ 特徴的な副作用

・高血圧が高頻度で発現するため高血圧の既往がない患者には，診察室での測定以外に自宅での血圧測定の指導を行う（仮面高血圧や白衣高血圧を識別）.
・手足症候群が高頻度で発現するため予防目的として，保湿薬（尿素製剤・ヘパリン類似物質含有軟膏など）を使用する.
・甲状腺機能低下症がしばしば認められるので，定期的なTSH，FT_3およびFT_4を評価する.

❸ その他注意点

・QT延長を起こす可能性がある薬剤（イミプラミン・抗不整脈薬等）の併用には留意する.

知ってておくべきこと

・淡明細胞型と比較し非淡明細胞型では分子標的薬の効果は有意に低いと報告されているが，本邦の非淡明細胞型腎細胞がんに対する薬物療法に関するエビデンスは極端に少ないのが現状である．現時点ではチロシンキナーゼ阻害薬を主体とし，有害事象や患者背景にあわせた薬剤選択を行うことが望ましい.
・二次治療では，アキシチニブ（インライタ®），ニボルマブ（オプジーボ®）が強く推奨される．アキシチニブの使用が困難な場合はソラフェニブ（ネクサバール®）その他，エベロリムス（アフィニトール®）が弱く推奨される.
・三次治療では，前治療が2種類のチロシンキナーゼ阻害薬であればニボルマブ（オプジーボ®），前治療が1種類のチロシンキナーゼ阻害薬と1種類 のmTOR阻害薬であればソラフェニブ（ネクサバール®）またはアキシチニブ（インライタ®）等が推奨される.

Advice

・遺伝因子として*von Hippel-Lindau*（*VHL*）遺伝子の胚細胞変異が有名であり本邦の疫学調査研究ではVHL病患者409例中206例（50.3％）に腎細胞がんが発症している.
・スニチニブ（スーテント®）4投2休のスケジュールが減量や休薬でも忍容性が保持できない場合，2投1休[4]のスケジュール変更も選択肢となる可能性がある（Grade4の副作用の発現率低下と投与中止症例の減少）.
・スニチニブ（スーテント®）の重篤な副作用のリスク因子として「女性」「高齢」および「体表面積が小さい」ことが報告されている[5].

<参考文献>

1）Méjean A, et al：Sunitinib Alone or after Nephrectomy in Metastatic Renal-Cell Carcinoma. N Engl J Med, 379：417-427, 2018
2）「腎癌診療ガイドライン 2017年度版」（日本泌尿器科学会／編），メディカルレビュー社，2017
▶日本泌尿器科学会のホームページより閲覧できる．また2019年5月付で小改訂が公開されている.
https://www.urol.or.jp/other/guideline/#guideline-list
3）Motzer RJ, et al：Survival and prognostic stratification of 670 patients with advanced renal cell carcinoma. J Clin Oncol, 17：2530-2540, 1999
4）Jonasch E, et al：Phase II Study of Two Weeks on, One Week off Sunitinib Scheduling in Patients With Metastatic Renal Cell Carcinoma. J Clin Oncol, 36：1588-1593, 2018
5）van der Veldt AA, et al：Predictive factors for severe toxicity of sunitinib in unselected patients with advanced renal cell cancer. Br J Cancer, 99：259-265, 2008

<葉山達也>

第19章　腫瘍性疾患

5. 卵巣がん

症例　48歳，女性

数週間前からの不正出血と腹部膨満感を主訴に受診．超音波，CT，MRIなどによる画像検査，血液検査などの精査の結果，骨盤内に8 cm弱の腫瘍，右胸水，腫瘍マーカーCA125および19-9の上昇を認めた．胸水穿刺よりClass Ⅴのがん細胞が検出されたため，cT1cNXM1 Stage Ⅳ 卵巣がんの診断となる．全身状態を考慮しprimary debulking surgery（PDS）ではなく，術前化学療法としてTC（パクリタキセル＋カルボプラチン）＋ ベバシズマブ療法を導入して腫瘍縮小した後，interval debulking surgery（IDS）を施行する方針となった．

【身体所見】身長160 cm，体重60 kg，体表面積1.58 m^2，PS（Performance Status）：2

【病　理】　漿液性腺がん

【嗜　好】　飲酒習慣あり・喫煙あり

【既往歴】　なし

【患者の希望】抗がん剤の副作用が不安です．

point

❶ 卵巣がんでは，**進行がん（Ⅱ期以上）における手術の基本はPDSである．残存腫瘍径と予後は相関するため，PDSにより最大残存腫瘍径1 cm未満にできた場合をoptimal surgery，1 cm以上の場合をsuboptimal surgeryとする**．基本術式は両側付属器摘出術＋子宮全摘出術＋大網切除術であるが，Ⅲ期例ではoptimal surgery達成率は24～46％[1]であり，進行期では十分に手術による治療ができている症例は少ない．suboptimal surgeryの場合は，化学療法またはIDS（＋化学療法）を考慮する．

❷ PDSとは病巣の完全摘出を目的とした最大限の腫瘍減量を行う手術であり，IDSは初回化学療法中に可及的な最大限の腫瘍減量を行う手術である．

❸ 悪性卵巣腫瘍は表層上皮性腺がん，胚細胞性腫瘍および性索間質性腫瘍に大別される．さらに，上皮性腺がんは漿液性，類内膜，明細胞，粘液性に細分化される．

❹ 卵巣がんの進行期分類には，手術進行期分類としてFIGO（International Federation of Gynecology and Obstetrics）2014および従来のUICC（Union for International Cancer Control）による病理学的TNM分類が存在する．基本的に手術により進行期および組織型が決定されるため，術後の確定診断を把握しておくことが必要である．

❺ 卵巣がんは，初回治療でおおむねstaging laparotomyまたはPDSを施行し進行期および組織型を決定する．一方，試験開腹や原発巣が摘出困難の場合には，術前化学療法を実施する．その後，残存腫瘍病変によって化学療法やIDS（＋化学療法）を考慮する．**つまり，手術完遂度は治療因子のなかでも特に重要な予後因子であり，他がん種とやや異なる治療ストラテジーである**．

❻ 標準的化学療法はTC療法またはdose-denceTC療法であり，術前・術後化学療法の代表的レジメンである．dose-denceTC療法は従来のTC療法と異なり，3週間ごとのカルボプラチン投与に80mg/m^2のパクリタキセルを毎週（day1，8，15）併用するレジメンである．こ

れはGomperzianの腫瘍増殖モデルを基盤とし，投与間隔を短縮，反復して抗腫瘍効果を高める概念である．さらには代替レジメンや血管新生阻害薬であるベバシズマブ（アバスチン®）の上乗せ効果を示すレジメンを理解しておく．

1 確定診断および治療の位置づけを理解する

TNM分類ではcT1cNXM1（T1c：腫瘍は一側または両側の卵巣に限局するが，被膜表面への浸潤や被膜破綻が認められたり，腹水または洗浄細胞診で悪性腫瘍が認められる，NX：所属リンパ節転移の探索が行われなかった，M1：遠隔転移あり）よりStage Ⅳと判断する．またFIGO 2014進行期分類では，胸水中に悪性細胞を認めるためⅣA期と判断する．したがって進行がんに対する化学療法のため，延命・QOLの向上を目的とする．

2 StageⅣを対象とした治療ストラテジー

通常，初回治療ではPDSを施行し術後化学療法を行うことが多いが，本症例のように全身状態が悪く試験開腹が困難な場合やstaging laparotomyで不十分な手術が行われた場合は，術前補助化学療法が考慮される．これらの標準レジメンは前述するTC療法であるが，Ⅲ・Ⅳ期の症例ではベバシズマブを上乗せしたTC＋BV療法も選択肢となる．一方，パクリタキセルに忍容性がない場合は，DC療法（ドセタキセル＋カルボプラチン）が代替レジメンとして考慮される．術前化学療法により腫瘍縮小があり手術可能となった場合，IDSを施行し，その後，術後補助化学療法を実施する．

3 卵巣がん化学療法の特徴

①初回化学療法

術前・術後の標準的化学療法であるTC療法に対して，唯一生存期間を延長したものがdose-dense TC療法である．毒性はほぼ同等であるため推奨されるレジメンである．一方，Ⅲ・Ⅳ期を対象とした初回化学療法では，TC＋BV療法が無増悪生存期間を有意に延長させたことから限られた集団（Ⅲ・Ⅳ期症例/再発症例）では推奨されている．

②維持化学療法

初回化学療法終了後において奏効している場合，以下2つのレジメンで引き続き施行する．

1：BV単剤維持療法（初回化学療法：TC＋BV療法）

2：PARP阻害薬であるオラパリブ（リムパーザ®）（初回化学療法：プラチナ製剤を含む化学療法）

③再発化学療法

再発卵巣がん化学療法において，**初回プラチナ製剤による治療終了後から再度プラチナ製剤投与までの期間（platinum free interval：PFI）が治療感受性に大きく影響する**．PFIが6カ月未満の場合は単剤療法が基本となり，イリノテカン（カンプト®，トポテシン®），ゲムシタビン（ジェムザール®）およびノギテカン（ハイカムチン®）等があげられる．近年では，これら単剤にベバシズマブ（アバスチン®）の上乗せ効果が報告されているため，「単剤療法＋BV」も選択肢の1つである．

一方，PFIが6カ月以上の場合は，プラチナ製剤感受性例とし再度プラチナ製剤を使用する．主なレジメンは，TC療法，PLD-C療法〔リポソーム化ドキソルビシン（ドキシル®）＋カルボプラチン〕およびGC療法（ゲムシタビン＋カルボプラチン）であり，ベバシズマブの上乗せ効果が認められたGC＋BV療法も選択肢である．

処方例

▶Rp.1	生理食塩液	500 mL	6時間	主管
▶Rp.2	アザセトロン（アザセトロン®）	10 mg		
	デキサメタゾン（デカドロン®）	16.5 mg		
	ラニチジン（ザンタック®）	50 mg		
	クロルフェニラミンマレイン酸（ポララミン®）	5 mg	15分	側管
	生理食塩液	100 mL		
▶Rp.3	パクリタキセル（パクリタキセル）	175 mg/m^2		
	生理食塩液	500 mL	3時間	側管
▶Rp.4	カルボプラチン（カルボプラチン）	AUC 6		
	生理食塩液	250 mL	1時間	側管
▶Rp.5	ベバシズマブ（アバスチン®）	15 mg/kg		
	生理食塩液	100 mL	90分	側管

※3週ごとのレジメンである

処方の解説と服薬指導

❶ レジメン監査の注意点

・ベバシズマブ（アバスチン®）は初回90分，2回目は60分，3回目以降は30分で投与する．

・本レジメンのパクリタキセルはA法に準ずる．

❷ 投与時の注意点

・パクリタキセルが結晶として析出する可能性があるので，0.22ミクロン以下のメンブランフィルターを用いたインラインフィルターを通して投与する．

・主に投与ルートにおいてパクリタキセルが接触する部分に，可塑剤としてDEHP〔di-（2-ethylhexyl）phthalate：フタル酸ジ-（2-エチルヘキシル）〕を含有しているものの使用を避けること．

・過敏症の発症予防としてパクリタキセル投与30分前までにデキサメタゾン，H_2受容体拮抗薬（ラニチジン）および抗ヒスタミン薬（クロルフェニラミンマレイン酸）を投与する（投与法によってデキサメタゾンの規定用量は異なる）．

❸ 特徴的な副作用

・ベバシズマブの高頻度副作用として血圧上昇，蛋白尿，出血，血栓塞栓症を理解しておく．

・ベバシズマブによる創傷治癒遅延が発現するため，大手術の前後28日間はベバシズマブを休薬する．

❹ その他注意点

カルボプラチンの効果や副作用は血中濃度曲線下面積（AUC）に相関することから，投与量はCalvert式で算出される．糸球体濾過速度（GFR）にはCockcroft-Gault式で算出された推定クレアチニンクリアランス（推定Ccr）が代用されることが多いが，この場合，血清クレアチニン測定法の違い（本邦は酵素法，欧米はヤッフェ法）により本邦では真のGFRより高値となってしまうことに留意する．ヤッフェ法は酵素法に比べクレアチニンが0.2 mg/dL高くなるため，**0.2 mg/dLで補正した血清クレアチニン値で推定Ccrを算出するよう考慮する**．

表　カルボプラチン上限用量

目標AUC	上限用量
4	600 mg
5	750 mg
6	900 mg

（文献2を参考に作成）

● Calvert式：

カルボプラチン投与量＝目標AUC ×（GFR＋25）

● Cockcroft-Gault式：

$$推定Ccr = \frac{(140 - 年齢) \times 体重\ (kg)}{72 \times 血清クレアチニン\ (mg/dL)} \times (女性は0.85)$$

NCI（National Institutes of Health National Cancer Institute）ではCcrの上限を125 mL/分とし各目標AUCにあわせて最大用量を制限している（表）[2].

知っておくべきこと

・卵巣がんは残存腫瘍径と予後が相関するため，可能な限り腫瘍切除を第一目標とする.
・多くの場合，術後補助化学療法を実施する.
・初回手術において1 cm以上の残存腫瘍病変がある場合は，IDSおよび化学療法を実施する.
・初回手術が不十分または試験開腹が施行できない場合は，術前補助化学療法を考慮する.
・再発卵巣がんにおいてはPFIの概念を理解しておく.

Advice

コンパニオン診断と*BRCA*遺伝子

・卵巣がんに対してPARP阻害薬であるオラパリブ（リムパーザ®）が保険適用となり，追って遺伝性乳がんに対しても追加承認となった．遺伝性乳がんにおいては*BRCA1/2*遺伝子変異陽性に限り使用可能となるが，卵巣がんにおいては変異陰性でも一定の効果が担保されるため*BRCA*遺伝子変異の有無にかかわらず使用可能となる.
・一方で問題となるのが，遺伝情報の取り扱いである．そもそも遺伝子変異形式は生殖細胞系列変異（germline mutation）と体細胞変異（somatic mutation）に大別され，*BRCA*遺伝子変異は前者に該当する．**生殖細胞系列変異は「子孫に遺伝する可能性がある変異」のことであり，当事者だけではなく血縁者までの問題となりうる**．*BRCA*遺伝子検査を行うには，単に結果を開示するだけではなく，結果の解釈に関する説明を十分に行うなど遺伝カウンセリングが必要となる．また，患者が遺伝性を想定していない場合もあるので検査施行において十分協議しなければならない.

＜参考文献＞

1）Chi DS, et al：What is the optimal goal of primary cytoreductive surgery for bulky stage IIIC epithelial ovarian carcinoma（EOC）? Gynecol Oncol, 103：559-564, 2006
2）National Cancer Institute（NCI）：Action Letter for Protocols Sponsored by the National Cancer Institute That Use Carboplatin. NCI letter of Oct. 1, 2010
3）「卵巣がん治療ガイドライン 2015年版」（日本婦人科腫瘍学会／編），金原出版，2015
▶日本婦人科腫瘍学会ホームページより閲覧でき，アップデートの情報も掲載されている.
https://jsgo.or.jp/guideline/index.html

＜葉山達也＞

6. 乳がん

症例　40歳，女性

数カ月前より左乳房に違和感があったが放置していた．数カ月後，疼痛を伴った腫瘤の隆起を自覚したため総合病院を受診した．針生検（core needle biopsy）にてClass Ⅴが検出．全身精査の結果，cT4N1M1 StageⅣ 左乳がん骨転移と診断された．一次治療としてトラスツズマブ＋ペルツズマブ＋ドセタキセルを導入したが，半年後腫瘍マーカーの再燃，腫瘍の増悪を認めたため，二次治療に先立ち医師・薬剤師・患者で協議し，ラパチニブ＋カペシタビンを導入する方針となった．

【身体所見】身長155 cm，体重70 kg，体表面積1.66 m^2，PS（Performance Status）：0

【サブタイプ分類】浸潤性乳管がん
エストロゲン受容体（ER）（陰性）
プロゲステロン受容体（PgR）（陰性）
HER2スコア（3＋）
Ki-67（50％）

【嗜　好】　飲酒習慣あり

【既往歴】　脂質異常症

【患者の希望】仕事や子育てがあり頻回に病院には来ることができない．可能であれば飲み薬にしてほしい．

point

❶ 乳がんの組織型は，非浸潤性乳管がん，非浸潤性小葉がん，浸潤性乳管がん，特殊型がんおよびPaget病に分類される．

❷ 原発腫瘍の大きさや浸潤の程度（T），所属リンパ節への転移や程度（N），遠隔転移の有無（M）に基づいたTNM分類を理解し，治療開始前の確定診断を把握しておくことが必要である．

❸ Stage Ⅰ－ⅢＡは手術可能な乳がんであり，乳房温存のための術前補助化学療法や再発予防目的で術後補助化学療法・放射線療法が行われる．ⅢＢ，ⅢＣ期は局所進行がんであり手術可能な状態になるまで化学療法を主体として局所コントロールを行う．一方，**他臓器に転移しているⅣ期ではQOLの改善，生存期間の延長を目的とした化学療法が選択される．**

❹ 乳がんに対する化学療法は，サブタイプ分類に準じた薬剤（レジメン）を選択していくことが重要である．

❺ **key drugはアンスラサイクリン系およびタキサン系**である．

1 確定診断および治療の位置づけを理解する．

cT4N1M1（T4：腫瘍の大きさに関係なく胸壁または皮膚に浸潤する，N1：可動性の同側腋窩LevelⅠ／Ⅱリンパ節転移，M1：遠隔転移あり）よりstageⅣと判断する．したがって進行がんに対する化学療法のため延命・QOLの向上を目的とする．

表1　乳がんサブタイプ分類

Intrinsic subtype	臨床病理的定義	推奨療法
luminal A	ER（＋）かつPgR（＋） HER2（－），Ki-67低値	主に内分泌療法
luminal B（HER2陰性）	ER（＋）かつHER2（－）かつ （Ki-67高値またはPgR（－））	内分泌療法＋化学療法
luminal B（HER2陽性）	ER（＋）かつHER2（＋）	化学療法＋抗HER2療法＋ホルモン療法
HER2 type	HER2（＋）	抗HER2療法＋化学療法
Triple negative	ER（－）かつPgR（－） HER2（－）	化学療法

（文献1を参考に作成）

2 サブタイプ分類（表1）

本症例はHER2 typeに該当するため，抗HER2療法を主体とした治療を実施する．

3 StageⅣを対象とした化学療法の選択

サブタイプごとに治療のストラテジーが変わってくることを理解する．luminal Aやluminal B（HER2陰性）であれば基本的に内分泌療法を開始するが，急速な病勢進行など生命を脅かす状況の場合は化学療法を選択する．

内分泌療法に関しては閉経前であればLH-RHアゴニスト＋タモキシフェンが推奨される．一方，閉経後であればアロマターゼ阻害薬が強く推奨される．二次治療としては，フルベストラント（フェソロデックス®）やパルボシクリブ（イブランス®）が推奨される．

Triple negative typeでは乳がん治療のkey drugを含むEC（AC）療法（ドキソルビシン＋シクロホスファミド）やTC療法（ドセタキセル＋シクロホスファミド）が推奨される．二次治療以降では，エリブリン（ハラヴェン®）やベバシズマブ（アバスチン®）併用が選択肢となる．抗HER2療法は後述する．

4 HER2 typeにおけるレジメンの妥当性の評価

一次治療としては，トラスツズマブ（ハーセプチン®）＋ペルツズマブ（パージェタ®）＋ドセタキセルが最も強く推奨される．二次治療としてはトラスツズマブ エムタンシン（カドサイラ®）が推奨されるが，ラパチニブ（タイケルブ®）＋カペシタビン（ゼローダ®）またはトラスツズマブ＋化学療法も選択肢となる場合がある．本症例では二次治療での協議となりトラスツズマブ エムタンシンが推奨されるが，患者の意向を考慮してラパチニブ＋カペシタビンが導入された．二次治療における当該レジメンは，予後延長効果はあると考えられているが，毒性が強いため十分な副作用マネジメントが必要である．

処方例

▶Rp.1　ラパチニブ（タイケルブ®）　1回1,250 mg　1日1回　連日
▶Rp.2　カペシタビン（ゼローダ®）　1回1,000 mg/m^2　1日2回　14日分　（2週間投与1週間休薬）

表2　アンスラサイクリン系薬剤の累積投与量上限値

抗がん薬	累積投与量上限
ドキソルビシン	500 mg/m²
イダルビシン	120 mg/m²
ダウノルビシン	25 mg/m²
ピラルビシン	950 mg/m²
エピルビシン	900 mg/m²
ミトキサントロン	160 mg/m²
アクラルビシン	600 mg/body

処方の解説と服薬指導

❶ レジメン監査の注意点

・ラパチニブは，食間（食事の1時間以上前または食後1時間以降）に内服．連日投与．

・カペシタビンは，2週間内服1週間休薬．

・カペシタビンは，腎機能で用量調節が必要な薬剤である．Ccr＜30 mL/分は禁忌である．

・催吐性リスクは軽度のため予防的制吐療法は不要である．

❷ 特徴的な副作用

・抗HER2療法では左室駆出率（LVEF）低下の頻度が高いため，施行前および施行中における定期的な心エコーは必ず行う．投与開始前はLVEF＞50％であることを確認する．

・カペシタビンによる手足症候群が高頻度で出現するため，予防的保湿剤の使用を積極的に行う．またGrade2（痛みが伴う場合）以上の副作用が出現した場合は，休薬しGrade1まで改善したら，投与を再開可能だが，減量を考慮する（2回目以上の出現は必ず減量する）．

・下痢が高頻度に発現するため，状況に応じて止瀉薬（ロペラミド1～2mg/日など）の内服を開始し，重篤度にあわせて休薬・減量を適切に行う．

❸ その他注意点

・カペシタビンがシトクロムP4502C9（CYP2C9）を阻害するため，ワルファリンの血中濃度を上昇させる．ワルファリンを内服している患者では，INRのモニタリングに留意する．

知っておくべきこと

・乳がん化学療法は，サブタイプ分類で治療ストラテジーが大きく異なる．

・乳がん化学療法のkey drugは，アンスラサイクリン系およびタキサン系薬剤である．

・抗HER2療法ではLVEF低下の頻度が高いため，投与前および投与中の定期的な心エコー検査が必要である．LVEF＜50％の場合は，いったん休薬する．**抗HER2薬の心毒性は可逆的であるため休薬により改善する可能性が高い．一方，アンスラサイクリン系による心毒性は不可逆的のため累積投与量（表2）を超過しないこと，定期的な心機能検査は必ず行うことが大切である．**

・カペシタビンによる手足症候群は頻発するため，予防および早期の対応が必要である．また，特徴的な臨床症状〔びまん性の発赤（紅斑），皮膚表面の光沢〕を視診により把握することも重要である．

Advice

- 乳がん患者の50％以上で骨転移は起こるため，骨転移を伴う患者には骨吸収抑制薬（ゾレドロン酸またはデノスマブ）を使用するのが標準的である．一方で，有害事象として顎骨壊死が1～2％で発現するため口腔外科による定期的な口腔内チェックが必要である．
- ホルモン受容体陽性転移・再発乳がんに対してサイクリン依存性キナーゼ4/6阻害薬であるパルボシクリブ（イブランス®）が使用可能となった．閉経前では二次治療としてLH-RHアゴニスト＋フルベストラント（フェソロデックス®）＋パルボシクリブ（イブランス®），閉経後では一次治療としてアロマターゼ阻害薬＋パルボシクリブ（イブランス®），二次治療としてはフルベストラント（フェソロデックス®）＋パルボシクリブ（イブランス®）が新たな選択肢となっている．

＜参考文献＞

1）Goldhirsch A, et al：Personalizing the treatment of women with early breast cancer: highlights of the St Gallen International Expert Consensus on the Primary Therapy of Early Breast Cancer 2013. Ann Oncol, 24：2206-2223, 2013
2）「乳癌診療ガイドライン①治療編 2018年版」（日本乳癌学会／編），金原出版，2018
▶日本乳癌学会ホームページで閲覧できる　http://jbcs.gr.jp/guidline/2018/

＜葉山達也＞

7. 頭頸部がん

症例　65歳，男性

1カ月前より「水や食べ物の飲み込みづらさ」と嗄声を感じるようになった．数日前から首に痛みを伴わないしこりを自覚するようになり総合病院耳鼻咽喉科を受診した．ファイバースコープにて声門上部に腫瘍を認めたため，全身転移探索を含め画像診断，組織生検を施行した．その結果，cT2N1M0 Stage Ⅲの咽頭がん（声門上部）と診断された．治療方針協議の際，声帯の温存を強く希望したため，化学放射線療法を施行することとなった．

【身体所見】身長170 cm，体重65 kg，体表面積1.75 m^2，PS（Performance Status）：0
【病理組織検査】扁平上皮がん
【嗜　好】　飲酒習慣4合/日・喫煙40本/日
【既往歴】　なし
【患者の希望】声が出なくなるのだけは避けて欲しい．手術も可能な限り行いたくない．

point

❶ 頭頸部がんの発生部位は，上咽頭・鼻腔・副鼻腔・中咽頭・下咽頭・口腔・咽頭・唾液腺に大別され，発生部位により治療方針が異なる．上咽頭がんではEBV（Epstein-Barr virus），中咽頭がんではHPV（Human papilloma virus）が発症に関与しているといわれている．
❷ 原発腫瘍の大きさや浸潤の程度（T），所属リンパ節への転移や程度（N），遠隔転移の有無（M）に基づいたTNM分類を理解し，治療開始前の確定診断を把握しておくことが必要である．
❸ 頭頸部がんは，発生部位により治療ストラテジーが異なる．本稿は咽頭がんに対する治療戦略を解説する．**「切除可能か否か」，「進行期」，「機能温存の希望」および「遠隔転移」がキーワードとなる．**
❹ 頭頸部がんにおける化学療法は「導入化学療法」「化学放射線療法」「進行・再発化学療法」に大別されるため，おのおのの目的を理解しておく．

1 確定診断および治療の位置づけを理解する

TNM分類ではcT2N1M0（T2：咽頭の固定がなく，声門上部に隣接する2亜部位以上，または声門もしくは声門上部の外側域，N1：同側の単発性リンパ節転移で最大径が3 cm以下かつ節外浸潤なし，M1：遠隔転移なし）よりStage Ⅲと判断する．咽頭機能温存を希望しているため咽頭全摘手術＋頸部郭清術ではなく，根治的化学放射線療法の選択となる．ただし，再発時に咽頭全摘術で救済可能なことが前提となる．かつては進行がん（Stage Ⅲ・Ⅳ）に対して喉頭全摘出術が主体であったが，近年はQOL保持の観点から咽頭機能温存療法が行われることが多くなってきている．

2 咽頭がん治療戦略

「切除可能」な場合，早期（Stage Ⅰ・Ⅱ）の場合は，放射線療法または手術を選択する．一方，進行期（Stage Ⅲ・Ⅳ）では，まず機能温存を考慮する．手術の場合「咽頭全摘出＋頸部郭清術」または「咽頭温存手術＋頸部郭清術」であるが病期の進行に伴い前者が主体となる．QOLの維持や患者の希望がある場合は，咽頭機能温存療法である化学放射線療法が選択される．「切除不能」の場合，遠隔転移がなければ化学放射線療法を選択し，遠隔転移を有すれば進行・再発化学療法が選択される．

3 根治的化学放射線療法

key drugはシスプラチン（CDDP，ランダ®）であり，放射線治療（RT）を70 Gy/35回/7週の通常分割照射で行う．両者のタイミングは「同時」が最も局所制御率の向上に寄与することが報告されている[1]．したがってCDDP＋RTが標準レジメンである．一方，CDDPに忍容性がない患者（腎機能低下等）に対しての代替レジメンとして，セツキシマブ（アービタックス®）＋RTがある．本症例はCDDPに忍容性があるため，CDDP＋RTを実施するものとする．

4 その他化学療法

①導入化学療法

生存率向上および咽頭温存率向上を目的として化学療法＋RTの前に施行する化学療法を導入化学療法と呼ぶ．現在，最も有用と報告されているレジメンはTPF療法（ドセタキセル＋シスプラチン＋5-FU）である．しかし，標準的レジメンであるCDDP＋RTへの追加効果として明確な有効性は示されておらず，議論の余地がある．一部の患者に対しては有効であるが，毒性も強く慎重に選択すべき治療である．

②進行・再発化学療法

「切除不能かつ遠隔転移を有する」または再発症例に対する化学療法では，代表的なレジメンとして，セツキシマブ＋PF（シスプラチン＋5-FU），二次治療以降では，セツキシマブ＋パクリタキセル，ニボルマブ（オプジーボ®）単剤が使用可能である．

処方例

▶Rp.1	生理食塩液	500 mL×2	2時間×2	主管
▶Rp.2	硫酸マグネシウム	10 mEq		
	L-アスパラギン酸カリウム（アスパラ®カリウム）	10 mEq		
	生理食塩液	500 mL	1時間	側管
▶Rp.3	D-マンニトール（マンニットール）	300 mL	30分	側管
▶Rp.4	パロノセトロン（アロキシ®）	0.75 mg		
	デキサメタゾン（デカドロン®）	9.9 mg		
	生理食塩液	100 mL	15分	側管
▶Rp.5	シスプラチン（ランダ®）	100 mg/m^2		
	生理食塩液	500 mL	2時間	側管
▶Rp.6	生理食塩液	500 mL×2	2時間×2	側管

※3週間ごと3コース

■ 悪心・嘔吐対策として併用

・アプレピタント（イメンド®） 1回125 mg（day1），80 mg（day2，3）
・デキサメタゾン（デカドロン®） 1回9.9 mg（day1）点滴*，8 mg（day2，3，4）内服
・パロノセトロン（アロキシ®） 1回0.75 mg（day1）*
*上記Rp.4参照

処方の解説と服薬指導

❶ レジメン監査の注意点

・3週を1コースとし3コース施行する.
・高度催吐性リスクレジメンのため，アプレピタント，デキサメタゾンおよびセロトニン受容体拮抗薬を併用するのが原則である.
・Ccr 46～60 mL/分では75%，Ccr 31～45 mL/分では50%，Ccr≦30 mL/分では投与禁忌である[2].

❷ 投与時の注意点

・CDDP安定化のためクロルイオンを含む希釈液で調製する（生理食塩液を使用するのが原則）.
・CDDPは光により分解するので直射日光を避けること．また，点滴時間が長時間に及ぶ場合には遮光して投与する.
・アミノ酸輸液，乳酸ナトリウムを含有する輸液を用いるとCDDPの分解が起こるので避ける.

❸ 特徴的な副作用

投与されたCDDPは血清タンパク質と結合するため基本的には糸球体ではろ過されないが，一部の遊離型CDDPは糸球体でろ過され2時間かけて体内から排出される．そのため，投与直後から約2時間で急性腎障害（acute kidney injury：AKI）が発現すると考えられている．腎障害の予防として以下を行う.

<ハイドレーション>

CDDP投与前後におのおの1,000～2,000 mLの輸液負荷を4時間以上かけて行う.

<ショートハイドレーション[3]>

① CDDP投与前後あわせて2,000～2,500 mLの輸液を約4時間で投与する.
② 腎機能（Ccr＞60 mL/分かつクレアチニンは正常範囲内），PS（0～1），心機能が保持されている（EF＞60％）および年齢などを十分考慮する.
③ シスプラチン投与が終了するまでに1L程度の経口補液を指導する.
④ 化学療法施行日から3日間まで食事摂取量に加えて1日あたり1,000 mL程度の追加水分補給を必須とする．一方で大量の水摂取による水中毒を介した低ナトリウム血症を懸念し過剰な飲水をしないことを患者に説明する．また，悪心・嘔吐で飲水が難しい場合，腎前性腎障害を避けるため積極的に追加点滴して補液する.

さらに，両者ともに利尿薬（マンニトール），マグネシウム*およびカリウム補給も必須となる.

*近位尿細管等でマグネシウム分泌が引き起こされ，低マグネシウム血症が生じる．この低マグネシウム血症の状態ではCDDPの近位尿細管での再吸収が促進され，CDDP濃度が上昇し広範な腎障害が引き起こされるためマグネシウムの補給は重要である.

・聴覚障害は1日投与量80 mg/m^{2}以上，総投与量が300 mg/m^{2}を超えると発現頻度が上昇する.
・末梢神経障害は総投与量が300～500 mg/m^{2}を超えると発現頻度が上昇する.

❹ その他注意点

CDDPのAKIの予測因子は高齢・喫煙・女性・低アルブミン血症との報告がある[4].

知っておくべきこと

・頭頸部がんは発生部位によって治療戦略が異なる.
・中咽頭がんはHPVが発症に強く関与しており，p16免疫染色は進行度評価として重要である.
・咽頭温存療法の標準的化学療法は化学放射線同時療法である．key drugはCDDPである.
・CDDP投与に際し腎機能予防としてハイドレーションを必ず行う．その際，患者背景と治療理解度を十分考慮したうえでショートハイドレーションを選択することは可能である．

<参考文献>

1）Pignon JP, et al：Meta-analysis of chemotherapy in head and neck cancer（MACH-NC）: an update on 93 randomised trials and 17,346 patients. Radiother Oncol, 92：4-14, 2009
2）日本腎臓病薬物療法学会：腎機能低下時に最も注意の必要な薬剤投与量一覧（2019改訂32版）https://www.jsnp.org/ckd/yakuzaitoyoryo.php
3）日本肺癌学会／日本臨床腫瘍学会ガイドライン委員会：シスプラチン投与におけるショートハイドレーション法の手引き. 2015　https://www.haigan.gr.jp/uploads/files/photos/1022.pdf
4）de Jongh FE, et al：Weekly high-dose cisplatin is a feasible treatment option: analysis on prognostic factors for toxicity in 400 patients. Br J Cancer, 88：1199-1206, 2003
5）「頭頸部癌診療ガイドライン2018年版」（日本頭頸部癌学会／編），金原出版，2017

<葉山達也>

8. 非ホジキンリンパ腫

症例　43歳，男性

1カ月前より散発的に38℃を超える発熱と寝汗を頻回にかくようになった．さらに食事摂取は比較的良好であったが，体重が7 kg減少し，頸部腫瘤（7.5 cm × 7.5 cm）も認めたため，耳鼻咽喉科を受診した．血液検査の結果，LDH（正常上限の3倍以上）および可溶性IL-2Rの上昇を認めたため，悪性リンパ腫の疑いにて血液内科へ紹介受診となった．頸部リンパ節生検，PET-CTおよびMRIを施行した結果，非ホジキンリンパ腫（びまん性大細胞型B細胞リンパ腫）Ⅱ期と診断され，R-CHOP導入に伴い薬剤師外来を受診することとなった．

【身体所見】身長177 cm，体重68 kg，体表面積1.84 m^2，PS（Performance Status）：0

【免疫組織学的検査】・びまん性大細胞型B細胞リンパ腫（diffuse large B-cell lymphoma：DLBCL）
・CD5（陰性）・CD10（陽性）・CD19（陽性）
・CD20（陽性）・CD22（陽性）・CD79a（陽性）
・bcl-6（陽性）・MUM1（陰性）

【嗜　好】　なし

【既往歴】　なし

【患者の希望】今まで薬を飲んだことがほぼないので心配です．

point

❶ 悪性リンパ腫は病理組織学特徴であるHodgkin/Reed-Stern-berg（HRS）細胞やlymphocyte predominat（LP）細胞等の散在を特徴とするホジキンリンパ腫（Hodgkin lymphoma：HL）と，それ以外の非ホジキンリンパ腫（non-Hodgkin lymphoma：NHL）に分けられる．同じ悪性リンパ腫ではあるが，HLとNHLは，臨床症状，治療方針が多くの点で異なるため，それぞれ独立した疾患単位として扱われる．本症例はNHL（DLBCL）である．

❷ 悪性リンパ腫における病期診断は固形がんに使用されるTNM分類を使用せずAnn Arbor分類を適応させる．例外として皮膚原発ではTNM分類，消化管原発ではLugano病期分類を適応させる．

❸ 予後評価として，非ホジキンリンパ腫の悪性度は，低悪性度（年単位で進行），中悪性度（月単位で進行）および高悪性度（週単位で進行）に分類される．予後グループは中～高悪性度（アグレッシブリンパ腫），低悪性度（インドレントリンパ腫）と2群化され，前者の予後因子として国際予後指標（International Prognostic Index：IPI）やNCCN-IPIが提唱されている．後者に含まれる濾胞性リンパ腫の予後因子にはFLIPI2（Follicular Lymphoma International Prognostic Index 2）が提唱されている．

❹ GELF（Groupe d'Etude des Lymphomes Folliculaires）高腫瘍量基準での腫瘍量評価は治療アルゴリズムにおいて重要である．主な基準項目としては「最大腫瘍径≧7 cm」「B症状*あり」「骨髄機能障害」「白血化」など9項目が列挙されており1つでも該当した場合「高腫瘍量」と判断する．

＊B症状：発熱（38℃以上の不明熱）・寝汗（寝具を変えなければならないほどの汗）・体重減少〕

1 確定診断を理解する

本症例はPET-CTにて両側頸部の複数リンパ節に高度の集積を認めたため，Ann Arbor分類の「横隔膜の同側にある2つ以上のリンパ節領域の病変」に該当するためⅡ期となる．病理診断では前述したようにHLは否定され，NHLと確定診断された．さらに，DLBCLに特徴的な免疫学的表現型として，CD19（陽性），CD20（陽性），CD22（陽性），CD79a（陽性）の所見を認めている．

2 DLBCL予後評価

DLBCLは中悪性度に分類されるアグレッシブリンパ腫である．

①NCCN-IPI（表）

本症例はスコア3（43歳，LDH上限の3倍以上）のため，low-intermediate riskに該当する．

②サブタイプ分類

DLBCLは以下2つのサブタイプに分けることができる

・胚中心B細胞（germinal center B cell type：GCB）

・活性化B細胞（activated B cell type：ABC）

2000年にDNAマイクロアレイによる遺伝子発現プロファイル解析でDLBCLにおいて，GCB型とABC型が分類された．**GCB型はABC型と比較し予後が良好である**[1]．近年では免疫染色を用いたHans分類[2]で簡便にサブタイプを確認することが可能である（図）．本症例はCD10陽性，bcl-6陽性かつMUM1陰性のためGCB typeであり予後良好なことが推察される．一方で，CD5陽性DLBCLは予後不良との報告も存在する．

3 DLBCL治療アルゴリズム[3]

本症例の病期はⅡ期であるため「限局期」に該当する．限局期の治療にあたっては，腫瘍量により治療計画が異なることを把握しておく．GELF高腫瘍量基準にて「non Bulky mass」であればR-CHOP 3コース＋放射線，「Bulky mass」であれば，R-CHOP 6～8コース±RTとなる．本症例は「最大腫瘍径≧7 cm」「B症状あり」に該当するため「Bulky mass」としてR-CHOP 6～8コースの方針となる．

表　NCCN-IPI

	予後不良因子	スコア
年齢	41～60歳	1
	61～75歳	2
	76歳以上	3
LDH	正常上限を超えるかつ正常上限の3倍以下	1
	正常上限の3倍を超える	2
	病期がⅢまたはⅣ期	1
	節外病変（骨髄・中枢神経など）あり	1
	PS≧2	1

Score 0または1：low risk
Score 2または3：low-intermediate risk
Score 4または5：high-Intermediate risk
Score 6以上　：high risk

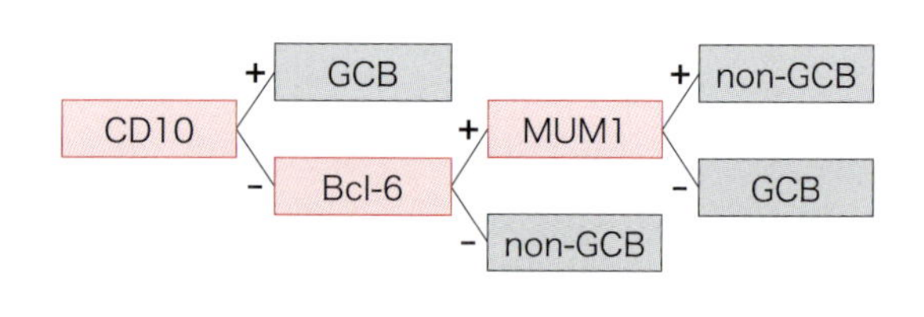

図　Hans分類

処方例

■ Day1

▶Rp.1	*d*-クロルフェニラミン錠（ポララミン®）	2 mg	リツキシマブ開始30分前	（経口）
▶Rp.2	アセトアミノフェン錠（カロナール®）	400 mg	リツキシマブ開始30分前	（経口）
▶Rp.3	生理食塩液	200 mL	120分	（主管）
▶Rp.4	リツキシマブ（リツキサン®）	375 mg/m²		
	生理食塩液	＜詳細は下記「❷投与時の注意点」参照＞		（側管）

■ Day2

▶Rp.1	生理食塩液	200 mL	135分	（主管）
▶Rp.2	パロノセトロン（アロキシ®）	0.75 mg		
	生理食塩液	100 mL	15分	（側管）
▶Rp.3	シクロホスファミド（エンドキサン®）	750 mg/m²		
	生理食塩液	500 mL	2時間	（側管）
▶Rp.4	ドキソルビシン（アドリアシン®）	50 mg/m²		
	生理食塩液	50 mL	30分	（側管）
▶Rp.5	ビンクリスチン（オンコビン®）	1.4 mg/m²（最大2 mg）		
	生理食塩液50 mL	30分		（側管）
▶Rp.6	プレドニゾロン錠（プレドニン®）	100 mg/body	5日分	

※3週間ごとに6～8コース

処方の解説と服薬指導

❶ レジメン監査の注意点

・リツキシマブのinfusion reaction（Advice参照）を予防するため，投与30分前に抗ヒスタミン薬，解熱鎮痛薬等の前投与を行う．

・高度催吐性リスクレジメンであるが，治療で副腎皮質ステロイドを使用するため，制吐目的とした副腎皮質ステロイドは不要である．

・リツキシマブ投与によりHBVの再活性化が12～23.8％で発現する可能性があるため施行前にHBs抗原，HBc抗体，HBs抗体のスクリーニングを行う．抗体陽性例においてはHBV-DNA定量を行う．

・ビンクリスチンの1回投与量の上限は2 mg/bodyであることを確認する．

❷ 投与時の注意点

・リツキシマブは生理食塩液で10倍に希釈調製する．

・リツキシマブはinfusion reactionを考慮し段階的に投与速度を上げて投与する．

・シクロホスファミドは23℃で揮発するため調製・投与には閉鎖式接続器具を用いることが推奨される．

❸ 特徴的な副作用

・ドキソルビシンによる心毒性前評価として，心エコーにて「左室駆出率＞60％」を確認する．

・ドキソルビシンの累積投与量を算出する．累積上限は500 mg/m²であり上限を超えた場合，不可逆的な心毒性のリスクが上昇する．

・ビンクリスチンによる末梢神経障害により，感覚性／運動性ニューロパチー（手足の痺れ，痛み，冷感／力が入らない，スムーズに動かせない）または便秘を高頻度で発症する．

・ステロイド高血糖をきたすので特に糖尿病患者には定期的な血糖モニタリングが必要である．

・本レジメンは発熱性好中球減少症（febrile neutropenia：FN，Advice参照）のリスクが10～

20％であるため，特に高齢者やPS不良例にはG-CSF製剤の予防的投与が推奨される．そのほか，ニューモシスチス肺炎予防としてST合剤が使用される．

❹ その他注意点

・本レジメンは血管外漏出（Advice参照）した場合，壊死性抗がん剤に該当する薬剤（ドキソルビシン・ビンクリスチン）を複数使用するため，対処法および対応フローを規定し迅速に対応する．アンスラサイクリン系の血管外漏出時の潰瘍抑制薬としてデクスラゾキサン（サビーン®）がある．

・本レジメンは点滴と内服薬の併用レジメンであるため，アドヒアランスの保持が効果に大きな影響を与えるため，患者指導において支持療法とあわせて内服のタイミングや服用日数など理解を十分に図る必要がある

知っておくべきこと

・症状，病理学的診断，PET-CT，血清学的検査により病期および病型分類を特定する．
・病型分類や病期によって治療戦略が異なるので留意する．
・NHL（DLBCL）は抗がん剤に感受性が高く**根治をめざす腫瘍群**である．
・NHL（DLBCL）においてR-CHOPは標準的一次化学療法である．
・近年では第二世代抗CD20モノクローナル抗体であるオビヌツズマブ（ガザイバ®）が濾胞性リンパ腫に対して保険適用となり，CHOP療法と併用したG-CHOPが標準治療の1つとなっている．

Advice

① sIL-2R

NHLの腫瘍マーカーとして代表的な可溶性IL-2（sIL-2R）は腫瘍の全体量を反映し，LDHは腫瘍の増殖性を反映する．診断より治療の反応性評価に有用である．

② infusion reaction

infusion reactionは非アレルギー性に生じるもので，投与薬剤が単球・マクロファージなどと結合しサイトカインを放出することによって発現する過敏反応である．原因薬剤としてモノクローナル抗体が代表的である．発現頻度は80％以上で主に初回投与で発現する．発現リスクとして高腫瘍量（≧25,000 /mm^3），心・肺機能障害[4]，インドレントリンパ腫およびbulky massが報告[5]されている．

③ 発熱性好中球減少症（FN）

FNとは腋窩温37.5℃以上（口腔内38.0℃以上）かつ好中球500 /μL未満または1,000 /μL未満で48時間以内に500/μL未満になると予測できる状態と定義されている．好中球減少時の発熱は急速に進行し重症化する可能性が高いので迅速な抗菌薬治療が重要である．

④ 血管外漏出

血管外漏出とは投与中の抗がん剤が血管外に浸潤あるいは漏出し，薬液が血管から周囲の軟部組織へ拡散することである．各抗がん剤は漏出時のリスクに準じて壊死性，炎症性および非壊死性と分類されている．

<参考文献>

1） Alizadeh AA, et al：Distinct types of diffuse large B-cell lymphoma identified by gene expression profiling. Nature, 403：503-511, 2000
2） Hans CP, et al：Confirmation of the molecular classification of diffuse large B-cell lymphoma by immunohistochemistry using a tissue microarray. Blood, 103：275-282, 2004
3）「造血器腫瘍診療ガイドライン2018年版」（日本血液学会／編），金原出版，2018
▶日本血液学会のホームページで閲覧できる　http://www.jshem.or.jp/modules/medical/index.php?content_id=2
4） Genentech：RITUXAN. Drug label information. Revised 4/2019
5） Hayama T, et al：A clinical prediction model for infusion-related reactions to rituximab in patients with B cell lymphomas. Int J Clin Pharm, 39：380-385, 2017

<葉山達也>

9. 支持療法（悪心/嘔吐・末梢神経障害・手足症候群・皮膚障害）

症例　30歳，女性

Stage Ⅳの大腸がんに対してmFOLFOX6＋セツキシマブを施行した患者.

<ケース1>

初回コースday3から3日間，食欲不振となり食事はほぼ飲水とアイスのみであった．嘔吐はなかった．2コース目開始前に薬剤師外来で面談を行った際，昨日に嘔吐し現在も気分不快感がある旨を聴取したため，主治医と協議となった．

<ケース2>

6コース施行後，患者より冷たい飲み物を飲むと喉がしめつけられるように痛くなると訴えがあった．その他，足底の痛みを伴わない腫脹と顔面・前胸部ににきび様の皮疹を認めていることを確認し，薬学的介入を開始した．

point

❶ 化学療法の有害事象に対して世界共通の評価規準である**「有害事象共通用語規準 Common Terminology Criteria for Adverse Events（CTCAE）5.0」**を用いて評価する．Grade別に1～5で定義し，重症度を分類するもので，有害事象ごとに設定されている．化学療法の副作用評価では必ずCTCAE 5.0を使用する．

❷ 悪心/嘔吐では，各薬剤またはレジメンにおける催吐性リスクとそれに準じた制吐療法を理解する．

❸ 末梢神経障害では，症状および重篤度に応じた対応および支持療法薬を理解する．

❹ 手足症候群と皮膚障害の「違い」を理解し，臨床現場において「視診」「重篤度の判別」「マネジメント」が実践できるようにする．

❺ 白血球/好中球減少および発熱性好中球減少症（febrile neutropenia：FN）におけるリスク管理を理解する．

1 悪心/嘔吐

・薬剤（レジメン）のリスクに準じて予防的な制吐療法を設定する（表1，図）．

・中等度リスクに準じた制吐療法は特定の薬剤（CPT-11など）ではオプションの制吐薬（図）で対応する．

・**デキサメタゾン（デカドロン®）はアプレピタント（イメンド®）との併用で血中濃度－時間曲線下面積（AUC）が2倍になるため，中等度リスクに準じた制吐療法（オプション）でアプレピタントを併用する場合はデキサメタゾンを半量に減量する**．ただし，疾患治療を目的として処方する副腎皮質ステロイドは減量しないこと．

・最小度リスクでは予防的な制吐療法は推奨されない．

・悪心/嘔吐を経験した患者が，次回の化学療法を受ける前に悪心/嘔吐が発現する場合があり，これを予期性悪心/嘔吐という．この場合，ロラゼパム（ワイパックス®）1回0.5～

表1　抗がん剤の催吐性リスクと予防的制吐療法

催吐リスク	代表的な抗がん剤	予防的制吐療法
高度リスク	AC療法・EC療法※ シスプラチン ダカルバジン シクロホスファミド（≧1,500 mg/m^2） ドキソルビシン（≧60 mg/m^2） イホスファミド（≧2 g/m^2/回） カルボプラチン（AUC≧4）	あり
中等度リスク	イリノテカン メトトレキサート オキサリプラチン　など	あり 投与する〔抗がん剤によりオプションを処方（図）〕
軽度リスク	ドセタキセル パクリタキセル ゲムシタビン フルオロウラシル　など	あり
最小度リスク	ニボルマブ ビンクリスチン ベバシズマブ セツキシマブ　など	なし

※AC療法：ドキソルビシン+シクロホスファミド，EC療法：エピルビシン+シクロホスファミド
（文献1を参考に作成）

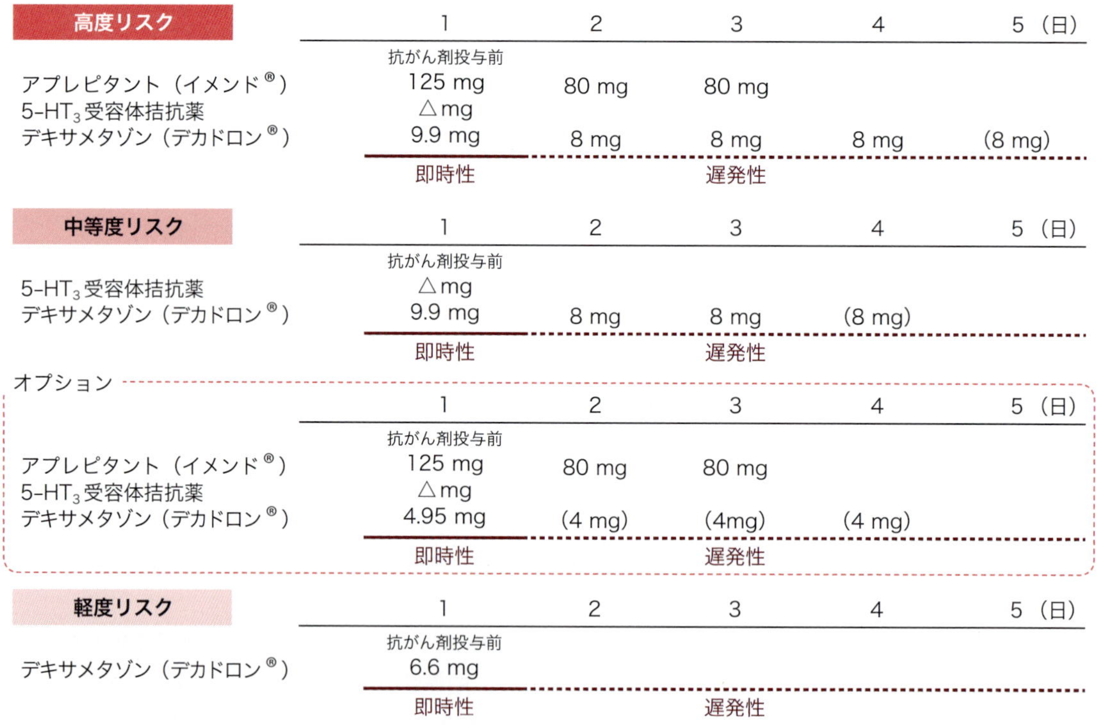

高度リスク

	1	2	3	4	5（日）
	抗がん剤投与前				
アプレピタント（イメンド®）	125 mg	80 mg	80 mg		
5-HT$_3$受容体拮抗薬	△mg				
デキサメタゾン（デカドロン®）	9.9 mg	8 mg	8 mg	8 mg	(8 mg)
	即時性		遅発性		

中等度リスク

	1	2	3	4	5（日）
	抗がん剤投与前				
5-HT$_3$受容体拮抗薬	△mg				
デキサメタゾン（デカドロン®）	9.9 mg	8 mg	8 mg	(8 mg)	
	即時性		遅発性		

オプション

	1	2	3	4	5（日）
	抗がん剤投与前				
アプレピタント（イメンド®）	125 mg	80 mg	80 mg		
5-HT$_3$受容体拮抗薬	△mg				
デキサメタゾン（デカドロン®）	4.95 mg	(4 mg)	(4mg)	(4 mg)	
	即時性		遅発性		

軽度リスク

	1	2	3	4	5（日）
	抗がん剤投与前				
デキサメタゾン（デカドロン®）	6.6 mg				
	即時性		遅発性		

図　制吐療法ダイアグラム

5-HT$_3$受容体拮抗薬の処方量についてはそれぞれの薬剤に応じる
（文献1を参考に作成）

1.5 mgまたはアルプラゾラム（ソラナックス®）1回0.4〜0.8 mg，治療前夜および当日治療の1〜2時間前内服が有効である

- 高度リスクに対し，既存の制吐療法に加え，オランザピン（ジプレキサ®）1回5〜10 mg 1日1回内服の有効性が報告され，本邦でも保険承認されている．日本人では1回5 mg 1日1回での忍容性も報告されている[2]．なお，選択する際は糖尿病の既往を確認する（糖尿病には禁忌）．
- 悪心/嘔吐の患者関連因子として，性別（女性），年齢（若年），飲酒習慣（なし）が代表的リスク因子である．そのほか，乗り物酔いや悪阻の有無などが報告されているため，化学療法導入前に患者のリスク因子に応じた制吐療法を設定することも重要である．

2 末梢神経障害（chemotherapy-induced peripheral neuropathy：CIPN）

- 「感覚性障害」と「運動性障害」に分けて評価する．主に急性CIPNは感覚性障害が主体となり，運動CIPNは機能障害が生じ日常生活に支障をきたす．
- 主な原因薬剤として，プラチナ製剤，タキサン系およびビンカアルカロイドがあげられる．
- オキサリプラチン（エルプラット®）は，冷感誘発障害が特徴的である（冷たい物への接触で誘発する）．
- オキサリプラチンの慢性末梢神経障害は，米国において累積投与量850 mg/m^{2}で10％，1,020 mg/m^{2}で20％に認められたと報告されている．
- オキサリプラチンによるGrade 2以上のCIPNの発現時期（中央値）は10〜15サイクル，投与中止後の回復時期（中央値）は13週間であり[3]，**すぐには治らないことを認識しておく．**
- 支持療法薬は複数あるが的確な有効性を示す薬剤が存在しないことが現状である（表2）．

3 手足症候群

主な原因薬剤として，フッ化ピリミジン系（5-FU・カペシタビン）およびマルチキナーゼ阻害薬（スニチニブ・ソラフェニブ・レゴラフェニブ）があげられる．症状の特徴を以下に示す．

①フッ化ピリミジン系

初期変化はびまん性の発赤（紅斑）であり，少し進行すると皮膚表面の光沢が生じ，指紋が消失する傾向や色素沈着がみられるようになり，しだいに疼痛を訴えるようになる．

②マルチキナーゼ阻害薬

- **限局性で角化傾向が強いという特徴がある．**
- 発症メカニズムは皮膚基底細胞の増殖能阻害やエクリン汗腺からの薬剤の分泌，各薬剤の

表2 CIPNにおける支持療法薬

支持療法	効果およびエビデンス
カルシウム/マグネシウム製剤[4]	治療の奏効率低下が懸念されていたが，影響はないことが報告されている．慢性末梢神経障害には有効な可能性があるが，断片的な効果
ビタミン剤	経験的に症状緩和を目的に試みられているが，エビデンスレベルは高くない
血行循環改善薬	経験的に症状緩和を目的に試みられているが，エビデンスレベルは高くない
牛車腎気丸[5]	経験的に用いられているが，2つのランダム化比較試験においていずれも有効性は示されていない
プレガバリン[6]	経験的に症状緩和を目的に試みられているが，エビデンスレベルは高くない
デュロキセチン[7]	プラセボ群と比較し疼痛スコア，障害度スコアが減少した
Stop & Go[8]	オキサリプラチンの間隔投与により軽減

分解産物の関与などが示唆されている．

- 「予防」目的として，保湿薬（尿素製剤・ヘパリン類似物質含有軟膏）の使用はさまざまな臨床試験において有効性が報告されている（発現率の低下，発現までの期間の延長）．一方，副腎皮質ステロイド外用薬の有効性についてのエビデンスレベルの高い報告は少ないため，エキスパートオピニオンレベルの域である．
- Grade 2以上の場合は原因薬剤の休薬・減量基準を準拠する．

4 皮膚障害〔上皮増殖因子受容体（EGFR）阻害薬による皮膚障害〕

- 症状はざ瘡様皮疹，掻痒感，爪囲炎および皮膚乾燥が認められる．
- 主な原因薬剤として抗EGFR抗体製剤〔セツキシマブ（アービタックス®），パニツムマブ（ベクティビックス®）〕，EGFRチロシンキナーゼ阻害薬〔ゲフィチニブ（イレッサ®），エルロチニブ（タルセバ®）〕などがある．
- 発現メカニズムとして，皮膚表面に発現しているEGFRが阻害されケラチノサイトの増殖・移動が停止しアポトーシスが亢進する．その結果，皮膚全体が薄くもろくなり保湿できない皮膚になる．
- 皮膚障害の重篤度と生存率は相関する（皮膚障害が強く発現する程，効果が高い）．
- 予防的皮膚療法は，有意に皮膚障害発現率を低下させ，発現までの期間を延長する．ミノサイクリンと保湿剤を初回治療より開始し，症状が発現した際，副腎皮質ステロイド軟膏を開始する．

＜ミノサイクリン（ミノマイシン®）＞

① 抗菌作用以外に抗炎症作用を示すとされている．ざ瘡様皮疹・爪囲炎に有効である．
② 肝障害・めまい・食道潰瘍等の副作用に注意する．
③ 代替薬として，マクロライド系やドキシサイクリン（ビブラマイシン®）も推奨されている．

＜保湿剤＞

① 皮膚乾燥に対してはヘパリン類似物質（ヒルドイド®ローション）などの保湿剤が有効である．
② 投与開始日から予防的に保湿を行い，最低でも1日2回塗布．掻痒がある場合は抗ヒスタミン薬を併用する．

＜副腎皮質ステロイド軟膏＞

① ざ瘡様皮疹は細菌感染を伴わない無菌性の炎症性皮疹であり，副腎皮質ステロイド外用薬が有効である．爪囲炎にも有効である．
② 部位による薬剤吸収率を考慮し，ランクの強さで使い分ける（顔面の吸収率は前腕の13倍強）．

処方例

■ 悪心・嘔吐

▶Rp.1 アプレピタント（イメンド®） 1回80 mg 1日1回 化学療法施行翌日から4日間
▶Rp.2 ロラゼパム（ワイパックス®） 1回 0.5 mg 1日1回 化学療法施行前日・当日朝
▶Rp.3 ホスアプレピタント（プロイメンド®） 150 mg 化学療法開始1時間前に30分かけて点滴静注投与

■手足症候群・ざ瘡様皮疹

▶Rp. 4 ヘパリン類似物質含有軟膏（ヒルドイド®ローション）2本 適宜使用 塗布部位：足底
▶Rp. 5 ベタメタゾン酪酸エステルプロピオン酸エステル（アンテベート®軟膏）3本 適宜使用 塗布部位：前胸部・足底

処方の解説と服薬指導

❶ Rp.1　催吐性リスクに応じた制吐薬

各催吐性リスクに準じた制吐療法にもかかわらず，遅発性の悪心が遷延するケースはよく散見される．この場合は，アプレピタント併用（最長の5日間投与）を考慮する．また，第2世代5-HT_3受容体拮抗薬であり，長時間型作用を有するパロノセトロン（アロキシ®）を選択する．なお，本レジメンは中等度催吐性リスクであるためアプレピタントを併用する場合はデキサメタゾンを半量に減量する．

※5-HT_3受容体拮抗薬およびニューロキニン1受容体拮抗薬により出現する便秘のマネジメントは必須である（制吐療法の影響で高頻度で便秘が生じる）．

❷ Rp.2：予期性悪心／嘔吐に応じた制吐薬

予期性悪心／嘔吐にはベンゾジアゼピン系であるロラゼパムまたはアルプラゾラムが有効である．内服のタイミングは化学療法施行日の前日寝前と当日朝に内服する．高齢者には転倒のリスクがあるので低用量から開始する．

❸ Rp.3：その他の制吐療法

食道がんや胃がんなど経口摂取不良な患者や，アドヒアランスが低い患者においては点滴用のアプレピタントを使用することで確実な制吐療法を行う．

❹ Rp.4,5：手足症候群，皮膚障害に対する処方

- 手足症候群による初期症状（Gardel）が発現しているため，保湿薬および副腎皮質ステロイド軟膏による増悪の防止を行う．また日常生活における圧迫や刺激を回避するよう指導を行う．
- 予防的皮膚療法（ミノサイクリン・保湿剤）を施行中にざ瘡様皮疹が出現したため，副腎皮質ステロイド軟膏の塗布を開始する．前胸部への発現のため吸収率を考慮し，very strong を選択する．1回の塗布に必要な量はFTU（finger tip unit：成人の人差し指の先から第一関節まで）を目安に指導を行う．

知っておくべきこと

- 化学療法の副作用はCTCAE 5.0で評価を行う[9,10]．
- 下痢は回数によりGrade評価を行うため，面談時には「発現している」「していない」ではなく**「回数」を確認**する．また嘔吐に関しては内科的治療（静脈内輸液など）の必要性に対する評価に難渋する場合は必要に応じてCTCAE 4.0を用いて回数で評価する．
- 悪心／嘔吐にはリスクに応じた治療アルゴリズムが存在する．ただし，患者の状況に応じて薬剤の追加，変更および減量を行う．必ずしもガイドライン通りに実施しなければいけないわけではない．
- **皮膚障害や手足症候群は薬剤師が「診る」ことで重篤度を判断し迅速かつ適切なマネジメントを実践する．**
- 末梢神経障害は蓄積性の副作用であるため，経時的なモニタリングが必要である．重篤度に応じて支持療法や原因薬剤の休薬・減量を判断する．また，回復時間が緩徐であるため原因薬剤が投与されなくなった後でも薬学的介入が必要なケースがある．

＜参考文献＞

1）「制吐薬適正使用ガイドライン2015年10月（第2版）」（日本癌治療学会／編），金原出版，2015
　▶一部改定版Ver. 2.2（2018年10月）が日本癌治療学会のホームページに公開されている　http://www.jsco-cpg.jp/item/29/index.html

2）Yanai T, et al：A double-blind randomized phase II dose-finding study of olanzapine 10 mg or 5 mg for the prophylaxis of emesis induced by highly emetogenic cisplatin-based chemotherapy. Int J Clin Oncol, 23：382-388, 2018

3）de Gramont A, et al：Leucovorin and fluorouracil with or without oxaliplatin as first-line treatment in advanced colorectal cancer. J Clin Oncol, 18：2938-2947, 2000
4）Loprinzi CL, et al：Phase III randomized, placebo-controlled, double-blind study of intravenous calcium and magnesium to prevent oxaliplatin-induced sensory neurotoxicity（N08CB/Alliance）. J Clin Oncol, 32：997-1005, 2014
5）Ushio S, et al：Goshajinkigan reduces oxaliplatin-induced peripheral neuropathy without affecting anti-tumour efficacy in rodents. Eur J Cancer, 48：1407-1413, 2012
6）Saif MW, et al：Role of pregabalin in treatment of oxaliplatin-induced sensory neuropathy. Anticancer Res, 30：2927-2933, 2010
7）Smith EM, et al：Effect of duloxetine on pain, function, and quality of life among patients with chemotherapy-induced painful peripheral neuropathy: a randomized clinical trial. JAMA, 309：1359-1367, 2013
8）Tournigand C, et al：OPTIMOX1: a randomized study of FOLFOX4 or FOLFOX7 with oxaliplatin in a stop-and-Go fashion in advanced colorectal cancer--a GERCOR study. J Clin Oncol, 24：394-400, 2006
9）National Cancer Institute（NCI）の Cancer Therapy Evaluation Program（CTEP）：Common Terminology Criteria for Adverse Events（CTCAE）v5.0
▶米国National Cancer Instituteのホームページより閲覧できる
https://ctep.cancer.gov/protocolDevelopment/electronic_applications/ctc.htm#ctc_50
10）日本臨床腫瘍研究グループ（Japan Clinical Oncology Group：JCOG）：有害事象共通用語規準 v5.0 日本語訳 JCOG 版
▶JOCGのホームページより閲覧できる　http://www.jcog.jp/doctor/tool/CTCAEv5J_20180730_v21_0.pdf

<葉山達也>

10. がん性疼痛

症例　72歳，女性，身長155 cm，体重55 kg

進行性乳がんで，肝臓に多発転移，骨（第5肋骨）にも転移が認められ，現在，治療中の患者．

<初期導入>

体動時に左胸部へ刺し込むような痛みを感じるようになり，ロキソプロフェンを頓用で内服していた．数日後，断続的な腹痛を感じるようになり，しばらく経過をみていたが，痛みが持続するようになったため外来受診した．がん性疼痛管理に先立ち，医師と協議することとなった．

<導入後中期>

オキシコドン速放製剤（オキノーム®散）2.5 mg/回を1日8回内服することで，持続する腹痛のNRS（numerical rating scale）が1まで改善したためオキシコドン徐放製剤（オキシコンチン®錠）20 mg/日へ切り替えた．その際，1日のうちに突発的な強い痛みが出現するため，疼痛時に使用するオキシコドン速放製剤2.5 mg/回をあわせて処方した．

<導入晩期>

オキシコドン速放製剤2.5 mg/回を1日8～9回程度使用することを聴取したため，オキシコドン徐放製剤を40 mg/日，オキシコドン速放製剤を5 mg/回へ増量し良好な除痛を達成できた．しかし，病勢の進行が認められ食欲が著しく低下してほぼ経口摂取が困難な状況を鑑みオピオイドスイッチングを実施した．

【臨床検査値】T-Bil 0.71 mg/dL，AST 20 IU/L，ALT 15 IU/L，Scr 1.2 mg/dL，Ccr 42 mL/分

【患者の希望】可能な限り早く痛みをとって，ゆっくり寝たい．

point

❶ がん性疼痛とは，内臓器官へのがん浸潤による内臓痛，がん組織の血管浸潤による血管閉塞で生じる痛み，骨転移による体性痛が代表的である．

❷ **がん性疼痛管理はがんの診断およびがん治療が開始した時点から並行して実施する．**

❸ 痛みの初期アセスメントを実施する．

① 痛みの性質と強さ〔疼痛部位・疼痛パターン（持続痛または突出痛）・疼痛の性質・生活への影響〕を知る

② 痛みの原因を診断するための身体所見をとる

③ 心理・社会およびスピリチュアルなアセスメントをする

④ 疼痛コントロールの目標を決める（**第1目標：痛みに妨げられない夜間の睡眠，第2目標：安静時の痛みの消失，第3目標：体動時の痛みの消失**）

❹ 痛みの種類を理解する（表1）．

❺ ペインスケールを使用し主観的な痛みを客観的に評価する（表2）．

❻ 鎮痛薬使用の5原則（経口的に・時刻を決めて規則正しく・除痛ラダーにそって効力の順に・患者ごとの個別的な量で・そのうえで細かい配慮を）を遵守する．

❼ 三段階除痛ラダーを状況にあわせて適応する

ラダー1：非オピオイド鎮痛薬*1 ±鎮痛補助薬

ラダー2：軽度から中等度の強さの痛みに用いるオピオイド*2 ±非オピオイド鎮痛薬±鎮痛補助薬
ラダー3：中等度から高度の強さの痛みに用いるオピオイド*3 ±非オピオイド鎮痛薬±鎮痛補助薬
＊1：非ステロイド性消炎鎮痛薬（NSAIDs），アセトアミノフェン
＊2：コデイン，トラマドール，少量のオキシコドン（10 mg）
＊3：モルヒネ，オキシコドン，フェンタニル，ヒドロモルフォン，タペンタドール，メサドン（本邦では経口剤のみ）
鎮痛補助薬：抗うつ薬，抗痙攣薬，局所麻酔薬，副腎皮質ステロイドなど

1 初期アセスメント（表3）

本症例の場合，疼痛部位は2カ所存在する．「左胸部へ刺し込むような痛み」は骨転移からくる体性痛，「腹痛」は多発肝転移による内臓痛と推察する．体性痛はNSAIDsの使用によりある程度除痛できていたが，持続する内臓痛に対してはオピオイドによるタイトレーションが必要である．なお，オピオイドと非オピオイド鎮痛薬の併用には上乗せ効果[2)]が期待されるためNSAIDsは定時内服で継続する．

表1 痛みの種類

痛みの種類	定 義
体性痛	骨，筋肉といった体性組織への切る・刺すなどの機械的刺激が原因で発生する痛み
内臓痛	管腔臓器の炎症や閉塞，肝臓や腎臓などの炎症や腫瘍による圧迫，臓器被膜の急激な進展が原因で発生する痛み
神経障害性疼痛	末梢・中枢神経の直接的損傷に伴って発生する痛み

（文献1を参考に作成）

表2 痛みの強さの評価法

評価ツール	評価方法
Numerical Rating Scale（NRS）	痛みを0から10の11段階に分け痛みの点数を問う
Visual Analogue Scale（VAS）	100 mmの線の左端を「痛みなし」，右端を「最悪な痛み」とし痛みの程度にあわせて印をつける
Verbal Rating Scale（VRS）	痛みの強さを表す言葉を順に並べて現在の痛みを評価する
Faces Pain Scale（FPS）	様々な表情のイラストから現在の痛みに一番合う顔を選んでもらい評価する

（文献1を参考に作成）

表3 初期アセスメント

アセスメント	疼痛部位 左胸部	疼痛部位 腹 痛
疼痛の種類	体性痛（局所が明確な痛み）	内臓痛（局在が不明瞭な鈍痛）
疼痛パターン	強い痛みが1日に数回	強い痛みが1日中続く
疼痛の性状	刺すような痛み	重苦しい痛み
スケール	NRS：2	NRS：6

2 非オピオイド鎮痛薬の選択

①NSAIDs

シクロオキシゲナーゼ（COX）を阻害し抗炎症・鎮痛作用を示す．COXを阻害することでプロスタグランジンの生成を抑制するため腎血流量の低下，つまり「腎機能障害」を引き起こすため**腎機能障害患者への使用は避ける**．また胃腸障害を考慮しプロトンポンプ阻害薬やH_2受容体拮抗薬の併用またはCOX2選択的阻害薬を選択する．

②アセトアミノフェン

アセトアミノフェンは解熱鎮痛作用を示すが，抗炎症作用は期待できない．肝機能障害に留意する必要があるが，推奨される治療投与量では，副作用は起こりにくいとされている．一般成人において，体重50 kgあたり7.5 g以上の摂取で肝細胞壊死が起こるとされる．肝代謝物中間体（NAPQI）を無毒化させるグルタチオンが枯渇する状態（空腹・栄養失調）には留意する．一方で，**腎機能障害でNSAIDsが使用しにくい場合，代替薬として使用可能**である．本症例は中等度腎機能障害があるため，アセトアミノフェンへの変更をすべきケースである．

3 オピオイドの選択

初期の用量調整には速放製剤の投与が最適かつ原則であり，鎮痛至適量が決まってから徐放製剤に切り替えることが妥当である．

①モルヒネ製剤

モルヒネは体内でグルクロン酸抱合を受けて44～55％がモルヒネ-3-グルクロニド（M3G），9～10％がモルヒネ-6-グルクロニド（M6G）に代謝される．**腎機能障害患者においてM6Gの蓄積によると考えられる遷延性の意識障害または呼吸障害が起きる可能性があるため本症例には適切ではない．**

②オキシコドン製剤

オキシコドンはCYP2D6およびCYP3A4により代謝され，腎機能障害時でも薬理活性をもった代謝物が蓄積しないため，本症例においてはオキシコドン速放製剤を導入し迅速に鎮痛至適用量を決定する．速放製剤の総量を鎮痛至適用量とし徐放製剤へ切り替えを行う．

4 レスキュー薬

オピオイド投与により持続痛のコントロールされている患者に発生する一過性の痛み（突出痛）に対する臨時追加投与である．オピオイド系鎮痛薬の使用方法は“定期投与（徐放性製剤）＋レスキュー薬（速放性製剤）”を基本とする．レスキュー薬は定期投与（徐放性製剤）1日投与量の1/8～1/4量を目安に追加する．**内服後1時間経過しても除痛できない場合は再度服用可能である**．鎮痛至適量はレスキュー薬の1日総量に定期投与量を合算したものなので，レスキュー薬の使用頻度が増加した場合，定期投与量が不足している可能性があるため，迅速に用量調整をする必要がある．

5 オピオイドスイッチング

オピオイドの副作用により鎮痛効果を得られるだけのオピオイドを投与できないときや，鎮痛効果が不十分なときに投与中のオピオイドから他のオピオイドに変更することである．本症例は病勢進行による経口摂取が困難な状況を考慮し貼付剤へスイッチすることが望ましい．

処方例

- ▶Rp.1　フェンタニルクエン酸塩（フェントス® テープ）　2 mg　1日1回貼付
- ▶Rp.2　アセトアミノフェン（アセリオ® 静注液）　1回1,000mg　1日4回　15分かけて点滴
- ▶Rp.3　ナルデメジントシル酸塩（スインプロイク® 錠）　1回0.2 mg　1日1回

処方の解説と服薬指導

オピオイド系鎮痛薬の主要な副作用は眠気・悪心/嘔吐・便秘である．

❶ 眠気

開始初期や増量時に出現しやすいが，数日以内に耐性が生じることが多い．

❷ 悪心/嘔吐

数日以内に耐性が生じることが多いが，忍容性が許容できない場合はドパミンD_2受容体拮抗薬（プロクロルペラジン等）が制吐に使用される．また浮遊性の悪心/嘔吐には抗ヒスタミン薬の投与を考慮する．難治性の場合は非定型抗精神病薬（オランザピン等）で軽快することがある．ドパミンD_2受容体拮抗薬を使用の際はアカシジアに注意する．

❸ 便秘

耐性形成はほぼ生じないため継続的な排便コントロールが必要である．なお，末梢性μオピオイド受容体拮抗薬であるナルデメジントシル酸塩（スインプロイク® 錠）はオピオイドが中止された場合は本剤も中止する．

＜併用薬との相互作用に注意する＞

フェンタニル製剤はCYP3A4により代謝，モルヒネ製剤はグルクロン酸抱合，オキシコドン製剤はCYP3A4およびCYP2D6で代謝されるため，CYP3A4を阻害するアゾール系抗真菌薬，マクロライド系抗菌薬およびアプレピタント，グルクロン酸抱合を亢進するリファンピシンなどの併用は留意する．

知っておくべきこと

- 痛みの初期アセスメントを確実に行い，迅速かつ的確に除痛至適用量まで到達させる．また病勢の進行，副作用，臓器障害および併用薬など患者個々で状況が常に変化するため，適切な薬剤，投与経路を選択する．
- 経口製剤，貼付製剤，坐剤，注射剤および薬剤間における換算比を理解しておく．

＜参考文献＞

1）「がん疼痛の薬物療法に関するガイドライン2014年版」（日本緩和医療学会，緩和医療ガイドライン作成委員会/編），金原出版，2014
▶日本緩和医療学会ホームページより閲覧できる　https://www.jspm.ne.jp/guidelines/

2）Mercadante S, et al：A randomised controlled study on the use of anti-inflammatory drugs in patients with cancer pain on morphine therapy: effects on dose-escalation and a pharmacoeconomic analysis. Eur J Cancer, 38：1358-1363, 2002

3）「臨床緩和医療薬学」（日本緩和医療薬学会/編），真興交易医書出版部，2008

＜葉山達也＞

1. 敗血症性ショック

症例　76歳，男性

【主　訴】発熱，意識混濁，湿性咳嗽，呼吸困難
【現病歴】生来健康であったが，来院3日前より軽度の発熱，湿性咳嗽，全身倦怠感が出現したため，近医を受診し経過観察されていた．来院当日に41℃の発熱，呼吸困難感が強く表れ，意識もぼんやりした状態になり家族の呼びかけにも曖昧にうなずく程度になったため，心配した家族が救急車を要請し，当院救急外来受診となった．
【身体所見】身長169 cm，体重60 kg，体温39.8℃．意識状態はグラスゴー・コーマ・スケール（GCS）でE3 V4 M6（合計13点）で軽度障害．心拍数128拍/分，血圧76/41 mmHg，呼吸数36回/分，SpO_2 88％（リザーバーマスク15 L/分），胸部両肺野にラ音（＋）
【既往歴】特になし．健康診断で肺疾患，糖尿病を指摘されたことはない．
【ワクチン接種歴】肺炎球菌ワクチンなし，インフルエンザウイルスワクチンなし
【生活歴】喫煙25本/日を40年間，飲酒 日本酒2合をほぼ毎日
【検査所見】WBC 18,000 /μL，Hb 13 g/dL，Ht 44％，Plt 1.4×10^4 /μL，Na 134 mEq/L，K 4.3 mEq/L，Cl 103 mEq/L，TP 6.5 g/dL，Alb 3.8 g/dL，BUN 28 mg/dL，Cr 1.5 mg/dL，AST 35 IU/L，ALT 33 IU/L，T-Bil 1.1 mg/dL，pH 7.35，PaO_2 63 Torr，$PaCO_2$ 39 Torr，HCO_3^- 20 mEq/L，SaO_2 84％
【胸部単純X線】両肺野に広い浸潤影，胸水（＋）
【経　過】救急外来で3 Lの急速輸液が施行された後の動脈ラインで測定された平均動脈圧は55 mmHg，乳酸は3.4 mmol/Lであった．血液培養検体，喀痰グラム染色検体，尿肺炎球菌莢膜抗原検査検体を採取後，直ちに抗菌薬の投与が施行された．

point

❶ 本患者では救急外来受診時点の身体所見から重症肺炎および敗血症（ショック）を疑う所見があった．
❷ qSOFAの3項目（①意識変容，②呼吸数22/分以上，③収縮期血圧100 mmHg以下）すべてを満たすことから敗血症が疑われ，SOFAスコアによる臓器障害の評価では3項目（意識，呼吸，循環）の急激な変化が考えられることから敗血症と診断される．
❸ 3 Lの急速輸液施行後の平均動脈圧55 mmHg，血清乳酸値3.4 mmol/Lより敗血症性ショックと確定診断される（図）．
❹ 肺炎球菌ワクチンの接種歴なく，発熱，湿性咳嗽，呼吸困難感があり，酸素飽和度の低下や胸部聴診所見から，本患者は重症の肺炎（市中肺炎）を発症していると考えられ，本患者の敗血症性ショックは肺炎を原因とするものと判断できる．

1 敗血症の定義と診断基準

2016年のSepsis-3の定義[1]より，敗血症は「感染症によって重篤な臓器障害が引き起こさ

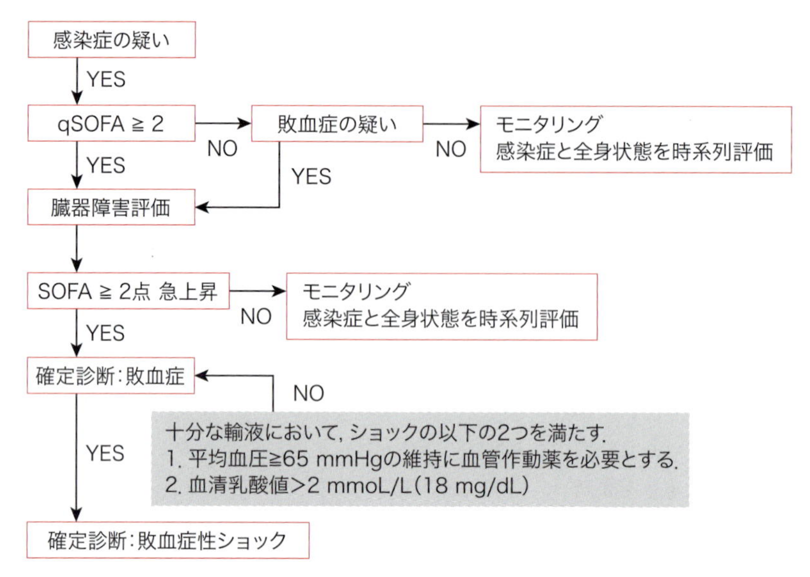

図　敗血症と敗血症性ショックの診断の流れ
（文献2より引用）

れる状態」とされる．さらに，敗血症性ショックは，敗血症の一分症で「急性循環不全により細胞障害および代謝異常が重度となり，死亡率を増加させる可能性のある状態」と定義される．敗血症の臓器障害の評価には，ICUなどの重症管理においてはSOFA（sequential organ failure assessment）スコアを用い，合計2点以上の急上昇を確認した場合に敗血症と診断される．一方，ICU以外（病院前救護，救急外来，一般病棟）ではquick SOFA（qSOFA）で2項目以上が存在する場合に敗血症を疑い，検査や早期治療開始などを検討した後，最終的にICUと同様の診断基準で確定診断する．敗血症性ショックについては，敗血症のなかで「十分な輸液負荷にもかかわらず，平均動脈圧65 mmHg以上を維持するために血管作動薬を必要とし，かつ血清乳酸値が2 mmol/Lを超えるもの」が診断基準とされる（図）．

2 敗血症治療の到達目標：BUNDLES

敗血症および敗血症性ショックの診療ガイドライン[2, 3]では，敗血症マネジメントの中核となる特に重要な到達目標をバンドル（BUNDLES）と規定し患者予後の改善につなげようとしている．敗血症では診断初期の数時間以内の対応がきわめて重要であり，これらは3時間および6時間バンドルとして7項目（血液培養，乳酸値測定，抗菌薬投与，晶質液投与，血管収縮薬投与，血管内容量と組織内灌流の再評価，乳酸値の再検）が提唱されている．

処方例

- ▶生理食塩液（細胞外液と等張の電解質液）　1 L/時　持続静注
- ▶ノルアドレナリン（ノルアドレナリン注　1 mg/mL/アンプル）6 mg（6 mL）を生理食塩液44 mLに溶解し全量を50 mL（0.12 mg/mL）とした溶液を1.5～9 mL/時（0.18～1.08 mg/時）で精密持続点滴静注
- ▶タゾバクタムナトリウム・ピペラシリンナトリウム（ゾシン®静注用）　1回2.25 g　1日3回　点滴静注
- ▶レボフロキサシン水和物（クラビット®点滴静注）　初日500 mgを1回，2日目以降250 mgを1日1回　点滴静注

処方の解説と服薬指導

❶ 敗血症では感染症に伴うサイトカインの産生などによって血管が拡張することで相対的な循環容量低下状態に陥るので何より十分な輸液負荷（目安として30 mL/kg/時以上）を行う.

❷ 敗血症性ショックの初期蘇生はできるだけ迅速に行い，平均動脈圧65 mmHg以上，血清乳酸値2 mmol/L未満の達成が目標となる．輸液で血圧が目標値に達しない場合にはノルアドレナリンを昇圧薬の第一選択として0.05〜0.3 μg/kg/分で精密持続点滴静注する.

❸ 初期蘇生開始後は，血圧，脈拍，尿量，乳酸値，中心静脈血酸素飽和度などの指標の改善を経時的にモニターする.

❹ 敗血症では診断後1時間以内に抗菌薬投与を開始することで生存率が有意に改善される.

❺ 本患者の市中肺炎はICUでの管理が推奨される．起炎菌としては頻度の高い肺炎球菌，インフルエンザ菌の可能性が高いが，この患者では喫煙と飲酒（大酒）歴があることから，緑膿菌，モラクセラ，クレブシエラ属，レジオネラなども否定できない．したがって，喀痰のグラム染色，尿中肺炎球菌抗原の結果と最終的には培養結果が出るまでの初期抗菌薬療法としては対グラム陽性菌およびレジオネラのニューキノロン系薬（レボフロキサシン）に加えて抗緑膿菌活性を有するβラクタム薬（タゾバクタム・ピペラシリン）との併用投与が推奨される．本患者の腎機能はクレアチニン・クリアランス（CCr）値が35.6 mL/分であることから中等度低下と評価できるため，いずれの薬剤も減量投与する.

知っておくべきこと

❶ 敗血症および敗血症性ショックは，感染症に対する宿主反応が制御不能に陥ることで引き起こされる致死的な臓器障害を病態としており，発症早期の迅速な診断と適切な対応が必要とされる.

❷ 初期蘇生を含めた全身管理と抗菌薬の早期投与開始は，敗血症性ショックに対する治療戦略の主軸であり，生存率に直結する.

❸ 原因菌培養の血液サンプルは抗菌薬投与前に採取する.

＜参考文献＞

1）Singer M, et al：The Third International Consensus Definitions for Sepsis and Septic Shock (Sepsis-3). JAMA, 315：801-810, 2016

2）日本版敗血症診療ガイドライン 2016 作成特別委員会：日本版敗血症診療ガイドライン 2016. The Japanese Clinical Practice Guidelines for Management of Sepsis and Septic Shock 2016（J-SSCG2016). 日救急医会誌，28：S1-S232，2017
▶日本救急医学会ホームページより閲覧できる　http://www.jaam.jp/html/info/2017/info-20170228.htm

3）Rhodes A, et al：Surviving Sepsis Campaign：International Guidelines for Management of Sepsis and Septic Shock：2016. Intensive Care Med, 43：304-377, 2017

＜高橋雅弘＞

2. 心原性ショック

症例　62歳，男性

【主　訴】　1時間以上持続する前胸部絞扼感

【現病歴】　生来健康であった．40歳頃までは体重が今よりも10 kg少なかったが，体重が徐々に増加した．今年の健康診断でメタボリックシンドロームの診断を受けたのを機に一念発起して，2週間前から早朝に運動を開始することにした．運動はジョギングで家の周りを1 km程度からはじめたが，昨日から一気に距離を5 kmに延ばした．今日は仕事の関係で朝に時間がなかったので，夕食後にジョギングをした．いつもよりペースを上げて走ったが，帰りに上り坂に差しかかったところで胸が締めつけられるような症状が出て走れなくなった．家まで歩いてたどり着いたが1時間ほど安静にしても痛みは治まらず，冷汗，呼吸困難，意識状態が朦朧としてきたので家人が救急車を呼び，来院した（発症から1.5時間）．急患室の心電図検査で胸部誘導$V_{3\text{-}6}$にSTがドーム状に上昇，尖鋭化したT波を認めたため急性心筋梗塞と診断され，CCUに入院となった．

【既往歴】　特になし

【生活歴】　喫煙 40本/日 25年，飲酒 週3回の会合でビール（大ジョッキ2杯）

【家族歴】　父 58歳で心筋梗塞，母 高コレステロール血症，妻 58歳，長男 35歳，次男 32歳 健在

【身体所見】　身長 175 cm，体重 80 kg，BMI 26.1，血圧 90/50 mmHg，意識状態清明，脈拍 104拍/分（整だが微弱），体温 36.7℃，呼吸数 30回/分，心臓 3音（＋），胸部両肺野にラ音（＋），四肢は湿潤し冷感（＋），尿量 膀胱カテーテル挿入後 5 mL/時

【検査所見】　WBC 9,600/μL，Hb 16 g/dL，Na 155 mEq/L，K 3.5 mEq/L，BUN 15 mg/dL，Cr 1.0 mg/dL，AST 260 IU/L，CK-MB 350 IU/L，迅速心筋トロポニンT検査陽性，LDL-C 180 mg/dL，HDL-C 38 mg/dL，TG 220 mg/dL，アミラーゼ70 IU/L，SpO_2 85％（room air），血液ガス pH 7.25，PaO_2 58 Torr，$PaCO_2$ 45 Torr，HCO_3^- 29 mEq/L

【画像診断】　胸部X線写真にて 両肺うっ血像，心陰影拡大（−）

【心電図】　胸部誘導 $V_{3\text{-}6}$で持続性にST上昇，異常Q波（−），T波の増高と尖鋭化（冠性T波），不整脈（−）

【薬　歴】　アレルギーなし，服用薬なし

point

❶ **運動時に発症した前胸部絞扼感，ST上昇の心電図所見**から急性心筋梗塞の診断がつく．心筋特異的酵素値の上昇（CK-MB，心筋トロポニンT陽性）は診断を確定させる所見である．この患者ではすでに冠動脈硬化があり，十分な事前の心臓検査をせずに運動療法を開始したため，初発の冠動脈症状が心筋梗塞であったものと推測される．心筋梗塞に特徴的な臨床症状，検査所見，心電図所見を覚えよう．

❷ **最高血圧＜90 mmHg，四肢の湿潤と冷感（末梢循環不全），低酸素血症（PaO_2＜60 Torr），アシドーシス（pH＜7.35），尿量低下（＜30 mL/時，腎血流低下を意味する），肺うっ血からポンプ不全によるショック状態**であり，肺うっ血により呼吸性アシドーシスを呈していることが

わかる．重症度と予後予測には臨床所見だけで評価できるキリップ分類（表）が有用である．この患者はⅣ型で予後はきわめて悪いことが予測できる．

❸ この患者の冠動脈危険因子として，男性，60歳以上，肥満，喫煙，高LDLコレステロール血症，低HDLコレステロール血症，冠動脈疾患の家族歴などがあることを理解し，治療可能なリスク因子を検出する．

処方例

- 酸素吸入　4 L/分，静脈路確保，心電図持続モニター装着
- モルヒネ塩酸塩　2 mg 静注
- アスピリン（バイアスピリン® 錠）　200 mg　かみ砕いて服用
- クロピドグレル硫酸塩（プラビックス® 錠）　初回300 mg（その後1回75 mg）　経口
- ヘパリンナトリウム　5,000単位　静注
- 緊急冠動脈造影検査と冠動脈インターベンション（percutaneous coronary intervention：PCI）治療のためにCCUへ移送
- 大動脈内バルーンパンピング（intraaortic balloon pumping：IABP）準備開始

処方の解説と服薬指導

❶ 心筋梗塞の除痛には，通常の非ステロイド性抗炎症薬（NSAIDs）は無効でモルヒネが適応である．除痛により交感神経興奮は解除され，心筋酸素消費も低下する．

❷ 心筋虚血を解除するために再灌流療法〔カテーテルによる冠動脈インターベンション（PCI）または血栓溶解療法〕を行う．本症例における施設では緊急PCIが可能であったのでPCI治療に向けて術前準備が行われた．

❸ 抗血小板薬のアスピリンは，急性冠症候群，心筋梗塞患者にできるだけ早く投与することで血栓形成を抑制し，心血管系疾患による死亡率を約20％改善する．アスピリン喘息などの禁忌がない場合には，全例に投与する．また，PCIを施行しステントを留置する場合には，ステント血栓を予防するためにアスピリンとチエノピリジン系抗血小板薬（クロピドグレルまたはチクロピジン）を併用する．

❹ クロピドグレルの抗血小板効果は，この薬物が代謝されて生成される活性代謝体に依存するので，短時間に効果を発揮したい場合には，初日には負荷投与量として300 mgを投与する（維持投与量は1日75 mg）．

❺ 抗凝固薬のヘパリンは血栓進展防止の目的で投与される．

❻ 硝酸薬のニトログリセリンは狭心症や心筋梗塞を疑う患者に標準的に投与される．しかし，この患者では搬送時にすでに心原性ショックの状態であったため，その悪化を考慮して硝酸薬は投与されなかった．また，大規模臨床試験で心筋梗塞患者に対する死亡率減少効果は証明されていない．

表　急性心筋梗塞の重症度と予後を予想するキリップ（Killip）分類

重症度	所　見	死亡率（%）
Ⅰ	心不全なし	6
Ⅱ	軽～中等度心不全（Ⅲ音，肺野1/2以下でラ音聴取）	17
Ⅲ	高度の心不全（肺水腫）	38
Ⅳ	心原性ショック	81

❼ 発症12時間以内であれば血栓溶解療法を行わずに経大動脈バルーン・カテーテルにより狭窄部位を拡張し冠動脈再灌流を行うprimary PCIは血栓溶解療法に予後で勝る効果を発揮する．特に，ST上昇型心筋梗塞では発症からPCI施行までのdoor to balloon timeを90分以内を目標とするとされている．多くの場合，拡張された冠動脈には再狭窄防止のためにステントを留置する．

知っておくべきこと

❶ 大動脈内バルーンパンピング（IABP）は，心臓のポンプ機能を補助する装置である．大腿動脈からカテーテルを挿入し，胸部の下行大動脈にバルーン付きカテーテルを留置し，このバルーンを心周期に同期させて，拡張期に急速に膨張させ，収縮期直前に急速に収縮させる．こうすると，大動脈と冠動脈の拡張期圧が上昇し，冠血流が増加する．さらに，左室の収縮期圧を低下させることにより左室の後負荷を低下させるため，心筋酸素消費量の減少と心拍出量の増加による循環動態の改善が期待できる．最大で15～20％の心拍出量を増加させることのできる方法である．

❷ 急性心筋梗塞患者に対するβ遮断薬投与は，禁忌がなければ，症状が出現した後，数時間以内に投与を開始することにより急性期死亡を減少させることが示されている．ただし，この患者では心原性ショックが存在するため投与開始ができない．

❸ 心原性ショックが心筋再灌流療法により改善しない場合には，陽性の変力作用を有する薬物（強心薬）を投与せざるを得ない．通常，ドパミンまたはドブタミンが使用される．ドパミンは，低用量（1～3 μg/kg/分）では主にドパミン受容体に作用し腎血管を拡張させるとともに心筋のβ受容体にも作用して心収縮能を軽度に増加させる．ドブタミンはβ_1受容体選択的な作動薬である．ドブタミンはドパミンに比べて，同程度の正の変力作用を得る投与量では心拍数増加作用が弱く，より大きな左室仕事量増加作用が得られるとされる．これらの薬物を高用量で使用しても血圧が上昇しない場合には，ノルエピネフリンの投与を行う．

❹ 従来は心筋虚血を原因とする病態は，心筋壊死の有無を心電図のST部分の変化で判定し，その有無によりST低下の狭心症とST上昇の心筋梗塞と分類されてきた．しかし，クレアチニンキナーゼ（CK）よりも鋭敏な心筋壊死の血液バイオマーカーである心筋トロポニンの開発により，心電図のST上昇変化を見られなくても心筋壊死が生じている病態があることが明らかとなった．そこで，急性の冠動脈虚血症状を発症した患者で持続的に心電図のST上昇が観察される場合は「ST上昇型心筋梗塞（STEMI）」，ST部分に低下あるいは不変の場合は「非ST上昇型急性冠症候群」と暫定的に診断し，血液トロポニン測定値で上昇が確認されれば「（心筋壊死を伴う）非ST上昇型心筋梗塞（NSTEMI）」，されなければ「不安定狭心症（UA）と非ST上昇型急性冠症候群」と診断されるようになった．

＜参考文献＞

1）木村一雄 ほか：急性冠症候群ガイドライン（2018年改訂版）．日本循環器学会 ほか，2018
▶日本循環器学会ホームページより閲覧できる　http://www.j-circ.or.jp/guideline/pdf/JCS2018_kimura.pdf

＜越前宏俊＞

第20章　ショック

3. アナフィラキシーショック

症例　35歳，女性

夏休みを利用して登山に出かけた．登山口付近でハチ（スズメバチと思われる）の大群に遭遇し，何匹かに顔を刺された．その後（10分もしないうちに），咳き込みが激しくなり呼吸苦を訴え，意識が消失してその場に倒れてしまった．同僚が脈をとってみたが触れなかった．携帯電話で救急車を要請し，即座に救急病院に搬送された．

病院に到着時，血圧は収縮期血圧が60 mmHgで，拡張期血圧は測定できなかった．意識はもうろうとして，かなりの呼吸苦を訴えている．

point

❶ ハチ（スズメバチと思われる）の大群に遭遇し，何匹かに顔を刺された．

❷ 10分もしないうちに，咳き込みが激しくなり，呼吸苦を訴え（＝アナフィラキシーショックによる喘鳴，喉頭浮腫が生じている可能性がある），意識が消失してその場に倒れてしまった．同僚が脈をとってみたが触れなかった（＝アナフィラキシーショックによる血圧低下が生じている）．

❸ 病院に到着時，血圧は収縮期血圧が60 mmHgで，拡張期血圧は測定できなかった．意識はもうろうとして，かなりの呼吸苦を訴えている（＝引き続き，アナフィラキシーショックによる喘鳴，喉頭浮腫，血圧低下が生じている）．

症例は，ハチ（スズメバチと思われる）によるアナフィラキシーショックである．アナフィラキシーショックとはⅠ型アレルギー反応（「第2章1. 気管支喘息」参照）によって惹起され，急速な化学伝達物質の放出によって，呼吸・循環・消化器系が急激に侵されてショック状態に至ったものである．

以下に処方例を示すが，緊急の対応・処置が必要になる（Advice①を参照）．

処方例（実際には，Advice ① 緊急処置に従って行っていく）

①0.1％アドレナリン（ボスミン®）の筋注（小児：0.01 mL/kg，最大0.3 mL，成人：0.3～0.5 mL）

心臓の収縮力を高め，心拍数を増大し，血圧を上昇させる．その他，気管支拡張作用，化学伝達物質の遊離抑制作用がある（心停止の時は静注することがある）．

＊救急ではノルアドレナリン（ノルエピネフリン）でなく，β刺激作用の強いアドレナリン（エピネフリン）を使用する．

② 血管確保

血管（静脈，中心静脈）の確保を行い，輸液を開始する．輸液は電解質組成が細胞外液に似ていて，電解質・水分の補給を目的とするソルビトール加乳酸リンゲル液（ラクテック®G）が用いられる．

③ 血管確保後の薬物投与

1）心拍出量減少に対して

ドパミン塩酸塩（イノバン®）の持続投与　1～3 μg/kg/分より開始

時にドブタミン塩酸塩（ドブトレックス®）を併用する．

心臓に作用して収縮力を強めて，心拍出量を高める．

2）アシドーシスに対して

血液ガス（動脈血）検査の結果をみながら，HCO_3^-やBE（Base excess）が低下している時に，炭酸水素ナトリウム（メイロン®）の投与を行う（アシドーシス補正については「第8章9. アシドーシス，アルカローシス」参照）．

3）喘鳴・気道閉塞に対して

アミノフィリン水和物（ネオフィリン®）の投与，その後は持続投与〔血中濃度（TDM）を測定しながら〕を行う．

4）けいれんに対して

抗けいれん薬〔ジアゼパム（セルシン®，ホリゾン®）〕の投与（静注）

5）化学伝達物質産生抑制，血管透過性亢進の作用を求めて

ヒドロコルチゾンコハク酸エステルナトリウム（ソル・コーテフ®）の投与（静注）

＊速効性だが，作用時間が短いため，くり返し使用することがある．

6）意識消失に対して（脳浮腫がある場合）

濃グリセリン（10％グリセオール®），またはD-マンニトール（20％マンニットール注射液）の投与

④ 酸素投与

サチュレーションモニターを装着して，SpO_2（動脈血酸素飽和度）をみながら投与量を決めていく．

＊自己注射用（筋注）のアドレナリン（エピペン® 注射液）について

ハチ，蛇毒，食物，薬物などに起因するアラフィラキシーショックは死亡事故につながるため，補助治療薬としてエピペン® が開発された．アナフィラキシーショック既往のある人またはアナフィラキシーショックを発症する危険性の高い人に，プレホスピタルケア（自己注射用）として処方される．処方医師が個々の患者の状況に応じて，十分なインフォームドコンセントをして指示を出すが，原則として原因物質に接触，摂取して何らかの症状を感じた後，直ちに太ももの前外側に筋注する（緊急の場合は衣服の上からでもよい）．体重によって（推奨量0.01 mg/kg），0.15 mg製剤（2 mL）か0.3 mg製剤（2 mL）を使用する．2011年より保険適用が認められた．

処方の解説と服薬指導

上記薬物の使用は患者の状態を把握しながら行われるため，救命救急センターでの薬物使用にあたっては，薬効・薬理作用（副作用含む）に関する知識は医師と同程度以上のものが要求される（患者もしくはその家族に服薬指導することはないかもしれないが）．

知っておくべきこと

アナフィラキシーショックは緊急の対応を必要とするため，薬剤師として上記薬物（処置）が，何のために，何を期待して使用するのか，熟知しておく必要がある．

表　アナフィラキシーショック症状に対する処置の仕方と手順

第1段階
1. アナフィラキシー反応が発生した場合
① 0.1％アドレナリン（ボスミン®）の筋肉注射（改善がみられない場合は反復投与）
第2段階（第1段階で治まらない場合）
1. 気道確保（仰臥位として前頸部を引き上げて，舌根沈下を防ぐ）
① 喉頭狭窄のある場合：0.1％アドレナリン（ボスミン®）の吸入 ② 喘息様発作のある場合：気管支拡張薬（プロカテロール塩酸塩水和物：メプチン®など）のネブライザーによる吸入，アミノフィリン（ネオフィリン®）の持続点滴 ③ 血圧低下時には，酸素欠乏の状態にあるため酸素投与 ＊①②にても気道閉塞がある場合は④に進み，ICUで管理する． ④ 気道閉塞：気管挿管して人工呼吸器を装着する．
2. 血管確保（血圧低下に対する管理が必要となる場合）
① 輸液 ② 0.1％アドレナリン（ボスミン®）の静注 ③ ドパミン塩酸塩（イノバン®）の持続点滴（血圧の維持が必要な場合）：呼吸心拍モニタリングを行いながら投与する
3. 新たに血中に侵入するアレルゲンの反応抑制・化学伝達物質産生抑制
① ヒドロコルチゾンコハク酸エステルナトリウム（ソル・コーテフ®）の投与 ② 抗ヒスタミン薬（ヒドロキシジン塩酸塩：アタラックス®-P）の投与

Advice

① 緊急処置について

1）**原因物質（抗原，薬など）の除去，投与を中止することが重要！**

2）**救急処置（ABCD）に準ずる**

Airway：気道確保（時に挿管になることもある）

Breath：換気（バッギング）

Circulation：循環保持（輸液，薬物投与による）

Defibrillation：除細動

3）**アナフィラキシーショック発生時の対応**

アナフィラキシーショックが発生した時には，症例によって症状が異なるため，第1段階で回復する軽症のものは経過観察となるが，さらに，症状が持続・進行する場合は治療は第2段階に入って，表のようにその症状に応じて対応する．

② アナフィラキシーショックの症候としては以下のものがある．

1）全身症状　：動悸，冷汗，発熱，意識消失

2）精神症状　：けいれん，めまい

3）循環器症状：血圧低下，頻脈，不整脈，チアノーゼ

4）呼吸器症状：喘鳴，呼吸困難，気道閉塞

5）消化器症状：腹痛，嘔吐

6）皮膚症状：蕁麻疹，紅潮

③ **造影剤やγ－グロブリン投与時のショック**は，Ⅰ型アレルギー反応とは異なった機序で起こるので（免疫複合体と補体の活性化が関与するⅢ型アレルギー機序で起こるといわれている），**アナフィラキシー様反応**と呼ぶ．

<鈴木　孝>

付　録

付録1

臨床検査データ基準値一覧

1 尿検査

検査項目	基準値	備　考
蛋白	陰性	陽性ではネフローゼ症候群や腎炎などの糸球体病変を示唆
糖	陰性	糖尿病などの高血糖病態で陽性となる．ただし，健常人でも腎性尿糖もある
ウロビリノーゲン	±	
ビリルビン	陰性	黄疸時に陽性
ケトン体	陰性	糖尿病性ケトアシドーシス，飢餓状態などの病態で陽性
潜血	陰性	
尿沈渣	400倍拡大の1視野当たり RBC 0～2，WBC 0～2	顆粒円柱は急性尿細管壊死（acute tubular necrosis：ATN）を示唆する．尿路感染症ではWBC，RBC増加

2 血液検査

検査項目	基準値	備　考
赤血球（RBC）	男 427～570 × 10^6/μL 女 376～500 × 10^6/μL	失血，鉄欠乏性貧血などで低下
血色素（Hb）	男 13.5～17.6 g/dL 女 11.3～15.2 g/dL	およそ，男性14，女性12 g/dLと覚える． 7 g/dLなら緊急事態
ヘマトクリット（Ht）	男 39.8～52.8％ 女 34.3～45.2％	失血，鉄欠乏性貧血などで低下． ＜15％なら緊急事態
白血球（WBC）	3,900～9,800/μL	感染症，組織炎症，腫瘍などで増加
白血球分画	桿状核球 5～6％ 分節核好中球 40～60％ 好酸球 1～5％ 好塩基球 0～1％ リンパ球 26～46％ 単球 3～5％	急性感染症では桿状核球の分画が増加（核の左方移動）
血小板（Plt）	13.0～36.9 × 10^4/μL	ITP，DIC，再生不良性貧血等で低下
網状赤血球	RBCの0.5～1％	溶血性貧血，出血後の造血反応亢進時に増加
平均赤血球容積（MCV）	男 83～102 fL 女 79～100 fL	男女共用基準：84～98 fL 鉄欠乏性貧血では＜81 fL，造血ビタミン（葉酸，B_{12}）欠乏で＞100 fL
平均赤血球血色素量（MCH）	男 28～35 pg 女 26～34 pg	男女共用基準値：28～33 pg
平均赤血球血色素濃度（MCHC）	男 32～37％ 女 31～37％	男女共用基準値：32～35%
赤血球沈降速度（ESR）	男 2～10 mm/時 女 3～15 mm/時	血漿中のグロブリンやフィブリノゲン量の増加により亢進する．炎症などによる上記蛋白量の変化を反映するので変化のラグが大きい．

ITP：idiopathic thrombocytopenic purpura，血小板減少性紫斑病
DIC：disseminated intravascular coagulation，播種性血管内凝固症候群

3 血液生化学検査

検査項目	基準値	備　考
血清酵素検査		
アスパラギン酸アミノトランスフェラーゼ（AST，旧称GOT）	11～40 IU/L	急性肝炎等の肝障害で上昇，急性肝炎ではAST/ALT比＜1，肝硬変では＞1が多い
アラニンアミノトランスフェラーゼ（ALT，旧称GPT）	6～43 IU/L	
ALP（アルカリホスファターゼ）	80～260 IU/L	肝疾患（特に閉塞性黄疸等）で増加
LDH（乳酸脱水素酵素）	230～460 IU/L	種々の組織障害（心筋梗塞，肝障害など）で増加
γ-GTP	男 10～50 IU/L 女 9～32 IU/L	胆道上皮に存在する酵素で，胆道閉塞，アルコール摂取，薬物で誘導されて増加する
コリンエステラーゼ（ChE）	男 322～762 IU/L 女 248～663 IU/L	肝細胞の蛋白合成の指標で，ネフローゼ症候群，脂肪肝等で増加，肝硬変等の慢性肝疾患で低下
アミラーゼ	60～160単位（ソモジー法）	急性膵炎，耳下腺炎等で増加
クレアチンキナーゼ（CK）	男 57～197 IU/L 女 32～180 IU/L	筋細胞の傷害（心筋梗塞，横紋筋融解等）で増加．特に心筋梗塞では，CKの心筋型アイソザイム（CK-MB）が増加
CK-MB（心筋由来のCKアイソザイム）	CK-MB＜25 IU/L	
酸性ホスファターゼ（ACP）	1.9～6.2 IU/L	前立腺がん等で上昇
血清蛋白		
総蛋白（TP）	6.7～8.3 g/dL	
アルブミン（Alb）	4.0～5.0 g/dL	ネフローゼ症候群，肝硬変などで低下
ハプトグロビン	40～200 mg/dL	溶血性貧血で低下
トランスフェリン	250～400 μg/dL	鉄欠乏性貧血などで増加
C反応性蛋白（CRP）	＜0.5 mg/dL	炎症性疾患で増加
フェリチン	男 15～220 mg/L 女 10～80 mg/L	鉄欠乏性貧血で低下，炎症，腫瘍性疾患で増加
非蛋白成分		
尿素窒素（BUN）	6～20 mg/dL	腎障害で増加
クレアチニン（Cr）	男 0.8～1.3 mg/dL 女 0.6～1.0 mg/dL	腎機能障害で増加．高齢者では筋肉量低下により，腎機能が低下しても正常値を示すことあり
尿酸（UA）	男 3.9～6.8 mg/dL 女 2.5～5.8 mg/dL	痛風，腎不全，悪性腫瘍の化学療法後に増加
総ビリルビン（T-Bil）	0.2～1.2 mg/dL	閉塞性黄疸（直接型），溶血性貧血（間接型），肝炎で増加
クレアチニン・クリアランス（Ccr）	70～130 mL/分	
脂質・血糖		
総コレステロール（TC）	150～219 mg/dL	糖尿病，肥満，ネフローゼ症候群，甲状腺機能低下症等で上昇
HDLコレステロール（HDL-C）	男 38～62 mg/dL 女 44～72 mg/dL	HDL-CとLDL-Cは，それぞれ動脈硬化に対して防御的および促進的に働く，いわゆる善玉（HDL-C）と悪玉（LDL-C）コレステロール
LDLコレステロール（LDL-C）	＜140 mg/dL	
中性脂肪（TG）	50～150 mg/dL	
グルコース	70～110 mg/dL	耐糖能異常（糖尿病等）で増加
HbA1c（NGSP値）	4.6～6.2％	血糖コントロール目標については「第8章4．糖尿病性腎症」参照

（次頁へつづく）

（3のつづき）

検査項目	基準値	備　考
電解質		
Na	136～147 mEq/L	
K	3.6～5.0 mEq/L	
Cl	98～108 mEq/L	
Ca	4.2～5.1 mEq/L (8.7～10.1 mg/dL)	
無機リン	2.5～4.6 mg/dL	
Mg	1.3～2.2 mEq/L	
出血凝固系検査		
出血時間	Duke法　2～5分	
プロトロンビン時間（PT）	10～13秒	ワルファリン服用患者で延長，抗凝固薬の治療域はPT-INRで2.0～3.0，70歳以上では1.6～2.6
プロトロンビン時間国際標準比(PT-INR)	1.0	
プロトロンビン活性（%）	80～120%	
活性化部分トロンボプラスチン時間（APTT）	25～40秒	ヘパリン投与患者で延長
トロンボテスト	70～130%	抗凝固薬の治療域は＜30%
フィブリノーゲン	150～400 mg/dL	DICで低下
フィブリン分解物（FDP）	＜10 μg/mL	DICで上昇

4 血液ガス

検査項目	基準値	検査項目	基準値
pH	7.36～7.44	HCO_3^-	22～26 mEq/L
PaO_2	80～100 Torr（mmHg）	Base excess	−2～+2
$PaCO_2$	35～45 Torr（mmHg）	SaO_2，SpO_2	96～99%

5 腫瘍マーカー

関係悪性腫瘍	腫瘍マーカー
肝細胞がん	αフェトプロテイン（AFP），PIVKA II
消化器がん	CEA（大腸がん等），CA19-9（膵臓がん等）
扁平上皮がん	SCC抗原
卵巣がん，子宮内膜がん	CA125，CA130，STN（シアリルTn抗原），CA72-4
前立腺がん	前立腺酸性ホスファターゼ（PAP）
絨毛がん，胞状奇胎	hCG
乳がん	CEA，CA15-3
肺がん	CEA，CYFRA，SLX，SCC，NSE，ProGRP

6 薬物血中濃度モニタリング（TDM）の対象となる薬物とその治療域

薬物名	治療域（濃度）μg/mL	中毒域μg/mL
抗てんかん薬		
フェニトイン	10～20	＞20
カルバマゼピン	4～12	＞8～12
バルプロ酸	55～100	＞100
フェノバルビタール	15～25	＞35
エトスクシミド	40～100	－
プリミドン	5～15	－
ガバペンチン	2～20	－
クロナゼパム	20～70 ng/mL	－
クロバザム	0.1～0.4	－
ゾニサミド	10～30	－
トピラマート	5～20	－
ニトラゼパム	30～180 ng/mL	－
ラモトリギン	3～15	－
レベチラセタム	12～46	－
抗うつ薬		
炭酸リチウム	0.8～1.4 mEq/L	＞1.5 mEq/L
抗精神病薬		
ハロペリドール	5～15 ng/mL	－
ブロムペリドール	＜15 ng/mL	－
強心薬		
ジゴキシン	0.8～2.0 ng/mL	＞2 ng/mL
抗不整脈薬		
リドカイン	1～5	＞8
ジソピラミド	2～6	＞6
プロカインアミド	4～10	＞12
NAPA（N-アセチルプロカインアミド）	6～20	－
キニジン	2～6	＞6
メキシレチン	0.5～2	＞2
フレカイニド	0.2～1	＞1
シベンゾリン	70～250 ng/mL	－
ソタロール	－	－
ピルシカイニド	0.2～0.9	－
ピルメノール	＞0.4	－
プロパフェノン	0.05～1.5（活性代謝物5水酸化体との総和）	－
ベプリジル	0.25～0.80	－
アプリンジン	0.25～1.25	－
アミオダロン	0.5～1.0	－

（次頁へつづく）

（6のつづき）

薬物名	治療域（濃度）μg/mL	中毒域μg/mL
抗菌薬		
ゲンタマイシン	4～9（peak値）	＞12（peak値），＞2（トラフ値）
トブラマイシン	4～9（peak値）	＞12（peak値），＞2（トラフ値）
アミカシン	20～30（peak値）	＞32（peak値），＞8～10（トラフ値）
バンコマイシン	20～35（peak値） 5～10（トラフ値）	＞50（peak値）
テイコプラニン	5～30（重症例では高めを推奨）	＞40～60
アルベカシン	9～20（ピーク値）	－
ボリコナゾール	1～2	＞4～5
免疫抑制薬		
シクロスポリン	50～200 ng/mL（トラフ値）	＞300 ng/mL（トラフ値）
タクロリムス	肝移植：5～20 ng/mL（トラフ値），腎移植：7～20 ng/mL（移植後1～3カ月），4カ月以降は5～15 ng/mL（トラフ値）	左記の濃度以上
エベロリムス	3～15 ng/mL	－
ミコフェノール酸モフェチル	AUCとして30～60 μg・hr/mL	－
抗がん剤		
イマチニブ	＞1 μmol/mL	－
メトトレキサート	非中毒域を示す．投与後24，48，72時間後で，それぞれ5，0.5，0.05 μmol/L以下．これ以上では中毒の可能性が高まる．	左記の濃度以上
その他として		
テオフィリン	10～20	＞20
アセチルサリチル酸	100～250（抗炎症効果）	＞400

特に表記のない場合はトラフ濃度

＜越前宏俊，鈴木　孝＞

付録2

小児薬用量一覧～小児に対する薬物投与の実際～

1 小児薬用量の算定方法

小児薬用量の算定は，一般に表1に示すように，年齢，体重，体表面積などをもとに成人の薬用量を基準にして算出される．しかし，これらの換算式のうち，Youngの式，Clarkの式は投与量を少なく見積もっていて，薬の効果が十分出ないことがある．また，年齢で換算するAugsbergerの（II）式は年齢の増加に応じて直線的に増加するため，未熟児や新生児では量が多くなりすぎてしまうという欠点をもっている．このため現在では，主に，実用的で小児の体表面積の変化にも対応した**von Harnackの換算表**が使用されている．

表1　小児薬用量の算定

（1）年齢を基準にしたもの	（2）体重を基準にしたもの
●Youngの式（2歳以上に適応） $\frac{\text{年齢(歳)}}{\text{年齢}+12}\times\text{成人量}$	●Augsbergerの（I）式 $\frac{\text{体重(kg)}\times 1.5+10}{100}\times\text{成人量}$
●Augsbergerの（II）式（1歳以上に適応） $\frac{[\text{年齢(歳)}\times 4]+20}{100}\times\text{成人量}$	●Clarkの式 $\frac{\text{体重(ポンド)}}{150}\times\text{成人量(2歳以上)}$

（3）体表面積を基準にしたもの

●Crawfordの式

$$\frac{\text{小児の体表面積}(m^2)}{1.73}\times\text{成人量}$$

（4）von Harnackの換算表

年齢	3カ月	6カ月	1歳	3歳	7.5歳	12歳	成人
対成人量比	1/6	1/5	1/4	1/3	1/2	2/3	1

2 von Harnackの換算表の特徴

von Harnackの換算表は，1歳以上では，Augsbergerの（II）式換算と同様であるが，1歳以下の児にも対応することができる．また，体表面積を基準にして換算するCrawfordの式があるが，実際には児の身長と体重から体表面積を求めなくてはならないので，外来で実用的に使用しやすいとはいえない．また，von Harnack換算表は，3歳が1/3であることを基準として，その前後の年齢の1歳が1/4，7.5歳（学童前期）が1/2，さらに，年齢が下がると，6カ月が1/5，3カ月が1/6，年齢が上がると，12歳（学童後期）が2/3と記憶しやすい．また，この換算表は，体表面積変化に対応しているため，細胞外液量，不感蒸泄（生体の水分放散のうち，呼吸器と皮膚からの，放散される感覚にのぼらない蒸泄をいう），心拍出量，糸球体濾過量，循環血液量，肝重量などの生体機能を示す値が体表面積と比例するので，薬物動態学的にも理に適っている．

3 体重あたりで投与する場合

von Harnackの換算値は小児科外来で実用的な換算表であることはすでに述べたが，しかし，抗菌薬をはじめとして，体重あたりで処方する薬についてはどうであろうか．つまり，体重あたりの投与量はすべての年齢に適応しうるだろうか．年齢別の体表面積/体重値について成人値を1とすると，3カ月から7歳までの値は1.9～1.5であり，12歳で1.2となる（小児は年齢が低いほど，体重あたりの体表面積は広くなる）．

実際の場面を想定してみよう．男児を例にして各年齢の標準体重は，3カ月児（6～7 kg），6カ月児（7～8 kg），1歳児（10 kg），3歳児（15 kg），7歳児（23 kg），12歳児（41 kg）となる．抗菌薬として経口薬の広域ペニシリン：アモキシシリン（サワシリン®，パセトシン®）を処方するとしよう．小児の投与量は20～40 mg/kg/日であるから30 mg/kg/日を投与すると仮定すると，1日3回投与として，1日に3カ月児で180～210 mg，6カ月児で210～240 mg，1歳児で300 mg，3歳児で450 mg，7歳児で25 kgとして750 mgとなり，12歳は41 kgであるから1,230 mgとなる．ここで着目してもらいたいのが7歳と12歳児である．アモキシシリンは250 mgのカプセル（あるいは錠剤）があるが，成人では1日3～4カプセル（あるいは3～4錠）が処方される．つまり，7歳児の投与量は成人の通常投与量（1日3カプセルあるいは3錠）に達していて，12歳は成人量を超えている．また，成人量は1回250 mgで1日3回（750 mg）～4回（1,000 mg）で，体重50 kgの人では3回投与の場合に15 mg/kg，4回の投与の場合に20 mg/kgとなる．小児量（20～40 mg/kg）と比較すると，小児はkgあたり1.3～2.6倍（15 mg/kgで），1～2倍（20 mg/kgで）投与していることになる．このように，アモキシシリンを例にとるまでもなく，体重換算の薬物（抗がん剤のように厳密に体表面積換算されるものなどを除いて）は，**特に6カ月～7歳くらいまでの年齢では体重あたりの換算値に相当する量をほぼ投与量としてよい**ことがわかる．ただし，**7歳以降は，成人量との比較で過量にならないように注意**をする．

表2に代表的な小児で使用される薬物（経口薬）について，体重あたりの換算量（mg/kg）と成人量を示す．

4 抗がん剤に対する投与量の決定

抗がん剤の投与量は，過剰投与による有害作用の出現，過少投与による効果の減弱を避けるために，体表面積（BSA：m^2で表される）あたりの変化が細胞外液量，不感蒸泄，心拍出量，糸球体濾過量，循環血液量，肝重量などの生体機能を示す値と比例することから，小児でも，体表面積値に合わせた薬物の投与が薬物動態学的に理に適っている．そこで，抗がん剤投与時には，この体表面積あたりの投与量が使われている．

5 新生児・幼若乳児（3カ月未満児）への薬物投与方法

これまでの記述は，3カ月児以上の小児の投与について述べてきたが，3カ月未満の児についても生体の分布容積に応じて，体表面積/体重比から成人の2倍以上の量（体重あたり）を投与してもよいのだろうか．テオフィリン，フェニトイン，フェノバルビタール，ジゴキシンなどの比較的半減期の長いものでは，体重あたりの投与量が成人1に対して，新生児（生後1カ月までの児）では，0.3～0.5と投与量が分布容積（体表面積）に比例していない．

では，新生児に対しては薬物量をどのように算定したらよいのだろうか．算定の基礎を以下に示す．

＜新生児薬用量算定の基礎＞

新生児への薬物投与の注意点

① 体重あたりの薬物分布量が大きい：半減期の短い薬物については，成人より分布容積が体重あたり大きいので，成人より体重あたりの投与量は倍量が必要である．

② 肝機能（薬物代謝酵素の活性が低い），腎機能が未熟である：半減期の長い薬物は半減期が延びて薬物が蓄積しやすい．

③ 腸管からの吸収が悪く，血中ピーク濃度が低く，ピーク到達時間が遅れる：薬物の血中濃度を上げるためには，非経口投与（静注）によらなければならない．

④ 血清アルブミン値が低い：遊離型薬物の濃度が高くなる．

特に新生児は，① については他の年齢の児と同じ特徴であるが，②〜④ のように他の年齢の児と異なった特徴をもっている．したがって，薬物投与には次のような考慮が必要となる．① 半減期の短い薬物については，成人より分布容積が体重あたり大きいので，長期に投与しない薬物では，成人より体重あたりの投与量は倍量が必要である（体重換算しても過量にならない）．② 肝機能（薬物代謝酵素の活性が低い）・腎機能が未熟であるため，半減期の長い薬物は半減期が延びて薬物が蓄積しやすい．このような薬物については分布容積（体表面積）があてにならないため，既に投与されて決められた量を参考にする．③ 腸管からの吸収が悪く，血中ピーク濃度が低く，ピーク到達時間が遅れるため，薬物の血中濃度を上げるためには，非経口投与（静注）によらなければならない．④ 血清アルブミン値が低いので，遊離型薬物の濃度が高くなる傾向がある．したがって，この時期の薬物投与決定の難しさは，**分布容積の大きさによる大量投与の可能性と半減期が長くなることによる大量投与の危険性をどのように克服するか**にかかっている．

表2　代表的な薬物の体重あたりの投与量と成人量

薬物名	商品名（剤型／味等） ＊味は小児にとって重要	小児投与量 ＊有効成分としての投与量を記載．細粒やドライシロップ等では注意	成人量
1．病原微生物に対する薬物			
1）抗菌薬			
<ペニシリン系>			
アモキシシリン水和物	[1]サワシリン®，[2]パセトシン® 細粒（10％）/オレンジ[1] パイナップル[2] カプセル（125，250 mg） 錠（250 mg）	20〜40 mg/kg/日 （3〜4回分服） 最大90 mg/kg/日	（アモキシシリンとして） 1回250 mg 1日3〜4回
アモキシシリン水和物・クラブラン酸カリウム配合（2：1） （βラクタマーゼ阻害薬配合）	オーグメンチン® 錠（125SS，250RS：1錠中アモキシシリンそれぞれ125 mg，250 mg）	20〜40 mg/kg/日 （2〜3回分服）	（アモキシシリンとして） 1回250 mg 1日3〜4回
<第1世代 セフェム系>			
セファクロル	ケフラール® 細粒小児用（10％）/オレンジ カプセル（250 mg）	20〜40 mg/kg/日 （3回分服）	1日750 mg （3回分服） （20 kg以上の小児も）
<第3世代 セフェム系>			
セフジニル	セフゾン® 細粒小児用（10％）/イチゴ カプセル（50，100 mg）	1回3〜6 mg/kg 1日3回	1回100 mg 1日3回
セフジトレン ピボキシル	メイアクトMS® 小児用細粒（10％）/バナナ 錠（100 mg）	1回3 mg/kg 1日3回食後	1回 100 mg 1日3回食後
セフィキシム	セフスパン® 細粒（0.5％）/オレンジ カプセル（50，100 mg）	3〜6 mg/kg/日 （2回分服）	1回50〜100 mg 1日2回 （30 kg以上の小児も）
セフカペン ピボキシル塩酸塩水和物	フロモックス® 小児用細粒（10％）/イチゴ 錠（75，100 mg）	1回3 mg/kg 1日3回食後	1回100 mg 1日3回食後
セフポドキシム プロキセチル	バナン® ドライシロップ（5％）/オレンジ 錠（100 mg）	1回3 mg/kg 1日2〜3回	1回100 mg 1日2回食後
<マクロライド系>			
エリスロマイシンエチルコハク酸エステル	エリスロシン® ドライシロップ（10％）/バニラ 錠（100，200 mg）	25〜50 mg/日 （4〜6回分服）	800〜1,200 mg/日 （4〜6回分服）

薬物名	商品名（剤型／味等） ＊味は小児にとって重要	小児投与量 ＊有効成分としての投与量を記載．細粒やドライシロップ等では注意	成人量
クラリスロマイシン	クラリス®，クラリシッド® ドライシロップ小児用（10％）/イチゴ 錠（50，200 mg）	10～15 mg/日 （2～3回分服）	1回200 mg 1日2回
アジスロマイシン水和物	ジスロマック® 細粒小児用（10％）/オレンジパイナップル 錠（250，600 mg） カプセル小児用 100 mg	1日1回10 mg/kg （3日間内服，1日500 mgまで）	（アジスロマイシンとして） 1日1回 500 mg （3日間内服）
ジョサマイシン	ジョサマイ® ドライシロップ（10％）/イチゴ シロップ（3％）/イチゴ ジョサマイシン 錠（50，200 mg）	30 mg/kg/日 （3～4回分服）	800～1,200 mg/日 （3～4回分服）
<テトラサイクリン系>			
ミノサイクリン塩酸塩	ミノマイシン® 顆粒（2％）/オレンジ 錠（50，100 mg）	2～4 mg/kg/日 （1～2回分服）	初回100～200 mg 以後12～24時間毎100 mg内服
<ホスホマイシン>			
ホスホマイシンカルシウム水和物	ホスミシン® ドライシロップ（20，40％）/乳酸飲料風味 錠（250，500 mg）	40～120 mg/kg/日 （3～4回分服）	2～3 g/日 （3～4回分服）
<ポリペプチド系>			
ポリミキシンB硫酸塩	硫酸ポリミキシンB 散（50万単位，300万単位） 錠（25万単位，100万単位）	150～300万単位/m^2/日 （3回分服）	1回100万単位 1日3回
<グリコペプチド系>			
バンコマイシン塩酸塩	塩酸バンコマイシン 散（0.5 g/瓶）	40 mg/kg/日 （2～4回分服）	1回0.5 g 1日4～6回
2）その他の抗菌薬			
<ST合剤>			
スルファメトキサゾール/トリメトプリム	バクタ®，バクトラミン® 顆粒（1 g＝1錠） 錠（スルファメトキサゾール 400 mg，トリメトプリム 80 mg）	（合剤として） 1歳 1 g/日， 3歳 1.5 g/日， 12歳 3～4 g/日 （2回分服）	1回2錠（2 g） 1日2回
<抗結核薬>			
イソニアジド	イスコチン® 原末（100％） 錠（100 mg） ヒドラ 錠（50 mg）	10～15 mg/kg/日 1日1回 予防：乳児・小児 20 mg/kg/日まで	200～500 mg/日 （4～10 mg/kg/日） （1～3回分服）
エタンブトール塩酸塩	エサンブトール® 錠（125，250 mg）	1日1回15～20 mg/kg（1日最大2.5 g）または1日1回50 mg/kg，週2回内服	0.75～1 g/日 （1～2回分服）
リファンピシン	リファジン® カプセル（150 mg）	1日1回10～20 mg/kg （朝食前）	1日1回450 mg （朝食前空腹時）
3）抗ウイルス薬			
<抗ヘルペスウイルス，単純ヘルペス，水痘・帯状疱疹ウイルス薬>			
アシクロビル	ゾビラックス® 顆粒（40％） 錠（200，400 mg）	1回20 mg/kg 1日4回，5日間まで （1回最大800 mg）	1回200 mg 1日5回，5日間まで

薬物名	商品名（剤型／味等） ＊味は小児にとって重要	小児投与量 ＊有効成分としての投与量を記載．細粒やドライシロップ等では注意	成人量
バラシクロビル塩酸塩	バルトレックス® 顆粒（50%） 錠（500 mg）	（バラシクロビルとして） 10 kg未満：1回25 mg/kg 1日3回 10 kg以上：1回25 mg/kg 1日2回（最高500 mg/回）	成人および40 kg以上の小児 1回500 mg，1日2回，5日間
＜抗インフルエンザウイルス薬＞			
オセルタミビルリン酸塩	タミフル® ドライシロップ（3％） カプセル（75 mg）	幼小児 1回2 mg/kg 1日2回，5日間 （1回75 mgまで） ＊原則，10歳以上の児はハイリスクを除き投与を控える．	1回75 mg 1日2回，5日間 (37.5 kg以上の小児も)
ザナミビル水和物	リレンザ® 吸入ドライパウダー	（ザナミビルとして） 成人・小児 1回10 mg（2ブリスター） 1日2回吸入，5日間	
ラニナミビルオクタン酸エステル水和物	イナビル® 吸入粉末剤（20 mg）	10歳未満 20 mg 10歳以上 40 mg 単回吸入	40 mgを単回吸入
＜依存性エンドヌクレアーゼ阻害薬＞			
バロキサビル マルボキシル	ゾフルーザ® 錠（10 mg，20 mg） 顆粒（2%）	12歳未満 40 kg以上： 40 mgまたは顆粒4包単回 20 kg以上40 kg未満： 20 mgまたは顆粒2包単回 10 kg以上20 kg未満： 10 mg単回 12歳以上：40mgまたは4包単回，80kg以上は80 mgまたは8包単回	
2．解熱薬			
アセトアミノフェン	アセトアミノフェン「JG」原末 カロナール® 細粒（20，50％） 錠（200，300 mg） アルピニー®，アンヒバ® 坐薬（50，100，200 mg）	1回10～15 mg/kg 頓用 投与間隔は4～6時間以上 1日最大1,500 mg 1回最大500 mg	1回0.3～0.5 g 頓用 原則1日2回，1日最大1,500 mgまで
イブプロフェン	ブルフェン® 顆粒（20％） 錠（100，200 mg）	5～7歳 200～300 mg/日 8～10歳 300～400 mg/日 11～15歳 400～600 mg/日 （3回分服）	1回200 mg 1日3回
3．抗けいれん薬（熱性けいれん時）			
ジアゼパム	ダイアップ® （坐薬：4，6，10 mg）	1回0.4～0.5 mg/kg 1日1～2回，直腸内に挿入 1日最大1 mg/kg	－
4．消化器系に作用する薬物			
1）制吐薬			
＜ドパミン受容体拮抗薬＞			
メトクロプラミド	プリンペラン® 細粒（2％） 錠（5 mg） シロップ（0.1％） 注射液10 mg（2 mL）	0.5～0.7 mg/kg/日 （食前2～3回分服）	10～30 mg/日 （食前2～3回分服）

薬物名	商品名（剤型／味等） ＊味は小児にとって重要	小児投与量 ＊有効成分としての投与量を記載．細粒やドライシロップ等では注意	成人量
ドンペリドン	ナウゼリン® 細粒（1％） ドライシロップ（1％） 錠（5，10 mg），OD錠（5，10 mg）	1～2 mg/kg/日（3回分服），6歳以上1 mg/kg/日まで（30 mgを超えない）	1回10 mg 1日3回食前
	坐剤（10，30，60 mg）	坐剤：3歳未満1回10 mg 3歳以上1回30 mg， 1日2～3回 ＊小児では坐剤を使用することが多い	1回60 mg 1日2回
2）消化性潰瘍治療薬			
＜プロトンポンプ阻害薬＞			
オメプラゾール	オメプラール® 錠（10，20 mg）	7.5歳1回10 mg 12歳1回20 mg 1日1回	1日1回20 mg
ランソプラゾール	タケプロン® OD錠（15，30 mg） カプセル（15，30 mg）	1歳～11歳 30 kg以下1回15 mg 1日1回 30 kg以上1回15 mg 1日2回 12歳以上は成人と同様	1日1回30 mg
＜H_2受容体拮抗薬＞			
シメチジン	タガメット® 細粒（20％） 錠（200，400 mg）	7.5歳200～400 mg/日， 12歳300～600 mg/日 （1日2回分服）	1回200 mg 1日4回 または1回400 mg（1日2回：朝食後，就眠前）
ファモチジン	ガスター® 散（2，10％） 錠（10，20 mg） D錠（10，20 mg）	7.5歳10～20 mg/日， 12歳13～26 mg/日 （1日2回朝食後，就眠前．または就眠前1回）	1回20 mg（1日2回朝，夕食後），または1日1回40 mg就眠前
＜抗コリン薬＞鎮痙（消化管運動抑制）薬・胃酸分泌抑制			
ブチルスコポラミン臭化物	ブスコパン® 錠（10 mg） 注射（20 mg/mL）	内服：7.5歳20 mg/日， 12歳30 mg/日 （3～5回分服） 注射：1回7.5歳5 mg，12歳10 mg（1日1～2回，皮下注，筋注，静注）	内服：1回10～20 mg，1日3～5回 注射：1回10～20 mg 皮下注，筋注，静注
アトロピン硫酸塩水和物	硫酸アトロピン「ホエイ」 末（100％） アトロピン硫酸塩 注（0.5 mg/mL）	内服：新生児0.1 mg/日， 1歳0.4 mg/日， 3歳0.5 mg/日， 12歳1 mg/日 （3回分服） 注射：1回0.01～0.02 mg/kg 皮下注，筋注，静注	内服：1回0.5 mg（1日3回） 注射：1回0.5 mg 皮下注，筋注，静注
＜制酸薬＞			
沈降炭酸カルシウム	沈降炭酸カルシウム 末（98.5％以上） 細粒（83％） 錠（250，500 mg）	1歳0.5 g/日， 3歳0.7 g/日， 12歳1.5 g/日 （3回分服：食直後）	1～3 g/日 （3～4回分服）
乾燥水酸化アルミニウムゲル	アルミゲル® 細粒（99％）	1歳0.25～0.75 g/日， 3歳0.33～1 g/日， 12歳0.65～2 g/日 （数回に分服）	1～3 g/日 （数回に分服）

薬物名	商品名（剤型／味等） ＊味は小児にとって重要	小児投与量 ＊有効成分としての投与量を記載．細粒やドライシロップ等では注意	成人量
<防御因子増強薬>			
スクラルファート	アルサルミン® 細粒（90％） 内用液10％10 mL	（細粒として） 3歳 1 g/日， 7.5歳 1.5 g/日， 12歳 2 g/日 （3回分服）	細粒：1回本剤1～1.2 g 1日3回， 液：1回10 mL 1日3回
テプレノン	セルベックス® 細粒（10％） カプセル（50 mg）	3歳 50 mg/日， 7.5歳 75 mg/日， 12歳 100 mg/日 （3回分服食後）	1回50 mg 1日3回食後
レバミピド	ムコスタ® 顆粒（20％） 錠（100 mg）	3歳 100 mg/日， 7.5歳 150 mg/日， 12歳 200 mg/日 （3回分服）	1回100 mg 1日3回朝，夕，就眠前
<制酸・胃粘膜保護薬>			
水酸化アルミニウムゲル・水酸化マグネシウム配合	マーロックス® 懸濁用配合顆粒（1.2 g/包）	（配合顆粒として） 3歳 0.5～1.6 g/日， 7.5歳 0.8～2.4 g/日， 12歳 1～3 g/日 （数回分服）	本剤1.6～4.8 g/日 （数回分服）
3）下痢の時に用いる薬物			
<腸蠕動運動抑制薬>			
ロペラミド塩酸塩	ロペミン® 細粒（0.1％） カプセル（1 mg） 小児用細粒（0.05％）	0.02～0.04 mg/kg/日 （2～3回分服） ＊未熟児，新生児，6カ月未満の乳児には禁忌	1～2 mg/日 （1～2回分服）
<収斂薬>			
タンニン酸アルブミン	タンナルビン 末	1/2歳 0.6 g/日， 1歳 0.75 g/日， 3歳 1 g/日， 12歳 2 g/日 （3～4回分服）	3～4 g/日 （3～4回分服）
<水分（粘液）吸着剤>			
天然ケイ酸アルミニウム	アドソルビン® 原末	1/2歳 0.6 g/日， 1歳 0.75 g/日， 3歳 1 g/日， 12歳 2 g/日 （3～4回分服）	3～10 g/日 （3～4回分服）
<止瀉・整腸・殺菌薬（作用）>			
ベルベリン塩化物水和物	キョウベリン® 錠（50 mg）	3歳 50 mg/日， 12歳 100 mg/日 （3回分服）	1回50～100 mg （1日3回）
<乳酸菌・酪酸菌製剤>			
ラクトミン製剤	ビオフェルミン® 配合散（0.6％）	配合散として 1/2歳 0.6 g/日， 1歳 0.75 g/日， 3歳 1 g/日， 12歳 2 g/日 （1日3回）	本剤1回1～3 g （1日3回）

薬物名	商品名（剤型／味等） ＊味は小児にとって重要	小児投与量 ＊有効成分としての投与量を記載．細粒やドライシロップ等では注意	成人量
ビフィズス菌	ラックビー® 微粒N（1％） 錠（10 mg） ビオフェルミン® 錠（12 mg）	微粒として 1/2歳 0.6 g/日， 1歳 0.75 g/日， 3歳 1 g/日， 12歳 2 g/日 （3回分服）	本剤1回1～2 g 1日3回 錠：1回1～2錠 1日3回
酪酸菌	ミヤBM® 細粒（4％） 錠（20 mg）	細粒として 1/2歳 0.3 g/日， 1歳 0.35 g/日， 3歳 0.5 g/日， 12歳 1 g/日 （3回分服）	細粒：本剤1回0.5～1g　1日3回 錠：1回20～40 mg 1日3回
4）消化管ガス駆除薬			
ジメチコン	ガスコン® 散（10％） 錠（40，80 mg） ドロップ内用液（2％）	7.5歳 60 mg/日， 12歳 80 mg/日 （3回分服食後または食間）	1回40～80 mg 1日3回食後または食間
5）下剤			
センナ	アローゼン® 顆粒（0.5，1 g）	7.5歳 1回0.3 g， 12歳 1回0.4 g （1日1回就眠前）	1回0.5～1.0 g 1日1～2回
センノシド	センノサイド，プルゼニド® 錠（12 mg） 顆粒（8％）	7.5歳 1回6 mg， 12歳 1回12 mg （1日1回就眠前）	1日1回12～24 mg （就眠前）
ピコスルファートナトリウム水和物	ラキソベロン® 錠（2.5 mg） 内用液（0.75％）	1日1回 6カ月以下 1 mg（2滴） 7～12カ月 1.5 mg（3滴）， 1～3歳 3 mg（6滴）， 4～6歳 3.5 mg（7滴） 7～15歳 5 mg（10滴）	1日1回5～7.5 mg （10～15滴）
<浣腸>			
グリセリン	グリセリン （50％液）	1回10～20 mL/kg相当を使用	1回120 mL
6）炎症性腸疾患治療薬			
メサラジン	ペンタサ® 錠（250，500 mg） 顆粒（94％） 注腸液 1 g 100 mL 坐薬　1 g	潰瘍性大腸炎： 活動期 30～60 mg/kg/日 （最大2.25 g） 寛解期 30～40 mg/kg/日 （最大1.5 g）（2～4回分服）	1回500 mg 1日3回食後 （1日2,250 mg上限）
		クローン病： 40～60 mg/kg/日 （最大3 g）（3回分服）	1回500～1,000 mg 1日3回食後
7）肝胆道系治療薬			
<胆汁酸利胆薬（催胆薬）>			
ウルソデオキシコール酸	ウルソ® 顆粒（5％） 錠（50，100 mg）	1/2歳 30～120 mg/日， 1歳 40～150 mg/日， 3歳 50～200 mg/日， 7.5歳 75～300 mg/日， 12歳 100～400 mg/日 （3回分服）	1回50～200 mg （1日3回）
<胆汁排泄促進（排胆）薬>			
トレピブトン	スパカール® 細粒（10％） 錠（40 mg）	3歳 40 mg/日， 12歳 80 mg/日 （3回分服食直後）	1回40 mg 1日3回食直後

薬物名	商品名（剤型／味等）＊味は小児にとって重要	小児投与量 ＊有効成分としての投与量を記載．細粒やドライシロップ等では注意	成人量
<肝機能改善薬>			
グリチルリチン	強力ネオミノファーゲンシー® 静注（5，20 mL） 静注シリンジ（20，40 mL）	1歳 10 mL, 3歳 15 mL, 7.5歳 20 mL, 12歳 30 mL （1日1回）静注または点滴静注	1日1回5～20 mL 静注
<肝不全治療薬>			
ラクツロース	モニラック® 原末（97%以上） シロップ（65%） ラクツロース・シロップ「コーワ」（60%）	1/2歳 3.9～7.8 g/日, 1歳 4.8～9.7 g/日, 3歳 6.5～13 g/日, 12歳 13～26 g/日 （3回分服）	1回19.5～39 g 1日3回
8）膵疾患治療薬			
<タンパク質分解酵素阻害薬（膵炎治療薬）>			
カモスタットメシル酸塩	フオイパン® 錠（100 mg）	7.5歳 300 mg/日, 12歳 400 mg/日 （3回分服食後）	1回200 mg 1日3回

5．呼吸器系に作用する薬

薬物名	商品名（剤型／味等）	小児投与量	成人量
1）アドレナリンβ受容体刺激薬（β刺激薬）：気管支拡張薬			
ツロブテロール塩酸塩 *テープはツロブテロール	ホクナリン® ドライシロップ小児用（0.1%） 錠（1 mg） テープ（0.5，1，2 mg）	内服：0.04 mg/kg/日 （2回分服） テープ：1日1回 6カ月～3歳（0.5 mg), 3～9歳（1 mg), 9歳以上（2 mg） ＊胸部・背部・前腕部のいずれかに塗布	内服：1回1 mg 1日2回 テープ：1日1回 2 mg
プロカテロール塩酸塩水和物	メプチン® 顆粒（0.01%） 錠（50 μg） ミニ錠（25 μg） シロップ（5 μg/mL）/オレンジ ドライシロップ（0.005%） 吸入液（0.01%） エアー10 μg吸入（100回） キッドエアー5 μg吸入（100回） スピンヘラー10 μg吸入（100回）	6歳未満 1回1.25 μg/kg 1日2～3回, 6歳以上 1回25 μg 1日1～2回	1回50 μg 1日1～2回
クレンブテロール塩酸塩	スピロペント® 顆粒（0.002%） 錠（10 μg）	5歳以上 1回0.3 μg/kg 1日2回朝，就眠前 （頓用1回0.3 μg/kg)	1回20 μg 1日2回朝，就眠前 （頓用1回20 μg）
<気管支喘息発作・気管支痙攣（仮性クループなど）に対して>			
アドレナリン（エピネフリン）	ボスミン® 注（1 mg 1 mL） 外用液（0.1%）	注：1回0.005～0.01 mg/kg皮下注 最大0.3 mg 液：生食2 mLに0.1～0.3 mLを溶解し吸入	注：1回0.2～1 mg 皮下注・筋注 液：5～10倍に希釈して1回0.3 mg以内を吸入

薬物名	商品名（剤型／味等） ＊味は小児にとって重要	小児投与量 ＊有効成分としての投与量を記載，細粒やドライシロップ等では注意	成人量
2）テオフィリン薬			
テオフィリン	テオドール® 顆粒（20％） 錠（50，100，200mg） シロップ（2％）/すもも ドライシロップ（20％）/すももミルク テオロング® 顆粒（50％） 錠（50，100，200 mg）	1回4～8 mg/kg 1日2回朝，就眠前	1回200 mg 1日2回朝，就眠前
3）去痰薬			
カルボシステイン	ムコダイン® シロップ（5％）/レモンライム ドライシロップ（50％） 錠（250，500 mg）	1回10 mg/kg 1日3回	1回500 mg 1日3回
アンブロキソール塩酸塩	ムコソルバン® 錠（15 mg） シロップ（0.3％）/果実 ドライシロップ（1.5，3％）/ヨーグルト 内用液（0.75％）	1回0.3 mg/kg 1日3回	1回15 mg 1日3回
4）鎮咳薬			
コデインリン酸塩水和物 *呼吸抑制が強いため気管支喘息発作中は用いない．	コデインリン酸塩 散（1，10％） 錠（5，20 mg） 末	1～1.5 mg/kg/日 （3回分服） ＊12歳未満の小児には使用しない	1回20 mg 1日3回
チペピジンヒベンズ酸塩	アスベリン® 散（10％） シロップ（0.5％） ドライシロップ（2％） 錠（10，20 mg）	1歳未満 5～20 mg/日 1～3歳未満 10～25 mg/日 3～6歳未満 15～40 mg/日 （3回分服）	60～120 mg/日 （3回分服）
デキストロメトルファン臭化水素酸	メジコン® シロップ（2.5 mg/mL） 散（10％） 錠（15 mg）	シロップ： 3カ月～7歳 3～8 mL/日 8～14歳 9～16 mL/日	1回15～30 mg 1日1～4回
クロペラスチン	フスタゾール® 散（10％） 糖衣錠（10 mg） 錠小児用（2.5 mg）	2歳未満 7.5 mg/日 2～4歳未満 7.5～15 mg/日， 4歳以上～7歳未満 15～30 mg/日， （3回分服）	30～60 mg/日 （3回分服）
ジヒドロコデインリン酸塩・*dl*-メチルエフェドリン塩酸塩・クロルフェニラミンマレイン酸塩	フスコデ® 配合錠（1錠中3 mg・7 mg・1.5 mg），配合シロップ（1 mL中3 mg，6 mg，1.2 mg）/ピーチ	（成人量に対して） 2歳未満 1/10， 2～4歳 1/5， 5～7歳 1/3， 8～11歳 1/2， 12～14歳 2/3	錠：9錠/日 （3回分服） シロップ：10 mL/日 （3回分服）

6．抗アレルギー薬

＜メディエーター遊離抑制薬＞			
クロモグリク酸ナトリウム	インタール® 細粒（10％） エアロゾル200 mg 10 mL	2歳未満 1回50 mg， 2歳以上 1回100 mg 1日3～4回 （1日40 mg/kgまで）	－

薬物名	商品名（剤型／味等） ＊味は小児にとって重要	小児投与量 ＊有効成分としての投与量を記載，細粒やドライシロップ等では注意	成人量
トラニラスト	リザベン® 細粒（10％） カプセル（100 mg） ドライシロップ（5％）	5 mg/kg/日 （3回分服）	1回100 mg 1日3回
ペミロラストカリウム	アレギサール®，ペミラストン® ドライシロップ（0.5％） 錠（5，10 mg）	1歳以上5歳未満 1回2.5 mg 5～11歳未満 1回5 mg 11歳以上 1回10 mg 1日2回	1回10 mg 1日2回
＜H_1受容体拮抗薬＞			
ケトチフェンフマル酸塩	ザジテン® ドライシロップ（0.1％）/イチゴ シロップ（0.02％） カプセル（1 mg）	1回0.03 mg/kg 1日2回 6カ月以上3歳未満 0.8 mg/日 3歳以上7歳未満 1.2 mg/日 7歳以上 2.0 mg/日 （2回分服）	1回1 mg 1日2回
アゼラスチン塩酸塩	アゼプチン® 錠（0.5，1 mg）	気管支喘息として幼児1回1 mg，小学生以上1回1 mg 1日2回 他のアレルギー疾患はこの半量 （1日2回）	1回2 mg 1日2回
オキサトミド	セルテクト® ドライシロップ（2％） 錠（30 mg）	1回0.5 mg/kg 1日2回	1回30 mg 1日2回朝・就眠前
メキタジン	ゼスラン®，ニポラジン® 小児用細粒（0.6％） 小児用シロップ（0.03％）/ミックスフルーツ 錠（3 mg）	気管支喘息：1回0.12 mg/kg 1日2回	1回6 mg 1日2回
		アレルギー性疾患：1回0.06 mg/kg 1日2回	1回3 mg 1日2回
エピナスチン塩酸塩	アレジオン® ドライシロップ（1％）/ヨーグルト 錠（10，20 mg）	気管支喘息，蕁麻疹：1回0.25～0.5 mg/kg 1日1回	1回20 mg 1日1回
エバスチン	エバステル® 錠（5，10 mg） OD錠（5 mg/ストロベリー，10 mg）	体重40 kg未満・ 7.5～11歳 5 mg/日， 12歳以上 10 mg/日 （1日1回）	1回5～10 mg 1日1回
＜トロンボキサンA_2合成阻害薬＞			
オザグレル塩酸塩水和物	ドメナン® 錠（100，200 mg）	小児は禁忌	1回200 mg 1日2回朝，就眠前
＜ロイコトリエン受容体拮抗薬＞			
プランルカスト水和物	オノン® ドライシロップ（10％） カプセル（112.5 mg）	ドライシロップ1回3.5 mg/kg 1日2回朝・夕食後 （最大1日10 mg/kg，450 mgまで）	カプセル1回2カプセル 1日2回朝・夕食後
＜Th2サイトカイン阻害薬＞			
スプラタストトシル酸塩	アイピーディ® ドライシロップ（5％） カプセル（50，100 mg）	3～5歳未満 1回37.5mg 5～11歳 1回75 mg 11歳以上 1回100 mg 1日2回 （1日300 mgまで）	1回100 mg 1日3回食後

薬物名	商品名（剤型／味等） ＊味は小児にとって重要	小児投与量 ＊有効成分としての投与量を記載．細粒やドライシロップ等では注意	成人量
7．高尿酸血症治療薬			
＜尿酸排泄促進薬＞			
プロベネシド	ベネシッド® 錠（250 mg）	3歳 0.5 g/日， 12歳 1.5 g/日 （2～4回分服）	初期量： 0.5～2 g/日， 維持量：1～2 g/日 （2～4回分服）
ベンズブロマロン	ユリノーム® 錠（25，50 mg）	3歳 1回 15 mg 12歳 1回 35 mg （1～3回分服）	初期量： 1回 25～50 mg 維持量：1回50 mg 1日1～3回
＜尿酸生成抑制薬＞			
アロプリノール	ザイロリック® 錠（50，100 mg）	10 mg/kg/日 （2～4回分服） （1日最大800 mg）	200～300 mg/日 （2～3回分服）
8．脂質異常症治療薬			
＜スタチン系（HMG-CoA還元酵素阻害薬）＞			
プラバスタチンナトリウム	メバロチン® 細粒（0.5，1％） 錠（5，10 mg）	3歳 3 mg/日 12歳 7 mg/日 （1～2回分服）	10 mg/日 （1～2回分服）
＜プロブコール＞			
プロブコール	シンレスタール®（ロレルコ®） 細粒（50％） 錠（250 mg）	3歳 160 mg/日， 12歳 340 mg/日 （2回分服，食後）	1回250 mg （1日2回食後）
9．循環器系に作用する薬物			
1）降圧薬			
＜サイアザイド系利尿薬＞			
トリクロルメチアジド	フルイトラン® 錠（1，2 mg）	0.08 mg/kg/日 （1～2回分服）	2～8 mg/日 （1～2回分服）
＜ループ利尿薬＞			
フロセミド	ラシックス® 細粒（4％） 錠（10，20，40 mg） 注射（20 mg/2 mL，100 mg/10 mL）	1回1～6 mg/kg 1日1～2回 1回2 mg/kgで開始し，6～8時間毎に1回1～2 mgずつ増量，最大1回6 mg/kg	1回40～80 mg（1日1回）を連日または隔日
＜K保持性利尿薬＞			
スピロノラクトン	アルダクトン®A 細粒（10％） 錠（25，50 mg）	1～3.3 mg/kg/日 （2～4回分服）	50～100 mg/日 分割投与
＜アドレナリンβ受容体遮断薬（β遮断薬）＞			
アテノロール	テノーミン® 錠（25，50 mg）	0.5～2 mg/kg/日 （1～2回分服）	1日1回50 mg 最大100 mg
プロプラノロール塩酸塩	インデラル® 錠（10 mg） 注射液（2 mg/2 mL）	ファロー四徴症の低酸素発作時の予防・治療として 2～4 mg/kg/日 （4回分服）	本態性高血圧 1回10～20 mg （1日3回） 1日120 mgまで漸増可

薬物名	商品名（剤型／味等） ＊味は小児にとって重要	小児投与量 ＊有効成分としての投与量を記載，細粒やドライシロップ等では注意	成人量
<カルシウム拮抗薬>			
ニフェジピン	アダラート® カプセル（5，10 mg）	高血圧緊急症 1回0.1～0.25 mg/kg，4～6時間毎に投与 最大：1回 10 mgまたは1日1～2 mg/kg	1回10 mg 1日3回
ジルチアゼム塩酸塩	ヘルベッサー® 錠（30，60 mg） R（徐放）カプセル（100，200 mg） 注射用10，50，250 mg	1.5～2 mg/kg/日 （3～4回分服） 最大3.5 mg/kg	1回30 mg 1日3回 効果不十分には1回60 mg
カプトプリル	カプトリル® 細粒（5％） 錠（12.5，25 mg） R（徐放）カプセル（18.75 mg）	新生児 1回0.01～0.05 mg/kg，1日2～3回 6カ月未満 1回0.01～0.5 mg/kg，1日2～3回 6カ月以上 1回0.3～0.5 mg/kg，1日2～3回 1日最大6 mg/kg	37.5～75 mg/日 （3回分服） 最大1日150 mgまで
<アドレナリンα受容体遮断薬（α遮断薬）>			
プラゾシン塩酸塩	ミニプレス® 錠（0.5，1 mg）	初期：5 μg/kg/日， 維持：20～150 μg/kg/日 （2～3回分服）	初期：1～1.5 mg/日 （2～3回分服） 維持：1.5～6 mg/日 （2～3回分服）
2）抗不整脈薬			
<Ⅰa群（Naチャネル遮断薬）>			
プロカインアミド塩酸塩	アミサリン® 錠（125，250 mg） 注（100 mg 1 mL，200 mg 2 mL）	錠：30～50 mg/kg/日 （3～4回分服） 注：5～10 mg/kgを5分以上かけて静注，頻拍が停止すれば中止，または5～10 mg/kg，30分以上かけて静注後，20～60 μg/kg/分で持続静注	錠：1回250～500 mg 3～6時間毎 注：静注は1回200～1,000 mgで，50～100 mg/分の速度，筋注は1回500 mg 4～6時間毎
ジソピラミド	リスモダン® カプセル（50，100 mg）	5～10 mg/kg/日 （3回分服）	1回100 mg 1日3回
<Ⅰb群（Naチャネル遮断薬）>			
メキシレチン塩酸塩	メキシチール® カプセル（50，100 mg） 点滴静注 125 mg 5 mL	1日5～10 mg/kg （3回分服）	1回100～150 mg 1日3回食後 （1日450 mgまで）
<Ⅰc群（Naチャネル遮断薬）>			
フレカイニド酢酸塩	タンボコール® 錠（50，100 mg） 細粒（10％） 静注：50 mg 50 mL	6カ月以上 1日50～100 mg/m^2 6カ月未満 1日50 mg/m^2 （2～3回分服） 最大1日200 mg/m^2	100 mg/日（2回分服）から開始し，効果が不十分な場合は200 mg/日（2回分服）まで増量
<β遮断薬（Ⅱ群）>			
＊アドレナリンβ受容体遮断薬（β遮断薬）の項を参照			

薬物名	商品名（剤型／味等） ＊味は小児にとって重要	小児投与量 ＊有効成分としての投与量を記載． 細粒やドライシロップ等では注意	成人量
<Ⅲ群>			
アミオダロン塩酸塩	アンカロン® 錠（100 mg） 注：150 mg 3 mL	1歳未満： 導入期 1日600～800 mg/1.73 m^2（1～2回分服） 維持期 1日200～400 mg/1.73 m^2（1～2回分服） 1歳以上： 導入期 1日10～15 mg/kg（1～2回分服） 維持期 1日5 mg/kg（1～2回分服）	導入期：400 mg/日（1～2回分服） 維持期：200 mg/日（1～2回分服）
<Ⅳ群>			
ベラパミル塩酸塩	ワソラン® 錠（40 mg） 静注（5 mg 2 mL）	1回1～2 mg/kg 1日3回 （1日240 mgを超えない）	1回40～80 mg 1日3回
3）心不全治療薬			
<ジギタリス製剤>			
ジゴキシン	ハーフジゴキシン®KY 錠（0.125 mg） ジゴキシンKY 錠（0.25 mg）	急速飽和療法： 2歳以下 1日0.06～0.08 mg/kg（3～4回分服） 2歳以上 1日0.04～0.06 mg/kg（1日3～4回分服） 維持：飽和量の1/5～1/3量	急速飽和療法： 初回0.5～1 mg，以降0.5 mgを6～8時間毎 維持： 0.25～0.5 mg/日
<カテコールアミン>			
ドパミン塩酸塩	イノバン® 注：2％（20 mg 1 mL，50 mg 2.5 mL，100 mg 5 mL）	2～20 μg/kg/分 持続静注（状態により調節） （最大20～50 μg/kg/分まで）	1～5 μg/kg/分 点滴静注（20 μgまで増量可）
<その他>			
デノパミン	カルグート® 細粒（5％） 錠（5，10 mg）	1回1～1.5 mg/kg 1日3回 最大1日3 mg/kg	1回5～10 mg 1日3回
ピモベンダン	アカルディ® カプセル（1.25，2.5 mg）	1日0.02～0.03 mg/kg（2回分服）より開始，1日0.06 mg/kgまで増量可	1回2.5 mg （1日2回まで） 必要に応じてジギタリス製剤を併用
10．利尿薬			
1）ループ利尿薬（降圧薬の項を参照）			
2）サイアザイド系利尿薬（降圧薬の項を参照）			
3）K保持性利尿薬（一部降圧薬の項を参照）			
カンレノ酸カリウム	ソルダクトン® 注（100，200 mg）	1歳 25 mg/日， 3歳 30 mg/日， 12歳 75 mg/日 （1～2回に分け緩徐に静注）	1回100～200 mg（1日1～2回緩徐に静注），600 mg/日まで
4）炭酸脱水酵素抑制薬（適応は緑内障，てんかん，肺気腫における呼吸性アシドーシスなど）			
アセタゾラミド	ダイアモックス® 末 錠（250 mg） 注（500 mg）	1日8～30 mg/kg， （3～4回分服） 最大1日1 gまで	上記適応により 250～1,000 mg/日 （分服）

薬物名	商品名（剤型／味等） ＊味は小児にとって重要	小児投与量 ＊有効成分としての投与量を記載．細粒やドライシロップ等では注意	成人量
11．甲状腺疾患治療薬			
＜甲状腺ホルモン製剤＞			
レボチロキシンナトリウム水和物（T_4）	チラーヂン®S 散（0.01％） 錠（12.5，25，50，75，100 μg）	未熟児：1日1回5 μg/kg, 8日目より1日1回10 μg/kg 1～3カ月 10～15 μg/kg, 3～6カ月 8～10 μg/kg, 6～12カ月 6～8 μg/kg, 1～5歳 5～6 μg/kg, 6～12歳 4～5 μg/kg, 12歳以上 2～3 μg/kg, 思春期 1.7 μg/kg （1日1回）	1日1回25～100 μgから開始, 維持：100～400 μg/日
＜抗甲状腺薬＞			
プロピルチオウラシル	チウラジール®，プロパジール® 錠（50 mg）	5～9歳 100～200 mg/日 10～14歳 200～300 mg/日 （2～4回分服）	初期：300 mg/日, 重症時：400～600 mg/日（3～4回分服） 維持:50～100 mg/日 （1～2回分服）
チアマゾール	メルカゾール® 錠（5 mg） 注（10 mg/mL）	5～9歳 10～20 mg/日 10～14歳 20～30 mg/日 （2～4回分服）	初期：30 mg/日 重症時:40～60 mg/日 （3～4回分服） 維持：5～10 mg/日 （1～2回分服）
12．骨・カルシウム代謝薬			
＜活性型ビタミンD_3製剤＞			
アルファカルシドール	ワンアルファ® 錠（0.25，0.5，1，3 μg） 内用液（0.5 μg/mL 10 mL） アルファロール® 散（1 μg/g） カプセル（0.25，0.5，1.3 μg） 内用液（0.5 μg/mL 10 mL）	骨粗鬆症 1日1回0.01～0.03 μg/kg, 慢性腎不全・副甲状腺機能低下症・ビタミンD抵抗性くる病・骨軟化症 1日1回0.05～0.1 μg/kg, 未熟児：1日1回 0.008～0.1 μg/kg（内用液）	慢性腎不全・骨粗鬆症 1日1回0.5～1 μg 副甲状腺機能低下症・ビタミンD抵抗性くる病・骨軟化症 1日1回1～4 μg
カルシトリオール	ロカルトロール® カプセル（0.25，0.5 μg） 注（0.5 μg/mL，1 μg/mL）	副甲状腺機能低下症・くる病・骨軟化症 1歳未満 0.02～0.06 μg/kg, 1～5歳 0.25～0.75 μg/kg, 6歳以上 0.5～2 μg/kg （1日1回）	慢性腎不全 1回0.25～0.75 μg 1日1回 骨粗鬆症 1回0.5～1 μg 1日1回 副甲状腺機能低下症・くる病・骨軟化症 1回0.5～2 μg 1日1回
＜カルシウム製剤＞			
乳酸カルシウム水和物	乳酸カルシウム 原末 錠（500 mg）	1歳 0.5 g/日, 3歳 0.7 g/日, 12歳 1.4 g/日, （2～5回分服）	1回1 g 1日2～5回

薬物名	商品名（剤型／味等） ＊味は小児にとって重要	小児投与量 ＊有効成分としての投与量を記載．細粒やドライシロップ等では注意	成人量
＜葉酸製剤＞			
葉酸	フォリアミン® 散（100 mg/g） 錠（5 mg） 注射（15 mg/mL）	1～10歳：初期1回1 mg，維持1回0.1～0.4 mg（1日1回） 11歳以上：初期1回1 mg，維持1回0.4 mg（1日1回）	5～20 mg/日 （2～3回分服）
13．神経系に作用する薬物			
1）抗精神病薬			
＜フェノチアジン系＞			
クロルプロマジン塩酸塩	ウインタミン® 細粒（10％） コントミン® 糖衣錠（12.5，25，50，100 mg）	1回0.5～1 mg/kg 1日3～4回	30～100 mg/日 （分服）
2）抗うつ薬			
＜三環系抗うつ薬（小児では遺尿症（夜尿症）の治療に使用）＞			
クロミプラミン塩酸塩	アナフラニール® 錠（10，25 mg） 点滴静注液（25 mg 2 mL）	遺尿症： 6歳未満 10～25 mg/日， 6歳以上 20～50 mg/日 （1～2回分服）	50～100 mg/日 （1～3回分服） 最大225 mg/日
アミトリプチリン塩酸塩	トリプタノール® 錠（10，25 mg）	夜尿症：10～30 mg/日 （就眠前）	初期量30～75 mg/日（分服）， 150 mg/日まで漸増
＜神経刺激薬（小児には注意欠如・多動性障害（ADHD）に使用）＞			
＊p.389「第18章-4注意欠如・多動性障害（ADHD）」を参照			
3）抗不安薬・睡眠薬			
＜ベンゾジアゼピン系（中間型）＞			
ブロマゼパム	レキソタン®，セニラン® 細粒（1％） 錠（1，2，5 mg）	1回0.1～0.3 mg/kg （1日1～2回）	6～15 mg/日 （2～3回分服）
ニトラゼパム	ベンザリン®，ネルボン® 細粒（1％） 錠（2，5，10 mg）	小児では抗てんかん薬として5～15 mg/日 （適宜分服）	1回5～15 mg 就眠前
＜非ベンゾジアゼピン系睡眠薬（中間型）＞			
抱水クロラール *小児では検査時（脳波，CT，MRIなど）の催眠，鎮静に用いる．	エスクレ® 坐薬（250，500 mg） 注腸用キット（500 mg/個）	1回30～50 mg/kg 総量1.5 gまで	－
トリクロホスナトリウム *小児では検査時（脳波，CT，MRIなど）の催眠，鎮静に用いる．	トリクロリール® シロップ：10%（100 mg/mL）	1回20～80 mg/kg 総量2 gまで	－
＜ベンゾジアゼピン系（長時間型）＞			
クロルジアゼポキシド	コントール® 散（1，10％） 錠（5，10 mg）	10～20 mg/日 （2～4回分服）	20～60 mg/日 （2～3回分服）
ジアゼパム *けいれん時の使用については抗けいれん薬を参照	セルシン®，ホリゾン® 散（1％） 錠（2，5，10 mg） シロップ（0.1％） 注射液（5 mg 1 mL，10 mg 2 mL）	3歳以下 1～5 mg/日， 4～12歳 2～10 mg/日， （1～3回分服）	1回2～5 mg 1日2～4回 外来患者には1日15 mg以内

薬物名	商品名（剤型／味等） ＊味は小児にとって重要	小児投与量 ＊有効成分としての投与量を記載. 細粒やドライシロップ等では注意	成人量
＜バルビツール酸系＞ ＊小児では不安・緊張状態の鎮静，催眠以外に熱性痙攣，てんかんに対しても使用される.			
アモバルビタール	イソミタール® 原末	7.5歳 1回30 mg 12歳 1回40 mg 1日1回 頓用	1回0.1～0.3 g （1日1回就眠前）
フェノバルビタール ＊小児では抗てんかん薬として使用される.	フェノバール® 原末 散（10％） 錠（30 mg） エリキシル（0.4％） 注射液 100 mg 1 mL	維持： 新生児 1日3～5 mg/kg 乳児 1日5～6 mg/kg 1～5歳 1日6～8 mg/kg 6～12歳 1日4～6 mg/kg 13歳以上 1日1～3 mg/kg （1～2回分服）	30～200 mg/日 （1～4回分服）
フェノバルビタールナトリウム	ワコビタール® 坐薬（15，30，50，100 mg）	1日4～7 mg/kg（坐薬） ＊小児の催眠，不安・緊張状態の鎮静	―
4）抗てんかん薬			
＜バルビツール酸系＞			
プリミドン	プリミドン 細粒（99.5％） 錠（250 mg）	初期3日間は1日1回125 mg（就眠前），以後3～4日間毎に125 mgずつ漸増（2～3回分服） 2歳以下 250～500 mg/日 3～5歳 500～750 mg/日 6～15歳 750～1,000 mg/日	初期3日間は1日1回250 mg（就眠前），以後3日間毎に250 mgずつ漸増（1日2 gまで）
＜ヒダントイン系＞			
フェニトイン	アレビアチン® 散（10％） 錠（25，100 mg） 注（250 mg/5 mL） ヒダントール® 散（10％） 錠（25，100 mg）	学童 100～300 mg/日 幼児 50～200 mg/日 乳児 20～100 mg/日 （3回分服） けいれん重積に対して： 18～20 mg/kgを10～20分かけて静注	200～300 mg/日 （3回分服）
フェニトイン ・フェノバルビタール	複合アレビアチン® 錠（フェニトイン67 mg，フェノバルビタール33 mg）	7.5歳 1.5錠/日 12歳 2錠/日 （2回分服）	1～4錠/日 （分服）
＜サクシミド系＞			
エトスクシミド	エピレオプチマル® 散（50％） ザロンチン® シロップ（5％）	150～600 mg/日 （1～3回分服）	450～1,000 mg/日 （2～3回分服）
＜ベンゾジアゼピン系＞			
クロナゼパム	リボトリール®，ランドセン® 細粒（0.1，0.5％） 錠（0.5，1，2 mg）	乳幼児 初回：1日0.025 mg/kg （1～3回分服） 維持：1日0.1 mg/kg	成人・小児 初回： 0.5～1 mg/日 （1～3回分服） 維持：2～6 mg/日
＜イミノスチルベン系＞			
カルバマゼピン	テグレトール® 細粒（50％） 錠（100，200 mg）	100～600 mg/日 （分服）	200～400 mg/日 （1～2回分服） 1,200 mg/日まで

薬物名	商品名（剤型／味等） ＊味は小児にとって重要	小児投与量 ＊有効成分としての投与量を記載．細粒やドライシロップ等では注意	成人量
<分枝脂肪酸系>			
バルプロ酸ナトリウム	デパケン® 細粒（20，40％） 錠（100，200 mg） シロップ（5％）/パイナップル	1日10～15 mg/kg，（1～3回分服）で開始，7日毎に1日5～10 mg/kgずつ増量，60 mg/kgを超えない．維持1日30～60 mg/kg（2～3回分服）	400～1,200 mg/日（2～3回分服）
<ベンズイソキサゾール系>			
ゾニサミド	エクセグラン® 散（20％） 錠（100 mg）	最初1日2～4 mg/kg（1～3回分服），以後1～2週毎に増量し，1日4～8 mg/kgまで漸増，最高1日12 mg/kg/日まで	最初100～200 mg/日（1～3回分服），以後1～2週毎に増量し，200～400 mg/日まで漸増，最高600 mg/日まで
14．血液に作用する薬剤			
1）造血薬			
<徐放鉄剤>			
硫酸鉄	フェロ・グラデュメット® 錠（105 mg）	治療： 未熟児 1日2～4 mg/kg（1～2回分服），1日最大15 mgまで 小児 1日3～6 mg/kg（1～3回分服），空腹時，副作用が強い場合は食直後 予防： 未熟児 1日2 mg/kg（1～3回分服），最大15 mg 正期産児・小児：1日1～2 mg/kg（1～3回分服），最大15 mg	1～2錠/日（1～2回分服，空腹時）
<有機酸鉄>			
溶性ピロリン酸第二鉄	インクレミン® シロップ（5％）	1歳未満 2～4 mL/日 1～5歳 3～10 mL/日 6～15歳 10～15 mL/日 （3～4回分服）	−
クエン酸第一鉄ナトリウム	フェロミア® 顆粒（8.3％，1.2 g中鉄として100 mg） 錠（鉄として50 mg）	（鉄として） 1歳 24 mg/日 3歳 32 mg/日 12歳 68 mg/日 （1～2回分服）	（鉄として）100～200 mg/日 （1～2回分服）
2）抗血小板薬			
アスピリン	バイアスピリン® 錠（腸溶）（100 mg）	1日3～5 mg/kg （1～2回分服）	1日1回100 mg 1回300 mgまで

<鈴木　孝>

索 引

index

I・J・K

L・M

N・O

P

Q・R

S

T

U・V・W・Y

和文

あ

い

う

え

お

か

こ

さ

し

す

せ

そ

た

ね・の

は

ひ

ふ

へ

ほ

ま

み・む

め

も

や・ゆ・よ

ら

り

る・れ・ろ

わ

◆編者紹介

越前宏俊（Hirotoshi Echizen）
明治薬科大学　特任客員教授

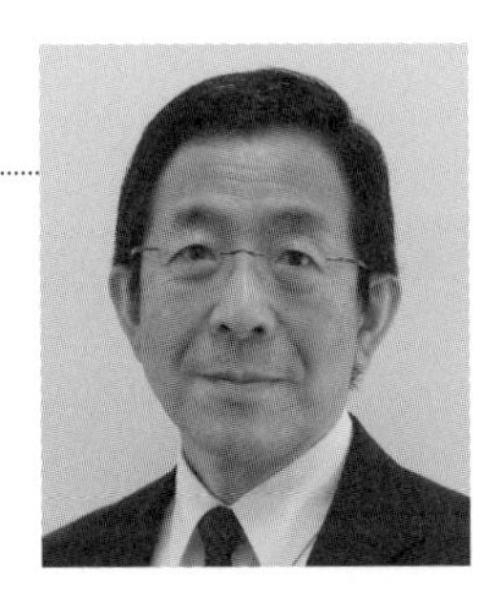

1978年北海道大学医学部卒業，国立病院医療センター（現 国立国際医療研究センター）内科研修を経て'80年から米国コロラド大学医学部臨床薬理研究室に留学，その後'83年からアレキサンダー・フンボルト奨学生としてドイツ・ボン大学医学部内科に所属．'84年から国立病院医療センター消化器科，'86年から国立健康栄養研究所（現 独立行政法人健康栄養研究所）．'94年に北里大学医学部薬理学教室を経て，'95年から明治薬科大学薬物治療学教室教授，2006年に同薬学科長（副学長），'19年より特任客員教授．専門は臨床薬理学．

鈴木　孝（Takashi Suzuki）
日本大学薬学部（前 日本大学薬学部臨床医学研究室　教授）

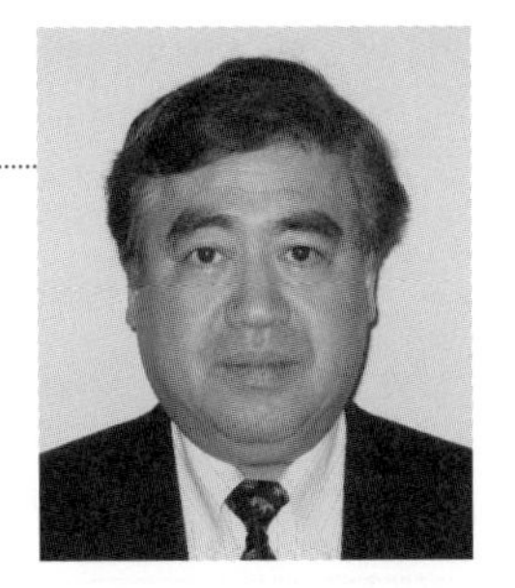

1976年日本大学理工学部薬学科卒業．'84年同医学部卒業．一般病院小児科や日本大学医学部附属板橋病院小児科での勤務，国立がん研究センター研究所リサーチレジデント，米国ロサンゼルス小児病院血液腫瘍科ポスト・ドクトラル・フェローシップなどを経て，2002年より日本大学薬学部臨床医学研究室教授・日本大学医学部小児科系小児科分野兼担教授．悪性腫瘍（特に小児がん）について，がんの発症メカニズムを分子レベルで明らかにし，その分子メカニズムを考慮したより効果のある新規治療薬の開発研究を行っている．また，時間薬理学を考慮した薬物治療の研究も行っている．

※ 本書発行後の更新・追加情報，正誤表を，弊社ホームページにてご覧いただけます． 羊土社ホームページ www.yodosha.co.jp/
本書は『症例で身につける 臨床薬学ハンドブック 改訂第２版』（2014年発行）に加筆・修正を加えた改訂版です

128症例で身につける 臨床薬学ハンドブック 改訂第３版

薬物治療の考え方と服薬指導のポイント

『症例で身につける 臨床薬学ハンドブック』として
2009年 4月 1日 第1版第1刷発行
2013年 2月15日 第1版第5刷発行
2014年 1月 1日 第2版第1刷発行
2018年 3月 1日 第2版第3刷発行

『128症例で身につける 臨床薬学ハンドブック』
へ改題
2019年10月25日 第3版第1刷発行

ISBN978-4-7581-0941-3

編　集　越前宏俊，鈴木　孝
発行人　一戸裕子
発行所　株式会社　羊　土　社
〒101-0052
東京都千代田区神田小川町2-5-1
TEL　03（5282）1211
FAX　03（5282）1212
E-mail　eigyo@yodosha.co.jp
URL　www.yodosha.co.jp/
装　幀　渡邉雄哉（LIKE A DESIGN）
印刷所　広研印刷株式会社